左心室辅助装置植入技术规范及综合管理手册

主　编　胡盛寿

LVAD

中国协和医科大学出版社
北　京

图书在版编目（CIP）数据

左心室辅助装置植入技术规范及综合管理手册 / 胡盛寿主编. -- 北京：中国协和医科大学出版社，2025. 8. -- ISBN 978-7-5679-2666-0

Ⅰ. R654. 2-65

中国国家版本馆 CIP 数据核字第 2025EE0133 号

主　　编　胡盛寿
责任编辑　沈冰冰
装帧设计　北京锋尚制版有限公司
责任校对　张　麓
责任印制　黄艳霞
出版发行　**中国协和医科大学出版社**
（北京市东城区东单三条9号　邮编100730　电话010-65260431）
网　　址　www.pumcp.com
印　　刷　北京中科印刷有限公司
开　　本　787mm×1092mm　1/16
印　　张　22.75
字　　数　510千字
版　　次　2025年8月第1版
印　　次　2025年8月第1次印刷
定　　价　258.00元

编者名单

主　编　胡盛寿

副主编　王现强

编　者（按姓氏笔画排序）

王现强　王欣霄　王新洁　石　佳　吉冰洋　朱馨媛　杜　娟
杨立猛　吴　岳　吴　荣　邹　亮　张　啸　张志鹏　张艳明
张晓倩　陈　伊　陈　晨　陈海波　金　琰　周星彤　赵　玲
赵　晟　赵明昊　胡盛寿　段福建　施　野　施怡声　袁　素
徐丹青　卿　平　郭　炜　崔　闫　康文英　雷　蕾

前　言

终末期心力衰竭是心血管疾病领域最终的战场。近年来，随着生物医学工程技术的飞速发展，我国左心室辅助装置（left ventricular assist device, LVAD）在经历全磁悬浮技术成熟、设备微型化等技术迭代更新后，已经逐渐成为终末期心力衰竭治疗的重要技术手段，其成功的临床应用也标志着我国终末期心力衰竭治疗进入了一个崭新的时代。在技术更新的同时，我们应牢记"以患者为中心"，在现代化技术和科技创新成果惠及更多需要救治的患者时，坚持以改善临床结局为导向，更加关注先进技术是否能为患者带来更好的预后。

为规范我国 LVAD 植入技术的临床应用，提升围手术期综合管理水平，保障患者安全与长期预后，我们组织心血管内科学、心血管外科学、重症医学、麻醉学、超声影像学、护理学、康复医学等领域的专家，结合国内外最新循证医学证据、临床实践指南及我国实际医疗现状，编写了本书。旨在为临床工作者提供系统化、标准化的技术操作规范与管理框架，推动 LVAD 植入技术的科学化、同质化发展。

本书内容涵盖患者筛选与术前评估、手术操作技术要点、围手术期并发症防治、术后长期随访管理、多学科团队协作机制等关键环节，既注重技术细节的精准性，又强调以患者为中心的全周期管理理念。同时，本书特别纳入了应急处理预案、患者教育方案及数据质控标准，力求为医疗机构构建规范化管理体系提供参考。

需要强调的是，LVAD 植入技术的成功不仅依赖于外科团队的精湛技术，更需融合重症监护、器械维护、心理支持、社会资源整合等多维度的协同合作。我们期待通过本书的推广，促进相关学科间的深度融合，推动我国终末期心力衰竭治疗水平的整体提升，最终惠及广大患者。

本书的编写凝聚了众多专家的智慧与经验，在此谨向所有参与编写的同道、提供支持的单位及致力于心血管疾病研究的科研工作者致以诚挚谢意。由于医学技术的持续进步与实践经验的不断积累，本书内容仍需在实践中动态完善，恳请广大读者提出宝贵意见，共同推动我国 LVAD 植入技术的规范化发展。

胡盛寿

2025 年 2 月

目　录

LVAD

第一章

左心室辅助装置的技术发展历程

尽管不断进展的诊疗技术让越来越多的心力衰竭患者可以延长生存期，却无法逆转其中部分患者的病情进展至终末期，传统药物治疗对终末期心力衰竭效果不佳，心脏移植又面临供体数量等诸多限制。国际上，心室辅助装置（VAD）经过几十年来 3 次重大技术迭代，产品制造和临床应用方面均已相对成熟，终末期心力衰竭患者植入左心室辅助装置（LVAD）后无论是生存率还是生活质量均得到明显改善，特别是全磁悬浮持续血流 LVAD 的出现，使患者 2 年生存率达 84.5%，可与心脏移植相媲美。近年来我国人工心脏研制工作进展迅速，目前已有 5 款产品获得国家药品监督管理局批准上市，另有一款正在进行上市前临床试验。自 2017 年以来，截至 2024 年底，国内已有 187 家医院开展了超过 1454 例 VAD 植入手术。

第一节　国外对心室辅助装置的早期探索

美国于20世纪60年代率先开展人工心脏研究，引领全球技术发展。1964年，在DeBakey医师的大力倡导下，时任美国总统Lyndon Johnson签署启动了美国人工心脏项目。该项目由美国国立卫生研究院（NIH）的国家心肺与血液研究所（NHLBI）资助，组建了涵盖临床医学、工程学、机械电子等多学科的团队研制可替代心脏做功的机械装置，对于人工心脏装置技术在20世纪60年代的迅速发展有显著影响。1966年，DeBakey医师首次成功应用气动“体旁式”搏动LVAD治疗一位心脏术后体外循环脱机困难的患者，患者的心功能恢复，撤除装置。1968年，Cooly医师首次成功应用全人工心脏（TAH）治疗一位缺血性心肌病合并左心室室壁瘤的患者，使其成功过渡到心脏移植。1984年，首例外部电力驱动的VAD研发成功。1992年，首例植入式长期VAD成功应用。

尽管创造了一系列里程碑式事件，人工心脏并未像项目启动时预期的那样迅速大规模应用于临床。直到1994年，美国食品药品监督管理局（FDA）批准HeartMate VE上市用于移植前过渡治疗（BTT），才真正开启了长期可植入VAD临床应用的时代。

第二节　长期可植入式心室辅助装置的技术迭代

长期可植入式VAD大致经历了3次重大技术迭代。

一、第一代VAD

第一代VAD特点是以充盈－排空模式模拟自然心脏产生搏动性血流，代表产品有HeartMate XVE和Novacor VAD，但由于体积大，仅可用于大体重患者（体表面积＞$2m^2$），且机械故障发生率高，2012年起停止生产。

二、第二代VAD

第二代VAD特点是以机械轴承式泵产生连续性高流量或高压血流，相比第一代装置体积更小，质量更轻（90～260g），适用患者更广（体表面积＞$1.4m^2$），代表产品有HeartMate Ⅱ、MicroMed DeBakey VAD、Jarvik-2000等轴流泵，其中HeartMate Ⅱ是目前全球使用数量最多的VAD，自2008年上市到2019年退出临床应用，累计使用超过2.7万例。但第二代VAD体积小，需要通过叶轮高速转动来满足流量输出，因此存在严重的血液破坏和血液相容性问题，易产生泵内血栓，服用抗凝药物导致的继发出凝血并发症和卒中风险高。

三、第三代VAD

第三代VAD特点是以无接触轴承设计中悬浮轴承泵出连续血流，在保持了第二代装置小巧、易植入特点的同时，血液相容性大大改善，不仅卒中、泵内血栓等并发症的发生率显著低于第二代装置，更取得可与心脏移植相媲美的 1 年和 2 年生存率。第三代 VAD 的代表产品有 HeartWare HVAD、HeartMate Ⅲ。其中 HeartWare HVAD 于 2012 年由美国 FDA 批准上市，目前全球应用超过 19 000 例。但是由于多次发生启动故障等致死性并发症，FDA 累计向 HeartWare HVAD 发出 27 次 1 级召回和 8 次 2 级召回，并于 2021 年 6 月要求停止继续销售该产品。HeartMate Ⅲ 于 2017 年上市，目前全球应用超过 35 000 例，是目前国际上最主流的长期可植入式全磁悬浮 VAD。STS INTERMACS 数据库显示，2023 年北美共植入 2663 例 VAD，其中全磁悬浮 VAD 占比 100%。

第三节　心室辅助装置的应用场景

早期的 VAD 主要应用场景和获批适应证均为移植前过渡治疗（BTT），此外，恢复前过渡治疗（BTR）、决策前过渡治疗（BTD）和终点治疗（DT）也是 VAD 常见的应用目的（表 1-1）。随着新产品的不断问世，以及远期结果越来越令人满意，VAD 的应用场景也在不断变化。根据 INTERMACS 数据，2010 年仅有不到 35% 的患者以 DT 为目的进行 LVAD 植入术，随着技术进展和新产品问世，2023 年已有 81% 以上的患者以 DT 为目标接受 LVAD 植入治疗。

表 1-1　描述机械循环支持（MCS）各种应用目的的术语

英文缩写	中文名称	目的
BTT	移植前过渡治疗	等待移植，目前不能脱离辅助装置；通过 LVAD 辅助使高死亡风险移植患者有时间等到供体
BTC	候选前过渡治疗	通过 LVAD 纠正终末脏器功能障碍状态，使患者具备移植条件
BTD/BTB	决策前过渡治疗 / 过渡 - 过渡治疗	急性血流动力学障碍患者没有足够时间进行 LVAD 评估，可进行短期 MCS；待血流动力学稳定和终末脏器灌注恢复，可以考虑评估长期 LVAD 治疗或心脏移植指征
BTR	恢复前过渡治疗	通过 MCS 支持使患者生存且心功能恢复，并撤除辅助装置
DT	终点治疗	存在移植禁忌证，替代移植长时间治疗

第四节　国内心室辅助装置的发展历程和应用现状

中国的 VAD 临床应用最早开始于 1998 年，万峰团队使用 Thoratec PVAD 治疗 1 例二尖瓣置换合并主动脉瓣置换术后的患者，辅助 16 小时后患者去世。2000 年前后罗征祥使用罗叶泵治疗 4 例心脏术后低心排患者首次获得成功。此后，钱坤喜、吴清玉、刘中民等多位学者和团队尝试 VAD 临床应用，均以个案短中期辅助为主。

心血管疾病国家重点实验室协助苏州同心医疗研发的微型可植入全磁悬浮离心泵，自

2009年开始打磨样机，至2015年样机定型，具有体积小、线缆细、叶轮剪切应力低等特点，其泵体直径、厚度和重量均小于目前国际上最主流的HeartMate Ⅲ；2017年完成动物实验，显示其在血流动力学、出凝血指标方面均达到测试标准。目前完成了Ⅰ期25例临床试验，1年生存率达到92.0%，已正式批准上市。

航天泰心研发的心室辅助装置（“火箭心”）采用磁液悬浮技术，2020年8月获准进行临床试验，2022年7月获批上市。

深圳核心医疗研发的Corheart-6采用轴向磁悬浮技术，有效减少体积，泵体质量仅有90g，是目前设计体积最小的人工心脏产品。截至2022年7月已开展50例临床试验。

除上述3款我国自主研发的VAD外，由重庆永仁心医疗器械有限公司引进日本太阳医疗技术研究所技术生产的可植入离心泵，已于2019年在中国完成15例临床试验，同年获批上市，成为我国正式批准上市的第一款可植入式VAD。

2017年6月，中国医学科学院阜外医院在国内率先开始应用国产全植入式心室辅助装置CH-VAD临床救治晚期心力衰竭患者，到2024年12月已完成4种VAD植入术172例，2年生存率为93%。首例患者已戴装置生存近7年。

随着国产VAD在设计理念、制作工艺和临床效果上不断接近甚至超越国际同类产品，以及我国心力衰竭救治从业人员能力的持续提升，人工心脏更大规模应用于临床的条件已经具备。我国开展VAD植入术的医院从2017年的1家增长到2024年的187家，累计完成VAD植入术超过1400例。未来VAD在我国的临床应用必将有更广阔的发展空间，从而使更多晚期心力衰竭患者得到有效救治。

（吴 岳）

参考文献

[1] BRAUNWALD E. The war against heart failure: the Lancet lecture[J]. Lancet, 2015, 385(9970): 812-824.

[2] The International Society for Heart and Lung Transplantation. International Thoracic Organ Transplant(TTX)Registry [EB/OL]. (2022-05-04). https://www.ishlt.org/registries/international-thoracic-organ-transplant-(ttx)-registry.

[3] LORTS A, CONWAY J, SCHWEIGER M, et al. ISHLT consensus statement for the selection and management of pediatric and congenital heart disease patients on ventricular assist devices Endorsed by the American Heart Association[J]. J Heart Lung Transplant, 2021, 40(8): 709-732.

[4] JOYCE D L, JOYCE L D. Mechanical circulatory support: principles and applications[M]. 2nd ed. Mayo Clinic Scientific Press: Oxford University Press, 2020.

[5] ROGERS J G. Mechanical circulatory support: a companion to Braunwald's heart disease[M]. 2nd ed. Elsevier, 2020.

[6] STARLING R C, MOAZAMI N, SILVESTRY S C, et al. Unexpected abrupt increase in left ventricular assist device thrombosis[J]. N Engl J Med, 2014, 370(1): 33-40.

[7] MEHRA M R, NAKA Y, URIEL N, et al. A fully magnetically levitated circulatory pump for advanced heart failure[J]. N Engl J Med, 2017, 376(5):440-450.

[8] COLOMBO P C, MEHRA M R, GOLDSTEIN D J, et al. Comprehensive analysis of stroke in the long-Term cohort of the MOMENTUM 3 Study[J]. Circulation, 2019, 139(2): 155-168.

[9] MEHRA M R, GOLDSTEIN D J, URIEL N, et al. Two-year outcomes with a magnetically levitated cardiac pump in heart failure[J]. N Engl J Med, 2018, 378(15): 1386-1395.

[10] URIEL N, COLOMBO P C, CLEVELAND J C, et al. Hemocompatibility-related outcomes in the MOMENTUM 3 trial at 6 months: a randomized controlled study of a fully magnetically levitated pump in advanced heart failure[J]. Circulation, 2017, 135(21): 2003-2012.

[11] MEHRA M R, URIEL N, NAKA Y, et al. A fully magnetically levitated left ventricular assist device - final report[J]. N Engl J Med, 2019, 380(17): 1618-1627.

[12] KHUSH K K, HSICH E, POTENA L, et al. The International Thoracic Organ Transplant Registry of the International Society for Heart and Lung Transplantation: thirty-eighth adult heart transplantation report - 2021; Focus on recipient characteristics[J]. J Heart Lung Transplant, 2021, 40(10): 1035-1049.

[13] FDA. Stop New Implants of the Medtronic HVAD System – Letter to Health Care Providers [EB/OL]. (2022-05-06). https://www.fda.gov/medical-devices/letters-health-care-providers/stop-new-implants-medtronic-hvad-system-letter-health-care-providers.

[14] MOLINA E J, SHAH P, KIERNAN M S, et al. The Society of Thoracic Surgeons Intermacs 2020 Annual Report[J]. Ann Thorac Surg, 2021, 111(3): 778-792.

[15] MCDONAGH T A, METRA M, ADAMO M, et al. 2021 ESC Guidelines for the diagnosis and treatment of acute and chronic heart failure[J]. Eur Heart J, 2021, 42(36): 3599-3726.

[16] POTAPOV E V, ANTONIDES C, CRESPO-LEIRO M G, et al. 2019 EACTS Expert Consensus on long-term mechanical circulatory support[J]. Eur J Cardiothorac Surg, 2019, 56(2): 230-270.

[17] KIRKLIN J K, PAGANI F D, GOLDSTEIN D J, et al. American Association for Thoracic Surgery/International Society for Heart and Lung Transplantation guidelines on selected topics in mechanical circulatory support[J]. J Thorac Cardiovasc Surg, 2020, 159(3): 865-896.

[18] SHAH P, YUZEFPOLSKAYA M, HICKEY G W, et al. Twelfth Interagency Registry for Mechanically Assisted Circulatory Support Report: readmissions after left ventricular assist device[J]. Ann Thorac Surg, 2022, 113(3): 722-737.

[19] MEHRA M R, URIEL N, NAKA Y, et al. A fully magnetically levitated left ventricular assist device - final report[J]. N Engl J Med, 2019, 380(17): 1618-1627.

[20] KHUSH K K, HSICH E, POTENA L, et al. The International Thoracic Organ Transplant Registry of the International Society for Heart and Lung Transplantation: thirty-eighth adult heart transplantation report - 2021; Focus on recipient characteristics[J]. J Heart Lung Transplant, 2021, 40(10): 1035-1049.

[21] 张冬，杨伯清，陈海波，等. CH-VAD 左心辅助装置动物体内实验研究 [J]. 中国生物医学工程学报，2016，35（6）：705-711.

[22] 植入式左心室辅助系统获批上市 [EB/OL].（2023-06-06）. https://www.nmpa.gov.cn/yaowen/ypjgyw/ylqxyw/20230606104059159.html.

LVAD

第二章

左心室辅助装置植入术前准备

第一节　候选者术前评估

终末期心力衰竭患者合并的终末脏器功能障碍严重影响 LVAD 植入术患者的预后，特别是导致术后早期死亡风险增加，故术前需对候选者进行全面评估。针对 LVAD 晚期主要不良事件，还需特别关注可能导致感染、出血、血栓形成等方面的危险因素。

一、一般情况评估

（一）内容

1．病史问询

（1）心血管病史及治疗史，明确药物种类［包括肾素 - 血管紧张素系统抑制剂（RASi）、胺碘酮、β 受体阻滞剂、醛固酮受体拮抗剂、利尿剂、他汀类药物、正性肌力药物（口服）、抗血小板药物、抗凝药物］；此次住院正在应用的静脉药物，特别是正性肌力药物的应用情况；既往心血管器械治疗（包括起搏器、植入型心律转复除颤器、心脏再同步治疗除颤器）；既往心脏及血管手术史（特别是瓣膜置换史）。

（2）其他系统疾病史，包括呼吸系统、神经系统、肌肉骨骼系统、消化系统、生殖泌尿系统、内分泌系统、免疫系统等。

2．体格检查

（1）基本特征：年龄（出生日期）、民族、性别、血型、身高、体重、体表面积（BSA）、体重指数（BMI）。

（2）生命体征测量（体温、呼吸、心率、血压、体重）。

（3）有无肺循环淤血及体循环淤血表现，有无低灌注表现，有无其他系统异常表现。

3．其他　衰弱指数、Fried 衰弱表型、临床衰弱量表，是评价候选者身体虚弱状态的重要工具。

（二）要点

（1）需关注抗心力衰竭药物治疗是否规范，是否进行剂量滴定并达到最优化治疗；抗凝药物应用过程中是否出血或不耐受。

（2）其他系统疾病要特别关注是否存在恶性肿瘤或存在其他生存期＜ 2 年的疾病。

（3）年龄不是 LVAD 植入术的独立排除标准。

（4）BMI ≥ $35kg/m^2$ 为相对禁忌证，是 LVAD 术后短期不良事件的危险因素，但对长期生存率无影响。BMI ＜ $22kg/m^2$ 是 LVAD 术后围手术期死亡和不良事件的危险因素，但对长期生存率无影响。

（5）衰弱可导致 LVAD 术后围手术期不良事件及远期死亡率增高，虽非禁忌证，但需要全面详细评估。

（三）解读

（1）高龄、BMI 过高或过低、衰弱均与 LVAD 术后不良预后相关，但单一因素均非

LVAD 的禁忌证，需全面综合评估患者风险与获益。

（2）年龄不是 LVAD 植入术的独立排除标准。一项来自美国 Sharp Memorial Hospital 的研究纳入 2005 年 10 月至 2010 年 1 月 55 例因 BTT 或 DT 接受 HeartMate Ⅱ LVAD 植入的患者，包括年龄≥ 70 岁者 30 例，年龄＜ 70 岁者 25 例；年龄≥ 70 岁者的术后生存率（1 个月为 97%，1 年为 75%，2 年为 70%）与年龄＜ 70 岁者的术后生存率（1 个月为 96%，1 年为 72%，2 年为 65%）无明显统计学差异（P=0.805）；年龄≥ 70 岁者的平均住院时间（23 天 ±15 天）与年龄＜ 70 岁者（23 天 ±14 天）也无显著差异（P=0.805），其余不良事件、生活质量及功能改善程度两组间均无显著差异。研究表明，年龄≥ 70 岁的老年患者在 LVAD 植入术后同样可在长期功能改善、生存率及生活质量方面获益，提示年龄不应成为 LVAD 的独立禁忌证。故增龄是 LVAD 植入术后患者预后的独立影响因素，但多项研究提示，在经选择的老年患者中 LVAD 仍有相当获益，故目前欧美国家指南均未将年龄作为 LVAD 植入术的独立排除标准。最新的日本指南将年龄＜ 65 岁作为以 BTT 为目标植入 LVAD 的适应证之一，但同时指南再次强调不应将年龄作为独立排除标准，此类患者应由多学科团队综合评估手术指征，参考其他与年龄相关的危险因素，如合并症、营养状况、肌少症、衰弱、认知功能等。

（3）BSA 是植入式 LVAD 选择的重要参考。既往认为，BSA ＜ 1.5m^2 是 LVAD 相对禁忌证。随着器械的微型化，对患者 BSA 的要求逐渐降低，HeartMate Ⅱ、Jarvik2000 的推荐植入 BSA 分别为 1.3m^2、1.1 ~ 1.2m^2，HeartMate Ⅲ和 HVAD 均为 1.2m^2。术者应根据患者的体型、BSA 和计划植入部位的具体解剖结构全面评估植入指征。

（4）BMI 过高（≥ 35kg/m^2）或过低（＜ 22kg/m^2）均与 LVAD 术后不良事件相关。一项来自美国 Advocate Christ Medical Center 的研究回顾性纳入该中心在 2005—2015 年接受 LVAD 植入的 383 例患者。根据 BMI 水平将患者分为 3 组（≤ 25kg/m^2、25 ~ 35kg/m^2、≥ 35kg/m^2），发现 BMI ≥ 35kg/m^2 组呼吸衰竭和右心衰竭风险增加；术后 1 年内的住院时长、感染、消化道出血和神经系统事件与 BMI 无明显相关性；术后 30 天、1 年和 2 年生存率在 3 组之间无显著差异；BMI ≤ 25kg/m^2 组再次手术时的出血风险增加；研究提示尽管极端肥胖患者术后早期风险增加，但长期生存率在不同 BMI 水平间无显著差异。肥胖在心力衰竭患者中很常见，多项研究提示，BMI ≥ 35kg/m^2 的肥胖患者接受 LVAD 术后短期不良事件风险增高，包括早期血栓形成和管路感染的发生率较高，在 HeartMate Ⅱ的 BTT 和 DT 临床试验中排除了 BMI ＞ 40kg/m^2 的患者，既往指南也曾将肥胖列为连续血流 LVAD 的相对禁忌证。但肥胖者与非肥胖者的长期生存率无显著差异，故目前指南倾向于强调积极的体重干预，而不再将其视为禁忌。低 BMI 常合并营养不良甚至恶病质，是 LVAD 围手术期死亡的危险因素。且低 BMI 患者的出血和手术失败风险显著增高，但术后的长期生存率与正常 BMI 者无差异。

（5）衰弱在 INTERMACS 注册研究中的发生率约 10%。衰弱可导致患者 LVAD 术后的机械通气支持延长、住院时间延长及远期死亡率增高。衰弱本身并非 LVAD 禁忌证，术前的详细评估对于风险预判和策略选择至关重要。衰弱的病因复杂，是由多个生理系统功能衰退导致的综合征，涉及多系统的病理生理改变和精神心理变化，导致机体退行性改变、易损性增加、抗应激能力减退，如患者以左心功能不全为主要病因，LVAD 植入可在较大程度上改善预后，否则可能预后改善有限，故对衰弱病因的评估需要更细致的临床鉴别诊断和更多的高质量研究。一项来自美国梅奥诊所的研究纳入 2007 年 2 月至 2012 年 6 月以 DT 行 LVAD 植入的 99 例患者，依据衰弱指数（FI）对患者进行分组（虚弱组 FI ＞ 0.32，中间组 FI 0.23～0.32，无衰弱组 FI ＜ 0.23），平均随访（1.9 ± 1.6）年，45% 患者死亡，与无衰弱组相比，中间组（*HR* 1.70，95%*CI* 0.71～4.31）和虚弱组（*HR* 3.08，95%*CI* 1.40～7.48）的患者死亡风险增加（P=0.004），提示 LVAD 植入前衰弱状态与 LVAD 植入后死亡风险增加相关，衰弱应作为 LVAD 候选者选择的重要考虑因素。采用衰弱指数（表 2-1）进行 LVAD 术前衰弱状态评估，又称缺陷累计评估方法，指个体在某一个时点潜在的不健康测量指标占所有测量指标的比例，比例越高表示衰弱越严重，以 FI ≥ 0.25 作为衰弱诊断阈值。研究发现，该标准可预测 LVAD 术后长期死亡和再住院风险。也可采用 Fried 衰弱表型（表 2-2）进行评估，包括体重下降、疲劳、体力活动、步速下降、握力下降 5 项指标，超过 3 项提示衰弱综合征。研究提示，该量表对 LVAD 预后有预测价值。部分研究发现，单纯采用握力指标也可预测远期生存率及出血、感染等不良事件。其他衰弱筛查工具包括衰弱量表（the FRAIL scale）、临床衰弱量表（CFS）、脆弱老人 13 项调查（VES-13）、衰弱指数清单（KCL）、骨质疏松性骨折（SOF）衰弱量表等，均可以较好地预测老年人残疾和死亡结局事件，但均缺乏在 LVAD 人群中的针对性研究。术前堪萨斯城心肌病问卷（KCCQ）评估与 LVAD 术后临床结局关联性欠佳，故不推荐应用。

表 2-1　衰弱指数

累计缺陷指数	分值
做饭困难	是 =1；否 =0
进食困难	是 =1；否 =0
穿衣困难	是 =1；否 =0
如厕困难	是 =1；否 =0
做家务困难	是 =1；否 =0
上楼梯困难	是 =1；否 =0
洗澡困难	是 =1；否 =0
走路困难	是 =1；否 =0
使用交通工具困难	是 =1；否 =0
上下床困难	是 =1；否 =0
服药困难	是 =1；否 =0
依赖辅助工具（助行器、拐杖等）或他人帮助进行日常活动	是 =1；否 =0

续表

累计缺陷指数	分值
依赖呼吸支持设备	是 =1；否 =0
上 2 级台阶无需休息	完全不行 =1；努力可以完成 =0.5；轻松完成 =0
心肌梗死	是 =1；否 =0
糖尿病	是 =1；否 =0
外周血管疾病	是 =1；否 =0
脑血管疾病	是 =1；否 =0
慢性阻塞性肺疾病	是 =1；否 =0
消化性溃疡	是 =1；否 =0
偏瘫	是 =1；否 =0
中重度肾功能不全	是 =1；否 =0
肝病史	是 =1；否 =0
风湿性疾病	是 =1；否 =0
恶性肿瘤史	是 =1；否 =0
痴呆	是 =1；否 =0
高血压	是 =1；否 =0
高脂血症	是 =1；否 =0
BMI	低体重或肥胖 =1；超重 =0.5；正常 =0
抑郁	是 =1；否 =0
贫血	是 =1；否 =0

注：累计得分除以总分 31 即衰弱指数。通常认为，FI ≥ 0.25 提示衰弱；FI < 0.12 为无衰弱；FI 0.12 ~ 0.25 为衰弱前期。

表 2-2　Fried 衰弱表型

项目	男性	女性
体重下降	过去 1 年意外出现体重下降 > 4.5kg 或 > 5% 体重	
行走时间（4.57m）	身高 ≤ 173cm：≥ 7 秒 身高 > 173cm：≥ 6 秒	身高 ≤ 159cm：≥ 7 秒 身高 > 159cm：≥ 6 秒
握力（kg）	BMI ≤ 24.0kg/m²：≤ 29 BMI 24.1 ~ 26.0kg/m²：≤ 30 BMI 26.1 ~ 28.0kg/m²：≤ 30 BMI > 28.0kg/m²：≤ 32	BMI ≤ 23.0kg/m²：≤ 17 BMI 23.1 ~ 26.0kg/m²：≤ 17.3 BMI 26.1 ~ 29.0kg/m²：≤ 18 BMI > 29.0kg/m²：≤ 21

续表

项目	男性	女性
体力活动（MLTA）	每周＜383kcal（约散步2.5小时）	每周＜270kcal（约散步2.0小时）
疲乏	CES-D 的人以下问题得分 2～3 分 过去 1 周内以下现象发生了几天? （1）我感觉做每一件事都需要经过努力。 （2）我不能向前行走。 0分：＜1天；1分：1～2天；2分：3～4天；3分：＞4天	

注：MLTA，明达休闲时间活动问卷；CES-D，流行病学调查用抑郁自评量表。标准：具备≥3条可诊断为衰弱综合征，＜3条为衰弱前期，0条为无衰弱健康状态。

二、心脏及血管系统评估

（一）心脏结构及功能评估

1．内容　超声心动图和心脏磁共振成像（MRI）。

2．要点

（1）所有 LVAD 候选者均需行经胸超声心动图（TTE）检查，术中需行经食管超声心动图（TEE）检查（详见第六章第二节和第三节）。了解各房室大小、室壁厚度、各瓣膜启闭情况、心内分流、心内占位情况，以及肺动脉压力、双心室功能。

（2）如果有条件需行心脏 MRI 检查，通过平扫与心肌延迟到增强显像，了解心脏结构、功能、心内占位、水肿及纤维化情况。

（二）冠状动脉及心肌存活情况评估

1．内容　冠状动脉影像学检查及核素心肌灌注和存活显像。

2．要点

（1）冠状动脉影像学检查指冠状动脉造影或冠状动脉 CT 血管造影（CTA）。如果患者有冠心病病史、近期心肌缺血症状或有多种动脉粥样硬化危险因素，需行冠状动脉造影检查；非高危患者，需行冠状动脉 CTA 了解冠状动脉情况。

（2）核素心肌显像包括单光子发射计算机断层成像（SPECT）和正电子发射计算机断层成像（PET/CT），分别评估心肌灌注及存活情况。

（三）血流动力学参数测定

1．内容　肺动脉收缩压（PASP）、肺动脉舒张压（PADP）、平均肺动脉压（MPAP），肺毛细血管楔压（PCWP）、中心静脉压（CVP）、心输出量（CO）、心指数（CI）、肺血管阻力（PVR）、跨肺动脉梯度（TPG）。

2．要点　所有 LVAD 候选者除禁忌证外，均需行右心导管检查（RHC），其是评估右心功能的重要辅助检查之一；肺动脉压力（PAP）升高可伴随 TPG 和/或 PVR 升高，其原因除严重的左心衰竭（表现为PCWP持续升高）外，还可能与肺动脉或肺实质固有病变有关，术前需仔细评估。

3．解读

（1）右心导管检查是评估右心功能的重要手段之一。CVP/PCWP ＞ 0.63 提示术后右心衰竭发生率更高；而肺动脉搏动指数（PAPi）＞ 2.0 提示术后右心辅助植入率低。目前并无一项检查或指标能完全代表右心功能，故需结合其他指标来判断，如临床上表现为明显食欲缺乏、恶心、呕吐、颈静脉怒张，外周水肿、腹水或肝大等均为右心衰竭表现；超声心动图提示右心室舒张末期短轴 / 长轴比≥ 0.6，右心室射血分数＜ 34%，三尖瓣环收缩期位移（TAPSE）＜ 14mm，左心室舒张末期内径（LVEDD）≤ 62mm，三尖瓣中度或以上反流，右心室 / 左心室舒张末期直径比≥ 0.75 均提示右心室功能障碍。

（2）通过右心导管检查鉴别肺动脉高压的原因非常重要。左心疾病引起的肺动脉高压通常在 LVAD 植入后可得到改善，但重度肺动脉高压患者不适合 LVAD 植入，因为不可逆的可能性很高。

（四）心电学评估

1．内容　12 导联或 18 导联心电图，24 小时动态心电图，程控（起搏器、植入型心律转复除颤器、心脏再同步治疗除颤器）；心电监测。

2．要点

（1）心房颤动（以下简称房颤），特别是慢性房颤，可能增加术后血栓风险，可在术中同期行左心耳切除术。

（2）术前室性心动过速（以下简称室速）是术后室速的重要危险因素，会影响右心室功能，故术前应充分评估，必要时术中同时行射频消融。

3．解读

（1）房颤：在接受 LVAD 植入的患者中，21% ~ 54% 术前存在房性心律失常，其中多数为房颤，少数为心房扑动或房性心动过速，而房颤又以阵发性居多。术前存在房颤是术后发生房颤最强烈的预测因素。房颤可能增加 LVAD 患者的血栓栓塞风险，特别是慢性房颤，因此所有房颤患者均应排查有无左心房血栓。相对窦性心律患者，拟行 LVAD 植入的房颤患者，整体状态更差，术后生存率更低，特别是术后远期发生脑血管事件的风险增加。对于药物控制不佳的房颤患者，可以考虑行导管射频消融或外科消融。为预防血栓栓塞事件，可以考虑 LVAD 术中同期行左心耳切除术。若术前已出现左心耳血栓，LVAD 术中应同期行左心耳切除术。

（2）室性心律失常：术前室速是 LVAD 术后发生室速的主要危险因素。室速会影响右心室功能，导致 LVAD 植入后风险增加，故术前应对室速进行充分评估和积极干预。药物治疗无效的持续室速可考虑术前行导管消融。有报道对于复发的难治室速可在 LVAD 植入术中联合行导管消融，但术中消融（尤其是心内膜消融）带来 LVAD 血栓形成风险，需慎重考虑。不建议基于心源性猝死的一级预防而在 LVAD 术前常规植入 ICD。对于难治性的反复发作的室性心律失常患者，即使没有血流动力学障碍或者急性心肌缺血发作，考虑到室性心律失常对 LVAD 术后右心室功能的影响，应当列为单纯接受 LVAD 治疗的高危人群。对于这类室性心律失常患者，特别是患者合并容易引发室性心律失常的难以治疗的基础疾病时（如巨细胞心肌炎或心脏结节病），机械循环支持装置的选择可能需要采用双心室辅助装置或全人工心脏。

（五）活动耐力评估

1．**内容** 心肺运动试验（CPET）能够客观评价心脏和肺储备功能及运动耐力的无创性检测方法；6分钟步行试验（6MWT）。

2．**要点** CPET适用于临床症状稳定2周以上的慢性心力衰竭患者，协助判断心力衰竭患者AHA分期，确定是否为D期（终末期心力衰竭），协助入选INTERMACS 4～5级患者；终末期心力衰竭特点为6MWT＜300m或峰值摄氧量（pVO_2）＜14ml/（kg·min）或＜50%预测值。

（六）心肌损伤及心功能情况评估

1．**内容** N末端脑利尿钠肽前体（NT-proBNP）/脑利尿钠肽（BNP），cTnT/cTNI。

2．**要点** 反映心力衰竭严重程度，评估术后风险。

（七）外周血管及大血管评估

1．**内容** 关注血管杂音，四肢血压，外周血管超声，全主动脉CT平扫＋增强。

2．**要点** 严重外周血管病变是LVAD手术禁忌证。

三、呼吸系统评估

1．**内容** 呼吸功能检测、动脉血气、胸部影像学检查；呼吸睡眠监测（如果出现睡眠呼吸暂停、困倦、血氧饱和度周期性下降）。

2．**要点** 严重的慢性阻塞性肺疾病或限制性肺疾病为手术禁忌证。晚期特发性肺间质纤维化属LVAD禁忌证。

3．**解读**

（1）慢性肺病是心力衰竭患者常见合并症，且与不良预后相关。慢性阻塞性肺疾病和心力衰竭在很大程度上具有类似的危险因素和临床表现，导致二者合并出现时较难诊断，尤其在合并肺淤血的情况下难以准确评估肺部疾病的严重程度。故需待肺淤血或水肿改善后再行肺功能评估。

（2）慢性肺病可导致LVAD术后机械通气时间延长、功能贮量受损、术后并发症及死亡率增高，故术前应基于病史、体格检查、肺功能检查及胸部影像学检查进行详尽肺功能评估。未吸氧状态下的动脉血气分析提示二氧化碳潴留是严重慢性阻塞性肺疾病的表现。胸部影像学提示肺实质病变需警惕是否合并肺动脉高压。

（3）肺功能检查十分重要，某些指南认为第1秒用力呼气容积（FEV_1）、用力肺活量（FVC）和肺一氧化碳弥散量（DL_{CO}）＜预计值50%，LVAD治疗需谨慎，慢性阻塞性肺疾病合并FEV_1占FVC比值（$FEV_1\%$）＜40%为LVAD相对禁忌证；或$FEV_1\%$＜50%或FVC占预计值百分比（FVC%）＜50%为手术禁忌证。但同时另一项来自华盛顿大学医学中心的研究对目前的评估标准提出质疑。研究纳入2005年7月至2015年9月期间接受连续血流LVAD的患者，其中263例患者术前接受FEV_1检测，239例患者术前接受DL_{CO}检测。

研究发现，FEV_1 和 DL_{CO} 与 1 年和 3 年死亡率无显著相关性（组间 log rank P=0.841/0.713）；FEV_1 和 DL_{CO} 测值降低与住院时间延长相关，与机械通气时间延长、术后肺炎、再插管和气管切开等并发症无关。研究表明，无论是 FEV_1% 或 DL_{CO} 均与 LVAD 植入术后近远期不良事件无明显相关性，提示单纯的肺功能检查指标异常不应作为 LVAD 的禁忌证。

四、肾功能评估

1．**内容** 血液学检查包括血清肌酐（SCr）、尿素氮（BUN）、尿酸（UA）；尿常规；估算肾小球滤过率（eGFR）；泌尿系超声；肾动脉超声。

2．**要点**

（1）严重肾功能不全［eGFR＜30ml/（min·1.73m^2）］伴不可逆的原发性肾脏疾病是 LVAD 禁忌证。

（2）长期血液透析治疗为相对禁忌证。

3．**解读**

（1）心力衰竭患者肾功能不全原因非常复杂，分为原发性与继发性。继发性肾功能不全多与心力衰竭相关，慢性心力衰竭导致肾脏可能长期相对灌注不足、缺血、缺氧、肾素－血管紧张素－醛固酮系统激活及医源性利尿剂相关的血容量不足等均可造成肾单位的凋亡或坏死及纤维化，因此慢性心力衰竭进展至终末期时亦伴随肾功能的恶化，此时通过植入 LVAD 肾功能可能无法完全逆转。严重肾功能不全［eGFR＜30ml/（min·1.73m^2）］是不良结局的强预测因素，可显著增加术后早期肾脏替代治疗、右心衰竭、感染及死亡风险。一项回顾性研究显示，81.9% 的终末期肾病患者植入 LVAD 后死亡，事件中位数时间为 16 天。

（2）肾功能轻度受损［eGFR＞60ml/（min·1.73m^2）］不增加术后死亡率；肾功能中度受损［eGFR 在 30～60ml/（min·1.73m^2）］会增加总体风险，也需仔细评估。如果患者不合并糖尿病、肾病、持续右心衰竭及泵血栓形成等问题，不同程度损伤的心肾综合征患者术后肾功能较前均得到改善。

（3）长期肾脏替代治疗，无论是血液透析还是腹膜透析，透析过程中的血流动力学监测非常重要，但很难做到，尤其是腹膜透析的经验更少。

（4）评估时还应关注某些泌尿系统疾病，如有前列腺放疗史，无论术前是否合并血尿，术后出血性膀胱炎风险明显增加；泌尿系结石患者，术后同样面临泌尿系出血风险。

五、肝功能评估

1．**内容**

（1）肝功能指标：血清总胆红素（TBil）、直接胆红素（DBil）、天冬氨酸转氨酶（AST）、丙氨酸转氨酶（ALT）。

（2）肝合成功能：白蛋白（Alb）、前白蛋白（PA）；凝血各项指标。

（3）腹部 B 超。

（4）腹部 CT。

（5）肝活检（必要时）。

2．要点

（1）慢性肝功能不全：TBil ＞ 3mg/dl、肝硬化、终末期慢性肝病模型（MELD）评分＞ 17 分为禁忌证。

（2）急性肝功能不全：无论 ALT 还是 TBil 升高都增加术后风险；经过治疗后如果 TBil 仍＞ 3mg/dl 为相对禁忌证；48 小时内新出现 TBil 升高至 1 ~ 3mg/dl 伴异常 ALT，可能轻度增加 LVAD 术后风险。

3．解读

（1）心力衰竭引起肝功能障碍的机制主要是低灌注引起肝缺血和右心房压力升高致被动的肝淤血。急性缺血引起门静脉血流减慢，肝灌注减低，导致肝细胞缺血、坏死，表现为转氨酶快速而短暂的显著升高，转氨酶及 LDH 在 1 ~ 3 天内达峰，多在正常值上限的 25 ~ 250 倍；胆红素升高≤ 3 ~ 6mg/dl，如明显升高，警惕急性肝衰竭。淤血性肝病与肝功能不全来源于右心功能不全伴或不伴严重的三尖瓣反流，中心静脉压升高，引起肝小叶中央静脉及肝窦扩张、窦内微血栓形成、肝实质萎缩，肝纤维化或肝硬化；临床上表现为 TBil 轻度升高（2 ~ 3mg/dl）或显著升高（多为急性）；AST 2 ~ 3 倍升高（占 30%）。

（2）肝功能障碍越严重，术后出血和死亡的风险越大。凝血障碍、血管麻痹、免疫功能障碍和营养不良与晚期肝病有关。肝功能障碍是需要 LT-MCS 晚期心力衰竭患者预后不良的预测因素。Jonathan 等用 MELD 评分来评估 LVAD 预后，他们发现以 17 分为界，评分＞ 17 分及肝硬化患者在 LVAD 植入后出现不良预后的风险增加，是 LVAD 植入的禁忌证。TBil ＞ 5mg/dl 时 LVAD 术后预后较差。TBil ＜ 1mg/dl 不增加术后风险；TBil 1 ~ 3mg/dl 增加术后整体风险，评估时需考虑。有肝病史或慢性右心疾病史的患者应筛查肝硬化。必要时可能需要肝活检，排除不可逆的肝病或肝功能紊乱的其他原因。

六、胃肠道评估

1．内容

（1）病史与查体：需特别关注消化道出血情况。

（2）血常规：关注是否存在小细胞低色素性贫血。

（3）便潜血。

（4）肝、胆、脾、胰超声。

（5）腹盆 CT 平扫。

（6）肿瘤标志物。

（7）结肠镜：年龄≥ 50 岁均需行结肠镜检查。

2．要点　患有活动性消化性溃疡或消化道出血且不能控制的患者不宜植入 LVAD。

3．解读

（1）患者在 LVAD 植入后需要进行全身性抗凝与抗血小板治疗，所以术前评估胃肠道情况不仅对术中和围手术期管理至关重要，而且对术后长期管理也很重要。此外，新一代

LVAD 所伴发的消化道出血是术后远期的主要不良事件。

（2）术前应进行多次便潜血检查以筛查消化道出血；术前应对有严重消化道出血病史的患者进行全面评估，尤其是已知有动静脉畸形的患者；如果怀疑，必须由胃肠病学家确定出血部位并开始积极治疗。另外，还需注意有无胃肠道动静脉畸形，可能发生在整个胃肠道。在术前评估阶段发现小细胞性贫血需要对胃肠道进行彻底检查。胃肠道恶性肿瘤病史应促使对胃肠道进行彻底评估并寻找转移性疾病。据报道，消化道出血在老年 LVAD 患者中更为常见，因此应特别注意中老年人。所有 50 岁以上的患者都应考虑进行结肠镜检查。这些患者消化道出血的发病机制可能涉及抗凝药物的使用、动静脉畸形、血管性血友病因子活性丧失和黏膜缺血。

七、血液学与凝血功能评估

1．内容

（1）凝血功能：凝血酶原时间（PT）、活化部分凝血活酶时间（APTT）、纤维蛋白原（Fg）、凝血酶时间（TT）、国际标准化比值（INR），纤维蛋白降解产物（FDP）、D- 二聚体（D-D）。

（2）血常规：红细胞（RBC）计数、血红蛋白（Hb）、血细胞比容（Hct）、血小板（PLT）计数。

（3）肝素诱导的血小板减少症（HIT）抗体：如果 30 天内接触过肝素或低分子量肝素或应用肝素后出现的血小板减少。

2．要点

（1）有严重出血倾向，存在长期抗凝禁忌者是 LVAD 植入禁忌证。

（2）存在易栓状态是 LVAD 植入禁忌证。

（3）特别关注出血及凝血障碍性疾病。

（4）如术前有出血征象，需查明原因，根据具体情况决定是否可以进行手术。

（5）术前需停用双重抗血小板治疗和 / 或维生素 K 拮抗剂，应用短效静脉或皮下抗凝药作为桥接治疗。

3．解读

（1）接受 LVAD 治疗后的患者血液系统具备典型的 Virchow 三联征。① 血流淤滞：部分患者会因心脏收缩力低下或病情严重而出现血流淤滞。② 血管内皮损伤：该设备是一种异物，患者植入后存在感染、高血压和剪切应力等相关的并发症风险，进一步导致血管内皮功能障碍。③ 血液高凝状态：部分患者抗凝血酶Ⅲ缺乏等可导致血液高凝状态。在植入 CF-LVAD 的成人患者中，血栓形成发生率高达 13%，不同装置发生率各异，其中轴流泵为 4%～13%，离心流泵为 1%～4.5%。一旦发生血栓，可能会导致溶血、肾衰竭、脑血管事件、装置功能异常等。因此，植入 LVAD 患者需接受抗凝治疗以保障其正常功能。

（2）术前需仔细明确是否存在高凝状态。哥伦比亚大学医学中心在 2008 年 4 月至 2013 年 12 月植入的 286 例 CF-LVAD 患者中，有 12 例被认为易发生出血或血栓事件，其中包括 5 例血小板减少性紫癜（ITP），1 例因子Ⅴ Leiden 突变，1 例因子Ⅷ升高，2 例肝素诱导的血小板减少症和 3 例未明确的高凝状态。患者的总支持时间为 168.46 个月，中位数为 10.76 个月（IQR 为 4.78 ~ 21.36 个月），与不存在上述疾病的患者相比，其血栓形成（每患者年事件数：0.57 *vs.* 0.09）、神经系统事件（每患者年事件数：0.36 *vs.* 0.12）和出血事件（每患者年事件数：0.64 *vs.* 0.28）发生率显著升高；1 年及 2 年生存率降低（81.8% *vs.* 86.6%；49.0% *vs.* 80.5%）。提示存在出血或血栓倾向的患者在 CF-LVAD 支持期间，其出血、血栓形成和神经系统不良事件风险高，导致早期死亡率高，该患者群体 CF-LVAD 获益并不明确。故此类群体不建议入选。

（3）尽管新一代 LVAD 已取得较大进展，但 CF-LVAD 消化道出血发生率显著高于 PF-LVAD。目前，消化道出血是 CF-LVAD 术后发病率最高的疾病，机制可能为：LVAD 泵产生的剪切应力触发 ADAMTS13 介导的高分子量 vWF 蛋白水解，从而损害 vWF- 血小板、vWF- 胶原介导的止血作用；小分子 vWF 导致血管生成异常、动静脉畸形。连续血流导致低脉压，致血管生成异常，导致动静脉畸形；抗凝、抗血小板等药物影响。

（4）对于出血的评估还应关注脏器及相关疾病的评估：需特别关注胃肠道，包括病史与查体、便潜血、肝胆脾胰超声、结肠镜（年龄≥ 50 岁均需行结肠镜检查）；肾脏及膀胱结石或前列腺放疗史及泌尿系超声；头 CT 或 MRI；还需关注肿瘤相关筛查等。

八、神经系统、社会心理、依从性、生活质量评估

1．内容

（1）神经系统疾病史，头部外伤史，精神或心理疾病史。

（2）神经系统详细查体，包括智力与认知功能评估。

（3）头颅影像学（CT 或 MRI），颈动脉和椎动脉超声。

（4）物质滥用史，包括烟草、酒精、药品或毒品等。

（5）心理情绪状态。

（6）生活质量，自理能力。

（7）对疾病和治疗的认知，以及治疗依从性。

（8）经济条件（包括医疗保险种类），家庭支持等。

（9）各种量表具体如下。①美国国立卫生研究院卒中量表（NIHSS）：常用于评价卒中患者的神经功能缺损程度。②改良 Rankin 量表（mRS）：常用于评价卒中后患者的神经功能恢复状况。③简易精神状态检查量表（MMSE）：常用于评价候选者的智力与认知功能。④焦虑自评量表（SAS）与抑郁自评量表（SDS）：常用于评价候选者的心理情绪状态。⑤欧洲五维健康量表（EQ-5D）：常用于评价候选者的健康状态和生活质量。⑥堪萨斯城心肌病调查问卷（KCCQ）：常用于评价心力衰竭患者的活动耐量和生活质量。⑦匹兹堡睡眠质量指数（PSQI）：常用于评价候选者的睡眠质量。⑧ Morisky 用药依从性问卷（MMAS-8）：常用于评价候选者的用药依从性。

2．要点　严重的神经精神疾病、社会心理问题预期不能管理维护 LVAD 设备，均为手术禁忌证，包括严重不可逆的颅脑损伤、精神疾病 / 障碍、痴呆、药物滥用、社会家庭支持

严重不足。

3．解读

（1）神经系统和心理社会学评估是LVAD术前评估的重要部分。它关系到LVAD适合人群的筛选、对治疗的接受度和依从性、操作设备的能力、心理社会支持与长期护理策略等，进而影响治疗效果和远期预后，因此，所有LVAD候选者术前均应进行评估。关于这方面评估的具体内容、流程及如何筛选，国内外尚无统一共识。

（2）根据INTERMACS注册研究，LVAD术前合并严重卒中的患者约占3.6%，合并其他脑血管疾病的患者约占3.8%。对于神经系统疾病，特别是神经肌肉疾病，建议组织心脏科、神经内科等多学科医师团队评估。认知功能评估有助于判断患者理解和操作设备的能力。对于存在精神或心理障碍的患者，建议术前请精神心理科医师协助评估，并进行针对性的干预治疗。需要指出的是，多数神经系统疾病、心理障碍等合并症，以及物质滥用、既往治疗依从性欠佳、社会支持缺乏等问题，不应视为LVAD的绝对禁忌，但可以作为相对禁忌，意味着这类患者术前需要进行更仔细的多学科评估和动态评估，接受相关专科治疗和心理行为干预，寻求积极的心理社会支持，以及术后进行更密切的随访。

（3）为了便于操作，部分评估内容可以借助量表工具来实施。这些量表已广泛应用于神经科和精神心理科的临床工作和科学研究中，尽管它们在LVAD患者评估中的信效度相关研究证据有限，但多数文献认为这些量表对于LVAD术前评估也是有益的。

（4）鉴于心脏移植和LVAD术前都需要进行系统性评估，许多方面具有相通性，且心脏移植研究证据和临床经验更多，因此LVAD术前评估在某些方面可以借鉴心脏移植。例如，斯坦福大学移植综合心理社会评估（SIPAT）是一种综合性的循证工具，常用于评价正在接受器官移植评估的患者的心理社会和行为风险。目前已有几项研究评价该工具在LVAD患者中的结局预测效能，虽然结论不尽相同，但多数研究认为，SIPAT评分高的患者，LVAD术后不良事件发生率更高。未来可以在SIPAT基础上进行改良，以开发出针对LVAD患者的心理社会学评估工具。

九、营养、内分泌、代谢状态评估

1．内容

（1）BMI、白蛋白、前白蛋白、总胆固醇、淋巴细胞计数。

（2）空腹血糖、糖化血红蛋白、甲状腺功能、血脂谱。

2．要点

（1）营养不良、低T3综合征是LVAD术后并发症及死亡的危险因素。

（2）糖尿病并非LVAD的禁忌证，血糖控制不佳的糖尿病/糖尿病合并终末器官损害为预后风险因素，合并严重终末器官并发症者为禁忌证。

3．解读

（1）心力衰竭状态下人体能量需求增加30%～50%，但由于体循环淤血、消化系统及代谢系统功能紊乱，营养摄入和吸收不足，终末期心力衰竭患者营养不良的发生率显著增高。

心源性恶病质在严重心力衰竭患者中发病率高达 35% ~ 55%。而营养不良同样可通过神经激素、肌肉、代谢紊乱等方式参与心力衰竭进展，LVAD 术前及术后营养不良均与不良预后相关。营养不良与心血管手术术后并发症及死亡发生率增高相关。详尽的营养评估有助于评估手术风险、制订营养支持方案。LVAD 术前营养状态欠佳指标包括 BMI < $20kg/m^2$、白蛋白 < 32g/L、前白蛋白< 150g/L、总胆固醇< 3.38mmol/L，还可应用微型营养评估量表、营养控制状态评分、预后营养指数对营养状态进行评估。

（2）低 T3 综合征（低 T3、低 T4、TSH 正常或轻度降低）是预后不良标志，增加术后早期死亡率和并发症。

（3）糖尿病并非 LVAD 禁忌。糖尿病在 LVAD 候选者中非常普遍（约占 43%），尽管有研究提示糖尿病是 LVAD 术后感染和脑部并发症的危险因素，但大多数研究倾向认为糖尿病对远期预后无不良影响，这可能与 LVAD 术后血流动力学和代谢状态的整体优化有关；LVAD 通过降低空腹血糖、减少胰岛素用量来改善糖尿病病程。对糖尿病的术前评估需重点关注血糖控制水平及终末器官损害程度。合并终末器官损害的胰岛素依赖型糖尿病患者，以及经优化治疗血糖仍控制不佳的糖尿病患者，二者传统上被认为是心脏移植的禁忌证，故在 LVAD 术前评估时也应格外注意。目前 2019 年欧洲指南建议血糖控制不佳的糖尿病 / 糖尿病合并终末器官损害列为预后风险因素，将合并严重终末器官并发症列为禁忌证。在终末器官损害评估中需要注意糖尿病视网膜病变评估，因 LVAD 术后的抗栓治疗会增加视网膜出血风险，且视网膜病变所致的视力下降将影响 LVAD 的术后日常维护，需要评估术后照护的必要性。

十、合并疾病评估

（一）感染

1．内容

（1）血常规、尿常规、便常规。

（2）降钙素原（PCT）、C 反应蛋白（CRP）、红细胞沉降率（ESR）。

（3）感染灶影像学检查。

2．要点　败血症或活动性感染是禁忌证。

3．解读

（1）需特别关注以下人群或疾病：难控制的糖尿病、严重营养不良、免疫功能不全、正在接受机械通气治疗、多器官功能衰竭。此外，临床衰弱评估、依从性及家庭支持评估也十分重要。

（2）心力衰竭和 / 或装置植入可能导致免疫缺陷，因此与接受传统心脏直视手术的患者相比，接受 LVAD 植入的患者术后感染风险更高。研究显示，LVAD 植入后的菌血症与脑血管疾病相关。应通过实验室分析和 / 或细菌培养（痰、鼻及咽拭子等）进行筛查。同时，术前应做好患者卫生，包括全身皮肤清洁（使用氯己定溶液）、漱口、洗手和龋病预防，建议口腔科评估和治疗龋病，移除所有不必要的动脉或静脉导管。任何活动性感染均应在术前得到充分治疗，在感染得到充分治疗之前，不应考虑对有活动性全身和/或局部感染的患者植入LVAD。

（二）肿瘤

1．内容　病史与查体，肿瘤标志物，胸胸腹盆CT，泌尿系超声，结肠镜检查（年龄≥50岁均需行结肠镜检查），全身PET（必要时），活检（必要时）。

2．要点　生存期＜1年为禁忌证。

（三）免疫病

1．内容　病史与查体，免疫相关筛查。

2．要点　如存在严重免疫病，则不适合LVAD。

十一、妊娠评估

1．内容　尿妊娠试验：适用于育龄期女性。

2．解读　育龄期需避孕；妊娠期的LVAD治疗是多学科合作的挑战，必要时也可以考虑。

（卿　平　赵　晟　赵明昊）

第二节　候选者术前状态优化

LVAD候选者为终末期心力衰竭患者，此阶段心泵功能极度衰竭，低灌注导致的终末脏器功能障碍比较常见。术前优化治疗对预防术后并发症、提高生存率具有重要价值。目前LVAD术前治疗目标主要为：稳定血流动力学状态，改善液体潴留及低心排，维护终末脏器灌注和功能；优化右心功能；纠正导致心力衰竭加重的病因和诱因；预防血栓栓塞；适当营养支持，为进一步LVAD手术做充分准备。优化并不代表正常化，为了实现这些目标，通常需要药物和非药物干预措施相结合。

一、评估血流动力学状态

（一）血流动力学临床表型

根据2016年欧洲心脏学会（ESC）急慢性心力衰竭诊断及治疗指南，依据患者是否存在淤血（“湿”或“干”）和外周组织低灌注（“暖”或“冷”）分为干暖、干冷、湿暖、湿冷4种临床表型（图2-1）。

1．干暖　机体容量状态和外周组织灌注尚可，调整口服药物即可。

2．干冷　机体处于低血容量状态，伴随外周组织低灌注，首先适当扩容，如低灌注仍无法纠正可给予正性肌力药物。

3．湿暖　主要是液体潴留，心输出量相对正常，血压正常或升高，血流动力学特点是高充盈压。分为血管型和心脏型两种，前者由液体血管内再分布引起，高血压为主要表现，首选血管扩张剂，其次为利尿剂；后者由液体潴留引起，淤血为主要表现，首选利尿剂，其

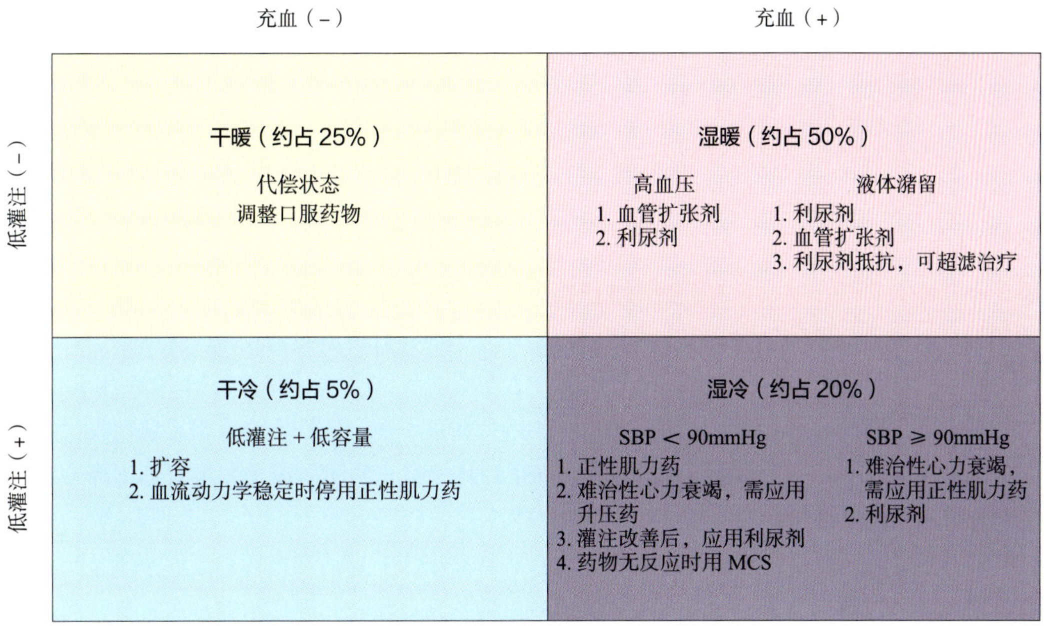

图 2-1　急性心力衰竭临床严重程度分级（Forrester 分级）

注：SBP，收缩压。

次为血管扩张剂，如利尿剂抵抗可行超滤治疗。

4．**湿冷**　机体容量超负荷且外周组织灌注差，表现为高充盈压和低心排。如收缩压≥ 90mmHg，则给予利尿剂、正性肌力药，必要时可根据情况考虑使用血管扩张剂；如收缩压< 90mmHg，则首选正性肌力药，若无效可考虑使用血管收缩药，当低灌注纠正后再使用利尿剂；对药物治疗无反应者，需积极行 TCS 治疗。

因为终末期心力衰竭患者心功能极差，合并症多，病情复杂，以及需用大量药物支持治疗，故其临床表现易随着病情变化或治疗效果而改变，临床医师需实时对患者状态做出评估。

（二）血流动力学监测

除常规的无创性血流动力学监测（心电图、无创血压、脉搏血氧饱和度、无创心输出量等）外，可根据病情情况行有创监测，包括有创动脉血压、中心静脉压（CVP）、肺动脉导管（PAC）监测等。有创血流动力学可帮助及时评价心功能和血流动力学变化，指导治疗及监测疗效。有研究显示，心指数和每搏量指数等指标是心源性休克患者 30 天死亡率的强有力预测指标。但目前并无证据支持对心力衰竭患者常规进行有创血流动力学监测，可能与心力衰竭的高度异质性及入选人群心力衰竭严重程度不一致有关。结合 ESC、ACC/AHA 心力衰竭指南建议在低血压伴容量状态难以判断或难治性心力衰竭患者可行 PAC 检查，指导进一步治疗。目前尚无临床试验评估 PAC 在机械循环支持人群中使用的价值，由于此项检查可较为准确评估各房室充盈压和血流动力学状态，故为 LVAD 术前评估及协助优化治疗的重要手段之一。

二、纠正心功能不全及维持血流动力学稳定

（一）容量管理

因心力衰竭恶化住院患者超过 90% 存在液体超负荷或淤血症状和体征。容量高负荷增加左心室壁应力，促进心室重构，增加二尖瓣和三尖瓣反流，加重整体心功能下降。另外，淤血亦影响心外器官（肺、脑、肾、肠、肝）的功能，导致患者生活质量下降及增加死亡风险。研究证实 CVP > 16mmHg 会增加 LVAD 植入术后不良事件风险。另外，容量超负荷会增加 LVAD 植入后发生急性肾损伤的风险。因此，术前良好的容量管理至关重要。

1．目标及评估手段 容量管理是控制心力衰竭症状的重要环节。根据 2021 年 ESC 心力衰竭指南，慢性心力衰竭的主要管理目标为维持体液平衡，急性心力衰竭或急性失代偿性心力衰竭（ADHF）的主要管理目标是尽快纠正液体潴留，同时应避免容量快速下降导致的神经内分泌系统过度激活及电解质紊乱。

对容量的有效评价是容量管理的难点之一。目前临床上评估和指导容量的手段包括淤血等临床表现的识别，如出现肺淤血及体循环淤血的临床症状及体征提示容量高负荷，而随着淤血改善，出现皮肤弹性差、干燥、眼窝凹陷等，提示容量不足。体重、尿量、液体出入量动态改变可客观反映容量负荷状态。另外，可结合胸部影像学、血液浓缩指标、尿液及肾功能指标、BNP/NT-proBNP 的动态变化等辅助判断。超声心动图下腔静脉直径增宽、吸气塌陷率下降、肺部 B 线等提示容量超负荷。有创监测如 CVP、PCA 可协助判断及动态评估容量改变。

另外，在确定容量超负荷的基础上还需鉴别多余的液体分布在组织内还是血管内。血管内充血和组织充血涉及不同的病理生理机制、不同的诊断途径及不同的治疗手段。

2．管理措施

（1）水钠管理：为避免大量液体摄入，重度心力衰竭 / 低钠血症患者可考虑限制液体至 1.5 ~ 2.0L/d，以缓解症状和充血状态。在液体受限的情况下，高温或恶心、呕吐时可适当增加液体摄入量；需避免摄入过多盐分，每日盐分摄入< 5g。同时，培训患者，使其掌握淤血症状及体征的自我监测和每日体重测量，以自行调整利尿剂的用量。

（2）利尿类药物：利尿剂是治疗心力衰竭的基石。有液体潴留证据的心力衰竭患者均需使用利尿剂。由于终末期心力衰竭患者合并症多，一般首选袢利尿剂。常用药物如下。

1）袢利尿剂：呋塞米、托拉塞米、布美他尼。首选静脉泵入或间断推注给药，使用大剂量利尿剂时，选择持续静脉泵入。根据患者症状和临床状态调整剂量和疗程。

2）血管升压素 V_2 受体拮抗剂：托伐普坦对顽固性水肿或低钠血症者疗效显著，推荐用于常规利尿剂治疗效果不佳、有低钠血症或有肾功能损害倾向患者。注意监测血钠，避免高钠血症。

3）保钾利尿剂：作用强度最弱，要达到利尿作用需使用高剂量，如 50 ~ 100mg 螺内酯。注意监测血钾，避免高钾血症。

4）重组人脑利钠肽：增加钠盐排泄、抑制肾素 - 血管紧张素 - 醛固酮系统（RAAS）和交感神经系统，改善利尿效果和肾功能，提高肾灌注。同时可扩张动、静脉和冠状动脉，降低心脏前后负荷。目前重组人脑利钠肽治疗心力衰竭主要用于改善症状，且不增加 30 天的死亡率及影响肾功能。

注意事项如下：①监测患者症状、尿量、肾功能和电解质。需实时评估患者容量状态，及时调整利尿剂的种类及剂量。②有低灌注表现的患者应在纠正后再使用利尿剂。③如出现利尿剂抵抗，需纠正低血压、低氧血症、代谢性酸中毒、低钠血症、低蛋白血症、感染等，尤其注意纠正低血容量。

（3）肾脏替代治疗：晚期心力衰竭患者的临床病程通常以肾功能不全（心肾综合征）和/或利尿剂抵抗为特征，利尿剂抵抗预示较差的预后。难治性容量负荷过重合并以下情况时可考虑肾脏替代治疗：液体复苏后仍然少尿；严重高钾血症（血钾≥ 6.5mmol/L）；严重酸中毒（pH ≤ 7.2）；血尿素氮≥ 25mmol/L（150mg/dl），血肌酐＞ 300μmol/L（3.4mg/dl）。应用肾脏替代治疗的过程中，需密切监测，预防出现感染、出血、血管通路相关并发症，并避免出现电解质紊乱、酸碱平衡失调等新的内环境紊乱。

（二）血流动力学管理

1．状态评估　低灌注的主要表现：排除其他原因的精神状态改变（神志模糊、反应迟钝、淡漠、谵妄，亦可表现为早期兴奋、烦躁不安，晚期抑制萎靡，重者意识模糊或昏迷），少尿（尿量＜ 400ml/24h 或 17ml/h）、甚至无尿（尿量＜ 100ml/h），皮肤苍白或花斑、肢体末梢湿冷、心率快、脉压小、低氧血症，血乳酸升高（＞ 2.0mmol/L），大多数伴有低血压（收缩压＜ 90mmHg 或平均动脉压＜ 65mmHg，超过 30 分钟；或需要应用血管活性药物和/或循环辅助装置支持下收缩压维持＞ 90mmHg）。低灌注并不等同于低血压，低灌注常伴有低血压。

2．常见血管活性药物

（1）正性肌力药物：适用于低心排所致组织器官低灌注的患者（表 2-3），作为过渡到临时 MCS、长期机械循环支持（LT-MCS）或心脏移植的桥梁。尽管已发表的证据表明正性肌力药物与短期和长期死亡率增加有关，但短期静脉应用正性肌力药物可增加心输出量，升高血压，缓解组织低灌注，维持重要脏器的功能。正性肌力药物应以所需的最低剂量及最短持续时间使用。不常规推荐终末期心力衰竭在出院后长期使用正性肌力药进行治疗，如果具备机械辅助适应证，此时可考虑 LT-MCS。

没有较强的证据支持一种药物优于另一种药物。接受 β 受体阻滞剂治疗的患者对左西孟旦或磷酸二酯酶 3 型抑制剂的反应可能更好，因为这些药物的作用独立于 β 肾上腺素受体途径。

表 2-3　正性肌力药物作用机制及其对血流动力学的影响

药物	作用机制	血流动力学影响	注释
正性肌力药 / 血管扩张剂			
多巴酚丁胺	激动 β_1 受体，轻微 β_2 血管扩张作用	CO↑，SVR↓	半衰期：数分钟
米力农	抑制磷酸二酯酶 3 型	CO↑，SVR↓	半衰期：2 小时
左西孟旦	钙离子增敏剂	CO↑，SVR↓	半衰期（代谢物）：数天
正性肌力药 / 血管收缩剂			
多巴胺	激动 β_1 受体、α 受体及多巴胺受体	CO↑，SVR↑	2~10μg/(kg·min) 激动 β_1 受体 ＞10μg/(kg·min) 激动 α 受体、β_1 受体
肾上腺素	激动 β_1 受体、α 受体，中等激动 β_2 受体	CO↑，SVR↑	
血管收缩剂			
去甲肾上腺素	激动 β_1 受体、α 受体	CO⟷/↓，SVR↑	
血管升压素	激动 V_1 受体、V_2 受体	CO⟷/↓，SVR↑	

注：CO，心输出量；SVR，体循环阻力。

常用药物如下。

1）β 受体激动剂：多巴酚丁胺和多巴胺通过兴奋心脏 β_1 受体产生正性肌力作用。

2）磷酸二酯酶 3 型抑制剂：通过抑制环磷酸腺苷（cAMP）降解，升高细胞内 cAMP 浓度，增强心肌收缩力，同时有直接扩张血管的作用，主要代表药物为米力农。

3）钙离子增敏剂：左西孟旦与心肌肌钙蛋白 C 结合产生正性肌力作用，不影响心室舒张，还具有扩张血管的作用。由于活性代谢物半衰期长，左西孟旦改善血流动力学的时间可持续至 7 天以上。

注意事项如下。

1）血压降低伴低心排或低灌注时应尽早使用。

2）药物的剂量和静脉滴注速度应根据患者的临床反应做调整，强调个体化治疗。

3）常见不良反应有低血压、心动过速、心律失常等，用药期间应持续心电、血压监测。

4）无器官和组织灌注不足的心力衰竭患者不宜使用。

5）因低血容量或其他可纠正因素导致的低灌注患者，需适当扩容后再次评估权衡使用。

6）终末期心力衰竭患者血流动力学不稳定时优选静脉正性肌力药物。洋地黄类适用于房颤伴快速心室率（＞110 次 / 分）的急性心力衰竭患者，需监测地高辛血药浓度，老年人、肾功能受损者、低体重患者注意减少剂量。

（2）缩血管药物：对外周动脉有显著缩血管作用的药物。

去甲肾上腺素具有强大的收缩外周血管的作用，适用于严重低血压的患者；目的是增加重要脏器的灌注，但其代价是增加左心室后负荷及牺牲终末脏器灌注。特别适用于应用正性肌力药物后仍出现心源性休克或合并明显低血压状态的患者，故心源性休克时首选去甲肾上腺素维持血压。

注意事项：血管收缩药可能导致心律失常、心肌缺血和其他器官损害，用药过程中应密切监测血压、心律、心率、血流动力学和临床状态变化，当器官灌注恢复和 / 或循环淤血减轻时应考虑减量或停用。

（3）血管扩张剂：常用药物如下。

1）硝酸酯类药物：主要作用于外周静脉。适用于急性心力衰竭合并高血压、冠心病心肌缺血、二尖瓣反流的患者。紧急时亦可选择舌下含服硝酸甘油。持续应用可能发生耐药。

2）硝普钠：作用于外周动脉与静脉，可迅速降低左心室前后负荷。适用于严重心力衰竭、后负荷增加及伴肺淤血或肺水肿的患者。

3）重组人脑利钠肽：该药通过扩张静脉和动脉（包括冠状动脉），降低前、后负荷；同时具有一定的促进钠排泄、利尿及抑制 RAAS 和交感神经系统的作用。该药对于急性心力衰竭患者安全，可明显改善患者血流动力学和呼吸困难的相关症状。

注意事项如下。

1）收缩压＞ 110mmHg 的患者可使用，尤其适用于伴有高血压的急性心力衰竭患者。建议从小剂量开始，逐渐滴定剂量。

2）在左心室肥厚和 / 或重度主动脉瓣狭窄患者中，应特别小心应用。在重度主动脉瓣狭窄伴射血分数减低的患者中，可以根据血流动力学状态谨慎应用。应用过程中需密切监测血压，根据血压情况调整合适的维持剂量。

3．短期机械辅助支持治疗

在晚期心力衰竭患者中，短期机械辅助支持（TCS）适用于心源性休克，作为过渡到 LVAD 的桥梁，一般支持数天至数周，促进心脏及其他器官如肾、肝和脑等器官组织恢复。TCS 包括主动脉内球囊反搏（IABP）、TandemHeart® 经皮心室辅助装置、Impella® 心室支持系统、CentriMag 急性循环支持系统、体外膜氧合（ECMO）等其他辅助装置。

（1）IABP：是一种搏动泵辅助装置，通过位于降主动脉的球囊与心动周期同步充气和放气起到辅助循环的作用。IABP 主要由主动脉球囊导管和驱动控制系统两部分组成。球囊导管置于患者体内，驱动控制系统在体外，两者通过气导管和中心压力管相连接。IABP 通过中心腔压力管检测主动脉根部压力，通过体表心电图获取患者信息，控制球囊的充气和放气时相。在舒张期 IABP 球囊充气，使主动脉根部舒张压增高，从而增加冠状动脉血流灌注，收缩期球囊放气，主动脉根部形成相对负压状态，心脏后负荷下降，心输出量增加，同时左心室舒张末期压力下降，心肌耗氧量下降。IABP 可促进冠状动脉血流，改善心肌供氧，降低后负荷，从而减少耗氧量。文献报道其提高心输出量 0.5 ~ 1.0L/min。

1）IABP 与急性失代偿性心力衰竭合并心源性休克（ADHF-CS）治疗：理论上优化血流动力学对心力衰竭或心源性休克治疗有利，然而 IABP-SHOCK Ⅱ研究显示急性心肌梗死（AMI）合并心源性休克（AMI-CS）常规使用 IABP 不能降低 30 天病死率，因此不常规推荐在 AMI-CS 人群中使用 IABP 支持。

AMI-CS 和 ADHF-CS 代表不同的疾病过程。AMI-CS 心肌收缩力急性丧失伴有多种炎症因子激活，心腔压力及容量的变化急剧，而 ADHF-CS 存在长期心室重构代偿及神经激素上调，心腔压力及容量变化相对温和。因此 IABP 在 AMI-CS 研究结果不能简单外推至 ADHF-CS 人群。Malick 等回顾性观察比较 AMI-CS 与 ADHF-CS 患者植入 IABP 后血流动力学变化，共纳入 205 例患者，其中 ADHF-CS 132 例。与 AMI-CS 相比，ADHF-CS 组 LVEF 更低（LVEF 18% ± 8.9% *vs.* 30.2% ± 12.2%），肺动脉压及全身血管阻力更高。在植入 IABP 后，ADHF-CS 组平均心输出量增加（0.58 ± 0.79）L/min，而 AMI-CS 组增加（0.12 ± 1.00）L/min。ADHF-CS 组心输出量较基线改善近 25%，而 AMI-CS 组较基线改善不到 10%，这可能为 IABP-SHOCK Ⅱ研究未观察到 IABP 降低病死率的原因之一。虽然目前临床研究未发现 IABP 明显获益，但为保证候选者可进入 LVAD 评估及手术治疗，IABP 作为一种 TCS，目前已广泛用于 LVAD 桥接治疗，以稳定血流动力学及改善终末器官功能。2020 年，INTERMACS 年报显示 2015—2019 年有 36.8% 的 LVAD 患者植入 MCS，其中 IABP 占 26.2%。

2）LVAD 术前桥接 IABP：目前缺乏前瞻性的随机对照研究评估 IABP 桥接 LVAD 能否获益。Fried 等回顾分析使用 IABP 桥接的 132 例 ADHF-CS 患者，74% 血流动力学稳定，表现为 IABP 植入后平均动脉压、心输出量、心指数和肺动脉压均较前改善，30 天生存率为 84.1%，其中 70.4% 成功桥接至 LVAD，8.2% 成功桥接至心脏移植。IMACS 研究回顾分析了 2013—2017 年 13 813 例 INTERMACS 分级 1～3 级植入 LVAD 的患者，5632 例（41%）术前植入 MCS 作为桥接治疗，其中 ECMO 1138 例（20%），IABP 3901 例（69%），其他 MCS 595 例（11%），未桥接组 7879 例，发现术前需要 ECMO 支持的人群可能更需要双心室支持、入住 ICU 持续时间更长。对于 INTERMACS 分级 1～3 级，术前 ECMO 桥接的人群生存率最低（术后 1 个月时 ECMO 82%、IABP 93%、其他 MCS 92%、无 MCS 桥接 95%，术后 48 个月时 ECMO 44%、IABP 51%、其他 MCS 52%、无 MCS 桥接 55%，$P < 0.0001$）。另外一项回顾性研究观察 2003—2016 年 526 例接受 LAVD 植入的 INTERMACS 分级 1～3 级的患者，269 例术前使用了 TCS 桥接（其中 IABP 172 例），IABP 桥接组与无 TCS 桥接的患者相比，24 个月生存率无统计学差异（65.1% *vs.* 72%，P=0.11）。Fried 等回顾了 2014—2019 年 165 例植入 HeartMate Ⅲ的患者（其中 55 例使用 IABP 桥接），患者的 1 年生存率无差异。

相较于不需要 MCS 的患者，需要 MCS 支持的患者心力衰竭严重程度可能更高，但经 IABP 桥接至 LVAD 治疗术后的预后相似。DeVore 等发现 LVAD 术前植入 IABP 患者在 LVAD 住院期间更可能合并肾功能不全、肝功能不全、右心室功能障碍和心搏骤停，但 30 天后包括全因死亡率在内的指标均无差异（5.1% *vs.* 3.6%，P=0.13）。另有研究显示，病情严重需要 IABP 支持的心力衰竭患者在 LVAD 术前植入 IABP 术后血流动力学改善比不需要植入 IABP 的心力衰竭患者更明显，ICU 住院医疗费用更低，术后预后与不需要放置 IABP 的心力衰竭患者相似。以上这些研究均为回顾性研究且缺乏长期随访。唯一的一项前瞻性的 Altshock 多中心Ⅱ期研究评估了 IABP 桥接至 LVAD 的生存率。该研究入组 24 例连续接受低剂量肾上腺素治疗的心力衰竭患者，21 例（87.5%）存活至少 60 天。17 例植入 IABP，其中 1 例需要升级至 ECMO，10 例随后接受 LVAD 植入，且所有接受 LVAD 的患者均存活至少 60 天。未植入 LVAD 的 3 例未存活到最终治疗，2 例心脏移植，2 例康复。该项研究亦无长期随访数据。

3）IABP 植入并发症：IABP 植入相对安全，目前文献报道其总体并发症的发生率为 5%～13%，与其他类型的 MCS 相比相同或稍低，这些并发症包括：肢体缺血（证实为脉搏减少）2.1%～3.1%，脉搏完全丧失和 / 或截肢 0.5%～0.9%，脑血管意外 0.1%～2.0%，通路部位出血 2.4%～4.3%，严重出血 0.8%～6.9%，IABP 失败 1.2%～3.6%，IABP 相关死亡 0.05%～0.10%。另外，IABP 植入导致感染风险增加。经股动脉 IABP 限制患者活动，可能出现因制动导致的血栓形成，而 IABP 植入后的抗凝治疗会增加出血风险，制动亦与肌肉质量减少有关。近年来有经腋动脉植入 IABP 的报道，195 例接受经皮左腋动脉植入 IABP 的患者 68% 成功桥接至心脏移植或 LVAD，IABP 支持最长时间为 169 天。

有几项研究探讨了 IABP 桥接至 LVAD 相关的并发症。IMACS 登记研究显示，LVAD 术前植入 ECMO（*n*=1138）、IABP（*n*=3901）及未植入 MCS（*n*=7879）的人群术后 3 个月内出血性卒中、缺血性卒中、出血发生率存在差异，ECMO 桥接组最高，但术后 3 个月，所有组的不良事件率均较低且相似。INTERMACS 登记研究纳入 2012—2015 年植入 LVAD 的 7112 例患者，发现术前植入 IABP 是卒中的独立危险因素（*HR* 1.21，95%*CI* 1.01～1.46，*P*=0.043），但没有讨论卒中与 IABP 植入的时间相关性，因此无法得出因果关系。MOMENTUM 3 研究纳入 1020 例植入 LVAD 的患者，发现 IABP 是严重感染的独立预测因素（*HR* 1.33，95%*CI* 1.06～1.68，*P*=0.02），但大多数感染患者死于其他原因，如右心衰竭（25%）、卒中（17%）和其他（38%），只有 3 例死者患有与设备相关的感染。2018 年发表的 INTERMACS 登记研究发现与未使用 IABP 桥接组相比，IABP 组的出血事件显着更高（17.3% *vs.* 12.1%，*P*=0.003）。然而另一项回顾性队列研究认为 IABP 支持作为 LVAD 植入的桥梁与 LVAD 植入后出血并发症的增加无关。由于样本量较小，这些研究无法得出明确的结论。

综上，LVAD 最佳桥接策略仍需进一步探讨。目前现有文献资料倾向认为，INTERMACS 1～2 级选择 IABP 桥接至 LVAD 可能与不需要 TCS 的患者生存率相同，但鉴于回顾性研究存在选择偏倚及其他混杂因素的影响，而唯一的一项前瞻性的 Altshock 研究样本量少，随访时间短，评价 IABP 桥接 LVAD 的获益及风险的证据均不强，未来仍需要大型前瞻性的多中心的随机对照试验以明确。

（2）其他机械循环辅助装置：对于药物治疗无效的急性心力衰竭或心源性休克患者（INTER-MACS 1 级），可短期（数天至数周）应用其他机械循环辅助，作为急重症心力衰竭或心源性休克的过渡治疗，以便进一步评估是否需要接受 LVAD 或心脏移植。INTERMACS 1

级 LT-MCS 的结果比 2～3 级差，建议在前者中与 TCS 桥接。

目前世界范围内报告的机械辅助装置包括 TandemHeart® 经皮心室辅助装置（PLVAD）、Impella® 心室支持系统、CentriMag 急性循环支持系统及 ECMO。这些辅助装置可提供 2.5～5.0L/min 的心输出量。与 IABP 相比，经皮循环支持装置可显著提高心指数和平均动脉压，但 30 天预后相似，且显著增加医疗费用。外周 ECMO 增加左心室后负荷，若心肌功能严重障碍和主动脉或二尖瓣关闭不全，可能会出现肺静脉充血甚至导致肺水肿和损害呼吸功能，有时需联合其他 TCS 装置（如 IABP、Impella® 心室支持系统等）协同治疗。

三、指南导向的药物治疗

神经激素拮抗剂，包括血管紧张素转换酶抑制剂（ACEI）、血管紧张素Ⅱ受体阻滞剂（ARB）、血管紧张素受体脑啡肽酶抑制剂（ARNI）、β 受体阻滞剂、盐皮质激素受体拮抗剂（MRA）及钠 - 葡萄糖共转运蛋白 2（SGLT2）抑制剂，是治疗终末期心力衰竭的基石。心力衰竭治疗多联用多种药物以达到改善预后的目标，但由于低血压、低心排和肾功能不全，终末期心力衰竭患者通常不能耐受神经激素拮抗剂。有研究显示，不能耐受 ACEI 的严重心力衰竭 1 年死亡率超过 50%。PARADIGM-HF 研究（NYHA 心功能Ⅳ级所占比例约 0.8%）对比 ARNI 与 ACEI 对心力衰竭总体死亡率的影响，亚组分析显示，NYHA Ⅰ级或Ⅱ级（Ⅰ级和Ⅱ级约占 75.9%）与 NYHA Ⅲ级或Ⅳ级（Ⅲ级和Ⅳ级约占 23.9%）相比具有更显著的获益，因此，沙库巴曲 / 缬沙坦对更严重心力衰竭的患者能否获益可能仍存在争议。SGLT2 抑制剂未显示与使用神经激素拮抗剂（低血压、心动过缓和高钾血症）相关的不良反应，提示 SGLT2 抑制剂在晚期心力衰竭患者中的特殊优势。新型可溶性鸟苷酸环化酶（sGC）激动剂维利西呱可用于有症状的慢性射血分数减低的心力衰竭（HFrEF）高危患者，可降低 HFrEF 患者的心血管死亡率和心力衰竭住院率。VICTORIA 试验（NYHA Ⅲ级或Ⅳ级患者的比例为 41%）显示，与安慰剂相比，维利西呱降低心血管死亡或因心力衰竭住院的复合终点（*HR* 0.90，95%*CI* 0.82～0.98，*P*=0.02）。

ACEI/ARB 在 LVAD 术前使用与术后 1 个月肾小球滤过率的改善呈负相关。对于即将行 LVAD 的终末期心力衰竭患者，ARNI/ACEI/ARB/MRA 为非必须应用的药物，如果血流动力学不稳定（收缩压＜ 85mmHg，心率＜ 50 次 / 分），血钾＞ 5.5mmol/L 或严重肾功能不全，应停用。

目前缺乏关于术前使用 β 受体阻滞剂对 LVAD 术后影响的数据。如果能够耐受，β 受体阻滞剂在急性心力衰竭患者中可继续使用，但并发心源性休克时应立即停用。其他情况如需调整 β 受体阻滞剂剂量，注意谨慎缓慢递减剂量。不建议在恢复正常血容量和充分灌注之前对急性心力衰竭或心源性休克患者使用 β 受体阻滞剂。

四、心脏合并症的治疗

终末期心力衰竭是高度异质性疾病，预后改善情况取决于病因是否可逆及心功能受累的严重程度。

（一）冠状动脉疾病

急性冠脉综合征患者建议评估急诊血运重建指征（包括急诊 PCI 或急诊外科搭桥手术）。对于慢性冠状动脉综合征患者，左心室射血分数（LVEF）≤ 35% 且冠状动脉疾病适合手术血运重建的患者，除药物治疗外，建议行冠状动脉旁路移植术。冠状动脉旁路移植术推荐用于左主干或等效左主干狭窄的患者。若手术风险高，可在 Impella 装置的保护下行冠状动脉介入治疗。STICH 随访研究结果证实，心力衰竭患者接受冠状动脉旁路移植术较药物治疗降低病死率。然而，由于手术风险高，该研究晚期心力衰竭的患者人数不多。

（二）瓣膜病变

压力阶差＞ 40mmHg 的严重症状性主动脉瓣狭窄，无论左心室功能障碍的程度如何，都建议进行主动脉瓣置换术（AVR）。对于因合并症而手术风险过高但主动脉瓣介入治疗后预计生存期＞ 1 年的患者，应考虑经导管主动脉瓣植入术。严重的主动脉瓣关闭不全，建议对所有有症状的患者及 LVEF ≤ 50% 的无症状患者进行 AVR。LVEF ＜ 30% 和由于冠状动脉疾病导致的严重功能性二尖瓣关闭不全，二尖瓣手术同时考虑血运重建。心力衰竭阶段越晚期，二尖瓣修复手术或夹闭手术对患者有益的可能性就越小。故若考虑手术建议早期进行。

（三）心律失常

心力衰竭患者常与房颤并存，首先要应识别和纠正潜在病因或促发因素，如感染、电解质紊乱（低钾血症、低镁血症、高钾血症）、心肌缺血、甲状腺功能亢进等。由房颤引起的心力衰竭加重可使用利尿剂进行处理，心力衰竭亦可导致房颤，当心力衰竭改善，交感神经活性和心室率降低，房颤有自发转窦性心律的机会。建议根据国内外最新的房颤指南或共识，对符合适应证的房颤患者进行积极的药物或手术干预。房颤存在可能会降低或消除 β 受体阻滞剂的获益，并使伊伐布雷定无效。若房颤导致血流动力学异常，需要紧急电复律。心力衰竭合并房颤时血栓栓塞风险显著增加，建议使用 CHA_2DS_2-VASc 和 HAS-BLED 评分分别评估患者血栓栓塞和出血风险并决定是否抗凝治疗。对于肥厚型心肌病合并房颤的患者，直接给予抗凝治疗。在 LVAD 术前可调整为肝素类抗凝药物。

室性心律失常发作的常见原因是心力衰竭和心肌缺血。失代偿性心力衰竭患者心室充盈压增高，可能导致或加重室性心律失常，而随着血流动力学的改善，室性心律失常也会改善。因此，所有失代偿性心力衰竭合并反复发作的室性心律失常患者，在 LVAD 术前，除抗心律失常治疗外，均应尝试积极改善心力衰竭和血流动力学。对于持续性室速患者，或随着血流动力学改善仍然反复发作的室速，术前应评估有无心肌缺血，特别是患者合并已知的冠心病时。

室性心律失常的治疗原则可以参考国内外最新指南或共识。首先应纠正潜在的病因或诱因（如低钾血症、低镁血症、心力衰竭、心肌缺血、应用致心律失常药物等）。药物治疗首选 β 受体阻滞剂，在抗心律失常药物中，只有它能降低射血分数减低的心力衰竭患者的猝死发生风险。在优化 β 受体阻滞剂治疗后，胺碘酮是首选的抗心律失常药。除药物治疗外，导管消融也是一种选择。

（四）右心功能不全

右心室是一个容量依赖型心室，研究证实 CVP 升高与 LVAD 术后右心衰竭相关，优化 CVP 是降低 LVAD 术后右心室衰竭风险的关键。积极利尿和必要时超滤的容量优化是治疗的主要手段。

优化右心室后负荷可以进一步帮助改善血流动力学，并有助于术后体外循环的脱离和胸腔的关闭。肺血管扩张剂主要用于术中和术后右心室后负荷优化。没有临床证据表明术前口服肺血管扩张剂如磷酸二酯酶 5 型抑制剂和内皮素受体拮抗剂可以预防 LVAD 术后右心室衰竭，相反，可能是有害的。治疗策略以积极纠正导致肺血管阻力突然升高的诱因为主，如纠正缺氧、高碳酸血症或严重酸中毒等。

若术前右心功能不全，可在围手术期使用正性肌力药物支持，可在一定程度上预防术后右心室衰竭。米力农和多巴酚丁胺是可用于右心室衰竭的正性肌力药物，但因扩血管作用，会导致低血压风险。磷酸二酯酶 3 型抑制剂提供正性肌力支持和血管舒张作用，可能比儿茶酚胺类药物更有效。对于未使用正性肌力药物的稳定患者，鉴于 β 受体阻滞剂的负性肌力作用，在围手术期避免使用右心室辅助装置如 Impella RP（Abiomed Inc），Protek Duo RV 支撑装置（LivaNova）亦可用来治疗严重右心衰竭，但目前使用较少。两个小型试验证实 30 天生存率分别为 72%、73.3%。

五、心脏外合并症的治疗

晚期心力衰竭患者合并症很多，常与心脏病情互相影响，形成恶性循环，管理这些合并症也是 LVAD 术前优化治疗的重要组成部分。

（一）呼吸系统疾病、呼吸衰竭及睡眠呼吸紊乱

终末期心力衰竭肺间质和肺泡水肿、继发肺动脉高压、心脏扩大及胸腔积液等可导致限制性和 / 或阻塞性肺部病变、肺塌陷、气体交换受损、肺顺应性降低及呼吸做功增加，另外，在心脏恶病质的情况下，呼吸肌功能障碍均可影响肺功能。有限的研究表明，LVAD 植入后尽管心力衰竭得到控制，但肺功能仍可能会降低。在非 VAD 植入术的其他心脏手术中发现术前合并慢性阻塞性肺疾病（COPD）、肺功能不佳与术后不良结局相关，因此标准建议心脏手术前优化肺功能。对于确诊中至重度的阻塞性或限制性肺疾病患者，术前需经呼吸专科会诊评估并优化治疗。建议尽可能在术前控制肺水肿和任何由心力衰竭或潜在阻塞性肺疾病引起的气道梗阻。但目前没有具体的干预研究证实这种方法有益。术前呼吸肌训练可能对患有晚期心力衰竭和呼吸肌功能障碍的患者有益。与传统的心血管手术一样，戒烟和呼吸物理治疗对于预防 LVAD 术后并发症很重要。评估 LVAD 指征时建议在充分容量管控后再行肺功能检查，以避免对检测指标产生干扰。某些治疗心力衰竭的药物可引起或加重肺部症状。心力衰竭合并 COPD 的患者或怀疑有气道高反应的患者，建议使用心脏选择性 β_1 受体阻滞剂，如比索洛尔。优化 COPD 管理可以改善心功能。

呼吸衰竭可表现为呼吸频率增加、呼吸困难、缺氧，引起多器官功能受损，需识别呼吸困难和可能的呼吸衰竭。肺淤血及循环低灌注均可导致缺氧，需仔细鉴别。除临床症状及体

征外，实时的脉搏血氧饱和度监测、血气分析及胸部影像学有助于判断病情。出现呼吸衰竭需及时氧疗，保证 $SpO_2 > 95\%$。有呼吸窘迫者（呼吸频率 > 25 次 / 分，$SpO_2 < 90\%$）应尽快给予无创通气。呼吸衰竭导致低氧血症（$PaO_2 < 60mmHg$）、$PaCO_2 > 50mmHg$ 和酸中毒（$pH < 7.35$），经无创通气治疗不能改善者可行气管插管和人工机械通气。但需注意正压通气可使血压下降，应密切监测血流动力学。

超过 1/3 的心力衰竭患者存在睡眠呼吸紊乱，包括中枢性睡眠呼吸暂停（CSA，类似于陈氏呼吸）和阻塞性睡眠呼吸暂停（OSA），其中以 CSA 最为常见。术前睡眠呼吸障碍（SDB）心力衰竭患者 LVAD 植入后快速性室性心律失常发生率更高。在正压通气治疗前需进行睡眠监测，评价睡眠呼吸暂停的主要类型（中枢性与阻塞性）。若为 OSA，夜间低氧血症可以通过夜间补氧、持续气道正压通气、双水平气道正压通气等支持，但未显示对心力衰竭的预后产生有益影响。若睡眠呼吸障碍由 CSA 引起，禁止仅用正压气道面罩。植入 LVAD 后能否改善睡眠呼吸紊乱目前的研究结果不统一，存在争议。如有研究显示心力衰竭患者植入 LVAD 后 OSA 和 CSA 得到改善。然而在其他报道中，即使在 LVAD 植入后，Cheyne-Stokes 呼吸仍然存在，尽管血流动力学改善。在这一方面未来仍需大规模的随机对照研究明确。

（二）肾功能不全

治疗主要针对肾损伤的原因、诱因及是否存在心肾综合征开展。心外慢性肾功能不全的原因即使找到，肾功能很难逆转；但急性肾功能受损，肾功能改善可能性很大，尤其是心肾综合征，术前可使用正性肌力药或 TCS 治疗。另外，需纠正低氧血症，肾功能不全引起的体液潴留应积极治疗。注意优化利尿剂使用剂量，停用肾毒性药物，经肾脏排泄的药物（如地高辛、胰岛素和低分子量肝素等）在肾功能恶化时需要调整剂量。目前仍需要随机研究评估针对术前肾功能优化以改善 LVAD 预后的具体策略。

（三）肝功能不全

若肝功能不全严重程度未达到LVAD禁忌证标准，且由心力衰竭所致，经改善泵功能纠正心力衰竭后肝功能部分可逆。一家德国医院最近报道了在接受 HeartMate Ⅱ或 HeartWare HVAD 植入的相对年轻的急性肝衰竭患者（平均年龄 35 岁 ± 12 岁）的大型队列研究中，1 年生存率可达 75%。一项小样本临床研究显示肝功能异常的患者，术前给予维生素 K 可通过优化凝血功能障碍减少 LVAD 术中的输血量。β 受体阻滞剂（卡维地洛、美托洛尔、比索洛尔、奈必洛尔）、ACEI（群多普利、福辛普利）和 ARB（坎地沙坦、氯沙坦）为肝代谢的药物，需谨慎使用。

（四）胃肠道功能异常

终末期心力衰竭阶段，胃肠道淤血或灌注不足可导致营养吸收障碍、胃肠黏膜屏障受损，容易出现应激性溃疡、肠缺血、肠黏膜屏障破坏、细菌易位感染及肠道有毒代谢物进入循环等。治疗上除了积极纠正心力衰竭，同时应注意保护胃肠道。目前尚无在终末期心力衰竭的随机临床试验中评价质子泵抑制剂能否带来获益。

（五）糖尿病、肥胖

有报道显示，植入 LVAD 的心力衰竭患者合并糖尿病后感染和溶血的并发症发生率高。因此，术前糖尿病管理极为重要，应积极治疗糖尿病。需要特别注意的是，需由眼科医师评估糖尿病视网膜病变，并在手术前进行适当的治疗，因为 LVAD 植入后的抗凝治疗可能会导致术后视网膜出血。此外，糖尿病视网膜病变引起的视力障碍可能会影响患者管理 LVAD 设备和日常护理的能力。在这种情况下，需要看护者的支持。

在接受 LVAD 植入的糖尿病患者中，没有足够的数据确定 LVAD 植入前的短期血糖控制是否与装置并发症和死亡率的风险相关。美国胸外科医师协会（STS）指南建议，在计划心脏手术前 24 小时停止口服降糖药。该指南还建议在手术前一天的晚餐后停止使用胰岛素，使用胰岛素输注或长效和短效皮下胰岛素组合的方案。

对心力衰竭合并糖尿病的患者应逐渐、适度控制血糖，目标应个体化（一般糖化血红蛋白应＜ 8%），尽量避免低血糖事件。目前心力衰竭患者如无禁忌证，口服药首选 SGLT2 抑制剂类，除降糖作用外，还可以减少水钠潴留，不但改善症状还显著改善预后。尽量避免在下肢动脉严重狭窄或存在尿潴留患者中应用。建议二甲双胍作为糖尿病合并慢性心力衰竭患者一线用药，禁用于有严重肝肾功能损害的患者，因其存在乳酸酸中毒的风险。噻唑烷二酮类（罗格列酮和吡格列酮）可引起水钠潴留、增加心力衰竭恶化或住院风险，应避免用于慢性心力衰竭患者。

有报道肥胖对植入式 LVAD 术后的预后没有影响，但亦有报道其会增加泵血栓形成和心力衰竭再住院的风险。因此，建议在手术前后全程进行体重管理和干预。考虑到 LVAD 术前脆弱的血流动力学状态，术前实施减肥手术并不实际，可以在 LVAD 植入术后或 LVAD 植入术同期对病态肥胖的患者行减肥手术（袖状胃切除术）。

（六）卒中

由于共同的危险因素，心力衰竭和卒中经常共存。另外，低血压导致的卒中亦不少见。治疗原则上首先需升高血压，保持一定的脑灌注。心力衰竭和卒中患者抗血栓形成策略的适应证尚有争议。在没有阵发性房颤病史的 HFrEF 合并卒中患者中采用常规抗凝策略尚无数据支持。对于伴有慢性冠状动脉综合征或外周动脉疾病、卒中风险高且无重大出血风险的患者，可考虑使用低剂量利伐沙班。心室内血栓或血栓形成风险高的患者、外周动脉栓塞病史或合并围产期心肌病或左心室致密化不全，应考虑进行抗凝治疗。

脑血管疾病导致的神经功能障碍是植入式 LVAD 的并发症之一，术前神经系统评估对于确定术前状态至关重要，这有助于区分此类功能障碍是否为新发。标准的神经功能测试应由神经科医师进行，并进行适当的诊断测试和咨询。

（七）贫血与铁缺乏症

心脏手术前贫血是术后不良后果的已知风险因素，目前尚无随机研究评价 LVAD 术前贫血的管理。美国 STS 指南建议，在血红蛋白＜ 70g/L 时输血，但尚缺乏支持该建议的高水平证据。

应积极寻找贫血病因。对于 NYHA 心功能Ⅱ ~ Ⅲ级的射血分数减低的心力衰竭且铁缺乏（铁蛋白< 100μg/L 或转铁蛋白饱和度< 20% 时铁蛋白为 100～300μg/L）的患者，静脉补充铁剂有助于改善活动耐力和生活质量；对于心力衰竭伴贫血的患者，使用红细胞生成刺激剂不能降低心力衰竭死亡率，反而增加血栓栓塞的风险。尽管回顾性研究的荟萃分析和结果表明补铁对住院和心血管死亡率的有益影响，但铁补充剂与心力衰竭患者死亡率和发病率的明确关系需要在正在进行的和未来的大规模随机前瞻性试验中进一步验证。

（八）甲状腺功能紊乱

建议对所有心力衰竭患者进行甲状腺功能评估，因为甲状腺功能减退症和亢进症都可能导致或诱发心力衰竭。亚临床甲状腺功能减退症和孤立的低 T3 与心力衰竭住院患者不良结局有关。没有随机试验评估甲状腺激素替代疗法对亚临床甲状腺功能减退症的疗效，但普遍认为促甲状腺激素（TSH）> 10mIU/L 时需进行纠正，特别是在年龄< 70 岁的患者中。

（九）虚弱、肌少症、营养不良、恶病质

虚弱导致 LT-MCS 患者的机械通气时间、住院时间和长期死亡率显著延长。心力衰竭中的衰弱应个体化治疗，主要手段包括适度的康复训练及营养支持等。

肌少症和营养不良在晚期心力衰竭患者中很常见。肌少症的定义是肌肉质量低和肌肉功能及力量低下。治疗肌少症最有效的策略是阻力运动训练，结合每天 11.5g/kg 的蛋白质摄入量。药物治疗如睾酮、生长激素等，在小型研究中显示运动能力和肌肉力量增强，但存在争议，因为没有数据显示对于心力衰竭肌少症的治疗能够获益。另外，终末期心力衰竭患者大多难以耐受体力活动。

严重心力衰竭营养管理影响围手术期和术后病程。心脏手术术前和术后营养不良与预后不良有关。使用小型营养评估、控制营养状态评分或预后营养指数进行适当营养评估非常重要。2013 年国际心肺移植学会（ISHLT）指南建议，在手术前测量血清白蛋白和前白蛋白以评估营养状态。营养不良患者应接受营养师的评估、指导及干预。如果经口不能满足营养需求，可能需要肠外营养如中心静脉营养。恶病质是一种全身性消瘦过程，据报道，35%～55% 的严重心力衰竭患者存在心脏恶病质，与生存率下降有关。由于恶病质原因与其他慢性病（如癌症）重叠，因此应调查恶病质的其他非心脏原因。

（十）感染

如果患者有菌血症，应在植入 LVAD 前至少使用适当的抗菌药物 1 周，并且在血培养阴性后 5 天内不应观察到复发。术前鼻拭子耐甲氧西林金黄色葡萄球菌阳性的患者可在术前和术后 7 天给予利福平和鼻部外用莫匹罗星，但目前没有足够的数据推荐其在接受 MCS 的患者中常规使用，并且实践因各个手术中心而异。

（十一）神经精神功能障碍

在 LVAD 植入之前，应识别和解决精神疾病、药物滥用、依从性差、是否缺乏家庭或护理人员支持等。LT-MCS 植入后是否独居、能否获得随访和治疗的机会与预后相关，需重视及干预。LVAD 植入前患者容易睡眠质量下降、白天嗜睡和自理能力下降，甚至在手术后可能持续存在。患者可能会由于与疾病相关的焦虑和对未来的不确定性而变得精神不稳定和抑郁。有时患者会向他人表达他们的挫败感、不满及失落感。精神病学管理和专家咨询是必

要的。从围手术期到术后后期，患者和护理人员承受着各种压力，因此积极的干预措施，如建立一个患者和护理人员可以在手术前轻松咨询精神科医师、临床心理学家和联络护士的场所，有助于维持术后良好的心理生活质量。

（十二）电解质紊乱

晚期心力衰竭由于低心排和肾集合管中水重吸收增加可能会发生稀释性低钠血症。在低钠状态期间植入 LVAD 可能会由于低钠血症纠正过快而导致中央脑桥髓鞘溶解。因此，建议在手术前尽可能使血清钠水平正常化。通过限制液体难以纠正严重心力衰竭和低钠血症，可考虑使用托伐普坦等。

（十三）其他治疗及提前护理计划

一般性治疗包括去除心力衰竭诱因，调整生活方式。低脂饮食，戒烟、戒酒等。失代偿期需卧床休息，多做被动运动以预防深静脉血栓形成。提前护理计划应在终末期心力衰竭治疗开始时进行。由于晚期患者可能无法表达意愿，关于镇痛、镇静、通过胃管或静脉输液的营养支持、人工呼吸、透析、植入型心律转复除颤器 / 起搏器和辅助循环治疗（包括植入式 LVAD）的意愿应预先与患者进行约定。

综上，LVAD 植入后的预后因素包括 LVAD 植入的紧迫性（心力衰竭危急状态）、术前肝肾功能不全及伴随的右心室功能不全等。术前优化治疗以维持稳定的血流动力学及良好的肝肾功能对于预防术后并发症、提高生存率具有重要价值。因此，术前需重点评估及优化右心功能。另外，终末期心力衰竭患者的肝肾功能不全通常可归因于血流动力学异常，应评估液体潴留和低心排，调整利尿剂剂量和 / 或选择持续血液滤过、给予正性肌力药和 / 或机械循环（如 IABP、VA-ECMO 和 IMPELLA）来优化血流动力学以改善肝肾功能。室速在 LVAD 手术前应考虑积极药物治疗。部分室性心律失常由心力衰竭引起，心力衰竭改善后可随之改善。如有必要，可考虑在手术时进行导管消融。

应评估感染风险并将其降至最低，手术前尽可能拔除不必要的导管，术前全身皮肤清洁，控制口腔感染，加强口腔护理和积极口腔科治疗。肥胖是手术的危险因素，需控制体重。应控制出血或血栓形成倾向。糖尿病术前血糖控制非常重要。应评估营养状况，必要时请咨询营养支持团队进行干预，可以考虑肠内营养或中心静脉营养。建议进行术前心脏康复以保持肌肉力量，但不适用于严重心力衰竭及活动耐力极差的患者。

需积极纠正导致心力衰竭的病因及诱因，若具备 LVAD 植入指征，应在器官损害进展之前进行，INTERMACS 3 级是最合适的植入时机。对于需要入住 ICU 的晚期心力衰竭患者预后较差，血流动力学分析对于指导管理很重要。治疗目标包括优化容量状态及使用正性肌力药以恢复终末器官功能。一旦达到这些目标，尽快制订手术计划，以最大限度地改善患者预后。

（卿　平　朱馨媛）

参考文献

[1] ONO M, YAMAGUCHI O, OHTANI T, et al. JCS/JSCVS/JATS/JSVS 2021 Guideline on Implantable Left Ventricular Assist Device for Patients With Advanced Heart Failure[J]. Circ J, 2022, 86(6): 1024-1058.

[2] LAI C S C, CIVITELLO A B. Who is an appropriate candidate for long-term MCS?: The art of patient selection [A]// MORGAN J A, CIVITELLO A B, FRAZIER O H. Mechanical Circulatory Support for Advanced Heart Failure [M]. Springer, 2018: 15-34.

[3] NOLL A E, ADEWUMI J, AMUTHAN R, et al. Atrial tachyarrhythmias among patients with left ventricular assist devices: prevalence, clinical outcomes, and impact of rhythm control strategies[J]. JACC Clin Electrophysiol, 2019, 5(4): 459-466.

[4] ANTONIDES C F J, YALCIN Y C, VEEN K M, et al. Survival and adverse events in patients with atrial fibrillation at left ventricular assist device implantation: an analysis of the European Registry for Patients with Mechanical Circulatory Support[J]. Eur J Cardiothorac Surg, 2022, 61(5): 1164-1175.

[5] DARDEN D, AMMIRATI E, BRAMBATTI M, et al. Cardiovascular implantable electronic device therapy in patients with left ventricular assist devices: insights from TRAViATA[J]. Int J Cardiol, 2021, 340: 26-33.

[6] EDITORS, KIRKLIN J K, PAGANI F D, et al. American Association for Thoracic Surgery/International Society for Heart and Lung Transplantation guidelines on selected topics in mechanical circulatory support[J]. J Heart Lung Transplant, 2020, 39(3): 187-219.

[7] POTAPOV E V, ANTONIDES C, CRESPO-LEIRO M G, et al. 2019 EACTS Expert Consensus on long-term mechanical circulatory support[J]. Eur J Cardiothorac Surg, 2019, 56(2): 230-270.

[8] GUGLIN M, ZUCKER M J, BORLAUG B A, et al. Evaluation for Heart Transplantation and LVAD Implantation: JACC Council Perspectives[J]. J Am Coll Cardiol, 2020, 75(12): 1471-1487.

[9] KIRKLIN J K, PAGANI F D, GOLDSTEIN D J, et al. American Association for Thoracic Surgery/International Society for Heart and Lung Transplantation guidelines on selected topics in mechanical circulatory support[J]. J Thorac Cardiovasc Surg, 2020, 159(3): 865-896.

[10] KAWABORI M, KURIHARA C, CRITSINELIS A C, et al. Gastrointestinal bleeding after HeartMate II or HVAD implantation: incidence, location, etiology, and effect on survival[J]. ASAIO J, 2020, 66(3): 283-290.

[11] SPERRY B W, IKRAM A, ALVAREZ P A, et al. Standardized psychosocial assessment before left ventricular assist device implantation[J]. Circ Heart Fail, 2019, 12(1): e005377.

[12] OLT C K, THUITA L W, SOLTESZ E G, et al. Value of psychosocial evaluation for left ventricular assist device candidates[J]. J Thorac Cardiovasc Surg, 2023, 165(3): 1111-1121. e12.

[13] YASSIN A S, SUBAHI A, ADEGBALA O, et al. Clinical impact of diabetes mellitus on short-term outcomes and in-hospital mortality of cardiac mechanical support with left ventricular assist device (LVAD): a retrospective study from a national database[J]. Cardiovasc Revasc Med, 2019, 20(10): 883-886.

[14] SIONIS A, RIVAS-LASARTE M, MEBAZAA A, et al. Current use and impact on 30-day mortality of pulmonary artery catheter in cardiogenic shock patients: results from the CardShock Study[J]. J Intensive Care Med, 2020, 35(12): 1426-1433.

[15] GONZALEZ J, CALLAN P. Invasive haemodynamic assessment before and after left ventricular assist device implantation: a guide to current practice[J]. Interv Cardiol, 2021, 16: e34.

[16] BOORSMA E M, TER MAATEN J M, DAMMAN K, et al. Congestion in heart failure: a contemporary look at physiology, diagnosis and treatment[J]. Nat Rev Cardiol, 2020, 17(10): 641-655.

[17] BRENER M I, ROSENBLUM H R, BURKHOFF D. Pathophysiology and advanced hemodynamic assessment of cardiogenic shock[J]. Methodist DeBakey Cardiovas J, 2020, 16(1): 7-15.

[18] MOLINA E J, SHAH P, KIERNAN M S, et al. The Society of Thoracic Surgeons Intermacs 2020 Annual Report[J]. Ann Thorac Surg, 2021, 111(3): 778-792.

[19] HERNANDEZ-MONTFORT J A, XIE R, TON V K, et al. Longitudinal impact of temporary mechanical circulatory support on durable ventricular assist device outcomes: An IMACS registry propensity matched analysis[J]. J Heart Lung Transplant, 2020, 39(2): 145-156.
[20] FRIED J A, MASOUMI A, WITER L, et al. Outcomes of patients bridged with acute mechanical circulatory support devices to HeartMate 3[J]. J Heart Lung Transplant, 2020, 39(4 Suppl): S187-S188.
[21] TON V K, XIE R, HERNANDEZ-MONTFORT J A, et al. Short- and long-term adverse events in patients on temporary circulatory support before durable ventricular assist device: an IMACS registry analysis[J]. J Heart Lung Transplant, 2020, 39(4): 342-352.
[22] PATEL C B, BLUE L, CAGLIOSTRO B, et al. Left ventricular assist systems and infection-related outcomes: a comprehensive analysis of the MOMENTUM 3 trial[J]. J Heart Lung Transplant, 2020, 39(8): 774-781.
[23] RYAN M, BRICENO N, PERERA D. Mechanical circulatory support in the cardiac catheterization laboratory for cardiogenic shock[J]. Korean Circ J, 2019, 49(3): 197-213.
[24] AMERI P, BERTERO E, MAACK C, et al. Medical treatment of heart failure with reduced ejection fraction: the dawn of a new era of personalized treatment?[J]. Eur Heart J Cardiovasc Pharmacother, 2021, 7(6): 539-546.
[25] MARTUCCI G, PAPPALARDO F, SUBRAMANIAN H, et al. Endocrine challenges in patients with continuous-flow left ventricular assist devices[J]. Nutrients, 2021, 13(3): 861.

LVAD

第三章

左心室辅助装置植入操作规范和术中管理

第一节 操作规范

一、术前准备和手术计划

（1）术前需组织多学科专家（心外科、心内科、术后监护室、麻醉科、体外循环科、超声科、影像科、磁共振科等）进行术前讨论，讨论手术适应证、禁忌证及手术计划。

（2）根据术前病史及检查资料，初步确定手术当中需要同期处理的问题，如冠状动脉旁路移植术、各瓣膜的处理、合并先天性畸形的矫治及心律失常的处理等。

（3）二次手术患者，术前应完善主动脉 CT，评估粘连情况及开胸易受损部位（无名动、静脉，右心室，既往桥血管等）。

（4）建立体外循环插管策略讨论：首次手术单纯行 LVAD 植入，可经主动脉、右心房插管；如需同期处理二尖瓣、三尖瓣，经上、下腔静脉插管；二次手术，需提前准备股动脉、股静脉插管，根据粘连情况选择插管方式。

（5）术前于手术室常规行 TEE 检查并确定是否需要术中同期矫治的心脏疾病（如卵圆孔未闭、二尖瓣反流、三尖瓣反流、主动脉瓣反流等）。

二、手术操作程序和方法

目前国内已经上市的植入式 LVAD 包括重庆永仁心公司的 EVAHEART LVAD、苏州同心公司的 CH-VAD LVAD、航天泰心公司的 Heartcon LVAD、深圳核心医疗的 Corheart-6 LVAD。不同 LVAD 的植入流程略有差别，以下从国内比较常用的 3 款 LVAD 分别进行介绍。

（一）EVAHEART LVAD 植入流程

EVAHEART 等需要建立囊袋的 LVAD，在体外循环之前先建立 LVAD 囊袋，建立线缆隧道，试运行血泵。建立体外循环，心脏停跳后进行心尖打孔及流入管道植入，然后连接并固定泵体，吻合流出管道的人工血管至升主动脉（图 3-1）。

1．术前准备及线缆出口定位

（1）纯水密封组件注水操作及连接（工程师协助下完成）（图 3-2）。

（2）消毒前进行线缆出口定位，通常位于右锁骨中线肋缘下 2～3 指（8～10cm，图 3-3）。

（3）常规摆体位，消毒（推荐应用氯己定消毒），铺巾。

（4）术前 TEE 评估：评估主动脉瓣、二尖瓣、三尖瓣情况及左心室和右心室结构，有无心内血栓、心肌致密化不全等。发泡试验评估有无卵圆孔未闭。

2．开胸及建立 LVAD 囊袋

（1）常规胸骨正中切口，于剑突处向下延长切口 5～8cm，以能制作合适大小囊带为宜。

（2）于左上腹制作 LVAD 囊袋：制备囊袋位于左侧腹直肌后鞘与腹膜之间，需要切断部分横膈膜的肌肉，大小应能轻易放入 LVAD 泵体模具。制备囊袋位置尽可能向左游离，有助于使装置放入后流入管道方向与角度保持最佳。通过切开心包向左侧胸腔开窗，有助于调

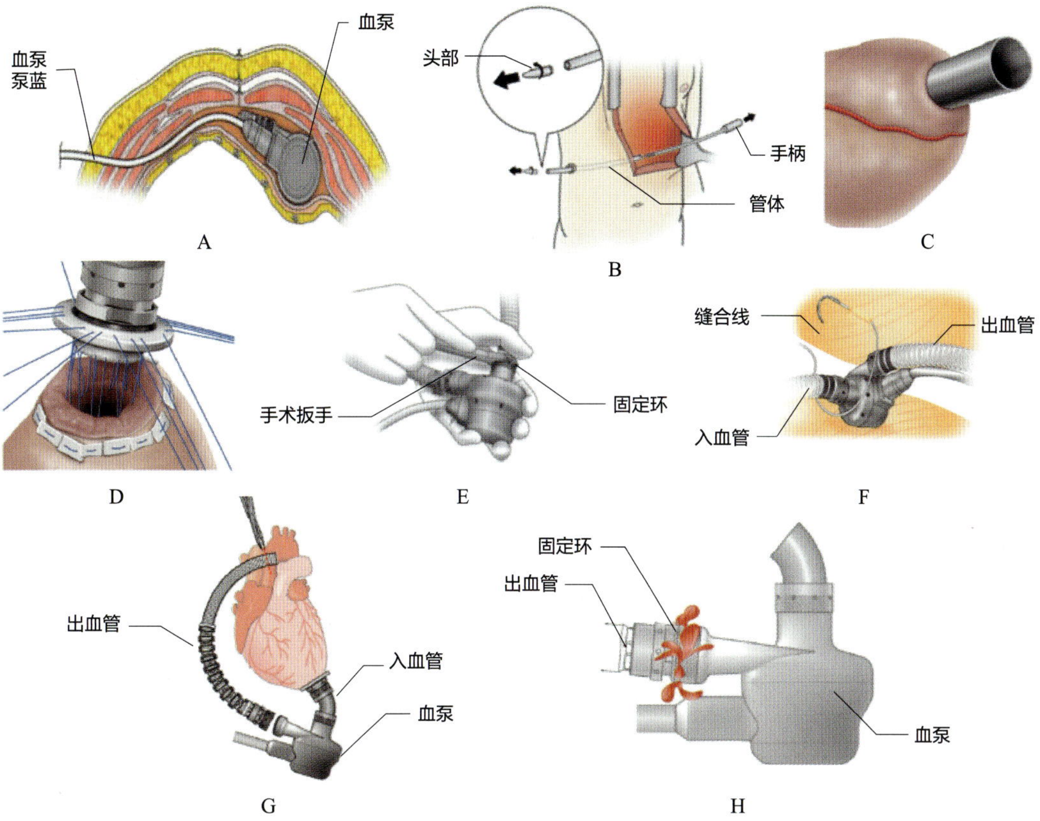

图 3-1　EVAHEART LVAD 植入流程示意

注：A. 制作囊袋；B. 建立隧道；C. 心尖打孔；D. 吻合入血管；E. 连接血泵；F. 固定血泵；G. 吻合出血管；H. 装置排气。

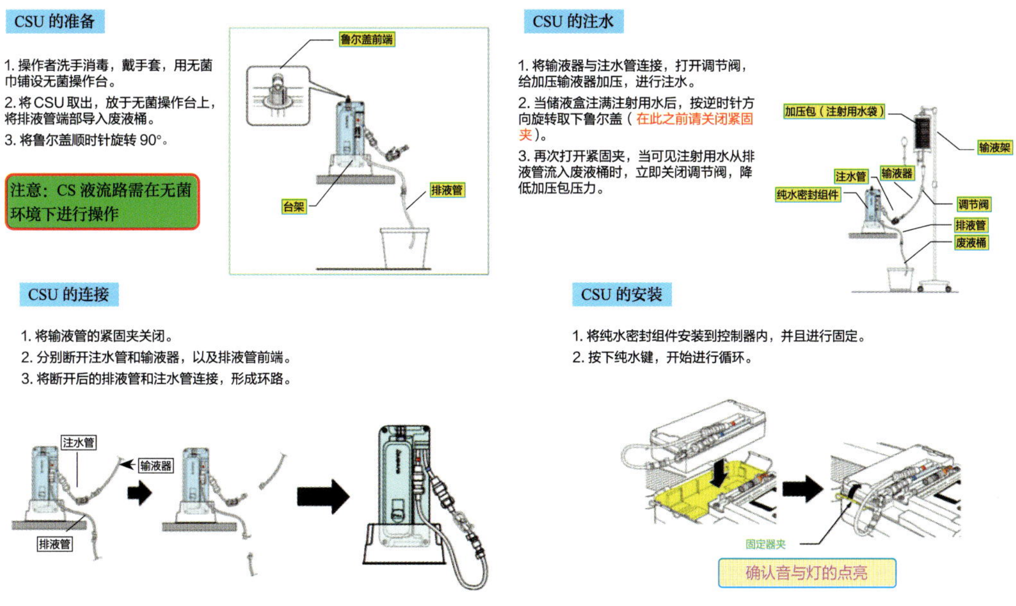

图 3-2　EVAHEART LVAD 纯水密封组件注水操作及连接示意

整泵体和心脏的相对位置。囊袋制备过程中应充分止血，血泵植入后止血会变得非常困难。

3．建立线缆隧道

（1）线缆隧道建立在开胸后肝素化之前，以减少线缆隧道路径的出血及缩短体外循环时间。线缆出口应在术前标记定位，避免放置在脐以下。

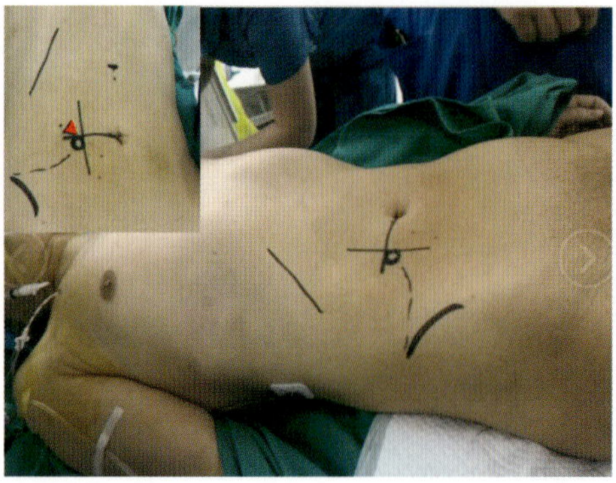

图 3-3　EVAHEART LVAD 线缆出口定位

（2）先从上腹部线缆出口定位处切开皮肤，应用血管钳/开立钳从上腹部切口皮下穿过，尖端经腹直肌、腹直肌后鞘穿至心包腔，心包腔内扪及尖端后穿出，避免穿入腹腔。适当扩张隧道后，放入隧道装置，将线缆及水密封系统管路穿过隧道装置，向外拉出隧道装置即可将导线及水密封系统管路经由隧道路径带出皮肤切口（图 3-4）。线缆插口穿入隧道器前应用大纱布包裹保护，避免血液及组织碎屑进入。心包腔内留置合适长度的线缆呈自然走行，避免打折及扭曲。

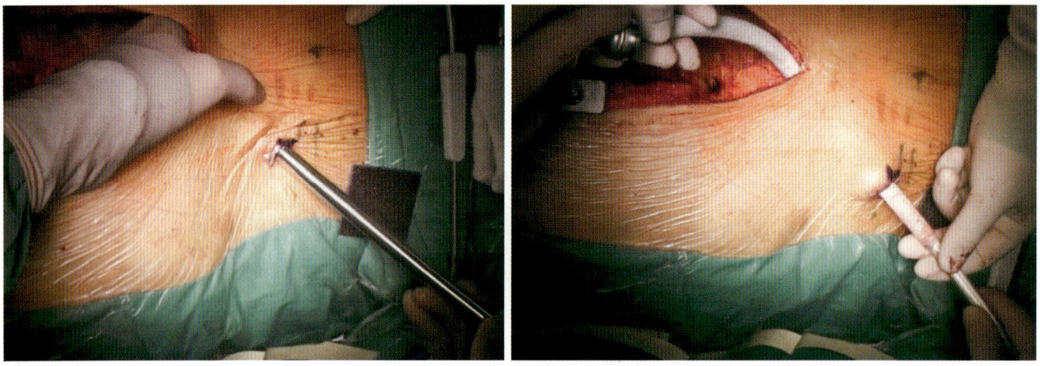

图 3-4　EVAHEART LVAD 建立线缆隧道

4．血泵试运行

（1）血泵试运行前，务必先在纯水密封管内进行注水，并且驱动纯水密封组件。

（2）将连接好后的血泵浸没在加有肝素的生理盐水中。

（3）驱动血泵（初始设定为 800 转/分），观察参数及曲线变化（图 3-5）。

5．建立体外循环

（1）升主动脉插管尽量高，通常在靠近无名动脉起始部的升主动脉远端。

（2）若无心内操作可腔房管插管引流，若需处理二尖瓣、三尖瓣等心内操作，则需要上、下腔静脉插管。

（3）若无左心操作可不放置左心引流管，术中如左心室回血过多可通过升主动脉根部灌注插管进行吸引或经心尖切口直接吸引。若需同期行主动脉瓣或二尖瓣等左心操作，可常规经右上肺静脉放置左心引流管。

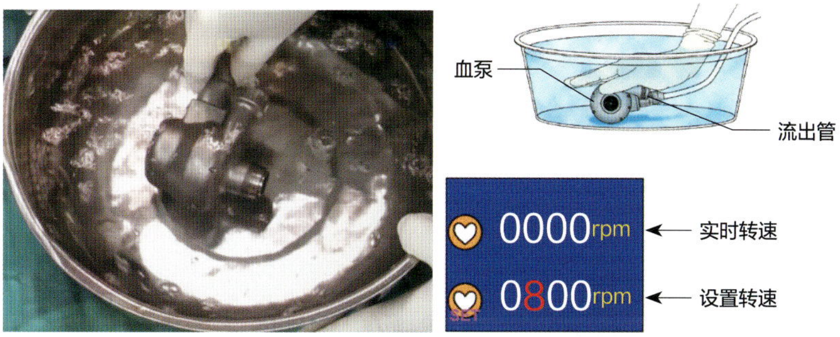

图 3-5　EVAHEART LVAD 血泵试运行示意

（4）并行循环下降温，根据手术复杂程度降至合适温度。

（5）阻断升主动脉，灌注停搏液心脏停跳，术中注意做好心肌保护（如单纯植入左心室辅助装置，也可不阻断升主动脉，诱颤心脏后在心脏颤动下完成操作）。

6．流入管道打孔位置定位

（1）流入管道位置的确定是 LVAD 手术至关重要的步骤。合适的 LVAD 流入管道位置能够避免接触室间隔及左心室壁，减少血栓形成、降低术后心律失常发生，从而提高血泵的效果。最佳的流入管道位置是要朝向二尖瓣方向并保持流入口与二尖瓣血流方向同轴。

（2）应用纱布垫或心包牵引线抬高心脏以暴露心尖，使左心室心尖部直接位于切口正中。

（3）应用记号笔标记心尖打孔位置。理想的心尖打孔位置一般在前降支与第二对角支间靠近心尖部的无血管区，距离前降支大于 1cm。尽量避免缝合时缝线损伤前降支主干（图 3-6）。

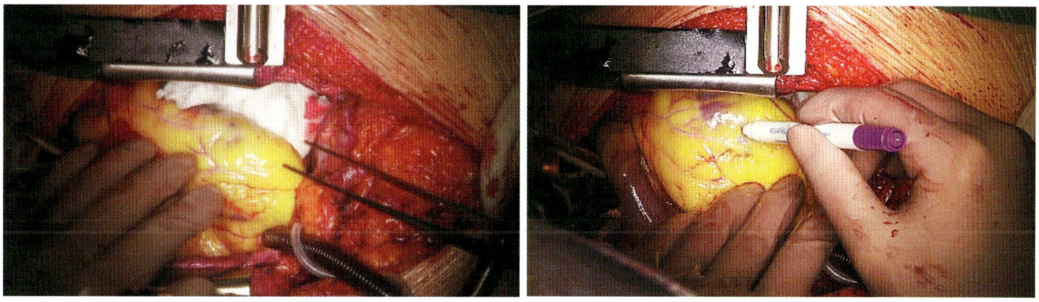

图 3-6　EVAHEART LVAD 心尖打孔定位

7．心尖打孔

（1）心尖打孔前，术野开始吹二氧化碳，能够有效减少心室内气体残留。

（2）在流入管定位处，先用尖刀切开小孔，全层切开心肌，将尿管球囊放入心室内注水牵拉固定局部心肌，再应用筒状旋切刀进行打孔。可以不彻底切断全层心肌，最后一层使用剪刀修剪，这样可以避免尿管球囊被割破（图 3-7）。应用右心吸引器保持左心室内术野清晰，应用组织剪去除流入管道附近的血栓或过多的肌小梁（预防残余组织进入泵体内或远期局部血栓形成），小心操作避免碎屑掉入左心室。

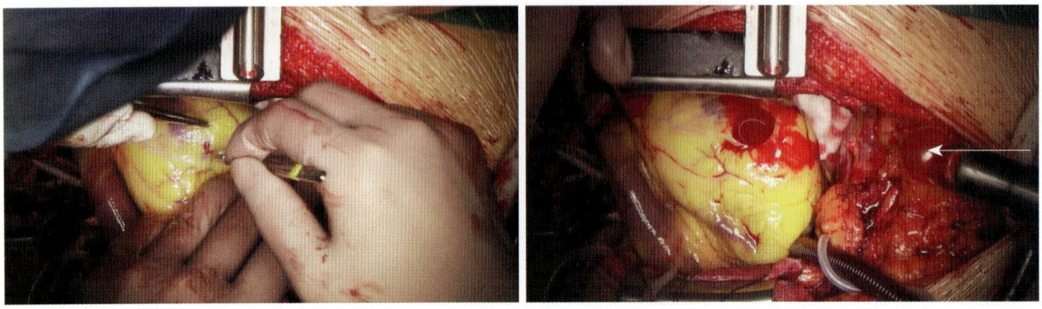

图 3-7　EVAHEART LVAD 心尖打孔

注：箭头处为尿管球囊及切除的心肌组织。

8．放置流入管道缝合接口缝线及植入流入管道

（1）流入管道缝合接口应用 12 针 3-0 Prolene 线带毡片（Teflon）褥式外翻缝合，从打孔出心外膜进针，贯穿全层，心内膜出针（图 3-8）。

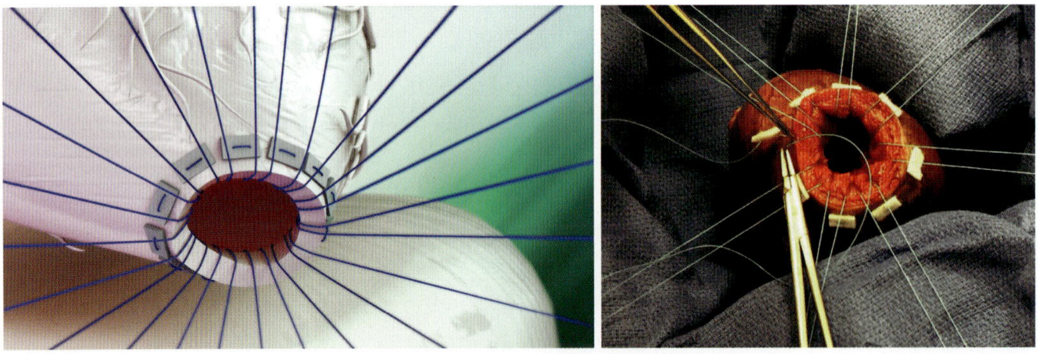

图 3-8　EVAHEART LVAD 流入管道固定线心肌侧缝合示意

（2）将缝合心肌的缝线穿入流入管道缝合接口（图 3-9）。术者打结，注意不要用力过猛以免切割心肌。

（3）应用 4-0 Prolene 线连续缝合一周加强缝合环固定，可以防止血泵抽吸的负压而导致的左心室进气，加固缝合建议在原有的垫片上进行缝合。缝合结束后可以局部应用生物胶加强密封效果（图 3-10）。

（4）最佳的流入管道缝合：将流入口边缘完美的露出在心内膜，不残留多余的组织（图 3-11）。

（5）应用扳手将插入管与弯管（插入管与弯管共同组成流入管道，也可以提前连接固定再缝合）固定，应用扳手将流入管道与血泵连接（两个连接处均需放入“O 型密封圈”，（图 3-12）。

（6）体外循环还血排气，同时检查流入管道吻合口有无出血。此时心脏未复跳，补针止血较为容易。

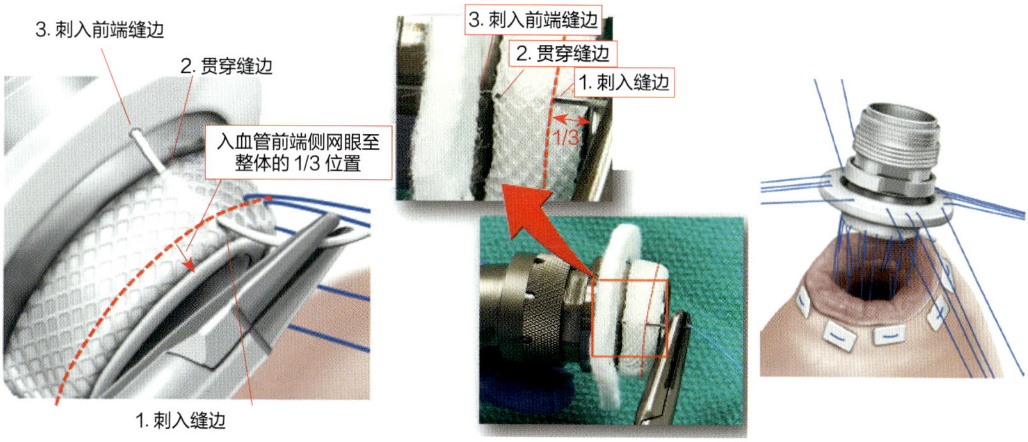

图 3-9　EVAHEART LVAD 放置流入管道缝合接口缝线示意

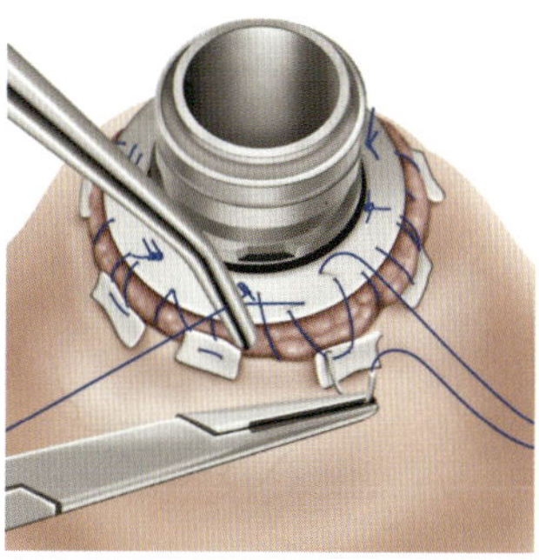

图 3-10　EVAHEART LVAD 缝合环连续缝合加固示意

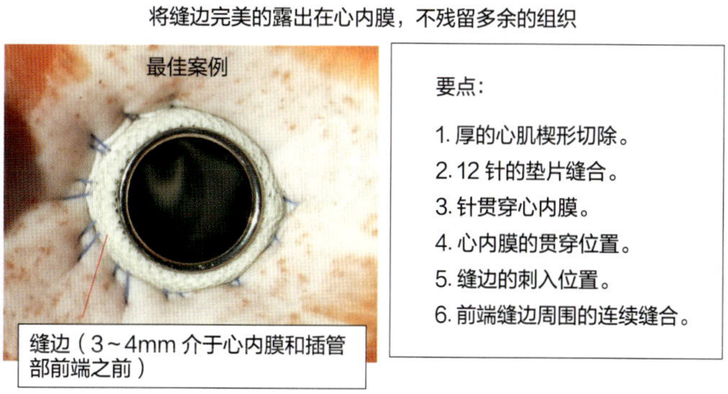

图 3-11　EVAHEART LVAD 最佳的流入管道缝合方式示意

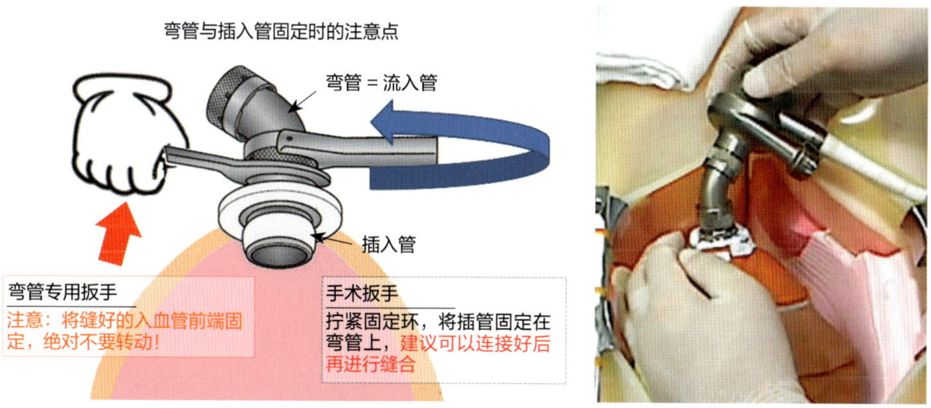

图 3-12　EVAHEART LVAD 流入管道及血泵连接示意

9．吻合流出管道人工血管至升主动脉

（1）流出管道的定位与测量：流出管道人工血管应与升主动脉中段的右外侧吻合。将血泵与流出管道人工血管连接后放入囊袋，将流出管道沿右心室锐缘和右心房外侧沿心包摆放，将人工血管拉伸至一个合适的长度，定位至升主动脉中段右侧。流出管道最好以60°～70°的平缓角度剪裁（图 3-13）。应避免管道过长或过短。过长的管道容易造成扭曲或成角；过短的管道则可能增加吻合口张力，引起吻合口出血甚至狭窄，导致 LVAD 后负荷增加；过短的管道还会挤压右心房和右心室，可能导致右心充盈不足，引起右心功能不全。此外，过短的管道还可能导致其过度靠近胸骨中线，增加二次开胸时损伤管道的风险。

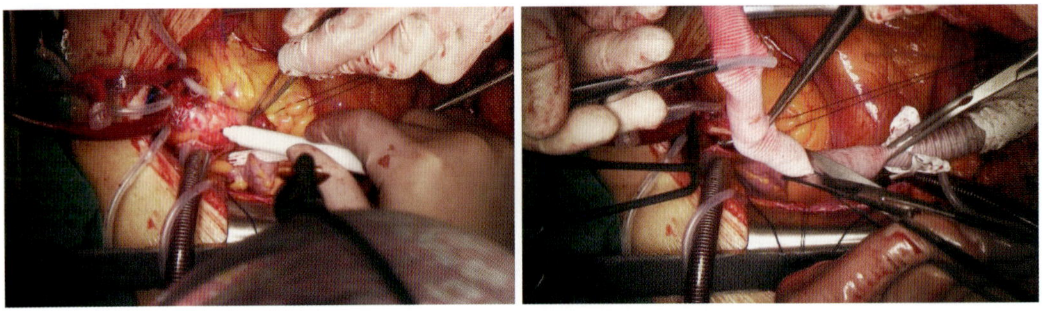

图 3-13　EVAHEART LVAD 流出管道定位及测量

（2）人工血管－升主动脉吻合：人工血管的吻合可以在主动脉完全阻断下完成，或者心脏复跳后部分阻断升主动脉再行吻合。剪裁人工血管至所需长度后，切除部分主动脉外膜，切开主动脉后扩大切口至与人工血管直径匹配大小。用 5-0 Prolene 线进行连续缝合吻合人工血管－升主动脉，吻合口带上主动脉部分外膜有助于减少出血。吻合结束，人工血管夹上橡皮阻断钳，开放升主动脉阻断钳或侧壁钳（图 3-14）。

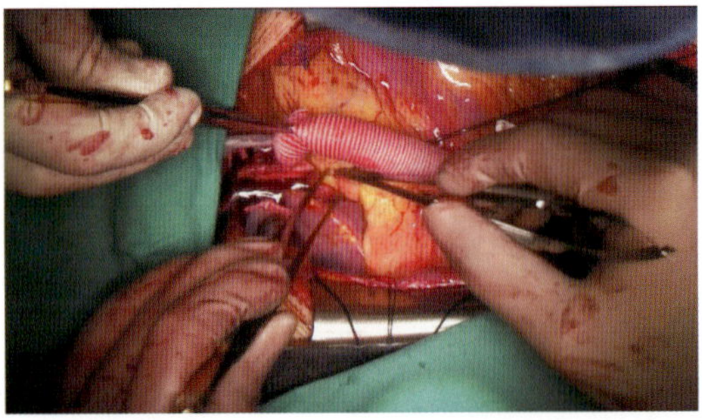

图 3-14　EVAHEART LVAD 流出管道人工血管－升主动脉端侧吻合

10．排气　心脏搏动下进行耐心排气。通过调整流出管道人工血管阻断钳的位置，结合 LVAD 血泵低转速运转（人工血管阻断状态可以开启血泵）、还血、膨肺等措施，粗针头在人工血管扎孔进行双方向排气，升主动脉灌注管吸引等措施，充分排气。通过 TEE 评估排气效果，直至心腔内残留气体彻底排除干净（图 3-15）。

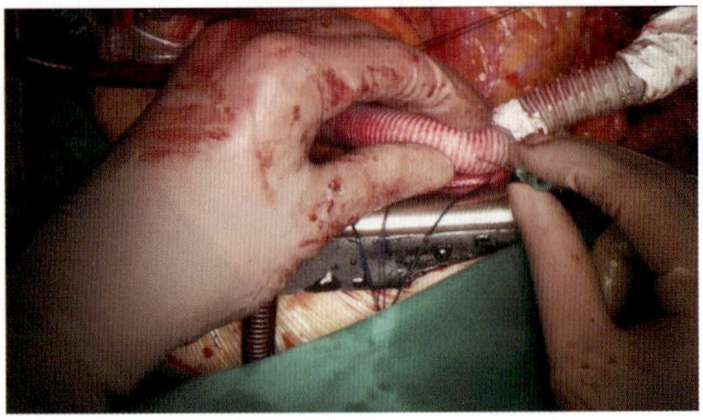

图 3-15　EVAHEART LVAD 排气

11．LVAD 血泵运行及撤除体外循环

（1）从体外循环过渡到 LVAD 辅助需要外科医师、麻醉医师、体外循环医师和其他外科团队成员间的紧密配合。

（2）首先，麻醉医师开始给予患者低－中剂量正性肌力药和血管活性药。可根据体外循环中的灌注需求预测所需的剂量范围。通常将目标平均动脉压（MAP）设定在 90mmHg，这样可以提供良好的冠状动脉灌注。如果植入有 IABP，应在这时将其重新启动。

（3）排气充分后，逐渐减低体外循环的流量，同时启动 LVAD 血泵，EVAHEART LVAD 转速从 800 转 / 分起，逐渐增加。随后将正性肌力药和血管活性药剂量滴定到 MAP 在 65 ~ 80mmHg。体外循环逐渐降低流量，LVAD 逐渐增加流量，直至调整停机。

（4）启动 LVAD 血泵后，患者采取头低足高位，麻醉医师按住双侧颈动脉 30 秒，开放流出管道人工血管的阻断钳。双侧颈动脉阻断能够减少管道中的气泡瞬间进入脑血管造成卒中发生。人工血管－主动脉吻合后，一旦撤除主动脉阻断钳或侧壁钳，人工血管上的阻断钳必须保持至 LVAD 血泵启动，这能够防止血液经 LVAD 逆行进入左心室，造成左心室膨胀。

12．术后 TEE 监测　通过术后 TEE，监测 LVAD 入血管方向和角度、管道内血流速度、估算泵的流量，同时能够有效地辅助排气，监测术后左、右心功能及各个瓣膜功能，监测患者左心室大小及容量情况，协助调整转速及血管活性药物用量。心脏复跳后 TEE 应该随时监测，直至撤除体外循环后循环状态稳定。闭合胸骨后应 TEE 再次确认流入管道的方向及角度，以免关胸后胸壁的挤压造成流入管道的位置变化，如有较明显移位，需要再次进行调整。

13．LVAD 初始设置的优化　可在 TEE 及 Swan-Ganz 导管对血流动力学指标、左心室充盈程度、主动脉瓣启闭情况监测的指导下进行。通常将目标 MAP 设定在 65 ~ 80mmHg。左心室的相对充盈度是指导装置参数调整的另一个指标，左心室腔过大说明卸负荷效果不明显，左心室腔过小可能会造成抽吸现象，引起心律失常、循环不稳定或将气体吸入左心室。超声指导下通过简单评估左心室充盈度来调节 LVAD 转速有助于优化初始设置。理想情况下主动脉瓣应间歇性开闭，这样血流得以间歇性冲刷主动脉根部，有助于预防血栓形成并保护主动脉瓣，但左心收缩功能重度低下的患者辅助装置工作后主动脉瓣可能会一直保持关闭状态。

14．固定泵体及止血和关胸

（1）如泵体活动度较大，可以将 EVAHEART 泵体与弯管接合处缝合固定于肋骨，保持泵体位置稳定（图 3-16）。

（2）对于危险出血点，心脏复跳前后均应检查是否出血，主要包括血泵流入接口缝合面、心肌缝合针眼、人工血管－主动脉吻合口、人工血管排气针孔等。

（3）术中可根据出血情况合理应用止血药物，包括纤维蛋白原、人凝血酶原复合物、血小板、血浆、因子Ⅶ等，术中应保证充分止血，避免术后返回 ICU 后因引流液过多影响循环或需要再次开胸。

（4）关胸前应用防粘连液及防粘连膜（GORE-TEX 片），防粘连膜应包裹人工血管及线缆，并应用防粘连膜完全闭合心包（图 3-17）。防粘连材料的应用，能够明显减轻再次心脏移植手术或 LVAD 撤除手术中的粘连，降低手术风险。

（5）常规留置右心室起搏导线，对于术前右心功能差或心律失常患者，可以考虑留置房室顺序起搏导线，方便术后用药及心律管理。

（6）放置心包、纵隔引流管，根据胸膜是否打开放置胸腔引流管。

（7）线缆出口的处理及固定。皮肤切口尽量减少用电刀烧灼止血，以免愈合不良。超出线缆直径的皮肤切口可以用 4-0 Prolene 线间断褥式缝合，使线缆无活动空间，避免牵拉影响愈合。也可单独用缝线将线缆固定于皮肤上，类似固定引流管的操作。中国医学科学院阜外医院目前均未用此操作，对线缆出口愈合也未发现明显影响。

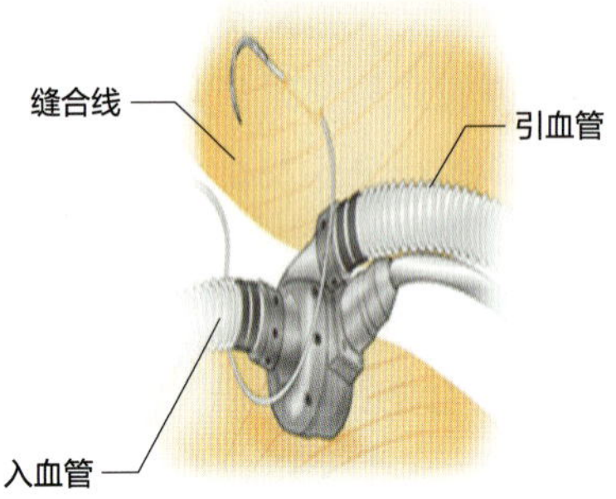

图 3-16 将 EVAHEART LVAD 泵体固定于肋骨示意

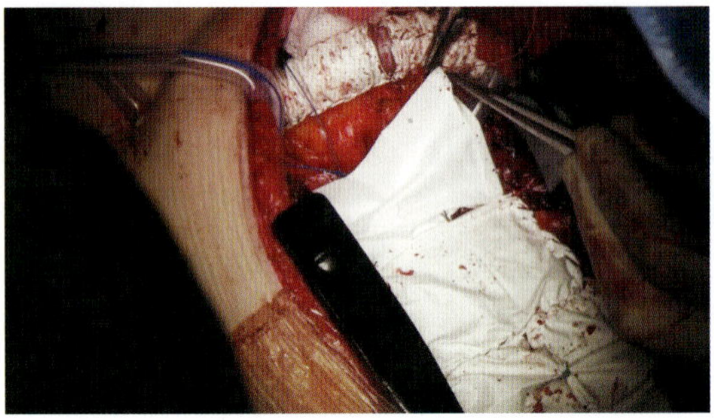

图 3-17 防粘连膜（GORE-TEX 片）的应用

（二）CH-VAD 植入流程

CH-VAD 等无需制作囊袋的 LVAD，可于手术开始前体外试运行血泵。术中首先进行动力导线隧道的建立，然后进行心尖打孔及流入管道、泵体植入，最后进行流出管道升主动脉吻合（图 3-18）。

1. 术前准备及线缆出口定位

（1）消毒前进行线缆出口定位，通常位于左 / 右锁骨中线肋缘下 8 ~ 10cm（图 3-19），通常右利手患者放置于左侧，左利手患者放置于右侧，方便患者术后自己换药。

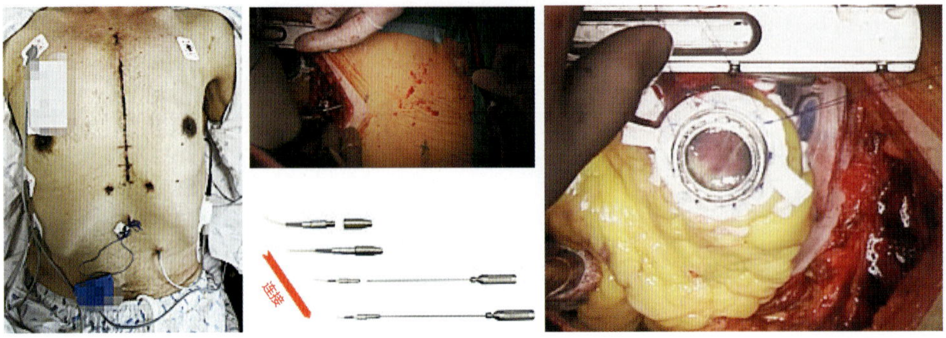

A B C

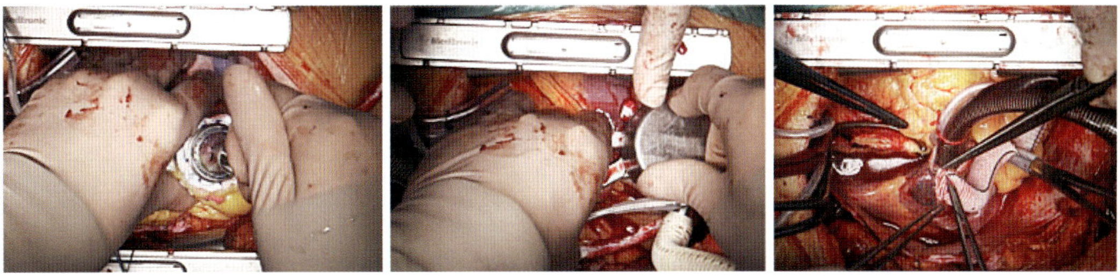

D　　E　　F

图 3-18　CH-VAD 植入主要流程

注：A. 缆线出口定位；B. 经皮线缆隧道建立；C. 入血口固定环的缝合；D. 左心室心尖打孔；E. 流入管道置入；F. 流出管道吻合及排气。

（2）常规摆体位，消毒（推荐应用氯己定消毒），铺巾。

（3）术前 TEE 评估：评估主动脉瓣、二尖瓣、三尖瓣情况及左心室和右心室结构，有无心内血栓、心肌致密化不全等。发泡试验评估有无卵圆孔未闭。

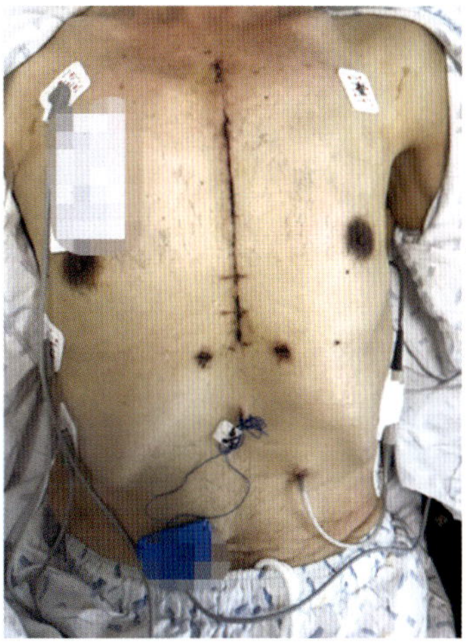

图 3-19　CH-VAD 线缆出口定位

2．血泵连接、试运行及人工血管安装

（1）将血泵与控制器连接。

（2）血泵整体浸没于生理盐水中。

（3）启动血泵，转速调至 3300 转 / 分，维持至少 1 分钟，确认系统工作正常。

（4）停止血泵，断开与控制器连线。

（5）安装人工血管（图 3-20）。

（6）完成后，将整体浸没于生理盐水中 5 分钟（图 3-20）。

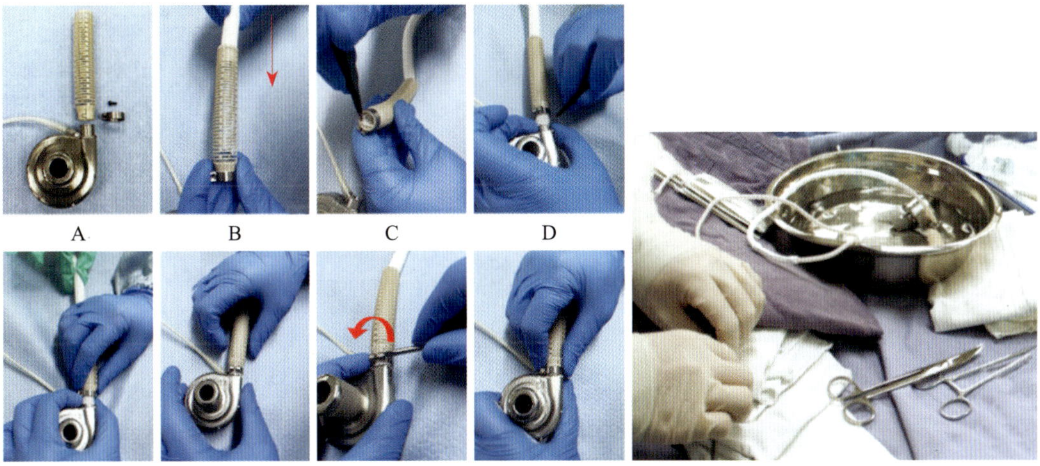

A　　B　　C　　D

E　　F　　G　　H　　I

图 3-20　CH-VAD 血泵安装及试运行

3．开胸及建立体外循环

（1）常规胸骨正中切口开胸。CH-VAD 泵体可以放置在心包腔内，无需制作血泵囊袋，常规无需打开胸膜。若心包腔空间较小，可以向左侧打开胸膜腔优化泵的位置。

（2）升主动脉插管尽量高，通常在靠近无名动脉起始部的升主动脉远端。

（3）若无右心操作可腔房管插管，若需处理二尖瓣、三尖瓣等右心操作，上、下腔静脉插管。

（4）若无左心操作可不经左心房 / 肺静脉放置左心引流管，可通过升主动脉根部灌注插管进行吸引。若需同期行主动脉瓣置换等左心操作，可常规放置左心引流管。

（5）并行循环下降温，根据手术复杂程度降至合适温度。

（6）阻断升主动脉，灌注停跳液心脏停跳。

4．建立线缆隧道（图 3-21）

（1）线缆隧道建立在开胸后肝素化之前，以减少导线路径的出血及缩短体外循环时间。线缆出口应在术前标记定位，避免放置在脐以下。

（2）先从上腹部线缆出口定位处切开皮肤，应用血管钳 / 开立钳从上腹部切口皮下穿过，尖端经腹直肌、腹直肌后鞘穿至心包腔，心包腔内扪及尖端后穿出，避免穿入腹腔。适当扩张隧道后，放入隧道装置，将线缆通过连接器连接至隧道装置，向外拉出隧道装置即可将线缆经由隧道路径带出皮肤切口。线缆插口连接隧道装置前应用大纱布包裹保护，避免血液及组织碎屑进入。心包腔内留置合适的长度的线缆呈自然走行，避免打折及扭曲。尽量延长线缆腹部隧道、将导线的聚酯覆盖部分全部留在皮下（聚酯覆盖部分与光滑部分交界距导线皮肤出口 1 ~ 2cm）、术后早期尽量保持导线固定等能够有效预防术后线缆周围伤口感染。

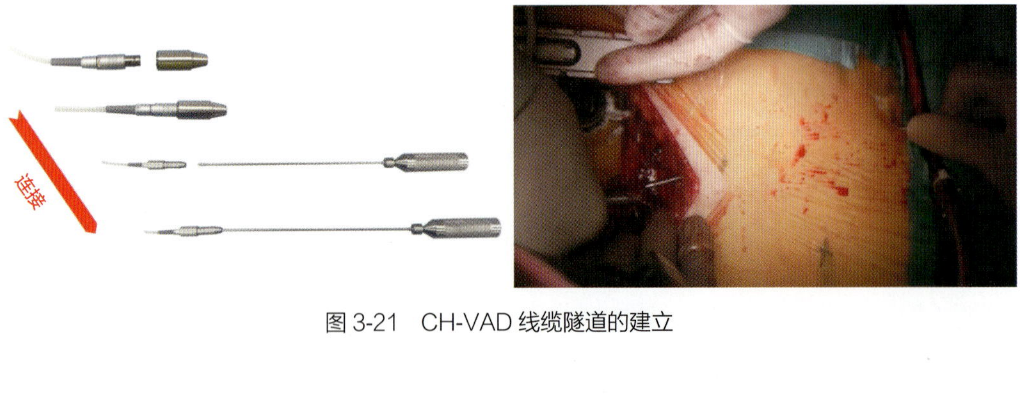

图 3-21　CH-VAD 线缆隧道的建立

5．缝合入血口缝合环

（1）应用纱布垫或心包牵引线抬高心脏以暴露心尖，使左心室心尖部直接位于切口正中。

（2）应用记号笔标记心尖打孔位置。理想的心尖打孔位置一般在前降支与第二对角支间靠近心尖部的无血管区，距离前降支大于 1cm（图 3-22）。尽量避免缝合时缝线损伤前降支主干。

（3）应用 8 ~ 10 针 3-0 Prolene 线带毡片缝合固定于心尖部，采用心外膜平行褥式缝合，缝线深度一般不用缝透全层心肌，出针位置应略大于缝合环内圈直径，尽量避免缝合冠状动脉。心肌缝合后缝线穿入缝合环（图 3-22）。

（4）术者打结，注意不要用力过猛，以免切割心肌。

（5）放环时要特别注意前降支。固定环的双翼与前降支平行（图 3-22）。避免缝线和毡片距离前降支太近。

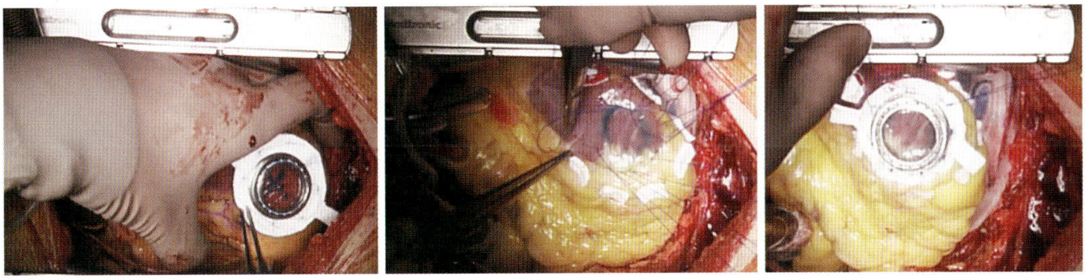

图 3-22　CH-VAD 入血口缝合环的缝合

6．心尖打孔及血泵植入

（1）心尖打孔前，术野开始吹二氧化碳，能够有效减少心室内气体残留。

（2）在缝合环正中十字切开全层心肌。用开孔刀切除缝合环内心肌。应用右心吸引器保持左心室内术野清晰，应用组织剪去除流入管道附近的血栓或过多的肌小梁（预防残余组织进入泵体内或远期局部血栓形成），小心操作避免碎屑掉入左心室（图 3-23）。

（3）左心室还血排气后，用专用的夹持钳固定缝合环，将流入管道插入心尖打孔处，将 CH-VAD 血泵与缝合环上的金属框架连接，使缝合环的金属框架和血泵紧密结合。正常连接有两个弹簧片将流入管道固定在金属环内，连接后泵体和流入管道可以自由转动，泵体上两个箭头与缝合圈的两翼处于同一方向时，可以将流入管道拔出，最终泵体旋转的位置应避免这一方向。将流入管道、泵体与缝合环连接确切后，将心脏和泵放入心包腔内（图 3-23）。

7．流出管道吻合及排气

（1）人工血管的吻合可以在主动脉完全阻断下完成，或者心脏复跳后部分阻断升主动脉

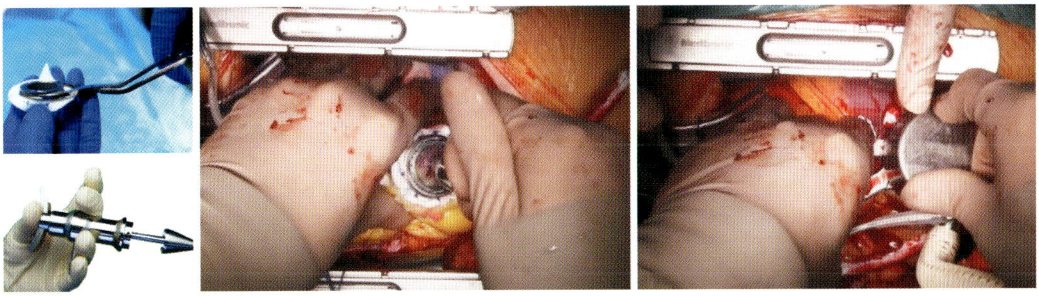

图 3-23　CH-VAD 心尖打孔及血泵植入

再行吻合。

（2）心脏还血排气后，延展流出管道，橡皮阻断钳夹闭。将流出管道沿右心室锐缘和右心房外侧沿心包摆放，将人工血管拉伸至一个合适的长度，定位至升主动脉中段右侧。流出管道最好以 60° ~ 70° 的平缓角度剪裁。

（3）剪裁人工血管至所需长度后，切除部分主动脉外膜，切开主动脉后扩大切口至与人工血管直径匹配大小。用 5-0 Prolene 线进行连续缝合吻合人工血管 - 升主动脉，吻合口带上主动脉部分外膜有助于减少出血（图 3-24）。吻合结束，开放升主动脉阻断钳或侧壁钳。

（4）再次进行耐心排气。通过调整流出管道人工血管阻断钳的位置，结合 LVAD 血泵低转速运转（人工血管阻断状态可以开启血泵）、还血、膨肺等措施，粗针头在人工血管扎孔进行双方向排气（图 3-24），升主动脉灌注管吸引等措施，充分排气。通过 TEE 评估排气效果，直至心腔内残留气体彻底排除干净。

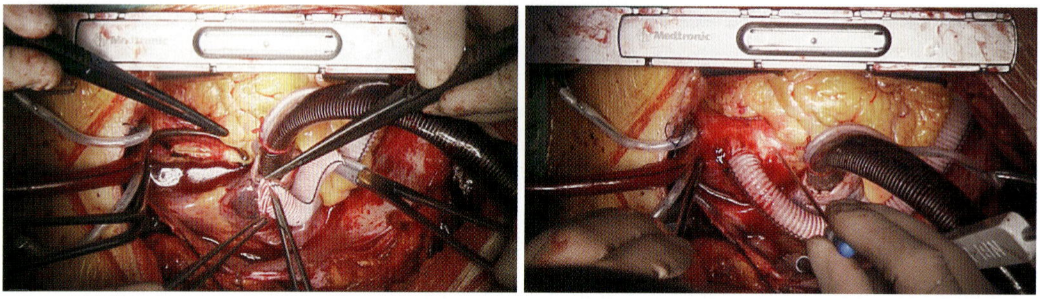

图 3-24　CH-VAD 流出管道吻合及排气

8．LVAD 血泵运行及撤除体外循环

（1）从体外循环过渡到 LVAD 辅助需要外科医师、麻醉医师、体外循环医师和其他外科团队成员间的紧密配合。

（2）首先，麻醉医师开始给予患者低 - 中剂量正性肌力药和血管活性药。可根据体外循环中的灌注需求预测所需的剂量范围。通常将目标 MAP 设定在 90mmHg，这样可以提供良好的冠状动脉灌注。如果植入有 IABP，应在这时将其重新启动。

（3）排气充分后，逐渐减低体外循环的流量，同时启动 LVAD 血泵，CH-VAD 转速从 1700 转 / 分起，逐渐增加。随后将正性肌力药和血管活性药剂量滴定到 MAP 在 65 ~ 80mmHg。体外循环逐渐降低流量，LVAD 逐渐增加流量，直至调整停机。

（4）启动 LVAD 血泵后，患者采取头低足高位，麻醉医师按住双侧颈动脉 30 秒，开放流出管道人工血管的阻断钳。

9．术后 TEE 监测　通过术后 TEE 监测 LVAD 入血管方向和角度、管道内血流速度、估算泵的流量，同时能够有效地辅助排气，监测术后左、右心功能及各个瓣膜功能，监测患者左心室大小及容量情况，协助调整转速及血管活性药物用量。心脏复跳后 TEE 应随时监测，直至撤除体外循环后循环状态稳定。闭合胸骨后应 TEE 再次确认流入管道的方向及角度，以免关胸后胸壁的挤压造成流入管道的位置变化，如有较明显移位，需要再次进行调整。

10．优化 LVAD 初始设置　可在 TEE 及 Swan-Ganz 导管对血流动力学指标、左心室充盈程度、主动脉瓣启闭情况监测的指导下进行。通常将目标 MAP 设定在 65 ~ 80mmHg。左心室的相对充盈度是指导装置参数调整的另一个指标，左心室腔过大说明卸负荷效果不明显，左心室腔过小可能会造成抽吸现象，引起心律失常、循环不稳定或将气体吸入左心室。超声指导下通过简单评估左心室充盈度来调节 LVAD 转速有助于优化初始设置。理想情况下主动脉瓣应间歇性开闭，这样血流得以间歇性冲刷主动脉根部，有助于预防血栓形成并保护主动脉瓣，但左心收缩功能重度低下患者辅助装置工作后主动脉瓣可能会一直保持关闭状态。

11．止血及关胸

（1）对于危险出血点，心脏复跳前后均应检查是否出血，主要包括缝合圈与心肌之间的空隙、流入管道与金属环的接合面、心肌缝合针眼、人工血管 - 主动脉吻合口、人工血管排气针孔等。

（2）术中可根据出血情况合理应用止血药物，包括纤维蛋白原、人血凝原复合物、血小板、血浆、因子Ⅶ等，术中应保证充分止血，避免术后返回 ICU 后因引流液过多影响循环或需要再次开胸。

（3）关胸前应用防粘连液及防粘连膜（GORE-TEX 片），防粘连膜应包裹人工血管及线缆，并应用防粘连膜完全闭合心包。防粘连材料的应用，能够减轻再次心脏移植手术或 LVAD 撤除手术中的粘连，降低手术风险。

（4）常规留置右心室起搏导线，对于术前右心功能差或心律不齐患者，可以考虑留置房室顺序起搏导线，方便术后用药及心律管理。

（5）放置心包、纵隔引流管，根据胸膜是否打开放置胸腔引流管。

（6）线缆出口的处理及固定。皮肤切口尽量减少用电刀烧灼止血，以免愈合不良。超出线缆直径的皮肤切口可以用 4-0 Prolene 线间断褥式缝合，使线缆无活动空间，避免牵拉影响愈合。也可单独用缝线将线缆固定于皮肤上，类似固定引流管的操作。中国医学科学院阜外医院目前均未用此操作，对线缆出口愈合也未发现明显影响。

（三）Corheart-6 LVAD 植入流程

Corheart-6 LVAD 的植入流程与 CH-VAD 相近。于手术开始前在体外完成血泵试运行。术中首先进行动力导线隧道建立，然后进行心尖打孔及流入管道、泵体植入，最后进行流出管道升主动脉吻合。

1．术前准备及线缆出口定位

（1）消毒前进行线缆出口定位，通常位于左 / 右锁骨中线肋缘下 8 ~ 10cm（图 3-25），通常右利手患者放置于左侧，左利手患者放置于右侧，方便患者术后自己换药。

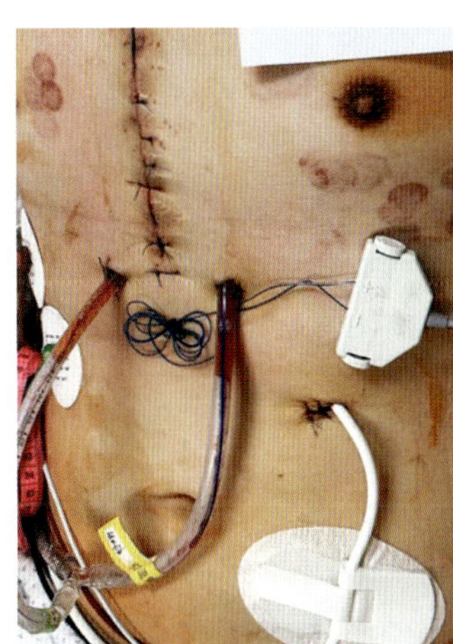

图 3-25　Corheart-6 LVAD 线缆出口定位

（2）常规摆体位，消毒（推荐应用氯己定消毒），铺巾。

（3）术前 TEE 评估：评估主动脉瓣、二尖瓣、三尖瓣情况及左心室和右心室结构，有无心内血栓、心肌致密化不全等。发泡试验评估有无卵圆孔未闭。

2．血泵连接及试运行

（1）将血泵与人工血管及出口管连接，血泵与控制器、监视器及电池/电源连接（图 3-20）。

（2）将连接好后的血泵浸没在加有肝素的生理盐水中。

（3）驱动血泵（初始设定为 2200 转/分，逐渐加至 3000 转/分），观察参数及曲线变化。如无异常，停止血泵，断开与控制器连线（图 3-26）。

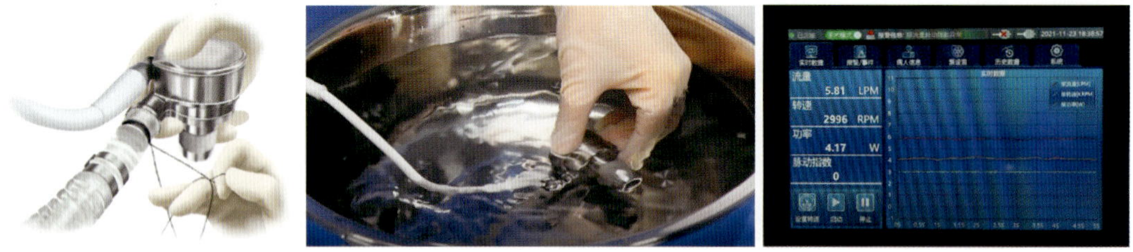

图 3-26　Corheart-6 LVAD 血泵安装及试运行

3．开胸及建立体外循环　常规胸骨正中切口开胸，升主动脉插管尽量高，根据是否进行心内操作选择心房管或上、下腔静脉插管，根据是否进行左心操作选择是否放置左心房引流管。

4．建立线缆隧道　Corheart-6 LVAD 隧道建立方式基本同 CH-VAD（图 3-27）。隧道器经腹直肌、腹直肌后鞘穿至心包腔，将线缆连接至隧道器后拉出皮肤切口。尽量延长线缆腹部隧道，将线缆的聚酯覆盖部分留在皮下 1 ~ 2cm。

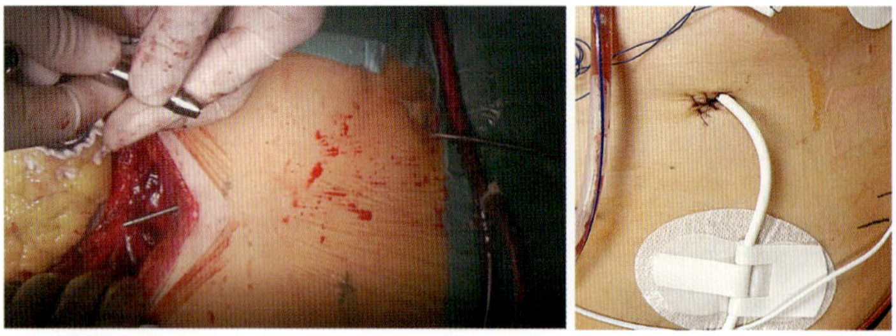

图 3-27　Corheart-6 LVAD 线缆隧道的建立

5．缝合入血口缝合环　Corheart-6 LVAD 心尖打孔定位及缝合环的缝合基本同 CH-VAD。通过纱布垫或心包牵引线抬高心脏暴露心尖，打孔定位在前降支与第二对角支靠近心尖部的无血管区，距离前降支大于 1cm（图 3-28）。应用 8 ~ 10 针 3-0 Prolene 线带毡片缝合固定于心尖部，采用心外膜平行褥式缝合，缝线深度一般不用缝透全层心肌，出针位置应略大于缝合环内圈直径，尽量避免缝合冠状动脉。心肌缝合后缝线穿入缝合环（图 3-29）。

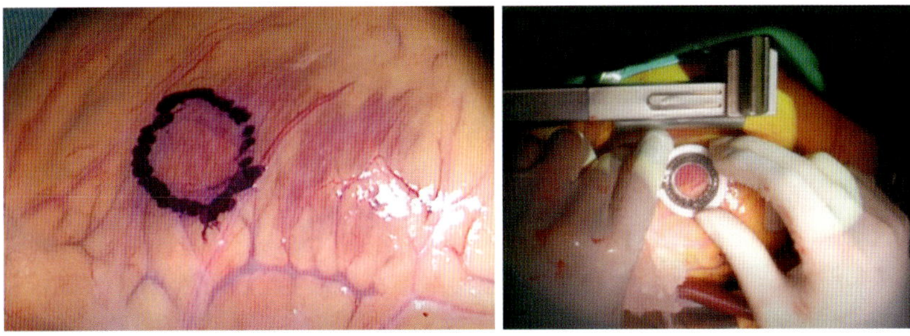

图 3-28　Corheart-6 LVAD 入血口缝合环的定位

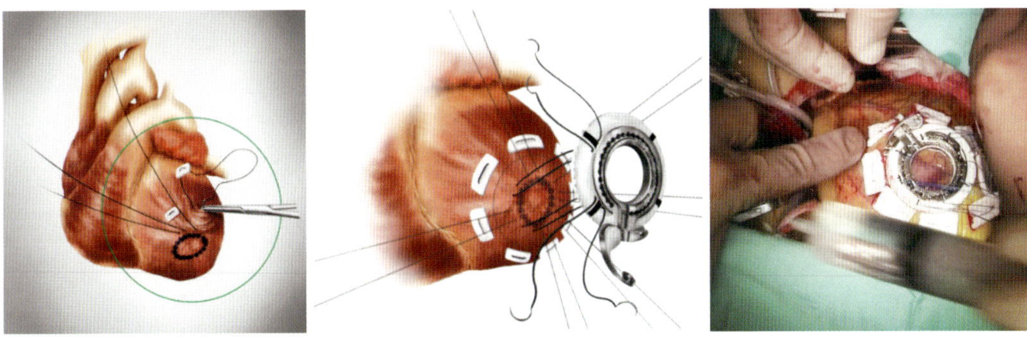

图 3-29　Corheart-6 LVAD 缝合环的固定示意

Corheart-6 LVAD 缝合环上带有金属卡扣，缝合靠近金属卡扣的 1 针可先于卡扣下穿过缝合环，然后再缝合心肌，能够降低缝合及打结难度。卡扣可以放置于任何位置，建议置于头侧，便于缝合、打结和扣紧。

6．心尖打孔及血泵植入

（1）心尖打孔前，术野开始吹二氧化碳，能够有效减少心室内气体残留。

（2）在缝合环正中十字切开全层心肌。用开孔刀切除缝合环内心肌。应用右心吸引器保持左心室内术野清晰，应用组织剪去除流入管道附近的血栓或过多的肌小梁（预防残余组织进入泵体内或远期局部血栓形成），小心操作避免碎屑掉入左心室（图 3-30）。

（3）左心室还血排气后，用夹持钳固定缝合环，将流入管道插入心尖打孔处。确定血泵

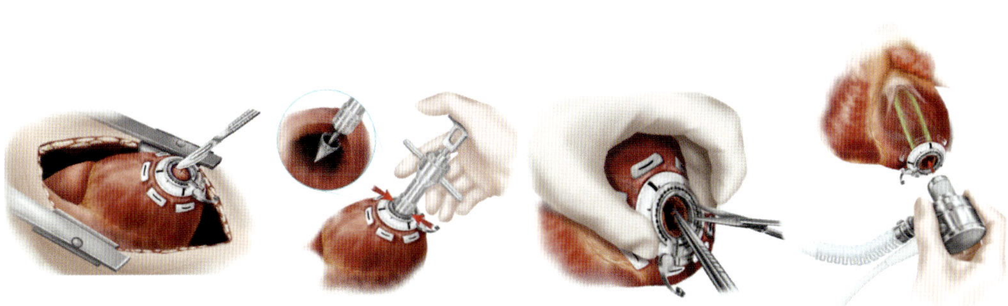

图 3-30　Corheart-6 LVAD 心尖打孔及血泵植入示意

位置合适后，卡紧缝合环上的金属卡扣，使缝合环的金属框架和血泵紧密结合。将流入管道、泵体与缝合环连接确切后，将心脏和泵放入心包腔内（图 3-30）。

7．流出管道吻合及排气

（1）人工血管的吻合可以在主动脉完全阻断下完成，或者心脏复跳后部分阻断升主动脉再行吻合。

（2）心脏还血排气后，延展流出管道，橡皮阻断钳夹闭。将流出管道沿右心室锐缘和右心房外侧沿心包摆放，将人工血管拉伸至一个合适的长度，定位至升主动脉中段右侧。流出管道最好以 60° ~ 70° 的平缓角度剪裁。

（3）剪裁人工血管至所需长度后，切除部分主动脉外膜，切开主动脉后扩大切口至与人工血管直径匹配大小。用 5-0 Prolene 线进行连续缝合吻合人工血管 - 升主动脉。吻合结束，开放升主动脉阻断钳或侧壁钳（图 3-31）。

（4）再次进行耐心排气。通过调整流出管道人工血管阻断钳的位置，结合 LVAD 血泵低转速运转（人工血管阻断状态可以开启血泵）、还血、膨肺等措施，粗针头在人工血管扎孔进行双方向排气，升主动脉灌注管吸引等措施，充分排气。通过 TEE 评估排气效果，直至心腔内残留气体彻底排除干净。

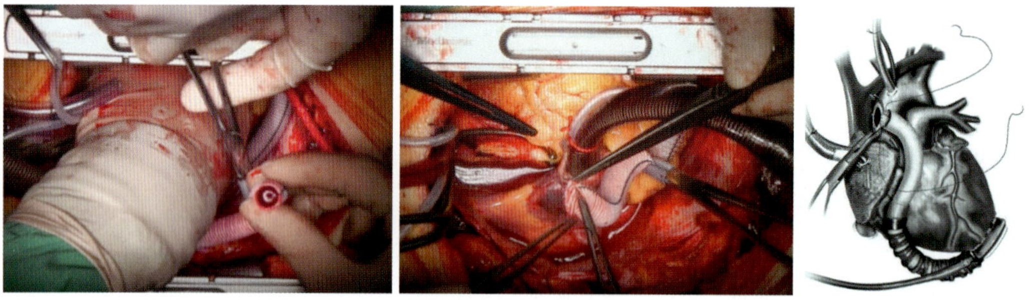

图 3-31　Corheart-6 LVAD 流出管道吻合及排气示意

8．LVAD 血泵运行及撤除体外循环　Corheart-6 LVAD 运行及撤除体外循环流程基本同 CH-VAD。通常将目标 MAP 设定在 90mmHg，排气充分后，逐渐降低体外循环的流量，同时启动 LVAD 血泵，Corheart-6 LVAD 转速从 2000 转 / 分起，逐渐增加。随后体外循环逐渐降低流量，LVAD 逐渐增加流量，直至调整停机。

9．术后 TEE 监测　通过术后 TEE，监测 LVAD 入血管方向和角度、管道内血流速度、估算泵的流量，同时能够有效地辅助排气，监测术后左、右心功能及各个瓣膜功能，监测患者左心室大小及容量情况，协助调整转速及血管活性药物用量。心脏复跳后 TEE 应该随时监测，直至撤除体外循环后循环状态稳定。闭合胸骨后应 TEE 再次确认流入管道的方向及角度，以免关胸后胸壁的挤压造成流入管道的位置变化，如有较明显移位，需要再次进行调整。

10．优化 LVAD 初始设置　可在 TEE 及 Swan-Ganz 导管对血流动力学指标、左心室充盈程度、主动脉瓣启闭情况监测的指导下进行。通常将目标 MAP 设定在 65 ~ 80mmHg。左心室的相对充盈度是指导装置参数调整的另一个指标，左心室腔过大说明卸负荷效果不明显，左心室腔过小可能会造成抽吸现象，引起心律失常、循环不稳定或将气体吸入左心室。超声指导下通过简单评估左心室充盈度来调节 LVAD 转速有助于优化初始设置。理想情况下主动脉瓣应间歇性开闭，这样血流得以间歇性冲刷主动脉根部，有助于预防血栓形成并保护主动脉瓣，但左心收缩功能重度低下患者辅助装置工作后主动脉瓣可能会一直保持关闭状态。

11．**止血及关胸**　常规止血关胸。对于危险出血点，心脏复跳前后均应检查是否出血，主要包括缝合圈与心肌之间的空隙、流入管道与金属环的接合面、心肌缝合针眼、人工血管 - 主动脉吻合口、人工血管排气针孔等。术中可根据出血情况合理应用止血药物，包括纤维蛋白原、人凝血酶原复合物、血小板、血浆、因子Ⅶ等。关胸前应用防粘连液及防粘连膜。常规留置右心室起搏导线，对于术前右心功能差或心律不齐的患者，可以考虑留置房室顺序起搏导线，方便术后用药及心律管理。放置心包、纵隔引流管，根据胸膜是否打开放置胸腔引流管。

三、注意事项

（一）手术路径及手术方式的选择

LVAD 植入最常采用胸骨正中切口，建立体外循环并阻断主动脉后完成流入管道及流出管道的植入。国外文献报道也有部分中心应用左侧肋间切口 + 右侧肋间切口 / 胸骨上端小切口进行手术。通过右侧肋间切口或胸骨上端小切口显露升主动脉及右心耳插管转机，起搏导线诱颤（或腺苷诱导心脏停搏 + 临时起搏器 40 转 / 分起搏）后通过左侧肋间切口进行心尖处流入管道植入，通过右侧肋间切口或胸骨上端小切口完成流出管道与升主动脉（部分阻断升主动脉）的吻合。部分中心也采用非体外循环（腺苷诱导心脏停搏 + 临时起搏器 40 转 / 分起搏），或非停跳 / 诱颤下进行 LVAD 植入手术。流出管道的位置除吻合于升主动脉外，也可吻合于腋动脉 / 锁骨下动脉或降主动脉。有文献报道，应用小切口 LVAD 植入能够降低术后输血率，减少术后住院时间，同时能够减轻二次手术中心包粘连的发生。

（二）二次手术的准备

LVAD 植入时应制订合理的手术策略，便于心脏功能恢复时 LVAD 装置撤除或再次心脏移植手术的操作。LVAD 流出管道应沿右心房外侧心包走行，以避免二次开胸造成人工血管损伤。LVAD 植入后可在人工血管周围、线缆周围及泵体周围包裹 GORE-TEX 片，心包缝合也可以应用 GORE-TEX 片，预防粘连，便于二次手术剥离。人工血管应尽量吻合于升主动脉合适位置，为心脏移植时的主动脉插管和吻合留出空间。尽量减少主动脉、肺动脉间隔的游离也有助于之后心脏移植手术时游离主动脉。

1．术前合并其他心脏病变的处理策略

（1）房间隔缺损 / 卵圆孔未闭：是术中需要积极矫治的心脏畸形。如果在 LVAD 植入左心室卸负荷后仍未得到矫治，将出现右向左的心房水平分流。根据房间隔缺损 / 卵圆孔缺损面积不同，可导致中至重度缺氧和左心室卸负荷不良。

修补房间隔缺损 / 卵圆孔需要行上、下腔静脉插管，阻断上、下腔静脉，经右心房切口

缝合房间隔缺损 / 卵圆孔缺损，闭合右心房切口，开放上、下腔静脉。随后按照常规流程植入 LVAD。

（2）主动脉瓣病变：术前存在主动脉瓣狭窄，术中无需进行纠正。术前存在轻至中度以上主动脉瓣关闭不全（AR）需要进行手术处理。积极处理 AR 非常重要，植入 LVAD 后 AR 的进展会明显加速，而 LVAD 到主动脉到左心室再到 LVAD 的连续环路最终将增加左心室负荷，导致患者进展为顽固性心力衰竭。

主动脉瓣操作应在 LVAD 植入前进行，插管策略相同，阻断主动脉后，冠状动脉口直灌停搏液使心脏停搏。常规主动脉瓣手术切口切开升主动脉，根据术中探查情况采用成形术或置换术，如需进行主动脉瓣置换，一般选择生物瓣膜，能更好地避免血栓形成。关闭主动脉切口并以前述流程植入 LVAD。在升主动脉切口以远吻合流出管道与升主动脉。

（3）三尖瓣病变：2019 年欧洲心胸外科学会（EACTS）专家共识建议，对于术前存在重度三尖瓣狭窄的患者，需在 LVAD 植入同期处理三尖瓣。对于术前存在中至重度三尖瓣关闭不全的患者，是否需要 LVAD 植入同期进行三尖瓣成形手术仍存在争议。专家共识建议对于筛选的三尖瓣关闭不全患者进行三尖瓣成形术。

同期进行三尖瓣修复手术，上、下腔静脉插管，阻断上、下腔静脉。切开右心房。环缩或放置三尖瓣成形环，连续缝合右心房切口，开放上、下腔静脉。随后按照常规流程植入 LVAD。

（4）二尖瓣病变：2019 年 EACTS 专家共识建议，对于任何原因导致的中重度二尖瓣狭窄都推荐进行同期纠正。术前存在重度二尖瓣关闭不全（MR）的患者，是否需要在 LVAD 植入同期行二尖瓣成形手术仍存在争议。有部分学者认为，植入 LVAD 术后左心室卸负荷，收缩期二尖瓣反流量会明显减少，若仍存在二尖瓣关闭不全，可以通过增加 LVAD 转速来调节，且术前存在重度 MR 的患者并不影响术后生存率。也有一些学者认为，重度 MR 患者行 LVAD 植入的同时进行二尖瓣成形手术，能够减轻远期二尖瓣反流程度，减少肺动脉高压的发生，降低因心力衰竭导致再入院的风险。

中国医学科学院阜外医院的经验是，对于术前 TEE 评估有二尖瓣结构性病变的患者（如存在腱索断裂、瓣叶脱垂、二尖瓣瓣环明显扩大等），需要在术中同期行二尖瓣成形手术，能够减轻术后二尖瓣反流的发生；对于因左心室扩大、乳头肌移位等造成的继发性二尖瓣关闭不全，可以不处理二尖瓣，仅选择 LVAD 植入，术后随着左心室卸负荷、左心室容积变小，二尖瓣反流程度也会明显改善。

二尖瓣成形术，需要行上、下腔静脉插管，阻断上、下腔静脉，经右心房、房间隔 / 房间沟切口显露二尖瓣，通过人工腱索、瓣叶切除 – 缝合、人工瓣环植入等技术修复二尖瓣，闭合右心房 – 房间隔 / 房间沟切口，开放上、下腔静脉。随后按照常规流程植入 LVAD。

（5）冠心病：对于病因为缺血性心肌病的晚期心力衰竭患者，在行 LVAD 植入的同时是否行冠状动脉旁路移植术（CABG）仍存在很大争议。有些学者按常规理论推测，心肌缺血会导致 LVAD 术后早期两大不良事件心律失常及右心衰竭的发生，通过 CABG 完成心肌再血管化可能减少术后这两类并发症的发生，从而提升 LVAD 的治疗效果。但 PRIYA MEHTA

等的研究则发现，LVAD 植入同期行 CABG 的患者较单独行 LVAD 植入的患者早期死亡率更高，而心律失常及右心衰竭发生的概率两组并无明显差距。因此认为 LVAD 同期行 CABG 应在严格筛选的患者中进行。但该研究样本量较小，患者同期行 CABG 获益还是有害还需要进一步的研究来证实。

2．LVAD 植入后停机困难　LVAD 植入后停机困难的常见原因是冠状动脉灌注不良及右心衰竭。可通过在停机前使用正性肌力药和血管活性药，将 MAP 维持在 80mmHg 以上来缓解，这样可以改善冠状动脉灌注及减少右心衰竭发生。大多数患者可由体外循环平稳过渡至 LVAD 辅助，正性肌力药和血管活性药可在 LVAD 辅助稳定后逐渐减量。

对于上述操作效果不佳的右心衰竭，需要恢复全流量体外循环。体外循环稳定后，重新评估正性肌力药及血管活性药方案并在必要时做出调整。再次评估右心功能、左心室充盈情况和血泵的位置。应用一氧化氮或伊洛前列素（万他维）吸入可降低肺血管阻力及右心室应力。经过详尽的评估并调整，再次尝试二次停机转为 LVAD 辅助。如果不成功，可尝试放置 IABP。如果加用肺血管扩张剂和 IABP 辅助仍不能完全脱离体外循环，需要安装短期右心室机械辅助装置。短期右心辅助需要从右心房引流，并经肺动脉再灌注。通常在开始时最常用的是 ECMO 循环。如果患者的肺功能 / 气体交换能力尚可，可以从循环中移除氧合器并转用短期离心泵来提供右心短期辅助。如果有 Impella 等右心室辅助设备，可以经股静脉介入方式行右心室辅助，减少并发症并易于撤除。

3．LVAD 植入后止血困难　终末期心力衰竭患者凝血功能一般都较差，LVAD 植入术中应尽量预防操作引起的出血，关胸仔细，充分止血，避免术后返回 ICU 后因引流液过多影响循环或需要再次开胸止血。心脏复跳前后均应仔细检查危险出血点是否出血，主要包括 LVAD 囊袋、血泵缝合环接口处、缝合环－心肌缝合针眼、血泵－人工血管接口处、人工血管－主动脉吻合口、人工血管排气针孔等。

术中可根据出血情况合理应用止血药物及血制品，改善凝血功能包括纤维蛋白原、人凝血酶原复合物、血小板、血浆、因子Ⅶ等。

4．IABP 使用和注意事项　部分患者会在安装 LVAD 前放置 IABP 辅助，有助于降低心脏后负荷、改善冠状动脉灌注。常规在体外循环开始后暂停 IABP 辅助，并在脱离体外循环前恢复 IABP 辅助，这样可以减少需要极大量正性肌力药和血管活性药，同时可以改善血流动力学状态，在脱机困难时帮助转为 LVAD 辅助。通常安返 ICU 1～2 天循环稳定后撤除 IABP。

（王现强　周星彤）

第二节　麻醉管理

一、接受 LVAD 植入术患者的麻醉病理生理特点

拟接受 LVAD 的患者大多罹患扩张型心肌病、缺血性心肌病或 EF ＜ 20% 的先天性心脏病，心脏每搏量较低，维持心输出量主要依赖于前负荷和心率，心功能处于边缘状态。由

于心脏扩张，心脏处于 Starling 曲线的平台或下降支，因此继续增加前负荷并不能加强心肌收缩。此外，由于心肌收缩力降至最低点，因此后负荷增加更会导致每搏量显著降低。此类患者每搏量较低而且不易改善，要维持一定心输出量主要依赖于增加心率，若降低心率，由于没有前负荷储备能力，并不能如正常心脏一样使每搏量增加；但若进一步增加心率则缩短了心室充盈时间、减少了充盈量，反而导致心输出量下降。由于降低后负荷可增加心输出量，故而此类患者通常长期使用血管紧张素转换酶抑制剂（ACEI）和利尿剂以降低容量负荷。有些患者可能术前合用胺碘酮，有研究指出，联合用药可降低 1 年内死亡率和终末期心力衰竭的猝死率。因为这些药物会对心力衰竭患者的神经体液代偿机制产生影响，麻醉医师应当了解在围手术期合用以上药物的潜在风险。例如，长期应用胺碘酮的患者在心脏外科手术期间更易出现严重的血管扩张性休克，从而导致需要应用大剂量的缩血管药物。ACEI 也可通过对肾素 - 血管紧张素系统的阻滞降低心血管系统对儿茶酚胺的敏感性，使体外循环期间缩血管药物的用量增加。

麻醉药物对心输出量的影响较为复杂而又常见。不同麻醉药物和麻醉方法对心输出量的影响也有差异，但主要表现为抑制效应。麻醉药物除本身对心肌直接作用外，还可通过作用于自主神经而对心肌发挥间接影响。几乎所有的吸入麻醉药物对心肌功能都有直接抑制作用，其抑制心肌收缩力的程度与药物浓度大小呈正相关。除依托咪酯和氯胺酮外，其他静脉全麻药如硫喷妥钠、咪达唑仑和丙泊酚均对循环系统有抑制作用，但比吸入麻醉药对循环系统抑制作用轻，且异丙酚对循环抑制时间较为短暂。氯胺酮虽然也具有直接的心肌抑制作用，但又可通过中枢性交感神经兴奋，以及由此引起的内源性儿茶酚胺的释放增加，抑制神经末梢摄取去甲肾上腺素，对心脏具有间接兴奋作用，使心率、每搏量及每分输出量均有不同程度的升高。但在病情危重、出血性或感染性休克或处于强烈应激反应状态下，心血管功能维持在临界水平或儿茶酚胺已明显耗竭时，氯胺酮则呈现出明显的心功能抑制。一般来说，绝大多数麻醉药物对动脉血压的影响主要表现为血压下降。麻醉药可直接作用于心肌和血管平滑肌和 / 或通过作用于自主神经系统直接和间接引起不同程度的动脉血压下降。血压下降的程度取决于用药剂量的大小、静脉注射的速度、麻醉作用的深浅及患者循环系统代偿能力等的综合作用。术中维持适当的麻醉深度十分重要。在血容量充足时，如果麻醉深度不足，机体在手术创伤刺激下将处于强烈的应激状态，表现为血压升高、心率增快、心输出量增多；而麻醉过深又将使机体处于心肌收缩无力、血管扩张、心动过缓、心输出量减少、血压显著下降。

此外，拟接受 LVAD 植入术的患者常伴有肝肾功能损伤，导致其药代动力学特征有所改变。由于心力衰竭患者对大部分药物分布容积和清除率下降，按常规剂量给予药物会造成血药浓度偏高。其中，分布容积改变可能源于血液的重新分布和蛋白结合的变化，药物清除率降低主要因为肝脏代谢和肾脏排泄功能的降低。

二、麻醉前访视及评估

对于拟接受 LVAD 植入术的患者，除了全身麻醉的常规访视内容，如气道检查、心肺功能、合并症的严重程度和治疗情况、术前用药物情况和药物过敏史、常规实验室检查结果等，术前准备工作中还应着重了解拟植入 LVAD 的类型和心脏疾病相关病史，包括心力衰竭相关症状表现、发病时间、病程经过及发病以来的治疗情况和效果。若患者携带抗心律失常装置和植入式心律转复除颤器，术前需程控至特定模式并关闭除颤功能，以避免受电刀干扰。在麻醉诱导开始之前，首先建立动静脉通路。由于心力衰竭患者循环功能受损或者使用体外膜氧合等非搏动性辅助装置，动脉穿刺比较困难，可借助超声引导下穿刺定位。如果患者术前未放置肺动脉导管，则应在麻醉诱导后放置。术中拟实施经食管超声心动图（TEE）监测的患者，术前应常规排除食管相关疾病。

右心衰竭是导致 LVAD 植入术后不良结果和死亡的主要因素，因此术前应对右心功能进行全面评估，包括体格检查、实验室检查、超声心动图和血流动力学参数。一些既往建立的风险预测模型可以帮助评估右心衰竭的可能性。对于右心室功能障碍发生风险高的患者应在术前及时治疗，优化和改善循环状况后考虑实施 LVAD 植入手术，而非直接视为 LVAD 植入的禁忌证。

除非绝对禁忌，所有拟植入 LVAD 的患者均应在麻醉诱导前放置肺动脉导管，以实时监测肺动脉压、心输出量和跨肺动脉压差，以便帮助判断导致肺动脉高压的原因，进而合理使用正性肌力药或肺血管扩张剂。

连续混合静脉血药饱和度可反映肺氧合、心输出量和组织用氧情况，有助于评价左心辅助装置流量是否恰当。

TEE 是 LVAD 植入术中的重要监测项目，应当由接受过专门高级培训的麻醉医师进行，在体外循环开始前，可监测左心充盈状态，评价右心功能，判断三尖瓣反流及程度，还可用于排除卵圆孔未闭、主动脉瓣关闭不全及二尖瓣狭窄；体外循环期间，能够帮助确定、调整 LVAD 连接管位置、方向及工作状态，监测左心负荷，排除右向左分流和主动脉分流；体外循环结束后，能够监测右心功能、三尖瓣反流，及时发现左心因抽吸塌陷及装置内负压吸入或产生气泡。

术前肝肾功能评估对此类患者的麻醉和围手术期管理具有重要意义。右心衰竭和 / 或严重的三尖瓣关闭不全在循环容量超负荷的患者可能引起充血性肝病和肝功能障碍。有研究指出，肝功能不全与LVAD植入后更差的预后相关，术前进行肝功能检查、超声检查，怀疑晚期肝硬化时，应进行门静脉压力测定，以上检查有助于评估LVAD植入风险。肝功能评估应从分析肝功能实验室检查结果（如总胆红素、天冬氨酸转氨酶和丙氨酸转氨酶等）入手，若存在肝功能障碍，应考虑进行肝脏成像，甚至进行活检。对于慢性肝功能不全者，总胆红素＞ 3.0mg/dl、肝硬化、终末期肝病评分＞ 17 分应被视为 LVAD 植入的禁忌证；总胆红素＜ 1.0mg/dl 与风险增加无关；总胆红素在 1.0 ~ 3.0mg/dl 则会增加总体风险。轻度纤维化与风险增加无关。对于急性肝功能不全者，肝转氨酶或总胆红素水平升高与 LVAD 植入的风险增加相关，应待肝功能明显恢复后行 LVAD 植入术；总胆红素＞ 3.0mg/dl 无改善为 LVAD 植入的相对禁忌证。

肾功能不全是 LVAD 植入预后不佳的危险因素。由于临床上存在多种评估肾功能不全程度的标准，建议以肾小球滤过率为主评估 LVAD 植入的风险。术前对肾功能的评价对于决策至关重要，不同程度的肾功能不全不仅对应不同的临床表现，亦对应着不同的风险：估算肾小球滤过率（eGFR）> 60ml/min 与发病或死亡的额外风险无关；eGFR 在 30 ~ 60ml/min 将增加总体风险，应在评估总体风险时予以考虑；eGFR < 30ml/min 应被视为 LVAD 植入预后不佳的高风险标志。此外，在有前列腺放疗史伴或不伴活动性血尿的患者中进行 LVAD 植入时应谨慎对待，因为出血性膀胱炎可能在植入后加剧，并导致其处理复杂化。

三、麻醉前用药

患有严重充血性心力衰竭者通常在术前使用 β 受体阻滞剂、利尿剂、ACEI 和血管紧张素受体阻滞剂（ARB）进行治疗。目前普遍共识是在围手术期继续使用 β 受体阻滞剂，以避免引起反跳性心动过速和高血压。ARB 是治疗充血性心力衰竭的主要药物，突然停药可能导致心力衰竭急性加重。由于全身麻醉诱导后引起的低血压，手术当天应停用利尿剂。一项围绕接受冠状动脉旁路移植术（CABG）的患者开展的回顾性研究指出，ACEI 是导致围手术期死亡率和术后肾功能不全发生率增加的独立危险因素。心力衰竭患者对正性肌力支持的需求增加，低剂量的血管升压素可预防体外循环（CPB）结束后的低血压。

心力衰竭患者由于心输出量减少、静脉血流淤滞和血液成分异常，血液呈高凝状态，容易发生静脉血栓栓塞性疾病，平时大多预防性服用抗凝药物，其在急诊手术前通常已充分抗凝，因此围手术期需要更加积极逆转华法林治疗。对于容量超负荷的患者，除了输注新鲜冰冻血浆外，围手术期可使用维生素 K 或 4 因子凝血酶原复合物（从血浆提取的维生素 K 依赖性因子Ⅱ、因子Ⅶ、因子Ⅸ、因子Ⅹ、蛋白 C 和蛋白 S 的浓缩物）。值得注意的是，大多数凝血酶原复合浓缩物中含有不同浓度的肝素，因此肝素诱导的血小板减少症（HIT）患者禁用。此外，既往有心脏手术史的患者术中可能会用到血液制品，应事先准备以便麻醉诱导开始后能随时在手术室内获取。

麻醉前使用镇静药虽可缓解患者紧张情绪，但可降低交感神经张力、可能通气不足导致呼吸性酸中毒而增加肺血管阻力，心力衰竭患者耐受性差。此外，过度镇静可能导致换气不足，进而导致缺氧、酸中毒和肺血管阻力增加。因此，麻醉前应谨慎适量使用镇静药。

总之，多数术前用药可维持使用至手术前，是否停用 ACEI 及利尿剂应根据患者具体情况，由参与患者围手术期管理的各个团队成员协商决定。必要时还需考虑放置主动脉内球囊反搏（IABP），术前积极给氧和监测生命体征。

四、术中麻醉诱导与维持

麻醉诱导前应确保呼吸机、监护仪、心输出量监测仪和 BIS 监测仪等设备工作正常。准备好必要的抢救药品，如去甲肾上腺素、肾上腺素、山莨菪碱、阿托品、麻黄碱和葡萄糖酸钙等。

终末期重症心力衰竭患者的心脏会通过上调交感神经张力进行代偿，麻醉诱导时，如果削弱交感神经张力，会导致心脏快速失代偿而加重衰竭。晚期重症心力衰竭患者，如果出现高碳酸血症、心肌缺血、低血压、心动过速、心动过缓、血容量突然改变及窦性节律改变等生理或血流动力学异常，都会导致心脏快速失代偿，因此要尽可能选择能维持血流动力学稳定的麻醉药物。此外，在选择药物时要考虑到可能同时存在的肝、肾功能不全，同时也应正确认识循环容量的作用并针对每个患者调整用药剂量。当血流动力学不稳定且难以控制时，应该正确选择有效的血管活性药和正性肌力药，如麻黄碱、去氧肾上腺素、多巴胺、肾上腺素、米力农、血管升压素、硝酸甘油及硝普钠。

对于严重心功能不全患者，传统的麻醉方法是采用大剂量阿片类药物联合肌松药的方法。这种方法有助于维持血流动力学稳定，但不足之处在于镇静不足、诱导时易出现心动过缓或胸壁僵硬。麻醉诱导时由于麻醉药物作用、气管插管刺激、缺氧及高碳酸血症可突然改变左心前后负荷，对长期心力衰竭患者可诱发血流动力学失代偿。心力衰竭患者体内存在较高浓度的儿茶酚胺用以维待血管收缩，其血浆去甲肾上腺素水平的升高与左心室功能障碍的程度相关，对于此类患者在麻醉时既要保证适宜的麻醉深度，又要维持血流动力学的稳定性，因此在麻醉药物的选择上应予以注意。可选用小剂量依托咪酯、氯胺酮、阿片类药物、咪达唑仑或舒芬太尼，维持 MAP 在 60 ~ 70mmHg 即可。依托咪酯通常用于麻醉诱导且不会引起明显的心肌抑制或血管舒张。丙泊酚在麻醉诱导过程中因其血管扩张和循环抑制作用会导致血压下降。有研究发现，尽管丙泊酚比依托咪酯更易导致围手术期低血压，但使用这两种药物的患者在心输出量方面没有统计学差异。丙泊酚引起的血压下降主要是由外周阻力降低所致，可以通过小剂量的血管收缩剂（如去甲肾上腺素）预防。此外，丙泊酚可使肺血管舒张并持续降低肺血管阻力，对于心力衰竭患者有益。对于慢性心力衰竭心功能储备差的患者，麻醉诱导和维持最好小剂量分次给予麻醉药物，避免心律失常和低血压的发生，确保器官有效灌注。平稳的麻醉管理需要通过联合使用麻醉药物、肌松药、静脉或吸入麻醉药，以及合理使用血管升压素和正性肌力药物来实现。

一般认为晚期重症心力衰竭患者不能耐受高浓度的吸入麻醉药。所有的吸入麻醉药都有一定的心肌抑制作用，恩氟烷和氟烷的抑制作用最强，因此应该避免使用。术前准备充分、血流动力学稳定的患者可以使用异氟烷、七氟烷和地氟烷，但由于异氟烷和地氟烷可以降低体循环阻力，所以在使用时应该小心谨慎。与其他的吸入麻醉药相比七氟烷的心肌抑制及降低体循环阻力的作用最弱。吸入麻醉药除有直接血管扩张作用外，还会影响心肌自律性、传导性导致折返现象和心律失常。

中心静脉穿刺及肺动脉漂浮导管（Swan-Ganz 导管）对于严重心力衰竭的患者有重要意义。尽管对于危重患者使用漂浮导管的作用及漂浮导管可能增加危重患者的发病率和死亡率仍有争议，但漂浮导管方便随时观察及调整心输出量及其他的血流动力学参数，同时还能判断调节肺血管阻力药物的效果。肺动脉导管可以通过测量混合静脉血氧饱和度判断机体氧供是否充分。因此，有研究指出，对于接受 LVAD 植入的患者，使用漂浮导管进行监测仍是有必要的。

五、右心衰竭的预防与治疗

LVAD 植入后多达 20% ~ 50% 的患者可能出现不同程度的右心功能障碍，因此 LVAD 植入成功的关键之一在于预防右心衰竭。心室间的相互依赖关系在 LVAD 植入后右心衰竭的发生发展中起着关键作用。由于左右心室解剖紧邻，当左心室容量改变，右心室压力与容积也随之迅速做出相应改变，反之亦然。当体外循环术结束后，应立即监测室间隔的位置，确保室间隔处于合适的位置，才能维持正常的右心功能。LVAD 正常工作时可以降低右心室后负荷，增加右心室顺应性，但会导致右心室收缩力下降。当左心室完全减压时，由于室间隔左移，右心室整体收缩力减弱。然而通过降低右心室后负荷及增加右心室前负荷，可以维持右心功能和心输出量。但对于术前已有右心功能损害，再加上左右心室解剖结构上互相影响，右心室收缩力可能会进一步降低，最终导致右心衰竭。

为了保持室间隔处于中线位置和心室间相互依赖正常，需要综合调整 LVAD 的流量、容量负荷、右心功能、三尖瓣反流程度及其他血流动力学参数（中心静脉压、肺动脉压、左心房压和平均血压）。必要时，适当减少 LVAD 流量，防止静脉回流过多超过右心所能承受的容量。此外，预防或减轻右心衰竭的措施还包括：维持窦性心律，维持肥厚或扩张的右心室充盈；避免过度容量负荷导致右心室极速膨胀；保证右心室冠状动脉灌注压，使用支持右心功能的正性肌力药物，维持右心室正常几何形态，降低肺血管阻力等。如果出现严重的右心衰竭，亦可考虑安装右心辅助装置。

尽管右心衰竭的术前主要危险因素可以帮助评估病情，但很多情况仍是难以预测的。因此，除了优化通气策略（如不加用呼气末正压，避免缺氧、高碳酸血症和酸中毒）来减少肺血管阻力，还可以在停机后吸入非选择性肺血管扩张药（如一氧化氮、前列环素）。

六、术后麻醉管理

LVAD 植入术后，麻醉医师应积极处理可能的电解质紊乱、凝血功能异常，必要时输注红细胞。在处理血流动力学异常的同时应保证适当的麻醉深度。晚期重症心力衰竭患者不能耐受术后疼痛带来的应激反应和心动过速。此类患者最常见的术后镇痛管理是通过护士或患者自控镇痛泵间断给予单剂量的阿片类药物，亦可考虑使用区域阻滞技术镇痛技术。

晚期重症心力衰竭患者接受 LVAD 植入后常有一定程度的心肌顿抑，常需调整血容量及使用药物调控后负荷和心肌收缩力。围手术期也常使用心外膜电极线的临时起搏来调整心率。术后早期 LVAD 的泵速调整应以血流动力学为指导，以提供最佳的使用效果，同时注意调整血管活性药。此阶段应避免将泵速设置过高，以避免室间隔向左移位和引起右心功能不全。初始速度设定应在手术室内完成，通过 TEE 直接观察房间隔和室间隔。尽管更高的泵速更有利于左心负担的卸载，但需要优先确保避免发生右心功能不全，通常需要进行几次速度调整以明确当前的血流动力学，并给予血管活性药物治疗。

LVAD 植入术结束后，应通知 ICU 准备接收患者。确认微量注射泵的蓄电量足以维持转运过程，准备移动式监护仪持续监测心电图、血压和脉搏血氧饱和度，转运过程中持续吸氧。到达 ICU 后，持续通气直至患者从麻醉中恢复。患者应在符合标准时拔除气管插管，拔管过程中应注意尽量减少血流动力学变化，如高血压和心动过速。除常规监测心电图和脉搏血氧饱和度等指标外，应重视 TEE 对心功能的评估，以及动脉血气分析结果。

围手术期应严密监测中心静脉压。急性容量过负荷可导致 20% ~ 30% 的单纯性左心衰竭的左心室辅助患者发生右心衰竭。

术后应密切关注右心功能，将泵速保持在最佳范围内，管理全身血管阻力，控制右心室前负荷并且降低右心室后负荷。避免因室间隔左移而导致右心容量不稳定而导致左心负荷加载。同时应避免由缺氧、高碳酸血症和酸中毒引起的右心室后负荷增加。

术后出血是常见的并发症，当术后出血风险较低时，可使用华法林治疗，同时，给予肝素以实现 60 ~ 80 秒的 APTT，直到 INR 达到 2.0 ~ 3.0。如果术后出血的风险较高，可省略肝素桥接，或延迟抗凝的完全恢复。

术后早期充分镇静、镇痛，有助于减轻交感神经和高血压反应，维持血流动力学稳定。呼吸机辅助呼吸时可给予呼气末正压（5cmH$_2$O），潮气量 6 ~ 8ml/kg，控制呼吸频率在 10 ~ 12 次 / 分，但应避免长时间高浓度氧气吸入，充分吸痰，加强气道管理和护理，避免肺部感染等并发症。

（石　佳　袁　素）

第三节　体外循环管理

一、术前访视患者

术前访视患者，详细了解病史及诊断。

了解患者心功能状况及全身各重要脏器功能情况。注意有无外周组织水肿、黄疸和腹水、其他体格检查异常；生命体征测量（体温、呼吸、心率、血压）情况。

了解血常规、血型、出凝血时间、凝血酶原时间及活动度、红细胞沉降率、血浆蛋白、电解质、血糖等是否正常。

了解心电图、超声心动图、X 线、CT、MRI 等检查情况。超声心动图需要关注各瓣膜的形态和功能，做好手术预案。如主动脉瓣关闭不全，反流量超过微量者，进行 LVAD 植入术时需同期进行主动脉瓣置换术；三尖瓣反流严重、中度反流或三尖瓣环直径＞ 40mm，可能需要修复三尖瓣；严重的二尖瓣反流也可能需要修复。

右心室功能评估：右心室衰竭是 LVAD 患者术后常见并发症之一，可能会影响患者的短期和长期生存。在评估右心室时，综合使用血流动力学参数（PAPi、CVP、PCWP）和超声心动图数据（RV/LV 直径、三尖瓣反流的严重程度，客观评估右心室游离壁收缩功能，三尖瓣环收缩期位移）评估右心室衰竭严重程度。

了解患者的既往病史，是否合并糖尿病等，以及控制状况。有无药物过敏史、血栓脱落史等。

注意有无传染性疾病。

二、体外循环物品准备

1．**血泵**　常规使用滚压泵。对于体重较大，合并需要外科矫治的其他手术，估计手术时间较长，血红蛋白高的患者可选用离心泵。

2．**膜式氧合器**　根据病情、手术方式及体重选择合适的膜式氧合器。

3．**体外循环管路**　单纯 LVAD 植入术，或合并 CABG 或主动脉瓣手术，常规选择搭桥管路；合并需要外科矫治的卵圆孔未闭、二尖瓣或三尖瓣病变等需右心入路的病变，可选择上下腔管路。

4．**动脉微栓滤器**　在动脉端常规安装微栓滤器。自带微栓滤器的膜式氧合器可免于安装动脉微栓滤器，预充量较少，可以减少血液稀释。

5．**插管**　搭桥管路常规备升主动脉、双极静脉右心房插管；上下腔管路常规备升主动脉、上下腔静脉插管。二次手术，因胸膜及心包粘连严重，不易游离，可提前准备股动静脉插管，术中根据粘连情况决定插管方式。

6．**其他**　同期进行主动脉瓣矫治者，需准备冠状动脉直视灌注管。此外，还应准备灌注针头、右心吸引管、左心吸引管、血液超滤器。

三、预充方案

1．**晶体液**　体外循环常规进行血液稀释，一般维持转中血细胞比容不低于 21%。常规选用的晶体液有乳酸钠林格液、复方电解质注射液等。

2．**胶体液**　预充液里可加入代血浆以提高并维持血浆胶体渗透压（COP），COP 一般维持在 15mmHg 左右，胶 / 晶比值维持在 1∶0.6。应用 LVAD 治疗患者为终末期心力衰竭患者，具有自身水液体负荷较重、血容量大、多伴有低蛋白血症、胶体渗透压低的特点，预充白蛋白可显著提高患者的胶体渗透压、补充血浆白蛋白水平，为体外循环过程中及术后 ICU 的容量管理提供帮助。

3．**库血**　重度贫血患者可适当预充库血，维持体外循环中血细胞比容不低于 21%，停机时不低于 24%。

4．**碱性药**　体外循环是一种非生理灌注，微循环灌注不足；血液稀释导致血液携氧能力下降，可能会出现不同程度的代谢性酸中毒，应根据血气结果适当补充碱性药（5% 碳酸氢钠）。

5．**其他**　应用抗生素预防术后感染。根据病情需要及术中尿量酌情使用利尿剂。

四、心肌保护

应用 LVAD 治疗的患者以扩张型心肌病、冠心病为主，术中应注意心肌保护。扩张型心肌病患者多具有较长病程，心功能差，伴有心律失常，心肌损害严重，心脏房室腔扩大，因此灌注停跳液时应保证及时、充足的灌注。冠心病患者以冠状动脉狭窄、闭塞起病为主要表现，心肌长期处于缺血缺氧状态，冠状动脉管腔狭窄，因此灌注停跳液时应保证充分的灌注压力，常规经主动脉灌注停跳液效果不佳时，可以使用冠状静脉窦逆行灌注管进行逆行灌注。

1．**一般前并行建立左心引流防止心脏过胀**　阻断升主动脉后，快速准确灌注停跳液，使心脏快速达到静止状态，缩短室颤时间。如不在左心房、左心室放置左心引流，可在灌注后通过升主动脉根部灌注插管进行左心吸引。

2．**充分灌注心肌停搏液**　为减少心肌缺血、缺氧损伤，需保证心肌停搏液充分灌注在心肌组织内，并保证充足的灌注量。一般应用 Buckberg 改良 4：1 冷含血停搏液，用量为 20ml/kg（可根据患者心脏情况酌情调整用量），于主动脉根部进行顺行灌注，灌注过程中保持主动脉根部压力灌注压 200～250mmHg 为宜。

3．**心表降温处理**　手术中全程保持心脏表面冰屑覆盖降温，保证心脏处于低温状态，降低心肌耗氧量，减少心肌损伤。

4．**心脏不停跳**　可在体外循环并行辅助下心脏不停跳进行手术操作，在进行 LVAD 心尖部打孔、血泵排气等操作时诱颤心脏完成相关手术操作。该方法优势在于心脏不停跳状态下冠状动脉有血液循环，减少冠状动脉进气风险，但不利于心肌保护及 LVAD 装置的排气和吻合操作。

五、术中体外循环管理

1．术中监测

（1）灌注压：术中经桡动脉或股动脉监测灌注压，维持 MAP 在 50～80mmHg，术前有脑梗或颈动脉狭窄的患者应维持 MAP 在较高的水平。

（2）CVP：体外循环中应为负值或零，是观察静脉引流情况的主要参考值。静脉引流不充分会引起体循环淤血或脑水肿，应及时与术者和麻醉医师沟通。

（3）ACT：体外循环中必须＞480 秒，每间隔 30 分复查 1 次，常温下缩短监测间隔时间。

（4）血气电解质：术中定时监测血气电解质情况，及时调整酸碱和电解质平衡。此类患者术前强心利尿、术中血液稀释、低温及酸碱平衡的不稳定，均可导致不同程度的电解质紊乱。血液中钾、镁、钙离子的平衡与心功能的维持密切相关。低血钾易发生心律失常，心肌收缩乏力，血管张力降低；低血镁造成心肌兴奋性降低，因镁离子与钾、钙离子有协同作用，低钾、低钙血症不易纠正应考虑补充镁离子。镁离子还是钙离子的拮抗剂，抑制钙离子内流，减轻心肌再灌注损伤。

（5）温度：根据是否合并其他心脏手术及 LVAD 手术操作熟练程度及时间采取相匹配的术中温度管理策略，多采用浅低温（鼻咽温 32～35℃），手术操作基本完成前缓慢复温，至鼻咽温 37℃、肛温 36℃停机。

2．**术中容量管理**　容量管理是接受 LVAD 手术患者需注意的一个方面，这类患者为终末期心力衰竭，一般水液体负荷较重，有效循环血容量低，体外循环期间需注意以下两点。

（1）体外循环期间需维持充足的容量，以保证体外循环协助 LVAD 泵及其管路的排气时还血充盈，满足患者心脏及体肺循环的需要。

（2）停机前根据患者容量情况超滤，滤出多余水分，减轻患者容量负荷。

3．**LVAD 装置排气**　LVAD 血泵安装完成后需要体外循环医师、外科主刀医师及 LVAD 工程师团队配合还血至心室辅助泵内协助充分排气，首先，为了最大限度减少气栓的影响，在整个植入过程中用 CO_2 充弥术野；其次，保持左心室足够的血容量使血液前向流动经过血泵和心脏十分重要；最后，避免左心室完全充满之前就提高 LVAD 速率而导致抽吸现象发生。

4．平稳过渡 从体外循环转换到 VAD 的过程应很缓慢。LVAD 植入后，自身心脏功能的应该通过调整血容量、正性肌力药物、心脏电复律（如果有必要）来维持。通过 TEE 和左心房压等监测对右心功能、房室间隔位置和血流动力学进行持续评估。然后在血流动力学稳定的情况下优化 LVAD 的速度，来评估左右心室容量及功能，指导 LVAD 排气、流量设置等。

目前主流 VAD 血泵的临床相关特点：①后负荷敏感（高后负荷时，输出流量将减少）。②过高泵速会导致左心室抽吸，这种情况通常发生在左心室血液回流减少的情况下（低血容量，心脏压塞或更常见的右心衰竭）。在心外科手术中，体外循环将要停止过渡为 LVAD 时，这些都是需要考虑的非常重要因素。

（1）维持理想的前负荷，使机械泵得以充盈，心脏的血容量保持最佳状态——既不过度充盈也不空虚。

（2）保持体循环血管阻力，维持冠状动脉灌注压。

（3）预防体循环高压，高血压会妨碍 LVAD 的排空。

（4）预防肺动脉高压，肺动脉高压会阻碍 LVAD 充盈。

（5）维持自身心室的收缩力。

（6）体外循环流量逐渐降低，LVAD 支持应该从最小流量开始，恢复机械通气。体外循环和 LVAD 支持加在一起不应超过心输出量的 100%。

（7）TEE 评估患者心脏容量状态、房室腔大小、室间隔位置、LVAD 装置引流管位置、二尖瓣反流量。

5．撤除体外循环 当 LVAD 流量稳定、出血很少、自身心脏功能足够时，逐步调整 LVAD 流量与患者右心功能相匹配，循环稳定、血气内环境及复温满意可脱离体外循环停机，过程中需保持密切交流。

停止转流后，应与术者、麻醉医师共同密切注意患者的心率、动脉压、静脉压变化。并根据病情分次缓慢由动脉输入剩余机血。撤除台上所有管道后，精确记录剩余机血量和灌注中的出入量及稀释度。

中国医学科学院阜外医院目前应用数字化手术系统，体外循环医师可通过术野摄像清晰了解手术进展，同时联合经 TEE 协助配合外科医师完成血泵排气及流量调整工作。

6．脱离体外循环失败 脱离体外循环失败的常见原因是冠状动脉灌注不良或右心衰竭。通常使用正性肌力药和血管活性药将 MAP 维持在 80mmHg 以上，改善冠状动脉灌注并通常可以避免右心衰竭的发生。这样可以使大多数患者由体外循环平稳过渡至 LVAD 辅助。正性肌力药和血管活性药可在 LVAD 辅助稳定后逐渐减量。

对于上述操作效果不佳的右心衰竭患者，需要恢复全流量体外循环，进一步优化血流动力学状况，随后再次尝试脱离体外循环转为 LVAD 辅助。在此过程中要重新评估正性肌力药及血管活性药方案，并在必要时做出调整。再次评估右心功能、左心室充盈情况和血泵的位置。加用硝酸甘油、米力农或一氧化氮等药物降低肺血管阻力及右心室应力。经过详尽的评估并优化血流动力学状况后，再次尝试二次脱离体外循环转为 LVAD 辅助。如果不成功，可尝试放置 IABP。如果加用肺血管舒张药和 IABP 辅助仍不能完全脱离体外循环，需要安装短期右心室机械辅助装置，最常用的是 ECMO 辅助。

7．微创化 LVAD 植入术 CPB 相关技术　随着外科技术的成熟及 LVAD 装置的小型化，使得微创化 LVAD 植入术成为可能。目前 HVAD、CF-LVAD 等设备可采取左胸骨旁＋肋间入路以减少手术创面，心脏不停搏下 LVAD 流出端吻合至腋动脉、锁骨下动脉、胸主动脉等。基于侧开胸的 LVAD 植入术患者体外循环可采用外周股动静脉插管并行体外循环技术或采用 VA-ECMO 支持。有研究发现，VA-ECMO 支持下完成 LVAD 植入术患者围手术期红细胞用量、胸腔引流量较体外循环辅助下少，为 ECMO 辅助转为 LVAD 辅助患者术中无体外循环支持提供了新思路。

（吉冰洋）

参考文献

[1] CHEUNG A, LAMARCHE Y, KAAN A, et al. Off-pump implantation of the HeartWare HVAD left ventricular assist device through minimally invasive incisions[J]. Ann Thorac Surg, 2011, 91(4): 1294-1296.

[2] SCHMITTO J D, MOLITORIS U, HAVERICH A, et al. Implantation of a centrifugal pump as a left ventricular assist device through a novel, minimized approach: Upper hemisternotomy combined with anterolateral thoracotomy[J]. J Thorac Cardiovasc Surg, 2012, 143(2): 511-513.

[3] STULAK J M, TCHANTCHALEISHVILI V, HAGLUND N A, et al. Uncorrected pre-operative mitral valve regurgitation is not associated with adverse outcomes after continuous-flow left ventricular assist device implantation[J]. J Heart Lung Transplant, 2015, 34(5): 718-723.

[4] PAWALE A, ITAGATI S, PARIKH A, et al. Mitral valve repair for severe mitral valve regurgitation during left ventricular assist device implantation[J]. J Thorac Cardiovasc Surg, 2019, 157(5): 1841-1848, e1.

[5] MEHTA P, IMAMURA T, JURICEK C, et al. Combined left ventricular assist device and coronary artery bypass grafting surgery: should we bypass the bypass?[J]. ASAIO J, 2020, 66(1): 32-37.

[6] POTAPOV E V, ANTONIDES C, CRESPO-LEIRO M G, et al. 2019 EACTS Expert Consensus on long-term mechanical circulatory support[J]. Eur J Cardiothorac Surg, 2019, 56(2): 230-270.

[7] JOYCE D, JOYCE L, LOCKE M. Mechanical circulatory support: principles and applications[C]. International Pipeline Conference, Calgary, Canada, 2012.

[8] KAWABORI M, KURIHARA C, CONYER R T, et al. Effect of concomitant mitral valve procedures for severe mitral regurgitation during left ventricular assist device implantation[J]. J Artif Organs, 2019, 22(2): 91-97.

[9] KIRKLIN J K, PAGANI F D, GOLDSTEIN D J, et al. American Association for Thoracic Surgery/International Society for Heart and Lung Transplantation guidelines on selected topics in mechanical circulatory support[J]. J Thorac Cardiovasc Surg, 2020, 159(3): 865-896.

[10] STULAK J M, TCHANTCHALEISHVILI V, HAGLUND N A, et al. Uncorrected pre-operative mitral valve regurgitation is not associated with adverse outcomes after continuous-flow left ventricular assist device implantation[J]. J Heart Lung Transplant, 2015, 34(5): 718-723.

[11] BREWER R J, CABRERA R, EL-ATRACHE M, et al. Relationship of tricuspid repair at the time of left ventricular assist device implantation and survival[J]. Int J Artif Organs, 2014, 37(11): 834-838.

[12] RAINA A, SEETHA RAMMOHAN H R, GERTZ Z M, et al. Postoperative right ventricular failure after left ventricular assist device placement is predicted by preoperative echocardiographic structural, hemodynamic, and functional parameters[J]. J Card Fail, 2013, 19(1): 16-24.

[13] ATLURI P, GOLDSTONE A B, FAIRMAN A S, et al. Predicting right ventricular failure in the modern, continuous flow left ventricular assist device era[J]. Ann Thorac Surg, 2013, 96(3): 857-864.

[14] DRAKOS S G, JANICKI L, HORNE B D, et al. Risk factors predictive of right ventricular failure after left ventricular assist device implantation[J]. Am J Cardiol, 2010, 105(7): 1030-1035.

[15] ESTEP J D, STARLING R C, HORSTMANSHOF D A, et al. Risk assessment and comparative effectiveness of left ventricular assist device and medical management in ambulatory heart failure patients: results from the ROADMAP Study[J]. J Am Coll Cardiol, 2015, 66(16): 1747-1761.

[16] RANUCCI M, CASTELVECCHIO S, DITTA A, et al. Transfusions during cardiopulmonary bypass: better when triggered by venous oxygen saturation and oxygen extraction rate[J]. Perfusion, 2011, 26(4): 327-333.

[17] FELDMAN D, PAMBOUKIAN S V, TEUTEBERG J J, et al. The 2013 International Society for Heart and Lung Transplantation Guidelines for mechanical circulatory support: executive summary[J]. J Heart Lung Transplant, 2013, 32(2): 157-187.

[18] YANG J A, KATO T S, SHULMAN B P, et al. Liver dysfunction as a predictor of outcomes in patients with advanced heart failure requiring ventricular assist device support: use of the Model of End-stage Liver Disease (MELD) and MELD eXcluding INR (MELD-XI) scoring system[J]. J Heart Lung Transplant, 2012, 31(6): 601-610.

[19] KIRKLIN J K, PAGANI F D, GOLDSTEIN D J, et al. American Association for Thoracic Surgery/International Society for Heart and Lung Transplantation guidelines on selected topics in mechanical circulatory support[J]. J Thorac Cardiovasc Surg, 2020, 159(3): 865-896.

[20] BRISCO M A, KIMMEL S E, COCA S G, et al. Prevalence and prognostic importance of changes in renal function after mechanical circulatory support[J]. Circ Heart Fail, 2014, 7(1): 68-75.

[21] RAICHLIN E, BAIBHAV B, LOWES B D, et al. Outcomes in patients with severe preexisting renal Dysfunction after continuous-flow left ventricular assist device implantation[J]. ASAIO J, 2016, 62(3): 261-267.

[22] FEUSSNER M, MUKHERJEE C, GARBADE J, et al. Anaesthesia for patients undergoing ventricular assist-device implantation[J]. Best Pract Res Clin Anaesthesiol, 2012, 26(2): 167-177.

[23] MICELI A, CAPOUN R, FINO C, et al. Effects of angiotensin-converting enzyme inhibitor therapy on clinical outcome in patients undergoing coronary artery bypass grafting[J]. J Am Coll Cardiol, 2009, 54(19): 1778-1784.

[24] HASIJA S, MAKHIJA N, CHOUDHURY M, et al. Prophylactic vasopressin in patients receiving the angiotensin-converting enzyme inhibitor ramipril undergoing coronary artery bypass graft surgery[J]. J Cardiothorac Vasc Anesth, 2010, 24(2): 230-238.

[25] METS B. Anesthesia for left ventricular assist device placement[J]. J Cardiothorac Vasc Anesth, 2000, 14(3): 316-326.

[26] BROUSSARD D, DONALDSON E, FALTERMAN J, et al. Anesthesia for left ventricular assist device insertion: a case series and review[J]. Ochsner J, 2011, 11(1): 70-77.

[27] BENDEL S, RUOKONEN E, PÖLÖNEN P, et al. Propofol causes more hypotension than etomidate in patients with severe aortic stenosis: a double-blind, randomized study comparing propofol and etomidate[J]. Acta Anaesthesiol Scand, 2007, 51(3): 284-289.

[28] SCHWANN N M, HILLEL Z, HOEFT A, et al. Lack of effectiveness of the pulmonary artery catheter in cardiac surgery[J]. Anesth Analg, 2011, 113(5): 994-1002.

[29] COWIE B S. Does the pulmonary artery catheter still have a role in the perioperative period?[J]. Anaesth Intensive Care, 2011, 39(3): 345-355.

[30] KANCHI M. Do we need a pulmonary artery catheter in cardiac anesthesia? An Indian perspective[J]. Ann Card Anaesth, 2011, 14(1): 25-29.

[31] POTAPOV E V, STEPANENKO A, DANDEL M, et al. Tricuspid incompetence and geometry of the right ventricle as predictors of right ventricular function after implantation of a left ventricular assist device[J]. J Heart Lung Transplant,

2008, 27(12): 1275-1281.
[32] PASRIJA C, SAWAN M A, SORENSEN E, et al. Less invasive left ventricular assist device implantation may reduce right ventricular failure[J]. Interact Cardiovasc Thorac Surg, 2019, 29(4): 592-598.
[33] MCGEE E JR, DANTER M, STRUEBER M, et al. Evaluation of a lateral thoracotomy implant approach for a centrifugal-flow left ventricular assist device: the LATERAL clinical trial[J]. J Heart Lung Transplant, 2019, 38(4): 344-351.
[34] AILAWADI G, CHANG H L, O'GARA P T, et al. Pneumonia after cardiac surgery: experience of the National Institutes of Health/Canadian Institutes of Health Research Cardiothoracic Surgical Trials Network[J]. J Thorac Cardiovasc Surg, 2017, 153(6): 1384-1391. e3.
[35] CHERPANATH T G, LAGRAND W K, SCHULTZ M J, et al. Cardiopulmonary interactions during mechanical ventilation in critically ill patients[J]. Neth Heart J, 2013, 21(4): 166-172.
[36] HAYWARD C S, SALAMONSEN R, KEOGH A M, et al. Effect of alteration in pump speed on pump output and left ventricular filling with continuous-flow left ventricular assist device[J]. ASAIO J, 2011, 57(6): 495-500.
[37] SLININGER K A, HADDADIN A S, MANGI A A. Perioperative management of patients with left ventricular assist devices undergoing noncardiac surgery[J]. J Cardiothorac Vasc Anesth, 2013, 27(4): 752-759.
[38] HWANG K Y, HWANG N C. Facilitating noncardiac surgery for the patient with left ventricular assist device: a guide for the anesthesiologist[J]. Ann Card Anaesth, 2018, 21(4): 351-362.
[39] TAGHAVI S, JAYARAJAN S N, AMBUR V, et al. Noncardiac surgical procedures after left ventricular assist device implantation[J]. ASAIO J, 2016, 62(4): 370-374.
[40] DEFILIPPIS E M, CLERKIN K, TRUBY L K, et al. ECMO as a bridge to left ventricular assist device or heart transplantation[J]. JACC Heart Fail, 2021, 9(4): 281-289.
[41] DEN UIL C A, AKIN S, JEWBALI L S, et al. Short-term mechanical circulatory support as a bridge to durable left ventricular assist device implantation in refractory cardiogenic shock: a systematic review and meta-analysis[J]. Eur J Cardiothorac Surg, 2017, 52(1): 14-25.
[42] FREEMAN M, LEE M. ECMO as a rescue therapy for cardiogenic shock and a bridge to LVAD[J]. JAAPA, 2019, 32(7): 34-37.
[43] RUSSO C F, BOTTA L, LANFRANCONI M, et al. Emergency ECMO support for acute LVAD failure[J]. Int J Cardiol, 2013, 167(2): e41-e42.
[44] SCHERER M, MORITZ A, MARTENS S. The use of extracorporeal membrane oxygenation in patients with therapy refractory cardiogenic shock as a bridge to implantable left ventricular assist device and perioperative right heart support[J]. J Artif Organs, 2009, 12(3): 160-165.
[45] ARGIRIOU M, KOLOKOTRON S M, SAKELLARIDIS T, et al. Right heart failure post left ventricular assist device implantation[J]. J Thorac Dis, 2014, 6(Suppl 1): S52-S59.
[46] DRAKOS S G, JANICKI L, HORNE B D, et al. Risk factors predictive of right ventricular failure after left ventricular assist device implantation[J]. Am J Cardiol, 2010, 105(7): 1030-1035.
[47] KIERNAN M S, GRANDIN E W, BRINKLEY M JR, et al. Early right ventricular assist device use in patients undergoing continuous-flow left ventricular assist device implantation: incidence and risk factors from the interagency registry for mechanically assisted circulatory support[J]. Circ Heart Fail, 2017, 10(10): e003863.
[48] EDITORS, KIRKLIN J K, PAGANI F D, et al. American Association for Thoracic Surgery/International Society for Heart and Lung Transplantation guidelines on selected topics in mechanical circulatory support[J]. J Heart Lung Transplant, 2020, 39(3): 187-219.
[49] ABDEEN M S, ALBERT A, MAXHERA B, et al. Implanting permanent left ventricular assist devices in patients on veno-arterial extracorporeal membrane oxygenation support: do we really need a cardiopulmonary bypass machine?[J]. Eur J Cardiothorac Surg, 2016, 50(3): 542-547.

LVAD

第四章

左心室辅助装置植入围手术期管理

第一节　LVAD 性能介绍及转速调整策略

人工心脏经历过第一代的搏动泵、第二代的轴流泵后，由于耐久性、血液相容性等问题，促使了第三代离心泵的诞生。离心泵叶轮工作效率更高，因此转速可以相应降低，减少血液破坏。另外，离心血泵通过不同的技术来避免血液和轴承进行接触，包括磁液悬浮、磁悬浮、流体动力悬浮等技术。血液不直接接触轴承，可以进一步减少溶血和血栓形成。

一、中国医学科学院阜外医院使用的 3 款植入式 LVAD

分别是苏州同心的 CH-VAD、重庆永仁心的 EVAHEART 和深圳核心的 Corheart-6，3 款泵均为第三代离心泵，但在结构组成和驱动轴承及性能参数等方面各具特点。

（一）苏州同心（CH-VAD）

CH-VAD 系统由血泵、人造血管、体外控制器、可充电锂电池、电池充电器、监控器、手术工具和淋浴包组成（图 4-1）。

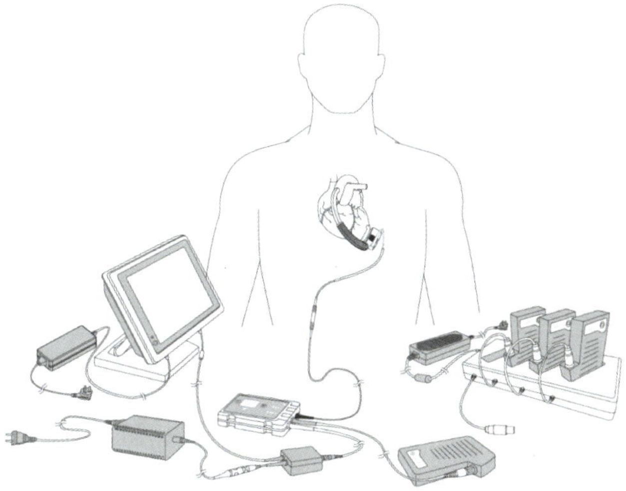

图 4-1　植入式左心室辅助系统 CH-VAD 系统示意

CH-VAD 是一款植入式 LVAD（图 4-2），血泵通过外科手术植入，使入口管插入左心室心尖处，人工血管的出口吻合到升主动脉。左心室内的血液通过血泵的入口管，通过带有叶片的转子旋转加压，将泵内的血液通过吻合到升主动脉的人造血管排入主动脉，从而进入血液循环系统。血泵可以和自身心脏的泵血协同工作。

离心泵被放置在心包间隙，不需要腹部囊袋，减少了手术操作。此款离心泵仅有转子一个运动部件，利用电磁场完全悬浮于血液中，与轴流泵相比较，磁悬浮技术提供了较为宽阔的血流间隙，将剪切应力导致的血液破坏降至最低。

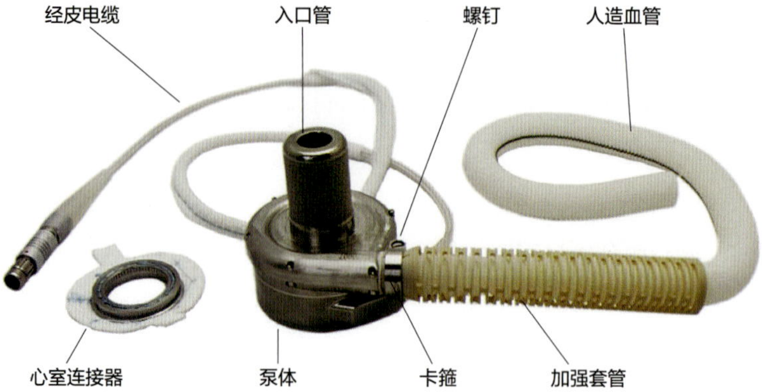

图 4-2　CH-VAD 植入部件

磁悬浮转子周围的间隙比典型的轴流大 10 ~ 20 倍。同时也消除了机械轴承摩擦、发热及部件磨损等问题。离心泵的性能用流量扬程（H-Q）曲线来体现（图 4-3），CH-VAD 最大流量可以达到 10L/min。与其他连续流泵（轴流型、离心型或混合型）一样，血液通过泵的流量与泵出口和入口的压力差及与循环系统的阻尼负荷相关。植入人体后，泵产生的流量有差异，与前、后负荷及左心室内压力、主动脉压力等因素相关。通过外部监测部分读取的实时流量，是通过电流或者功耗等线性关系通过拟合算法估测出的流量，而非实测值，如在泵内血栓形成等情况下，会出现高估，应结合功耗的趋势及血压灌注情况进行正确评估。存在主动脉瓣反流的情况下也会出现无效流量，不能体现出心输出量及有效灌注，应综合多因素进行评估。

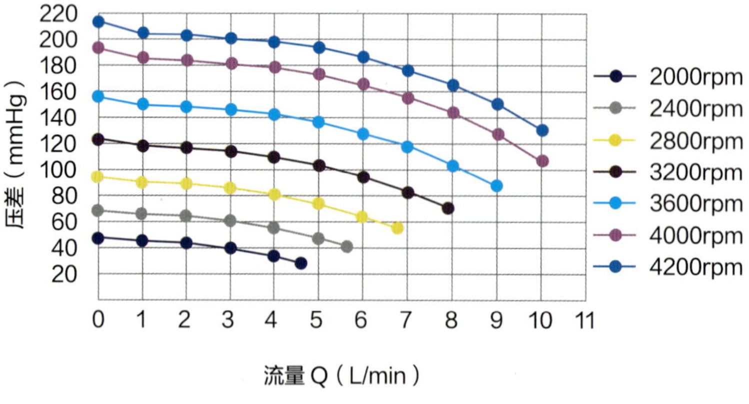

图 4-3　CH-VAD H-Q 曲线

（二）重庆永仁心（EVAHEART）

EVAHEART 也属于连续恒定流的 LVAD，由构成零件（入血管、血泵、引血管）与体外构成零件（控制器、电池、紧急用电池、AC/DC 适配器、充电器、外部监控器、备用控制器、外置带等）构成（图 4-4）。

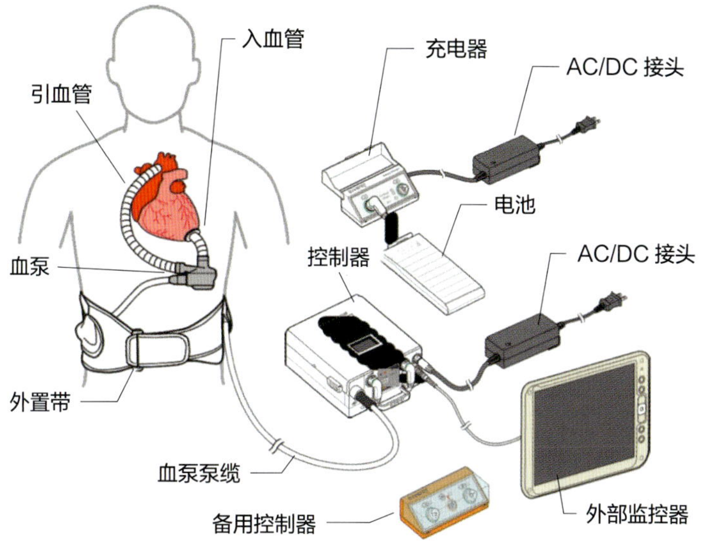

图 4-4　EVAHEART 系统示意

EVAHEART 系统的血泵（图 4-5）属于旋转泵类型，进一步被细分为离心泵。由电机产生的旋转运动，通过轴传递到叶轮，旋转的叶轮在与旋转周成直角的方向将血液送出。叶轮由 4 片羽翼组成，从流体力学角度来看，羽翼形状大大提高了泵的效率。电机的类型属于无刷无传感 DC 电机，因为不含传感系统等，减少了影响设备寿命的主要因素，可长时间运转。

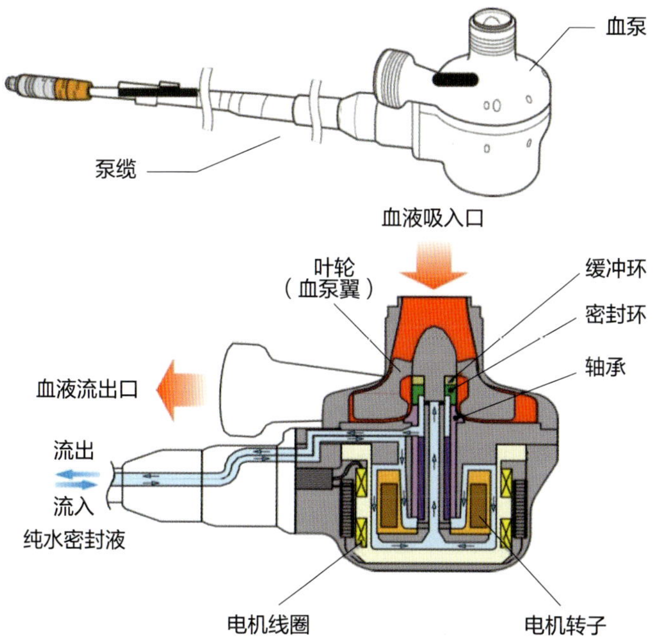

图 4-5　EVAHEART 血泵结构示意

旋转轴通过滑动轴承支撑。滑动轴承由陶瓷制造而成，具有高强耐磨损性。此款泵采用的是流体动力悬浮（纯水悬浮）技术，通过纯水的作用将叶轮推起，使叶轮悬浮不接触轴承，利用纯水包裹驱动轴，从而避免血液和轴承的直接接触，从而减少血栓生成，延长使用寿命。

机械密封的设计有效地保证了血泵的血液内腔到旋转轴不会出现血液泄漏。机械密封是指由组装在旋转轴上的密封环、固定在血泵壳体上的密封环形成相对旋转的密封端面，从而防止液体泄漏的密封装置。此密封端面通过纯水密封液进行润滑，实现低摩擦系数、高密封性能、高可靠性能。

EVAHEART 的流量性能 H-Q 曲线，即血泵的扬程（主动脉与左心室的压力阶差）与在其条件下的血泵的流量关系（图 4-6）。EVAHEART 的流量性能特征是扬程处于较小的范围时，即可实现较大的流量。

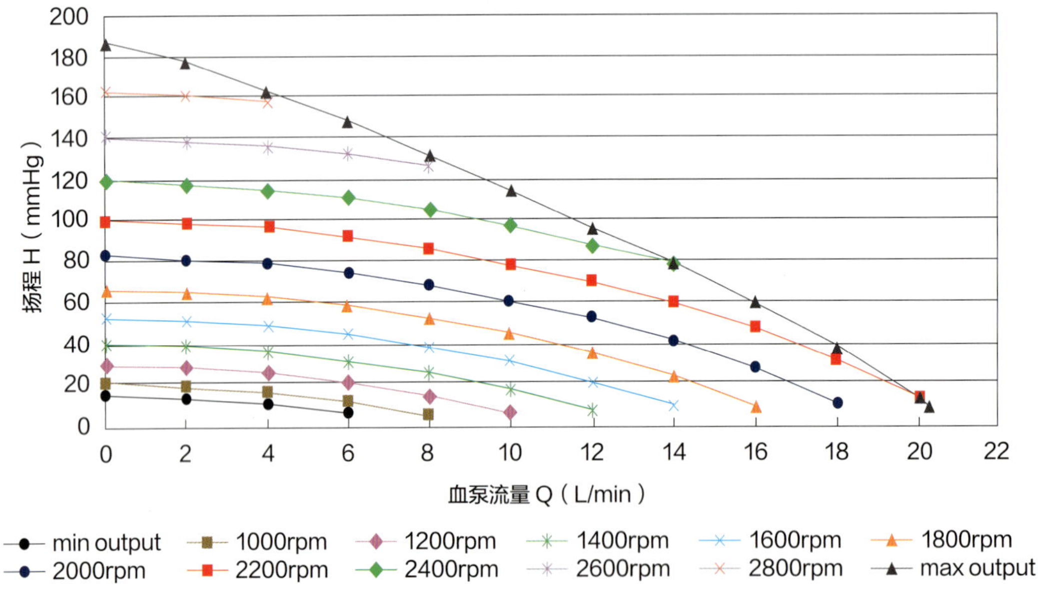

图 4-6　EVAHEART H-Q 曲线

注：EVAHEART H-Q 特性（甘油水溶液 3.5cP，1.125g/cm³）。

血泵由特定的速度驱动，在收缩期时，主动脉与左心室的压力阶差较小时，血泵的动作点如图 4-6 中曲线的右下方所示，流量增大。此外，在舒张期时，主动脉与左心室的压力阶差较大时，血泵的动作点如图 4-6 中曲线的左上方所示，流量变小。随着脉压的不同，动作点随之移动，血泵射出的流量变化较大，所以血泵射出的血液流是与原心脏的心跳同步，类似于搏动性的血流。

此款 VAD 特殊的结构部分是纯水密封构成组件，其主要目的是对血泵内部的滑动轴承提供润滑液、对血泵内部的机械密封提供润滑液，此外，可清洗从机械密封处泄漏出来的极少量的血液成分。润滑液中未混杂血液成分，保持了滑动轴承、机械密封良好润滑，通过此实现血泵的高耐久性。

（三）深圳核心（Corheart-6）

这款植入式 LVAD 主要包含植入式左心室辅助泵（用于长期植入的血泵）和体外控制器（图 4-7）。此外，它还包括实现治疗效果和手术所需的可充电锂电池组（简称电池）、通讯适配器、电源适配器、监视器及手术附件。

此款泵轴承采用的是磁悬浮技术，一种没有物理接触的支承方式，它通过磁场使得两个隔开一定距离的物体之间产生力的作用（相吸或者相斥），泵体内部结构见图 4-8。将磁悬浮技术用于人工心脏，就是通过磁悬浮轴承将叶轮安置在血泵内，叶轮处于悬浮状态，在与

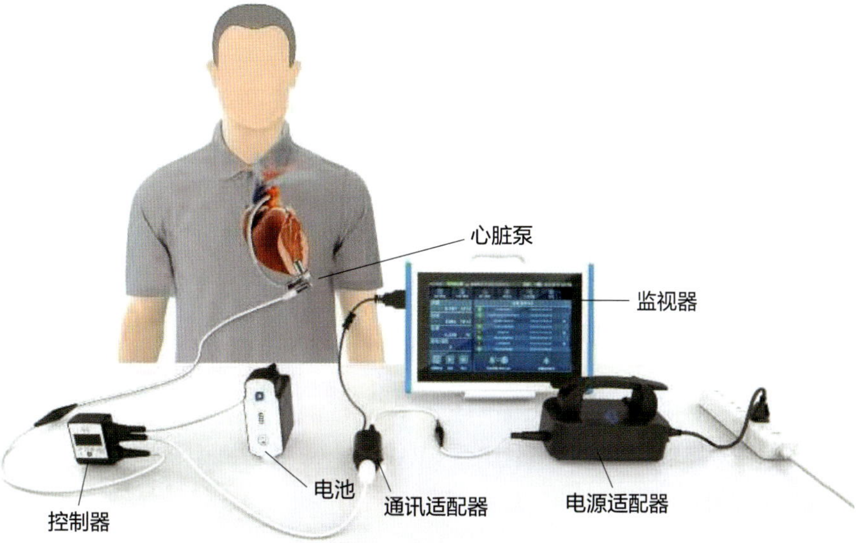

图 4-7　Corheart-6 系统示意

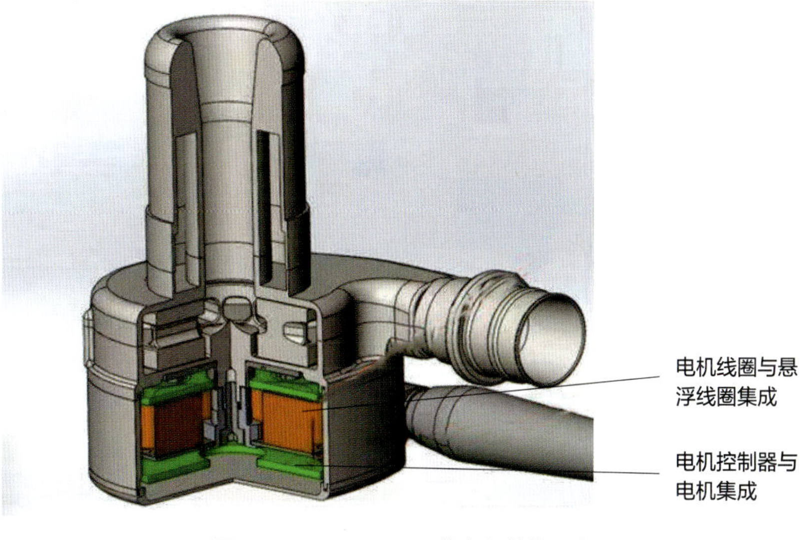

图 4-8　Corheart-6 泵体内部结构示意

泵壳完全脱离接触的情况下高速旋转。叶轮转子四周与泵壳之间存在间隙，血液可以在这些间隙中高速流动，一方面血液流场中的应力较低，从而对血液的机械损伤明显降低，另一方面，由于结合正确的流体力学的设计，避免了轴承和血液的直接接触，提升了人工心脏的血液相容性。

与前两款辅助装置相比，Corheart-6 的最大特点是体积小、重量轻，由于此款泵集成化的设计方式，是目前使用的 3 款泵中体积和重量最小的 1 款。Corheart-6 小巧的特点使其手术创面小、切口小、易植入，可应用于儿童。中国医学科学院阜外医院于 2022 年 6 月为 1 例 14 岁终末期心力衰竭患儿成功植入 Corheart-6，这是国内首例国产人工心脏在儿童体内植入的临床应用。国内外几款 LVAD 对于患者体表面积的适用要求见表 4-1。

表 4-1　不同 LVAD 对于患者体表面积适用要求

	Corheart-6	HeartMate Ⅲ	HVAD	EVAHEART	CH-VAD
适用患者体表面积	≥ $1.0m^2$	≥ $1.2m^2$	≥ $1.0m^2$	≥ $1.5m^2$	≥ $1.2m^2$

Corheart-6 流量性能 H-Q 曲线见图 4-9，相比于上述两款泵，Corheart-6 对于后负荷更加敏感，同等转数下压力阶差对于流量的影响较大。因此，想要维持合理的流量，应在提高转数的同时，维持后负荷在相对较低范围内。

中国医学科学院阜外医院使用的 3 款 LVAD 具体参数对比见表 4-2。

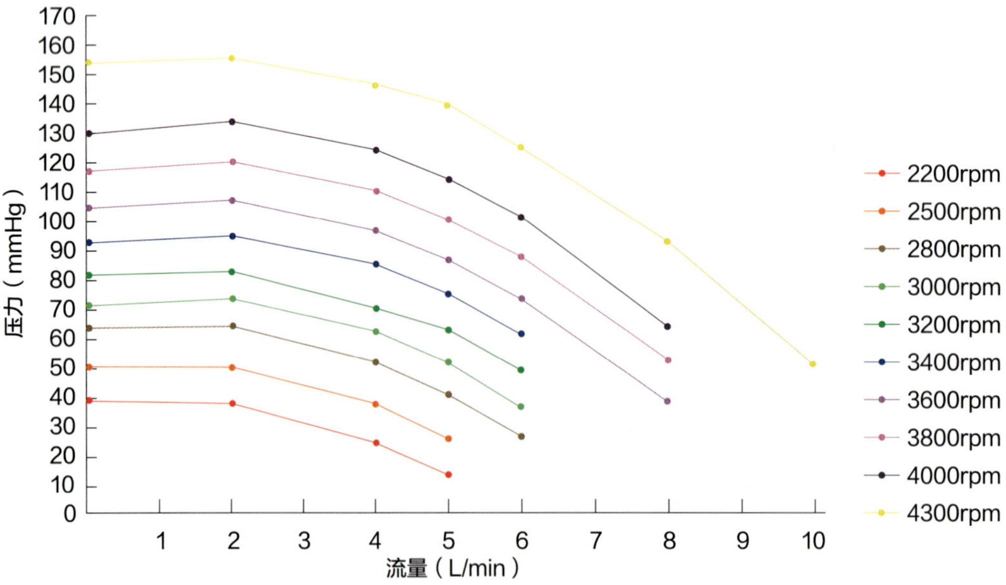

图 4-9　Corheart-6 H-Q 曲线

表 4-2　CH-VAD、EVAHEART 和 Corheart-6 相关参数对比

	CH-VAD	EVAHEART	Corheart-6
厂商	苏州同心	重庆永仁心	深圳核心
泵类型	离心泵	离心泵	离心泵
轴承	磁悬浮	流体动力悬浮	磁悬浮
转速范围（rpm）	1000～4200	800～3000	2200～4300
最大流量（L/min）	10	20	10
泵功耗（W）	8.6（3200rpm 5lpm 100mmHg）	8.5～22.5	3.5（3500rpm 5lpm 70mmHg）
润滑系统	无	纯水密封系统	无
泵体尺寸（mm）	直径 47/49.2 高度 24.8（不包括泵口） 54.8（包括泵口）	58×76.5（不包括血液吐出口和泵线连接处）	最大直径 38 高度 58
入口尺寸（mm）	外径 20	内径 16	外径 20 内径（最大 12、最小 8.5）
出口尺寸（mm）	内径 10	内径 16	外径 18.9 内径 16.9
泵重量（g）	177	泵体 420（第二代 262） 泵缆 350	130（含经皮缆线）
泵体材料	钛合金 TC4 ELI	纯钛	钛合金 Ti 6AL-4V ELI
泵血液接触面涂层	无	MPC	无

二、LVAD 转速评估与调节

对于 LVAD 泵速的调节，需要通过合理化的评估手段，选择最优化的泵速。调节的目标是卸载左心室负荷，增加前向心输出量，从而改善心力衰竭患者异常的血流动力学参数，优化转数必须综合考虑在卸载左心室负荷的同时，高、低转数对于右心室功能、血压及主动脉瓣开放的影响，术后早期与长期维持的泵速调节的侧重点也不同。

LVAD 最优泵速评估比较通用的方法是 RAMP 测试，测试前应将患者的前、后负荷维持在相对最佳范围内，即中心静脉压（CVP）8 ~ 10mmHg、平均动脉压（MAP）75 ~ 85mmHg，如果 CVP < 8mmHg，可以通过补液保证有效的前负荷。如果 MAP 高于上限，可以通过静脉降压药物进行控制，以达到最佳范围。记录血流动力学参数，包括血压、CVP、肺动脉收缩压（PASP）、肺动脉舒张压（PADP）、平均肺动脉压（MPAP）和肺毛细血管楔压（PCWP），用热稀释法计算心输出量（CO）和心指数（CI）。从能满足基本心输出量较低转数开始，每次提高 100 转 / 分，持续 2 分钟，并重复采集每个速度下的所有超声心动图和设备参数及血流动力学指标。通过 TTE 或 TEE 记录以下参数：左心室舒张末期内径（LVEDD）和左心室收缩末期内径（LVESD）、主动脉瓣开放频率、主动脉瓣反流（AR）程度、二尖瓣反流（MR）程度、右心室收缩压（RVSP）。LVEDD、LVESD 应该在胸骨旁左心室长轴切面测得，主动脉瓣开放应至少观察连续 10 个心动周期。如果发生任何以下情况应停止 RAMP 测试：①抽吸现象。②LVEDD 降至 30mm 以下。③PAWP < 10mmHg。在 RAMP 测试前，如果不是最佳容量状态或 MAP 太高，都会导致测试数据的偏差，同时在低血容量和低平均压的情况下，过快的转数设置可能会增加过度卸载左心室负荷的风险。通过 RAMP 测试，可以了解不同转数下心脏状态及血流动力学指标，从而选择最优转数。

术后早期的泵速调节应以优化血流动力学为目的，在保证足够终末器官灌注的前提下，以低转数作为初始泵速。心力衰竭患者的术前血流动力学是组织器官低灌注的状态，LVAD 植入后，前向心输出量增加，血管张力增加，正性肌力药物可以考虑减量或停药，应根据基本灌注情况来调整，MAP 75 ~ 85mmHg 水平可以满足大部分患者的器官灌注。在这种情况下应避免泵速设置过高，心脏需要从结构到功能上对 LVAD 装置进行适应，左心室过度卸负荷，压力下降速度过快，会导致室间隔偏移，出现右心室功能不全。初始的泵速调整应在手术室内通过 RAMP 测试完成，可以通过 TEE 观察室间隔的情况，再结合 Swan-Ganz 导管获得的数据，以及血压和血管活性药物进行设定，通过多次的观察和调整来确定 LVAD 早期的泵速。伴随着体外循环还容量的过程，进行泵速的调整，一般情况下 CH-VAD 从 1500 转 / 分、EVAHEART 从 1000 转 / 分、Corheart-6 从 2200 转 / 分开始逐渐增加，应保证：MAP 在 75 ~ 85mmHg 水平、室间隔无偏移、PCWP < 12mmHg，MR 在少量以下、血管活性药物可小剂量维持且较术前明显减量。

在这个阶段主动脉瓣的开放与否并不是一个重要的评价指标。AR 和 MR 都可能改变 RAMP 测试的结果，AR 增加了左心室额外的容积负荷，这可能会在 LVAD 速度增加时降低预期足够的减压效果。虽然 MR 常随转速的提高而降低，但在结构性瓣膜病的情况下仍有可能持续存在。由于 LVAD 支持下左心室生理结构的改变，有可能低估了在连续流量泵中即使是轻微的瓣膜损伤的影响。有研究表明，二尖瓣的修复与卸载负荷存在相互作用，提示心室几何形态会影响卸载的特性，二尖瓣修复术通过缩小二尖瓣环的大小，增加了心底部心室减压的效果。可以假设，如果患者在植入 LVAD 同期接受二尖瓣修复，可以最大限度地提高 LVAD 卸载负荷的效率。

左心室的大小主要通过超声中 LVEDD 值来评估，LVEDD 对于卸负荷的评价不能仅参考正常值，还应参考患者术前左心室大小进行评估。而且主动脉瓣的开放会影响 LVEDD 的变化斜率，当主动脉瓣开放时，增加转数不会显著改变 LVEDD，左心室内压力间歇性高于升主动脉压力。相反，当升主动脉压力高于左心室舒张末期压力，主动脉瓣关闭时，通过增加转数，LVEDD 开始显著降低。当主动脉瓣关闭时，前负荷减少，动脉搏动性减弱，这两种情况都可能有助于增强泵血功能。LVEDD 在主动脉瓣关闭后的显著变化可能是由于心室形状的改变导致的，容量卸载的效果更容易传递到心底部。LVEDD 是基于超声在胸骨旁左心室长轴的二维测量，但心脏为三维结构，尤其是这种植入心尖的 LVAD 会改变心底部的结构状态，因此左心室卸负荷的最终目标还是左心室舒张末期压力的降低。

长期维持阶段的泵速调节的主要目标是：保证足够的心输出量，左心室充分卸负荷，以及减轻肺淤血。随着早期心脏的逐步适应，以及心脏功能的恢复，泵速应被设定为在维护右心室功能的同时优化心输出量。随着患者日常活动量的增大，应不断地通过评估前后负荷、左心室卸负荷状态及心脏自身功能的恢复情况等因素来调整转数。

在左心室充分卸负荷的前提下，应避免出现右心功能不全和其他并发症的发生，主动脉瓣至少间歇性开放，避免出现微少量以上的 MR 和室间隔轻微偏移。相对于早期，维持阶段心脏功能逐渐恢复，即便增加了转数，只要在合理的转数、容量及药物的调整下，主动脉瓣的开放也成为可能。通常认为设定卸负荷最佳泵速的评价指标是 LVEDD 大小、有无 MR 或 AR。但是采用这些参数进行设定时，也有很多情况需要注意：①LVEDD 应该参考术前的水平和术后稳定期的大小进行综合评估。②通过卸负荷作用，即使在低 PCWP 的情况下，仍可能存在 MR，这有可能是由于二尖瓣的结构性问题，而并非卸负荷不充分。③主动脉瓣不开放容易导致 AR 的发生，而并非卸负荷不充分。如果不考虑这些因素，设置的所谓最佳泵速，很有可能是过高转数。过高泵速的设定，可能与 AR、右心衰竭及出血等不良事件的发生相关。同时适当的降低泵速可以增加脉动性，减少动静脉畸形，从而降低消化道出血的风险。

在术后早期由于有创血流动力学监测和超声心动图监测，卸负荷和右心室功能维护之间的平衡相对容易控制。但在门诊及随访患者中，评价左心室卸载程度较为困难。虽然超声心动图可以估计左心室充盈压力，但当需要连续监测和需要进行 RAMP 试验以确定最佳装置速度时，超声心动图存在一定的局限性。因此，在进行门诊 RAMP 测试时需要注意以下几个问题：①需要进行右心导管检查。②抗凝需要达标，国际标准化比值（INR）1.8 以上或凝血酶原时间（PT）＞ 60 秒，对于疑似装置血栓的患者，给予肝素 60U/kg 静脉滴注后再进行 RAMP 测试。③如果 TTE 发现心室内或主动脉根部存在血栓，则不能进行 RAMP 测试。

RAMP 测试中如果也可以间接诊断设备血栓形成。

综上所述，对于 LVAD 泵速的调整，早期应以改善术前的血流动力学为目的，纠正患者的低灌注状态，通过早期的低转数状态，使心脏从结构到功能上对于植入的 LVAD 进行适应和过渡。对于长期维持状态，为了使左心室达到更好的卸负荷状态，并适应患者日常生活及更大的活动量，可以通过适当增加转数，通过 RAMP 试验来确定最佳泵速。无论是早期或是维持阶段的泵速调整，都是以达到患者受益最大化、风险最小化的平衡为目标。

（邹　亮）

第二节　术后低心排的诊断与处理

LVAD 术后处理的首要目标是维持满意的心输出量，以确保外周脏器的充分灌注和供氧。术后监护调整的方向是既要确保重要脏器组织的适度氧供，又要避免过高的氧需，保持理想的氧供需平衡，减少心脏的负荷。达到这一目标需要结合患者术前的心功能状态及术中情况做出合理的评估，为患者制订个体化的血流动力学目标，动态监测、逐步优化患者的血流动力学状态。对大多数患者来说，应维持混合静脉血氧饱和度（SvO_2）60% 左右，平均动脉压（MAP）> 65mmHg 及心指数（CI）> 2.2L/（min・m^2）。

低心排（全称低心排血量综合征）是心脏外科术后常见的一组以 CO 下降、外周器官灌注不足为特点的临床综合征。术后当患者出现末梢灌注差、皮肤湿冷、肢端苍白、肺部充血、氧合不佳、无尿、代谢性酸中毒等表现时，强烈提示存在低心排的可能。此时结合床旁超声多普勒、有创监测评估血流动力学指标，有助于在血流动力学状态恶化前及早发现并给予恰当的处理措施。

LVAD 植入术后出现低心排时首先应检查 LVAD 装置运行状况，除外机械故障，如引流管位置不当、LVAD 泵口堵塞等机械原因导致的泵流量减低。确定 LVAD 正常运行的情况下，设定预期的目标转速与流量，评估患者的血流动力学指标与超声结果，进一步明确患者低心排的原因。

LVAD 植入术后出现低心排，可能与左心室前负荷、心脏泵功能、心率、心律、外周阻力及 LVAD 的流量和转速设定有关。术中放置 Swan-Ganz 导管，术后可评估左心室充盈压力，测定心输出量，计算外周血管阻力，测量 SvO_2 等血流动力学指标初步判定低心排的原因。此外超声检查是非常有帮助的。特别是通过观察左右心室的大小、比例、室间隔的位置，以及患者自身心脏主动脉瓣开放状况，对于明确低心排原因具有重要价值。

LVAD 植入术后常规监测 CVP、肺动脉压（PAP）、肺动脉楔压（PAWP）、MAP、泵血流和相应的搏动指数、由肺动脉导管获取的 CO（CI）、超声心动图参数及混合静脉饱和度和乳酸含量等实验室数据。术后早期的血流动力学调整主要依据 MAP、CI 及患者的心室功能。在治疗过程中，对患者的整体评估相对单一指标更为重要，持续的血流动力学监测得出的指标变化趋势较孤立时间点的数据更有价值。LVAD 术后处理低心排的理想结局是将影响心输出量的各因素经过系统评价后调节至最佳状态。

低血压伴 LVAD 低血流需要评估心功能和充盈压，因为这可能是低血容量、右心室衰竭、心律失常或其他原因（如心脏压塞或器械相关并发症）的迹象。首先需要考虑患者的容量负荷是否充足。密切注意液体平衡和充盈压对于容量的调整极为重要。通过全面复习术前和术中的血流动力学资料，分析患者心脏的病理生理状态，考虑麻醉及原发基础疾病对左心室顺应性的影响，预判理想的左心室充盈压力。也可以通过 TEE 直接观察左右心室腔的大小、室间隔的位置变化。术后早期容量负荷降低最常见的原因是低血容量。此时 CVP、PAP、PAWP、MAP 均降低，超声下可见左心室充盈不良。此时应首先评估和积极处理是否存在持续出血造成的血容量减少。之后可依据血细胞比容或血红蛋白含量来选择输注红细胞或胶体液补充容量。补充容量时一定要注意右心功能的评价与维护，避免容量超负荷。

部分患者术后早期因体外循环导致的血管麻痹往往需要较多的容量输注。补充容量后充盈压力不升高可能是因为术后早期毛细血管的渗漏，也可能因为复温后血管扩张，或使用具有血管扩张特性的镇静麻醉药物。此时维持患者合适的血压需要足够的外周血管阻力。也可能因为补充容量后心输出量改善，外周血管收缩减轻，心输出量增加的同时外周血管阻力下降。测定和计算心输出量和体循环阻力（SVR）可以区分两者。严重血管扩张导致的低血压，可以通过适宜的缩血管药物使用减少液体的输入。而过度的血管收缩可导致外周血管阻力明显升高，导致 LVAD 流量降低及心脏自身的泵血功能降低。补充容量后充盈压力升高而心输出量不增加可能进一步加重心脏功能不全，此时需要使用正性肌力药物来改善心功能。需要注意，正性肌力药物不能用于治疗低血容量。而过多的容量输注可以显著增加 LVAD 装置植入后右心衰竭的发生率。

当 LVAD 开始运行后，一定要注意右心功能的维护。LVAD 患者术前大多为终末期心力衰竭，伴有不同程度的右心功能障碍。术中和术后多种因素可能对右心功能造成不良影响，包括容量负荷过大、主动脉钳夹时间过长、因出血导致的大量输血、低氧血症及高碳酸血症等。LVAD 术后因为只有左心室被机械支持，上述原因都可导致 LVAD 术后右心功能相对不全。植入 LVAD 后，相应地右心功能必须足以提供充足的过肺血流，使左心室充盈，否则 LVAD 将无法有效地产生足够的全身血流量。因此，在 LVAD 植入术期间通常需要用药物对右心室进行支持，在撤离体外循环时滴定药量，并在随后的 ICU 恢复期间进行适当的调整。

术者在术中可根据直观的观察来判断患者的右心功能，也可以通过 TEE 来判断右心室功能。在撤离体外循环时，保护右心功能，避免右心室扩张十分重要。右心室膨胀可引起室间隔移位，右心室功能受损的同时，左心室的舒张和充盈也受到损害。术后右心室的功能监测是治疗的一个重点。右心室功能不佳可引起体循环静脉压力升高，外周脏器灌注减少，表现为无尿或少尿、肾功能损伤、黄疸、肝功能异常、胃肠功能减低、神志改变等表现。血流动力学指标特征是 CVP 升高，肺血管阻力升高，肺动脉压伴 LVAD 血流和心输出量减少。需要注意的是，严重的右心室衰竭时，肺动脉压力可能很低或正常。在植入后的 1 个月内，左右两侧心室充盈压逐步降低，左右心室功能逐步协调，而心输出量增加。

对于右心功能不佳的患者，应当避免过高的容量负荷，可给予正性肌力药物如多巴胺、肾上腺素类药物联合降低肺循环阻力的药物来辅助右心功能。使用血管活性药物的同时辅助利尿剂或者使用血液滤过排出患者体内多余的水分，保持适量的右心室前负荷，有利于右心功能的维护。由于右心室收缩力会因全身性低血压而受损，因此 MAP 应维持在 65 ~ 90mmHg。当有证据表明右心功能障碍时，如颈静脉压升高、静脉充血、LVAD 流量减少或终末器官功能障碍，可能需要在术后较长时间（2 ~ 4 周）继续使用正性肌力药物支持。如果患者使用了正性肌力药物、肺血管扩张剂及 IABP，仍然存在右心功能障碍，则有必要考虑使用 VA-ECMO，甚至考虑给予右心室机械辅助。

大多数患者可在 LVAD 植入后顺利地逐渐撤除强心药物支持，而有些则存在困难，需要制订详细的撤药方案。尽管术后需要强心药支持的持续时间是不良结果的预测因素，但撤药过快则可能会带来更为严重的损伤。在撤药过程中，右心房压升高、全身血压降低、泵血流减少及静脉饱和度降低提示药物支持减停过快。这些表现也可能指向心脏压塞，后者也是血流动力学不稳定导致低心排的一个潜在原因。

除上述因素外，呼吸机设定、酸碱平衡失调、电解质紊乱等原因亦可能引起术后早期发生低心排。针对可能的原因进行调整后，若患者肢体变暖、灌注改善、尿量充足、循环稳定、血乳酸持续下降，提示血流动力学状态有所改善。

理论上植入双心室辅助装置或全人工心脏的患者不需要强心药支持，因为这些患者的心脏输出可完全通过机械循环支持来获得。但这些患者常需要使用血管收缩药或血管扩张剂来获得适当的血压。植入 LVAD 后，因为只有左心室被机械支持，右心室功能则需要药物进行支持。当低血容量状态改善，充盈压合适，转速达到预定目标就应当选用适当的血管活性药物辅助心脏功能，以达到满意的心指数［CI ＞ 2.2L/（min · m^2）］和血压（MBP ＞ 65mmHg）。选择使用某种血管活性药物是基于对其作用机制和副作用的认识。强心药如多巴酚丁胺和肾上腺素是右心室导向治疗的一线用药，可与磷酸二酯酶 3 型抑制剂联合使用。左西孟旦兼有血管扩张作用，已被证明可用于 LVAD 植入前对右心功能进行预调节，但这类药物在 LVAD 植入后所起的作用尚未被阐明。在已有强心药物支持右心的情况下，血管升压药如血管升压素和去甲肾上腺素则可用于维持适当的 MAP。吸入性肺血管扩张剂如一氧化氮和前列环素可通过降低肺血管阻力而减轻右心室的后负荷。常用的血管活性药如下。

一、正性肌力药与血管收缩剂

（一）多巴胺

多巴胺兼具 α 肾上腺素能受体、多巴胺能受体、β 肾上腺素能受体激动作用。小剂量［2 ~ 3μg/（kg · min）］时具有选择性“多巴胺效应”，主要兴奋肾、脑、冠状动脉和肠系膜血管壁上多巴胺能受体，有肾血管扩张作用，尿量可能增加。但近年未证实术后早期使用小剂量多巴胺对肾脏功能具有保护作用。同时兴奋心脏 β_1 受体，有轻度正性肌力作用。中等剂量［3 ~ 8μg/（kg · min）］时主要起 β_1 受体、β_2 受体激动作用，其正性肌力作用通过提高心脏每搏量（SV）增加 CI，同时使心率加快。此时应注意引起心律失常的潜在风险，特别是可能使房扑及房颤的房室传导速度加快。大剂量［＞ 8μg/（kg · min）］使用时，进一步发挥正性肌力作用，但 α_1 受体激动效应占主要地位，致体循环和内脏血管床动、静脉收缩，外周血管阻力增加，血压升高；血管和心脏的充盈压力升高，心肌耗氧量增加；肾动脉开始收缩后肾脏灌注水平下降尿量可逐步减少；随着剂量增加，使心率加快，甚至引起心律失常。补量 > 20μg/（kg·min）时，其血流动力学效应类似于去甲肾上腺素。随着剂量增大心肌耗氧量和乳酸产生增加，增加肺循环阻力。长期大剂量使用可引起肢端缺血及坏疽。

（二）肾上腺素

肾上腺素是强效 β_1 受体激动剂，通过增加心肌收缩力和心率而增加心输出量。剂量 < 0.03μg/（kg·min）使用时，有轻微的外周血管扩张作用，降低心脏后负荷，从而改善心肌做功，心输出量增加而使血压维持正常升高。剂量 > 0.03 ~ 0.10μg/（kg·min）时，兴奋 α 受体，使阻力血管收缩，收缩压和舒张压均明显升高；兴奋 β_1 受体，使冠状动脉扩张，改善冠状动脉血流量，心肌供血、供氧改善，从而提高心脏复苏成功率。肾上腺素可使心肌舒张期自动去极化速率加快，4 相电位斜率增大，心肌细胞不应期缩短，心率增快。肾上腺素有很强的兴奋 β_2 受体作用，使支气管和肠道平滑肌舒张、松弛，并抑制肥大细胞释放过敏性物质，具有抗过敏作用。

用法及不良反应：初始剂量为 0.01μg/（kg·min），依据血流动力学状态可加大用量。剂量 > 0.1μg/（kg·min）时，明显的血管收缩效应能够显著增加心脏后负荷，全身和心肌耗氧量增加；肾上腺素可以提高心率，但也有明显的致心律失常作用，可诱发心律失常；作用于小动脉及毛细血管，具有极强的血管收缩作用，长期大量使用可导致重要脏器和组织血流减少，加重微循环障碍。

（三）多巴酚丁胺

多巴酚丁胺为选择性 β_1 受体激动剂，主要作用于心肌 β_1 受体，对 β_2 受体和 α 受体作用较弱，对多巴胺受体无激活作用。本药主要增强心肌收缩力，增加心输出量和 CI。其增快心率作用远小于异丙肾上腺素，而改善左心功能优于多巴胺。低浓度时以轻度的周围性 α 受体的缩血管作用为主，高浓度时以 β 肾上腺素能血管扩张为主，较大剂量时周围血管阻力下降，心率增快。本药适用于心脏手术后低排高阻型的低心排综合征及难治性充血性心力衰竭，此外还适用于慢性代偿性心力衰竭和严重心力衰竭、急性心肌梗死并低心排、感染性休克心功能下降，在血容量补充后血压仍不能维持时。

用法及不良反应：常用 2.5 ~ 10.0μg/（kg·min），最大剂量不宜超过 40μg/（kg·min）。最常见的不良发应是窦性心律加快，亦能加速房室传导，故可使房颤患者的心室率加快。此外，本药无法解除机械性梗阻，因此禁用于肥厚型梗阻性心肌病。

（四）米力农

米力农通过抑制细胞内磷酸二酯酶 3 型活性，使心肌和血管平滑肌细胞内环磷酸腺苷（cAMP）浓度升高，增强心肌细胞对 Ca^{2+} 的摄取，并加速其进入收缩蛋白的速率，从而产生正性肌力作用。此外，对血管平滑肌直接松弛，可致前后负荷降低。通过降低体循环和肺循环阻力及增强心肌收缩力的作用而达到增加心输出量。本品小剂量使用时主要为正性肌力作用，随剂量增大扩血管作用逐渐增强，此外有轻微的增加心率作用，因此，总体上能降低心肌耗氧量，也能降低冠状动脉阻力。对比多巴酚丁胺，米力农增加心输出量的作用类似，但导致房性及室性心律失常的概率更小。对于使用儿茶酚胺类药物后仍持续存在低心排或合并有心动过速的患者，可使用此类药。另外，米力农可降低肺动脉压力和肺血管阻力，而不会引起过度低血压或心律失常，对于右心功能不全伴有周围血管阻力增高的患者也较适用。

用法及不良反应：静脉注射时一般首先在 10 分钟内给予负荷剂量 50μg/kg，之后维持剂量为 0.375～0.750μg/（kg·min）。用量过大可导致低血压和快速性心律失常，疗程一般为 48～72 小时，长期应用可致液体潴留，并使心肌因长期正性肌力刺激遭受损害，增加患者的病死率。

（五）洋地黄类

洋地黄作为传统的正性肌力药物应用于心力衰竭治疗已有 200 多年的历史。尽管新的正性肌力药物层出不穷，但尚没有一种药物可以取代洋地黄类药物的位置。洋地黄的正性肌力作用是通过与心肌细胞膜上 Na^+-K^+-ATP 酶结合，从而抑制 Na^+ 泵，使 Na^+-K^+ 交换减少，而 Na^+-Ca^{2+} 交换增加，使细胞内 Ca^{2+} 浓度增加，后者可进一步促进肌质网内 Ca^{2+} 的释放，细胞内 Ca^{2+} 增加通过心肌兴奋－收缩偶联使心肌收缩力增强，起到强心作用。洋地黄可抑制窦房结自律性，减慢房室结传导速度，缩短心房有效不应期，提高浦肯野纤维自律性和缩短浦肯野纤维有效不应期。洋地黄本身具有收缩血管的作用，但随着使用洋地黄后心肌收缩力增强，心输出量增加，故反射性地降低交感神经活性，小动脉及小静脉扩张，外周阻力反而有所下降，有助于心输出量进一步增加。迷走神经张力，使心室率减慢，降低了心脏耗氧量。对非洋地黄类药物引起的快速房颤、房扑及阵发性室上速有较好疗效。

用法及不良反应：急症危重患者常选用速效类洋地黄，最常用者为去乙酰毛花苷（西地兰）。首次 0.4～0.8mg，2～4 小时后再给予 0.2～0.4mg，以葡萄糖 20ml 释放后缓慢静注。在治疗心力衰竭时剂量宜小，而抗快速性心律失常时用量宜大。洋地黄类治疗安全范围较小，治疗量约为中毒量的 2/3，在缺氧、心肌损害、电解质紊乱、甲状腺功能减退等情况下易致中毒，其中毒反应表现：窦性心动过缓、期前收缩、心动过速、房颤、传导阻滞等心律失常；恶心、呕吐、食欲缺乏；头晕、头痛、倦怠、神志改变、精神异常、黄视、绿视等；急性心肌梗死合并心力衰竭，发病 24 小时内尽量不用洋地黄，避免扩大梗死面积或导致心脏破裂。洋地黄类忌用于心脏电复律、肥厚型梗阻性心肌病及缩窄性心包炎等患者，否则易致猝死。

（六）左西孟旦

左西孟旦是唯一的与肌钙蛋白 C 具有较高亲和力的强心药，是新一代强心药物——钙增敏剂类中第一个上市品种，已在欧洲和南美洲 30 多个国家上市使用十余年，疗效确切，安全性较好。这类药主要通过增加心肌收缩蛋白对 Ca^{2+} 的敏感性，达到增加心肌收缩力的目的。作为一种新型钙增敏剂，左西孟旦具有独特双重作用机制，使心肌细胞在不增加细胞内 Ca^{2+} 的情况下提高收缩性、扩张外周血管和冠状动脉、不增加心肌耗氧量、不影响心肌舒张功能，不增加恶性心律失常的风险，用于急性心力衰竭患者可明显增加心输出量和每搏量，降低肺动脉楔压、全身血管阻力和肺血管阻力。为急性失代偿心力衰竭的治疗提供了理想选择。2005 年及 2008 年 ESC 指南建议，左西孟旦用于收缩功能不全所致无严重低血压的症状性低心排心力衰竭患者。目前已有越来越多的研究开始探索左西孟旦的其他适应证，如心肌缺血、心源性休克、心肌顿抑和心脏手术后改善心功能等，提示该药有广阔的临床应用前景。传统的正性肌力药物会增加心肌耗氧量且易诱发心肌缺血或恶性室性心律失常，而左西孟旦对缺血性心脏病患者有较好耐受力，不增加冠心病患者死亡率。在动物和人类研究中左西孟旦已经被证实能改善右心室收缩及舒张功能，并能降低收缩期肺动脉压力，对于右心衰竭及肺动脉高压患者临床应用前景广阔。左西孟旦在 LVAD 中的使用数据虽然有限，但仍然令人鼓舞，具有改善血流动力学与改善器官灌注的作用。左西孟旦除强心扩血管作用外，对缺血及缺血再灌注损伤心肌有保护作用。左西孟旦在增强心肌收缩力的同时不影响心肌细胞内的钙离子浓度，且具有开放线粒体 K^+-ATP 通道的特性，从而在强心的同时可减少心肌细胞损伤，发挥心肌保护作用。有研究显示，心脏外科术后应用左西孟旦对心肌具有保护作用，可显著缩短气管插管及患者的重症监护时间，并可减少术后正性肌力药用量。

用法及不良反应：应用左西孟旦时，需密切监测血压变化，用药前应考虑患者有无血容量不足。通常从小剂量开始用药：心力衰竭患者静脉注射左西孟旦时通常给予 6 ~ 12μg/kg 负荷量，10 分钟给完，而后以 0.05 ~ 0.20μg/（kg · min）的剂量静脉持续滴注，维持 24 小时。由于左西孟旦的活跃代谢产物半衰期长达 80 小时，左西孟旦持续作用时间为 75 ~ 78 小时至 1 周，因此每周应用一次疗效比较显著。左西孟旦可以快速从肠道被吸收，并且具有很高的生物利用度。药物主要通过尿和胆汁两条途径排泄，在尿中仅发现微量的原形药物，对于轻中度的肝肾功能损伤无需调整剂量。左西孟旦耐受性良好，常见的不良反应为头痛、低血压，偶见心动过速和心悸。大部分副作用（如头痛、低血压）多因剂量过大或血管扩张作用所致。为了避免血压降得过低带来风险，在应用这种药时，尽可能暂时停用米力农及其他血管扩张药。

（七）去甲肾上腺素

去甲肾上腺素具有突出的 β_1 受体和 α 受体激动作用及较弱的 β_2 受体激动作用。α 受体激活引起全身皮肤、黏膜血管显著收缩，外周血管阻力上升，血压升高；其次使骨骼肌、肠系膜、肝、肾血管收缩，从而增加心脏、脑等重要脏器的血流灌注。β 受体激活使心肌收缩力增强，心率增加，传导加快，心输出量增加。另外，去甲肾上腺素可使冠状动脉扩张，小剂量使用时对增强心肌收缩力和心输出量有益。对因外周阻力低下而导致的低心排和低血压应首先考虑使用去甲肾上腺素。此外，去甲肾上腺素也可引起局部血流重分布，因此也是感染性休克时首选的血管活性药。低血容量时，去甲肾上腺素可作为扩容的辅助用药，促使血液循环的暂时维持。

用法及不良反应：初始剂量为 0.01μg/（kg · min），根据血流动力学状况可加量。剂量 ＞ 0.2μg/（kg · min）时，需注意因外周血管收缩，血流重分布，可能导致肠系膜和外周血流减少，并引起代谢性酸中毒。

（八）血管升压素

血管升压素是一种能调节渗透压、血压、血流动力学并具有中枢性作用的内源性激素，它与血管升压素类似物（如特立加压素和垂体后叶素）均为非儿茶酚胺类血管收缩剂。血管升压素对外周血管通过作用于不同的血管升压素受体实现调节。对于大多数动脉床有收缩作用，尤其对皮肤、黏膜和内脏血管收缩最强。但对于肺动脉、冠状动脉和椎－基底动脉扩张，该作用可能因血管升压素刺激血管升压素受体使血管内皮释放 NO 有关。本药无正性肌力作用，任何心功能的改善都是源于灌注压的改善，因此，低心排患者应用时须谨慎。对于血管阻力低和肺动脉高压的患者，提升血压的同时不会导致肺动脉压的明显变化。

用法及不良反应：一般与儿茶酚胺类药物联合应用。2016 年《拯救脓毒症运动》指南建议最大速率为 0.03U/min，因存在肢端和肠系膜缺血的风险而不建议使用更高速率。早期使用（使用去甲肾上腺素后 4 小时内或去甲肾上腺素剂量为 50μg/min 时）可缩短达到目标 MAP（65mmHg）的时间。对于因 ACEI 和 ARB 药物使用而导致的低血压效果良好。也可作为肾上腺素的替代疗法应用于抢救无脉性室速与室颤。对一部分强效血管收缩剂治疗无反应的血管扩张患者，可能存在血管升压素缺失的情况，该药可用于辅助治疗。不良反应常见恶心、呕吐、腹部绞痛、外周低灌注、肠系膜缺血等，这些不良反应多会因患者容量不足而加剧。

二、血管扩张剂

（一）硝普钠

硝普钠是一种有效的静脉和动脉扩张剂。通过释放 NO 从而增加环磷酸鸟苷（cGMP）的形成，显著降低左心室充盈压和外周血管阻力。具有起效快、持续时间短的特点。适用于血管收缩引起的后负荷增高而导致的心输出量下降患者。

用法及不良反应：该药具强效降压效果，使用时需严密监测血压。静脉治疗剂量 0.5～8.0μg/(kg·min)，宜从小剂量开始，直到效果满意为止，维持 12～48 小时即停药。副作用常见低血压、恶心、呕吐。在肝或肾功能不全患者，长期使用易发生硫氰酸盐和氰化物中毒的危险。故用药不宜超过 72 小时。由于硝普钠水溶液不稳定，遇光易分解，故药液应临用时新鲜配制。药液使用一般不超过 6 小时，使用时避光滴注以免药物分解，降低疗效。

（二）硝酸甘油

硝酸甘油是一种有效的血管舒张药物，可松弛胆碱能及肾上腺素能神经支配的平滑肌，尤其对小血管平滑肌的作用最强。选择性地作用于静脉容量血管，减少回心血量，降低心脏前负荷，降低室壁张力。轻度舒张小动脉，使外周血管阻力和血压下降，降低心脏后负荷，降低心肌耗氧量。舒张冠状动脉，改善心外膜和心内膜的血流，改善侧支循环。此外，硝酸甘油还可以治疗因肺循环阻力增加而导致的右心衰竭。

用法及不良反应：静脉应用时应十分小心滴定剂量，监测血压，防止血压过度下降。一般用 5% 葡萄糖溶液或 0.9% 氯化钠溶液稀释，开始剂量 5μg/min，观察血压、心率和治疗反应，每 5 分钟增量 5～10μg/min，最大量不超过 200μg/min。连续应用 24 小时后可发生耐药。常见的不良反应有搏动性头痛、皮肤潮红。有严重低血压及心动过速时应停用。严重贫血、青光眼、颅内压增高、急性下壁伴右心室梗死、肥厚型梗阻性心肌病、重度主动脉瓣或二尖瓣狭窄、心脏压塞和缩窄性心包炎患者不宜使用。

（三）乌拉地尔

乌拉地尔是一种快速而缓和的新型降压药，具有扩张外周血管和中枢性降压的双重作用。可阻断外周突触后 α_1 受体，扩张外周血管，降低外周阻力，减轻心脏负荷，使血压明显下降的同时，并不降低心输出量，且对心率影响极小。该药可降低心血管中枢的交感反馈调节，使外周血管张力下降而降压，降低血压的同时抑制心率增快。本药对静脉作用大于动脉，对肺血管床的舒张作用大于体循环。

用法及不良反应：静脉注射首次 10 ~ 15mg，维持 100 ~ 400μg/min，依据血压调整用量。最长应用时间不宜超过 48 小时。副作用较少，大多数患者耐受性好。禁用于孕妇及哺乳期妇女及主动脉狭窄和动静脉分流患者，慎用于老年人及肝肾功能受损患者。

三、肺血管扩张剂

LVAD 植入术后维护右心功能极为重要，对于右心功能不全的患者除常规使用正性肌力药外，常需联合使用肺血管扩张剂降低右心后负荷，改善右心功能。理想的肺血管扩张剂除可以有效扩张肺血管外，还应具有选择性好、使用简便、副作用少的特点。所谓选择性好包括两方面：一是主要作用于肺循环，较少作用于体循环，不会显著影响体循环，避免引起低血压、心动过速等副作用；二是主要作用于通气好的肺泡区域，避免作用于通气不好的肺泡区域，即不会增加肺内分流量，对肺的气体交换能力影响小。广泛应用的硝酸酯类血管扩张药如硝普钠、硝酸甘油，直接作用于肺血管，可以有效降低肺动脉压，但选择性差，会导致体循环血管扩张致心输出量下降。该类药物有利于轻度肺动脉高压和右心衰竭的患者，但对于 LVAD 术后严重右心功能不全的患者需要选用更强效、选择性更高的肺血管扩张剂。

（一）一氧化氮

一氧化氮（NO）于 1987 年被证实是内皮衍生性舒张因子。研究证实，NO 是一种有效且高选择性的肺血管扩张剂。当 NO 弥散入血液后，立即与血红蛋白结合形成亚硝基血红蛋白而失去活性，因此，NO 对于肺血管的作用为高选择性，对外周血管阻力影响极小。它能降低右心室后负荷，改善右心室功能，并保持体循环灌注压。此外，NO 不会导致肺内分流增加，它可逆转低氧血管收缩现象。但 NO 是有毒气体，高浓度 NO 对肺和全身有毒副作用，包括肺损伤、肺水肿、高铁血红蛋白血症、动脉血氧饱和度下降和神经系统并发症等。临床使用一般通过呼吸管路给药，常用剂量 10 ~ 40ppm。这种设计可使氧和一氧化氮充分混合形成对人体损害较小的二氧化氮。停用 NO 时应该缓慢，避免肺血管阻力反弹性升高。反弹现象可能是使用 NO 后内皮素 -1 升高所致。通常指南建议每 30 分钟减量不超过 20%，吸入量低于 6ppm 时可停用。

（二）前列环素

内源性前列环素（PGI_2）是花生四烯酸的代谢产物，主要在肺血管内皮细胞内经环氧化酶途径产生，具有明显血管扩张和抗血小板聚集作用。其舒张血管的机制在于直接作用于血管平滑肌细胞上的 PGI_2 受体后，可能通过 G 蛋白途径激活腺苷酸环化酶，升高细胞内 cAMP 浓度，后者再激活蛋白酶 A 产生效应，包括降低血管平滑肌细胞内的 Ca^{2+} 浓度，从而引起除个别血管如猪冠状动脉和人大隐静脉产生轻度的收缩外，大多数血管舒张，包括心、脑、肾、肺等重要脏器。PGI_2 极不稳定，在生理状态下半衰期为 2～3 分钟，极易被水解为 6- 酮 -PGF1α。但它在合适的缓冲液条件下却非常稳定（约 12 小时）。这就保证了 PGI_2 在使用过程中不被分解。内源性 PGI_2 可扩张全身血管。但由于其一次通过肺循环将失活 80%～95%，所以低浓度给药时对体循环作用轻微；而且因为 PGI_2 对肺循环不同张力状态血管的作用相异，故对肺内分流量的影响不大，具有一定的肺循环选择性。但近年的研究发现，当肺血管内皮细胞严重受损时，对 PGI_2 的代谢能力降低，使其大量进入体循环，引起血压下降等不良反应。因此，人们逐渐认识到 PGI_2 对肺血管的选择作用不完全，称为相对选择性。由于这种相对选择性的存在，使其在临床使用中受到了一定限制。

PGI_2 经静脉使用时不经过肺激活，是强效的体肺循环血管扩张剂；吸入 PGI_2 是很有效的短效肺血管扩张剂，能改善右心功能，不影响外周血管阻力，通过改善通气 / 血流比值而改善氧合。吸入性伊洛前列素（万他维）具有用药方式简单、起效速度快、全身不良反应少的特点，能迅速降低肺血管阻力、增加右心输出量，对外周血管阻力和血压影响极小。术后单次吸入 2.5～5.0μg，作用可持续 1～2 小时，每日可依据需要给予 6～9 次。

（三）磷酸二酯酶抑制剂

西地那非是磷酸二酯酶 5 型抑制剂，与磷酸二酯酶 3 型抑制剂（米力农）不同，西地那非可抑制 cGMP 的降解，从而导致血管舒张，对治疗肺动脉高压有效。西地那非也存在抗血小板聚集的作用，LVAD 患者在应用过程中需引起注意。口服剂量 25～50mg，约 30 分钟后起效，并持续 4 小时。每日依据需要给予 2～4 次。能减弱患者停用静脉或吸入性肺血管扩张剂后的反射性肺动脉高压。对于联用硝酸酯类药物的患者要警惕低血压的发生。

（四）内皮素受体拮抗剂

内皮素 -1 受体拮抗剂目前广泛应用于原发性肺动脉高压患者，能够阻断导致肺血管收缩的内源肽而使肺血管扩张。波生坦是双重内皮素受体拮抗剂，对内皮素受体 A 和内皮素受体 B 均有亲和力，可降低肺血管和全身血管阻力，并在不增加心率的情况下增加心输出量。口服给药，推荐剂量 125mg，用药后 4 小时达到血药浓度峰值，每日 2 次。

四、新型血管扩张剂——重组人脑利钠肽

重组人脑利钠肽是一类新型抗心功能不全的药物，利用重组 DNA 技术合成的重组人脑利钠肽通过与利钠肽受体结合，具有明确的排钠、利尿和扩血管的作用，增加心输出量而不增加心率和耗氧量，可明显改善血流动力学。新活素是我国自主研发的重组人脑利钠肽，用于治疗急性心力衰竭和慢性心力衰竭急性发作，具有改善呼吸困难、利尿等作用；同时还可改善射血分数，降低 NT-proBNP。重组人脑利钠肽具有起效快、疗效显著、不良反应少的特点，在 2012 年 ESC 心力衰竭指南中推荐在心力衰竭常规治疗的基础上联合应用。

重组人脑利钠肽为人工合成的基因重组人 B 型脑利钠肽，能与血管平滑肌和内皮细胞上的鸟苷酸环化酶受体结合，使第二信使 cGMP 水平升高而发挥生理学效应。离体实验中，重组人脑利钠肽能使内皮素 -1 或 α 受体激动剂处理的人动静脉舒张。在人体中重组人脑利

钠肽能降低心力衰竭患者的肺毛细血管楔压和动脉压。重组人脑利钠肽通过扩张静脉和动脉而降低前、后负荷，降低左心室充盈压，增加心输出量；促进钠排泄，具有利尿作用，在患者出现利尿剂抵抗时使用可改善利尿作用与肾功能；还可抑制 RAAS 和交感神经系统，防止心力衰竭恶化。

用法用量：静脉给药初始负荷剂量 2μg/kg，缓慢静脉注射，随后给予维持剂量 0.01μg/（kg · min），疗程一般 3 天。肾功能不全患者无需调整剂量。

不良反应与禁忌证：本品可引起低血压、心动过速、房颤、窦房结传导阻滞等不良反应。对本品成分过敏者禁用，不明原因低血压、心源性休克患者禁用，心脏瓣膜狭窄、缩窄性心包炎、限制型或梗阻型心肌病、心脏压塞、已知或怀疑心脏充盈压降低的患者应避免使用。与 ACEI 不宜联用，避免低血压的发生。

（雷　蕾）

第三节　术后血压及容量管理

一、血压管理

（一）血压测量

LVAD 在心脏收缩期及舒张期持续提供血流，随着左心室辅助泵速的增加，舒张压上升，而收缩压保持相对稳定，因此脉压降低。LVAD 术后的患者，血流动力学的变化主要体现在舒张压及流量的升高。

由于舒张压升高、脉压降低，可能会给血压测量带来困难。测量血压的方法可采用有创动脉、自动无创血压测量仪、多普勒超声等。

通过有创动脉测量到的血压为金标准。患者术后早期可通过有创动脉导管直接获得血压读数。在拔除有创动脉导管后，应用常规自动无创血压测量仪虽然能得到准确血压，但当患者的脉压低于自动无创血压测量仪的灵敏度范围时，则难以测量血压，造成测量成功率低。

多普勒超声测量的血压为在肱动脉获得多普勒信号的压力，可以测量几乎所有 LVAD 患者的血压。可测量心动周期任何时间点的血流，测量血压有很高的成功率。并与有创动脉血压的平均压有很好的一致性，能够准确测量血压。因此，目前建议临床运用多普勒超声进行血压的测量。

目前临床认为多普勒超声测量血压反映 MAP。也有研究发现，多普勒超声测量的血压可能更能反映收缩压。因为多普勒超声测得的血压与收缩压的关系不受脉压影响，而在脉压较低的患者中多普勒超声测得的血压则与 MAP 相近。随着脉压增加，多普勒超声方法的局限性明显增加。

在实际临床工作中，测量血压的方式通常采用有创动脉压监测。在拔除有创动脉导管后，可采用自动无创血压测量仪，若脉压过低，无创血压测量仪获取血压读数困难，则可采用多普勒超声测量血压。

（二）血压的适宜范围

适宜的目标血压应结合患者术前的血压水平，在保证组织器官灌注的同时，避免高血压。

对于 CF-LVAD 患者，尚无明确统一的目标血压值。Wilson 等建议 MAP 目标值为 70 ~ 90mmHg，而 Slaughter 等建议 MAP 目标值为 70 ~ 80mmHg，不超过 90mmHg。ISHLT 指南则建议 MAP 目标值＜ 80mmHg，指南的建议是基于专家小组共识的Ⅱb 类推荐（证据水平 C）。

目前临床工作中将 MAP 70 ~ 80mmHg 作为目标血压值，避免出现高血压。高血压会增加卒中风险，且与 LVAD 泵血栓的形成及主动脉瓣关闭不全的发生相关。

有研究表明，MAP 比收缩压更能预测卒中及泵血栓的发生率。MAP ＞ 90mmHg 时卒中风险及泵血栓形成风险会明显升高。

Teuteberg 等的研究认为，MAP 升高是出血性卒中的最强预测因素，术后晚期出血性卒中也与高血压相关。也有研究认为，在轴流泵的左心室辅助患者中，卒中与 SBP 升高相关。SBP 升高和脉压低的患者更易出现血管内皮功能障碍，进而使血管受损，发生卒中风险最高。长期的血压升高会损伤血管内皮，从而导致局部血栓形成和缺血性损伤。血管内皮和平滑肌细胞的退行性改变则可导致动脉瘤的形成，易于发生颅内出血。高血压还会加速动脉粥样硬化的进程，增加由颅外大血管狭窄和栓塞引起脑损伤的可能性。

LVAD 流量的减少会导致淤血，从而增加泵血栓形成的风险。Najjar 等确定了 LVAD 患者的泵血栓形成与血压之间的关联，多变量分析显示，MAP ＞ 90mmHg 是泵血栓形成的重要危险因素。

高血压还可导致新发的主动脉瓣反流或加重已存在的主动脉瓣反流，尤其是在主动脉瓣关闭或很少打开的情况下。在一般人群，高血压患者中主动脉瓣反流就比血压正常的个体更普遍。LVAD 患者术后出现主动脉瓣反流与主动脉根部血流和压力变化有关。有研究发现，术后 3 个月血压升高是主动脉瓣关闭不全的预测因素。

适宜的血压不仅能降低卒中、主动脉瓣关闭不全、左心室辅助泵血栓等不良事件的发生率，还会优化心脏支持，能够确保左心室辅助泵的输出流量，从而达到充分左心室减压的效果。在给定的泵速下，左心室辅助泵的输出流量与后负荷有关，离心泵比轴流泵对后负荷更加敏感。高血压意味着高的后负荷，可导致泵流量减少，进而减弱左心室辅助泵对左心室卸负荷的效果。左心室卸负荷不充分，可能加重心力衰竭症状，也有可能引起心肌缺血或室性心律失常。

LVAD 患者的血压管理需要在严密控制高血压与避免低血压之间取得平衡。Jennifer 等建议应避免过度控制血压，避免长期 MAP ＜ 75mmHg。目前指南推荐使用 β 受体阻滞剂、NCEI 或 ARB 进行标准的心力衰竭药物治疗，以达到最佳的血压控制。应用 β 受体阻滞剂治疗时需注意监测右心功能情况，应用 ACEI 时需监测肾功能变化。

（三）术后低血压评估和处理

低血压的处理：MAP ＜ 60mmHg 定义为低血压。

出现低血压时应结合 CVP、超声心动图、漂浮导管等指标综合分析低血压的原因做出相应处理。

1. **泵的流量降低时**　在泵速一定的情况下，考虑是否存在各种原因导致的左心室前负荷不足及泵流出管道梗阻等情况。常见可导致泵前负荷不足的情况包括低容量状态、心脏压塞、右心衰竭等。

低容量状态时，CVP、PAP、PAWP 不高，超声心动图提示心脏不够充盈，给予补液处理。同时需监测血细胞比容，鉴别是否存在出血可能，及时调整抗凝方案，寻找并处理出血来源，如手术相关出血、消化道出血等。LVAD 引起的脉压降低可能导致出现消化道出血。

低容量状态时或左心室较小患者易出现抽吸现象，可结合左心室辅助泵流量、功耗判断，需调整泵速并补充容量。

心脏压塞时，可出现 CVP 高，补液后左心室辅助泵流量无变化，漂浮导管提示 PAP 及 PAWP 不高，结合超声心动图结果可明确诊断，需要外科及时处理。

右心衰竭时，可出现 CVP 升高，PAWP 不高，超声心动图提示右心扩大，右心室功能障碍。需调整容量状态，应用血管活性药，降低肺血管阻力处理和调整 LVAD 流量。必要时植入右心室辅助装置。

如出现 CVP 升高，PAP、PAWP 高，超声心动图可见左心房、左心室增大，主动脉瓣开放，未见右心功能障碍，考虑左心室辅助泵卸负荷不充分，需调整泵速，并评估左心室辅助泵流入、流出管道位置及是否存在阻塞。

2. **泵的流量增加时**　考虑由血管扩张引起血压降低。如存在感染证据（结合体温、白细胞计数、影像学等），需积极寻找感染灶，应用抗生素，必要时使用升压药物。如无感染证据，可停用扩血管药物，应用升压药物处理。

二、容量管理

血流动力学状态的调整从前负荷、后负荷、泵功能三方面进行。LVAD 患者也应通过调整血管活性药物和容量状态调整循环，而不应仅依靠泵速的调整。可以通过前负荷的调整，进而影响流量，达到调整血流动力学状态的目的。

在给定的转速下，LVAD 持续提供血流，此时左心功能完全或部分由 LVAD 代替，但对右心功能无辅助作用，因此需要维持充分的前负荷，以及较低的肺血管阻力，以保证左心获得足够的前负荷。维持 LVAD 泵达到满意流量的同时，又需要评估静脉回流至右心的容量及右心功能。

临床用于评估容量状态的指标包括 CVP、下腔静脉直径及变异率、心室大小、室间隔位置、PAWP 等。有些需要超声心动图、漂浮导管等协助获取相应指标。其中 CVP 在术后较易获得，且能够动态监测，临床将 CVP 作为评估容量的常用指标。

CVP 是可以反映容量的压力负荷指标。也可反映静脉回流的限制，并提示右心功能，CVP 的测量有助于指导液体管理。在机械通气、腹腔内高压、心脏压塞等情况下，CVP 会受到一定影响。CVP 本身不能直接代表心脏前负荷的多少。心脏前负荷取决于静脉回流量，根据 Guyton 的静脉回流理论，静脉回流由体循环平均充盈压（MSFP）和 CVP 的变化梯度决定。因此，在相同 MSFP 时，低的 CVP 静脉回流更多，心脏前负荷更能得到保证；而高的 CVP 意味着静脉回流的降低，前负荷没有得到增加，反而增加了静脉回流的阻力及组织器官后向的压力，影响器官血液回流，导致器官间质水肿，使器官灌注及功能受损。

CVP 升高是导致肾功能恶化的重要因素之一。在心外科术后患者中，肾功能恶化与右心功能不全、CVP 升高有关。水肿、腹水、肝肾功能不全的发生风险与高 CVP 相关。治疗过程中容量过多及较高的 CVP 会导致肾脏、肺、胃肠道等器官水肿，造成严重后果。LVAD 患者在保证充足前负荷的前提下，需避免泵流量过高，静脉回心血量过多，造成右心容量的过负荷。目前建议维持 CVP ＜ 16mmHg，CVP 升高＞ 15mmHg 时可能需要积极呋塞米、肾脏替代治疗或降低 LVAD 流量，避免右心功能受损。

在术后患者麻醉苏醒、脱机拔管等过程中，前负荷和后负荷是随时变化的。在临床工作中，患者脱离呼吸机，解除正压通气时，静脉回流量会增加，通常会加强利尿。在患者术后恢复过程中，随着血管张力及胶体渗透压的恢复，也会适当利尿。避免容量过多或 CVP 过高的同时，也要注意避免出现容量不足导致的组织器官灌注不足，以及 LVAD 患者可能出现的抽吸现象。容量状态会随时根据肺部体征、痰液性状、循环状态、心室大小、功能、形态等情况调整，而不仅仅将 CVP 作为衡量容量的唯一指标。在保证心脏前负荷、满足组织灌注的容量基础上，通常 CVP 会维持偏低水平，达到器官保护目的。

（张志鹏）

第四节　术后右心衰竭

一、LVAD 术后右心衰竭的定义

右心衰竭（RHF）是由于右心结构或功能异常（主要是右心室，也可为右心房和三尖瓣）或心包疾病，导致右心对肺的灌注受损，不足以提供机体所需要的心输出量，从而导致心力衰竭症状和体征的一种临床综合征。右心衰竭的诊断通常需要具备两方面的特征：①右侧心脏结构和 / 或功能异常，或有右侧心内压力增加的客观证据。②与右心衰竭一致的症状和体征。术前合并 RHF 是 LVAD 植入术后早期死亡的主要危险因素之一；而术后发生 RHF，也是导致 LVAD 植入后近期和中远期死亡的主要原因之一。作为 LVAD 术后主要并发症，目前收集 VAD 病例最多的数据库——机械辅助循环支持跨机构登记系统（INTERMACS），对 LVAD 术后 RHF 给出了明确的定义和严重程度分级（表 4-3、表 4-4），对于随访期间发生的迟发 RHF 也有严重程度分级标准表 4-4。根据此定义和严重程度分级，INTERMACS 回顾了 2014 年 6 月 2 日至 2017 年 3 月 31 日期间登记的 6118 例植入连续血流 LVAD 且生存超过 3 个月的患者，发现术后早期（1 个月内）及随访 3 个月、6 个月、12 个月时，RHF 的发生率分别为：轻度 6%、5%、6%、6%，中度 19%、5%、3%、3%，重度 1%、0.2%、0.1%、0。

表 4-3　INTERMACS 对 RHF 的定义

持续性 RHF 的症状或表现具有以下两项特征	
定义	有以下其中一项方法记录到的 CVP 升高： （1）直接测量：右心导管测得的 CVP 或 RAP ＞ 16mmHg （2）下腔静脉明显扩张且无吸气变异的超声心动图表现 （3）直立位患者超过一半高度的颈静脉怒张的临床表现 有以下其中一项 CVP 升高的临床表现： （1）外周水肿（≥ ++，新发或未消除） （2）在体格检查（明确的腹部轮廓）或诊断性成像中出现腹水或可触及的肝大 （3）肝功能恶化（总胆红素＞ 2.0mg/dl）或肾功能障碍（肌酐＞ 2.0mg/dl）的实验室证据

表 4-4　INTERMACS 对 RHF 严重程度分级

分级	发生时间	诊断标准
轻度	VAD 植入的住院期间	患者满足 RVF 的两个标准，外加： 植入 VAD 后使用正性肌力药物、吸入 NO 或静脉输注血管扩张剂没有超过术后第 7 天 以及 VAD 植入术后第 7 天后无需使用正性肌力药物
	VAD 植入术后的随访期间（VAD 植入后 3 个月、6 个月、12 个月和此后每 6 个月）	患者满足 RVF 的两个标准，外加： 自上一次随访期以来，没有发生需再入院治疗的 RVF 以及自上一次随访期以来没有使用正性肌力药物
中度	VAD 植入的住院期间	患者满足 RVF 的两个标准，外加： 植入术后使用正性肌力药物、吸入 NO 或静脉输注血管扩张剂超过 7 天，但未超过 14 天
	VAD 植入术后的随访期间（VAD 植入后 3 个月、6 个月、12 个月和此后每 6 个月）	患者满足 RVF 的两个标准，外加： 自上一次随访期以来，仅有一次再入院接受静脉利尿剂 / 血管扩张剂治疗 RVF 以及自上一次随访期以来没有使用正性肌力药物
重度	VAD 植入的住院期间	患者满足 RVF 的两个标准，外加： CVP 或 RAP ＞ 16mmHg 以及 VAD 植入术后使用正性肌力药物、吸入 NO 或静脉注射血管扩张剂超过术后 14 天
	VAD 植入术后的随访期间（VAD 植入后 3 个月、6 个月、12 个月和此后每 6 个月）	患者满足 RVF 的两个标准，外加： 自上一次随访期以来任意一次需要使用正性肌力药物 或者自上一次随访期以来，两次或两次以上需要使用静脉利尿剂 / 血管扩张剂治疗 RVF 或者出院后任意一次需要 RVAD 支持 或者出院后任何时间死亡，RVF 为首要致死原因
重度 - 急性	VAD 植入的住院期间	患者满足 RVF 的两个标准，外加： CVP 或 RAP ＞ 16mmHg 以及 VAD 植入术后任何时候需要右心室辅助装置 或者 VAD 植入后住院期间因 RVF 死亡

INTERMACS 的 RHF 定义由于对术后右心压力升高有严格限定，并且没有涵盖更多的临床常见 RHF 表现，使其对 LVAD 术后诊断 RHF 的敏感性降低，因而在 2020 年，机械循环支持学术研究联盟（MCS-ARC）提出新的关于 LVAD 术后 RHF 的定义，CVP 的升高不再是诊断的必要条件，并纳入更多与 RHF 相关的查体、影像学、血流动力学及实验室检查指标，这一定义将 LVAD 术中同期安装包括体外膜氧合（ECMO）在内的右心室辅助装置（RVAD）归类为早期急性 RHF；将术后 30 天以后发生的需要安装 RVAD 或者再入院接受静脉利尿剂及正性肌力药物治疗大于 72 小时，并符合 RHF 诊断标准或合并 RHF 临床表现（表 4-5）的情况归类于晚期 RHF。术后早期（30 天以内）RHF 有 3 种表现形式，分别定义为：①在 LVAD 术后 30 天内接受短期或长期 RVAD 治疗。②虽未接受 RVAD 治疗，但术后持续接受正性肌力药及血管升压药治疗，并于术后 14 天内死亡，同时符合 RHF 诊断标准中的两条或合并一种 RHF 临床表现。③还有一种术后早期 RHF 最多见的形式，与大多数临床试验中对 RHF 的定义接近，即在术后 30 天内的任何时候需要连续使用正性肌力药或血管升压药或吸入 NO 治疗超过 14 天，并符合 RHF 诊断标准中的两条或合并一种 RHF 临床表现。术后早期 RHF 具体定义见表 4-5。MCS-ARC 的这一诊断标准针对儿科患者（18 岁及以下）也进行了适当的修正，RHF 的主要诊断标准与成人诊断标准的差异为可用肋缘下超过 3cm 的肝大来代替颈静脉怒张表现；并且不同年龄段 CVP 升高的标准不同：10 ~ 18 岁，CVP ＞ 14mmHg；5 ~ 10 岁，CVP ＞ 12mmHg；5 岁以下，CVP ＞ 10mmHg。RHF 的临床表现与成人的差异为肌酐升高需超过 1.5 倍基线水平，胆红素升高需超过 2 倍正常值上限水平，去掉了血乳酸水平＞ 3.0mmol/L 和混合静脉血氧饱和度＜ 50% 这两项临床表现，增加了在搏动泵 LVAD 辅助过程中因充盈不良需要降低超过 20% 的基线泵速。

表 4-5　MCS-ARC 对 LVAD 植入术后早期 RHF 的定义

1. 在 LVAD 植入术后 30 天内任何时候都需要植入短期或长期的 RVAD（包括 ECMO）	
2. 在 LVAD 植入术后 30 天内任何时候都需要连续使用正性肌力药或血管升压药或吸入 NO 超过 14 天	
并满足两条右心衰竭的主要诊断标准，或者合并至少一条右心衰竭的临床表现	以下为诊断右心衰竭的主要诊断标准： （1）腹水 （2）功能限制性外周水肿（≥ ++） （3）直立位患者超过一半高度的颈静脉怒张的临床表现 （4）直接测量 CVP 或 RAP ≥ 16mmHg 以下为考虑右心衰竭的临床表现： （1）肾功能障碍（肌酐＞ 2 倍基线水平） （2）肝功能损伤（AST/ALT 升高超过 2 倍正常值上限水平或者总胆红素＞ 2.0mg/dl） （3）SvO_2 ＜ 50% （4）CI ＜ 2.2L/（min · m^2） （5）泵流量减低＞ 30% 基线水平（除外机械性原因，如心脏压塞或张力性气胸） （6）血乳酸水平＞ 3.0mmol/L
3. 在 LVAD 植入术后 14 天内死亡，虽未接受 RVAD 治疗，但需要持续使用正性肌力药或血管加压药直至死亡，并符合上述右心衰竭主要诊断标准中的两条或合并至少一条右心衰竭的临床表现	

在许多临床试验中也有对 LVAD 术后 RHF 不同的简化定义，较常用的有 LVAD 术后任何时间需要吸入 NO 或静脉正性肌力药或血管升压药治疗超过 2 周（也有临床试验定义为超过 1 周），因此文献报道的 LVAD 术后 RHF 的发生率差别很大，波动于 10%～40%。

二、LVAD 术后右心衰竭的风险评估

LVAD 植入术后的 RHF 多发生在术后早期至数周，对围手术期血流动力学产生不良影响，导致左心室充盈减少和泵流量下降，影响组织灌注和器官功能，增加术后早期并发症和死亡率。但值得注意的是，术后早期 RHF 通常可逆，可通过适当的治疗改善。INTERMACS 最新的研究数据表明，术后 1 个月内发生的 RHF 绝大部分在 3 个月内可治愈，能够持续到术后 1 年的 RHF 仅有 3.5%；术后早期可逆 RHF 的患者远期生存率与术后未发生 RHF 的患者接近；而术后早期 RHF 持续至 3 个月或术后反复发生 RHF 的患者远期生存率则显著降低。关于术后晚期（术后 30 天以后）发生 RHF 的报道也越来越多，提示与远期不良预后相关。上文提到的 INTERMACS 登记的 6118 例患者中，随访在术后 3 个月内没有发生 RHF 的患者，随后发生 RHF 的比例也比较低；但术后 3 个月内发生 RHF 的患者，术后 1 年的死亡率更高，并随着 RHF 严重程度的增加，死亡率也增加；再入院、卒中、严重消化道出血等主要并发症的发生率也随着 RHF 的严重程度相应增加。也有研究表明，LVAD 术后晚期发生 RHF 的患者过渡至心脏移植以后，近期和远期的死亡率均高于没有发生 RHF 的患者。因而术前对右心功能的评估非常重要，完善对 LVAD 植入术后发生 RHF 风险的评估体系，一直是 LVAD 领域的重要研究课题。无论从血流动力学还是解剖结构上，人们对于左心衰竭的理解远比 RHF 要深入。术前 RHF 的原因可能是右心原发的电机械病因；也可能继发于左心衰竭和 / 或肺动脉疾病。术后由于心输出量的增加，且左心室缩小之后导致的右心室几何形态改变，甚至是室间隔左移，使 RHF 风险增大。一部分患者术前 RHF 可通过药物治疗和 / 或短期机械循环辅助纠正或改善；另一部分不能改善的患者需要考虑双心室辅助治疗或心脏移植。术前调整也非常重要，即使是通过评估存在术后 RHF 风险的患者，也不能简单地被排除在 LVAD 等待名单之外，而应积极进行准备和调整。

RHF 风险的评估从病因开始，不同的心力衰竭病因累及双心室的程度不同，限制型心肌病和浸润性心肌病（如淀粉样变），引发双心室衰竭的风险较大。欧洲机械循环支持注册登记系统（EUROMACS）的研究发现非缺血性心肌病（主要指扩张型心肌病、左心室心肌致密化不全，研究排除了限制型心肌病、肥厚型心肌病、围产期心肌病、瓣膜病、先天性心脏病、心肌炎）比缺血性心肌病患者更容易发生术后早期 RHF。其他容易引发双心室衰竭的情况包括先天性心脏病、后室间隔穿孔的缺血性心肌病、心脏肿瘤、心脏移植物失功、MCS 过程中由于持续室颤导致的心室内血栓形成。术前左心室的大小也影响术后发生 RHF 的风险。有研究提示，术前 LVEDD ＜ 62mm 是术后发生 RHF 的独立危险因素。更小的左心室与术后死亡率增加相关，在一项预测术后 1 年死亡的评分系统相关研究中，术前 LVEDD ＜ 55mm 显著增加术后 1 年的死亡风险（*OR* 5.917，*P*=0.036）。

术前对右心功能的评估包括体格检查、实验室检查、超声心动图、血流动力学参数的测

量。体格检查的阳性体征包括颈静脉怒张、肝颈静脉回流征、外周水肿、坠积性水肿、肝脾大、腹水。心脏听诊可能发现胸骨左下缘或附近闻及右侧第三心音（提示右心室充盈压升高）、肺动脉瓣第二心音亢进及三尖瓣反流杂音，胸骨旁可能触及右心室抬举样搏动。实验室检查与右心功能不全相关的结果包括肾损伤指标（常用血肌酐、血尿素氮）升高、肝功能不全（血清转氨酶水平升高、胆红素水平升高、凝血酶原时间异常、低白蛋白血症）。

对于右心室大小和功能的评估，尽管因为右心室的非球形不规则形态，心脏 MRI 检查才是更能准确评估的金标准，但有些终末期心力衰竭患者无法耐受该检查，也有些患者因植入心脏节律装置等限制无法进行该检查，超声心动图就成为评估右心室结构和功能的最常用手段。为标准化右心超声心动图评估，美国超声心动图学会在 2010 年发布了包含评估标准和正常参考值的指南，并且和欧洲心血管影像协会共同在 2015 年更新了部分参考值。术前正确评估右心室大小非常重要，但由于右心室形状复杂，单一的二维指标难以准确代表右心室面积，通常在心尖四腔切面，用舒张末期右心室面积大于左心室面积来提示右心室增大。此外，常用右心室线性内径的测量观察右心室有无扩大，在舒张末期心尖四腔切面下测量基底部右心室线性内径（右心室基底 1/3 的最大直径），如该内径＞ 4.2cm 提示右心室明显扩大。值得注意的是，需要打出聚焦于右心室的心尖四腔切面，否则会造成低估或高估。有研究提示，在此测量值基础上，当 RVEDD/LVEDD 比值≥ 0.75 时，LVAD 术后患者早期 RHF 的发生率显著增加（*OR* 5.4，*P*=0.012），30 天内死亡或 RHF 的复合终点也显著增加（*OR* 2.7，*P*=0.03）。其他研究发现，基底部右心室线性内径≥ 5.0cm 是预测术后 RHF 的独立危险因素（*RR* 1.97，*P*=0.008）。测量右心室功能常用的指标之一是三尖瓣环收缩期位移（TAPSE），它代表右心室的纵向缩短，是右心室的主要运动形式。TAPSE 需在心尖四腔切面进行测量，即将 M 型超声的游标放置于三尖瓣环外侧，测量收缩期此参考点移动的纵向最大距离，当 TAPSE ＜ 1.6cm 时提示右心室收缩功能减低；如果 TAPSE ＜ 7.5mm，预测 LVAD 术后 RHF 具有较高的特异性（91%），但敏感性较低（46%）。另一个评价右心室功能常用的指标是面积变化分数（FAC），即右心室从舒张期至收缩期面积变化的百分数，是可代替射血分数的二维参数；FAC 在心尖四腔切面进行测量，通过在舒张末期（此时 RV 腔最大）和收缩末期（此时 RV 腔最小）手动描绘 RV 心内膜轮廓完成，当 FAC ＜ 35% 时提示右心室收缩功能减低。需要注意的是，必须准确识别并描绘真正的 RV 心内膜边界，而不是突出的小梁和心肌束。由于 FAC 不局限于一种运动，而是包含纵向缩短、径向增厚及室间隔的影响，与其他反映 RV 收缩功能的二维指标（如 TAPSE 和收缩期三尖瓣环纵向运动速度）相比，FAC 与心脏 MRI 测得的 RVEF 参考标准的相关性最好（*R*=0.80）。一项研究以 RV-FAC ＜ 31%，左心房容积指数＜ 38ml/m^2 及估测右心房压＞ 8mmHg 3 个指标组成的超声评分可以预测 LVAD 术后 RHF（*OR* 1.66，95%*CI* 1.06 ~ 2.62）。超声心动图还可测量其他反映右心室功能的指标，如心肌做功指数（Tei 指数）、压力最大上升速率、等容收缩期心肌加速度、二维及三维射血分数、组织多普勒三尖瓣环 S′、局部心肌应变及应变率等，这些指标的测量和用法可参见第六章。

超声术前评估肺动脉压力和三尖瓣反流（TR）的严重程度也是风险评估的重要组成部分。肺动脉压可指导患者的术前调整治疗，而 TR 的严重程度可影响预后。在非 LVAD 患者的人群中，美国退伍军人管理局医疗中心有一项针对 5223 例患者的研究，在无或有轻度、中度、重度 TR 的 4 组患者中，无论肺动脉收缩压或左心功能如何，1 年生存率均随着 TR 程度的加重而降低，分别为 92%、90%、79% 和 64%。在 LVAD 领域的多项研究中，无论是术前还是术后的中重度 TR 均与不良预后相关。EUROMACS 一项 2496 例患者的研究提示，术前中重度 TR 合并右心功能不全表现，术后 30 天死亡率显著增加。INTERMACS 一项 14 615 例患者的研究中，随着术前 TR 严重程度的加重，术后远期死亡率也呈增加趋势；三尖瓣成形术并不能改善患者预后，并与出血、心律失常及卒中等不良事件的发生显著相关。Duke 研究也提示 LVAD 术中同期行三尖瓣成形术，术后再出现中重度 TR 的发生率接近 40%，并且是晚期 RHF 的独立危险因素（*HR* 2.62，*P*=0.003）。INTERMACS 最近一项纳入 5537 例患者的研究显示，既往有三尖瓣成形或置换的手术史，也是术后 3 个月时 RHF（包含术后持续 RHF 和 3 个月时新发 RHF）的危险因素。

肺动脉导管（PAC）又称 Swan-Ganz 导管，常用于评估右心血流动力学，可评估 CVP、右侧心内压、肺动脉压、肺毛细血管楔压（PCWP）、心输出量（CO）、心指数（CI）、混合静脉血氧饱和度（SvO_2）、肺血管阻力（PVR）、右心室每搏功指数（RVSWI）等参数。这些血流动力学变量作为潜在的能够预测 LVAD 术后 RHF 发生的危险因素获得了广泛研究，但大部分研究并未获得一致的结果。有些变量在单因素分析中有意义，而在多因素分析中失去了预测价值；另一些参数则在不同的研究中获得了相互矛盾的结果，如 PCWP、PVR、CI 等。有极少的变量可作为预测 LVAD 术后 RHF 的独立危险因素，在多个研究中获得了比较一致的结论，如 RVSWI。在最近一项纳入 359 例 LVAD 患者的单中心研究中，单因素和多因素分析均显示 RVSWI 是术后 RHF 的独立预测因素，ROC 曲线下面积（AUC）为 0.72（$P < 0.001$）；RVSWI ＜ 500mmHg · ml/m^2 与术后使用 RVAD、术后 90 天使用血液透析，以及术后 30 天死亡这一复合终点的发生显著相关（*OR* 5.2，95%*CI* 2.3 ~ 11.3）。还有一些血流动力学变量可以组合起来用以预测 LVAD 术后 RHF，如术前 CVP/PCWP 比值＜ 0.63 是术后 RHF 的危险因素。肺动脉搏动指数也是个组合参数，是肺动脉收缩压和舒张压的差值与右心房压之间的比值，已被多项研究证明可以预测 LVAD 植入后的 RHF，尽管在不同研究中得出的阈值不同，目前较为广泛接受的是 1.85，小于该阈值对预测术后 RHF 具有 94% 的敏感性和 81% 的特异性。

相比于单个的预测因素，结合了临床、实验室、血流动力学及超声心动图指标的多参数预测模型具有更高的预测效能。虽然目前尚未对术后 RHF 的最佳预测方法达成共识，但已经有多个研究建立了术后 RHF 预测评分系统，用以促进术前识别植入 LVAD 后发生 RHF 高风险的患者（表 4-6）。但目前这些评分系统也存在一些限制其应用的问题：早期的风险模型多是基于搏动式 LVAD 数据建立的，不适用于目前主流的连续血流 LVAD；这些评分系统对 LVAD 术后 RHF 的定义也不统一，可能存在低估或高估风险的情况；另外，这些风险模型也多是基于单中心数据得出，单一人群，病例数仅一百余至数百例，其应用价值还有待多中心大样本数据的进一步验证；并且这些基于术前风险因素的预测模型，不能纳入术中或术后早期的参数和事件，而这一时期的容量过负荷、肺血管阻力急剧升高、内环境紊乱、冠状

表 4-6 LVAD 术后发生 RHF 的术前风险预测评分系统

评分系统	评分系统纳入的危险因素	AUC	敏感性或阳性预测值（%）	特异性或阴性预测值（%）
Michigan 评分	血管升压素使用	0.73±0.04	70.9	79.6
	AST ≥ 80U/L			
	胆红素≥ 2.0mg/dl			
	肌酐≥ 2.3mg/dl			
Pennsylvania 评分	LVAD 术前严重右心室功能障碍		83	80
	肌酐≥ 1.9mg/dl			
	RVSWI ≤ 250mmHg · L/m^2			
	CI ≤ 2.2L/（min · m^2）			
	既往外科手术史			
	SBP ≤ 96mmHg			
Utah 评分	植入 LVAD 作为终点治疗用途	0.743±0.037		
	术前应用 IABP			
	PVR 水平			
	术前依赖静脉强心药物			
	肥胖			
	术前使用 ACEI/ARB			
	术前使用β受体阻滞剂			
Pittsburgh 评分	年龄	0.87	85	83
	TPG			
	RAP			

续表

评分系统	评分系统纳入的危险因素	AUC	敏感性或阳性预测值（%）	特异性或阴性预测值（%）
Pittsburgh 评分	HR	0.87	85	83
	INR			
	WBC			
	ALT			
	静脉强心药物用量			
CRITT 评分	术前严重右心室功能障碍	0.80 ± 0.04	87	75
	严重三尖瓣反流			
	术前使用机械通气			
	HR > 100 次 / 分			
	CVP > 15mmHg			
TRV 评分	CVP/PCWP ≥ 0.5	0.909		
	BSA ≤ 1.40m^2			
	术前使用连续性肾脏替代治疗			
	BNP ≥ 1200pg/ml			
	LVEDD ≤ 62mm			
EUROMACS-RHF risk 评分	RAP/PCWP ≥ 0.54			
	血红蛋白≤ 100g/L			
	≥ 3 种静脉强心药物使用			
	INTERMACS 分级Ⅰ ~ Ⅲ级			
	术前严重右心室功能障碍			

动脉缺血等事件可能促发术后的 RHF；植入 LVAD 后，左右心之间的交互作用、右心室和室间隔收缩模式的改变也可能促发 RHF。虽然上述这些不足均影响术前评分系统的预测准确性，但在术前筛选出高风险患者，并进行积极的干预和调整，仍然具有重要意义。

三、LVAD 术后右心衰竭的药物治疗

LVAD 术后早期 RHF 的处理原则与其他病因导致的急性 RHF 处理原则相同，着重在于优化前负荷、增强心肌收缩力、降低后负荷。一般治疗包括维持组织氧供（包含术后早期机械通气调整）、目标导向性治疗指导下的容量管理、血流动力学监测及支持、心律失常管理、谵妄及疼痛管理等；特殊治疗可能需要床旁静脉－静脉血液透析和／或滤过，短期或长期右心室机械循环支持治疗。与其他病因所致急性 RHF 处理的不同点是，首先要确保 LVAD 的参数设定是合理的，不会导致室间隔过度移位，加重右心室扩张和三尖瓣反流。

当存在容量超负荷时，需要排出过多容量以减轻右心室前负荷，使 CVP 保持在 15mmHg 以下；优化右心室前负荷可以起到右心室减压的作用，通过心室间相互作用使得左心室舒张期压力－容积曲线向下移位，改善左心室舒张功能，从而增加每搏量。减轻容量负荷的首选治疗是利尿剂，但终末期心力衰竭患者可能因多种原因存在利尿剂抵抗，如肾脏低灌注、严重肾淤血、急性肾损伤等。对于常规利尿治疗效果不佳的患者，可以采用大剂量利尿剂快速滴定策略，可借鉴 CARRESS-HF 试验的大剂量利尿剂方案（表 4-7），也可以在袢利尿剂基础上联合应用其他种类利尿剂治疗，如噻嗪类利尿剂、血管升压素 V_2 受体拮抗剂等。在应用利尿剂的同时也需要调整血流动力学。在逐步增加利尿剂剂量无反应，或不能达到满意卸负荷程度的患者，需要考虑启用肾脏替代治疗，可根据肾损伤及内环境情况，酌情选择单纯超滤治疗，或连续静脉－静脉血液透析和／或滤过治疗。

表 4-7　CARRESS-HF 试验推荐的利尿剂（利尿剂抵抗情况下的大剂量方案）

当前剂量（每日）		建议剂量	
		袢利尿剂（呋塞米）	噻嗪类利尿剂
A	＜80mg	40mg 静脉推注＋5mg/h 泵入	无
B	80～160mg	80mg 静脉推注＋10mg/h 泵入	美托拉宗 5mg qd
C	160～240mg	80mg 静脉推注＋20mg/h 泵入	美托拉宗 5mg bid
D	＞240mg	80mg 静脉推注＋30mg/h 泵入	美托拉宗 5mg bid

注：CARRESS-HF，急性失代偿性心力衰竭的心肾挽救研究转载自 Bart 等。Copyright 2012，Elsevier。

在 LVAD 术后，血管活性药的使用主要是为支持右心，治疗的目标包括增强心肌收缩力、改善灌注、降低右心室后负荷、增加前向血流。药物的选择主要依赖于临床中心的治疗常规、临床医师的经验和专家共识意见。通常国际上在急性 RHF 的治疗中一线选择是扩血管强心药，兼顾正性肌力作用和降低右心室后负荷的需要，最常用的是米力农和多巴酚丁

胺。多巴酚丁胺具有半衰期短、起效迅速的特点，停药后作用消失快，有逆转低血压、促心律失常等副作用。米力农比多巴酚丁胺的外周血管扩张作用强，因此也能更加有效地降低右心室舒张末压，但引起低血压的倾向也更强。在一项纳入 149 例 LVAD 患者的研究中，18 例发生术后 RHF 的患者，10 例给予米力农治疗，8 例给予 RVAD 治疗，米力农组的患者术后 1 个月、6 个月、12 个月及 24 个月的生存率分别为 100%、90%、90% 及 75%，与术后未发生 RHF 的患者无显著性差异（P=0.956）。在 LVAD 植入术后早期，由于外周血管阻力下降，往往需要兼顾 α_1 受体激动作用的正性肌力药，可选择的药物包括多巴胺、肾上腺素和去甲肾上腺素。存在血管麻痹的患者可能需要使用血管升压素或去氧肾上腺素。

LVAD 术后由于右心室前后负荷急剧增加或术中右冠缺血可能导致急性 RHF，紧急治疗用药需要使用快速起效的可降低 PVR/SVR 比值的血管扩张剂，首选持续吸入 NO 或分次雾化吸入伊洛前列素（万他维）。尽管从 LVAD 术后 RHF 的定义就可看出 NO 在术后 RHF 治疗中的地位，但目前的小样本研究结果仍然不一致：一项纳入 150 例 LVAD 患者的研究将术后 PVR ＞ 200dyne·sec·cm^{-5} 的患者分为 NO 治疗组和安慰剂组，尽管两组患者随后发生 RHF 的比例分别为 9.6% 和 15.6%（P=0.33），吸入 NO 组的机械通气时间（2 天 *vs.* 3 天，P=0.077）及需要 RVAD 的比例（5.6% *vs.*10%，P=0.468）较低，但均未达到统计学差异。另一项研究比较了 24 例 LVAD 术后吸入 NO 和 23 例给予安慰剂的患者，吸入 NO 组患者术后 PVR 显著降低［（311 ± 35）dyne·sec·cm^{-5} 降至（225 ± 17）dyne·sec·cm^{-5}，$P < 0.01$］。鉴于 NO 的副作用呈剂量依赖效应，在达到治疗目标的情况下，应使用最低有效剂量，并在撤离时逐渐减量停用。伊洛前列素半衰期 20 ~ 30 分钟，因此可以间断雾化给药；单次剂量 10 ~ 20μg，溶于 2 ~ 3ml 生理盐水，在 10 ~ 20 分钟内雾化吸入，每日 6 ~ 9 次。虽然其在体外有抑制血小板聚集的作用，但目前尚无证据表明增加围手术期出血的风险。除吸入肺血管扩张剂外，也可中心静脉泵入伊洛前列素，起始剂量 0.5ng/（kg·min），可逐渐加量至 4ng/（kg·min）；或静脉注射法舒地尔，一种 Rho 激酶抑制剂，可选择性地扩张痉挛的血管，对正常血管作用甚微，单次 30mg，以 1mg/min 速度静脉滴注。术后早期由于循环尚不稳定，口服肺血管扩张剂通常采用小剂量、多次给药的治疗方式，单药治疗通常选择磷酸二酯酶 5 型抑制剂，如西地那非 20 ~ 25mg 每日 3 ~ 4 次；或内皮素受体拮抗剂，如波生坦 62.5mg 每日 2 次；也有报道大剂量肺血管扩张剂［该研究使用西地那非最大剂量（200 ± 79）mg/d，伊洛前列素（126 ± 37）μg/d］的治疗效果明显。LVAD 术后患者通常并不需要长期应用肺血管靶向药物，因为主要的获益来自左心室卸负荷，而非靶向药物治疗，除了术后 RHF 持续无法恢复的患者，但这些患者往往因为体循环低血压也无法耐受肺血管靶向药物治疗，并且对这些患者更有帮助的可能是考虑长期右心辅助。

随着分子生物学对 RHF 在亚细胞水平的了解，人们逐渐认识到右心在能量产生的调节、线粒体功能、活性氧生成、抗氧化保护和新生血管等方面均与左心有所区别，这也为治疗 RHF 提供了新的靶点。右心在做功增加时，较早地从游离脂肪酸供能转向糖酵解供能；曲美他嗪作为一种代谢调节剂，同时也能通过降低胶原沉积抑制心肌纤维化。雷诺嗪是晚钠通道阻滞剂，可通过该机制减轻缺血和再灌注期间的钠依赖型细胞内钙超载，降低心肌耗氧。

右心的线粒体膜电位正常情况下低于左心，在右心肥大时膜电位增加，可发生超极化。右心也因为不能像左心一样早期激活抗氧化酶活性，而更容易受到活性氧相关的损伤，造成细胞凋亡。Elamipretide 是一种心磷脂过氧化物酶抑制剂和线粒体靶向的水溶性四肽，可通过稳定心磷脂、恢复细胞生物能量和降低细胞内活性氧，从而减轻线粒体功能障碍和氧化损伤。

四、LVAD 术后右心衰竭的机械辅助治疗

如果在积极的强心药、升压药及血管扩张剂治疗后，RVF 仍不可逆，则应尽早考虑使用右心机械循环支持（MCS）治疗。如达到以下标准，无论何种原发病因，均需要考虑双心室辅助治疗：CI < 2.0L/（min·m^2），RAP > 16mmHg，PCWP > 16mmHg，CVP/PCWP > 0.63，RVSWI 降低。相比于心脏术后的心源性休克和心脏移植，LVAD 术后更有可能需要右心的 MCS，且有较高的撤机比例。在一项纳入 80 例 RVAD 患者的研究中，因心脏术后心源性休克植入 RVAD 的占 16%，心脏移植术后占 31%，LVAD 术后占 53%。成功撤除 RVAD 的比例：心脏术后心源性休克 46%，心脏移植术后 84%，LVAD 术后 83%。RHF 比左心衰竭更容易恢复，严重的 RHF 通常只需要短期的机械循环支持即可恢复，有报道高达 60% 的终末期 RHF 病例在短期 MCS 后可以恢复；且撤离短期 RVAD 后，RHF 不再复发的比例可高达 90%。一旦确定需要 MCS，应尽早实施，尤其是在植入 LVAD 术中同期行右心 MCS。上述 80 例 RVAD 患者的研究显示早期植入右心 MCS 和延迟行右心 MCS 的术后 3 个月生存率分别为 79% 和 46%（*P*=0.003）。另一项更早期的研究纳入的 266 例患者中，99 例（37%）需要双心室辅助治疗，其中早期和延迟进行双心室辅助治疗的患者存活出院的比例分别为 51% 和 29%（*P*=0.046）。短期 RVAD 术后的主要死亡原因为多器官功能障碍综合征、脓毒症和出血。

LVAD 术后早期的右心 MCS 包括 IABP、ECMO 及 RVAD。由于 IABP 的主要作用是降低左心室后负荷及改善冠状动脉灌注，在右心衰竭中作用有限，且目前国内临床批准使用的 RVAD 种类匮乏，因而目前国内临床上更多采用 ECMO 作为 LVAD 术后右心衰竭的 MCS 手段。ECMO 这种心肺支持系统在 LVAD 围手术期应用较为广泛，根据目前各个 LVAD 登记系统的报道，LVAD 术前心功能处于 INTERMACS Ⅰ级和Ⅱ级的患者大约占总体的一半，这些患者中很多术前无法撤离 ECMO，术后仍有较高比例继续使用 ECMO 辅助右心，只是需要将股动静脉转流支持全心转换为单纯右心转流。在一项纳入 32 例 LVAD 术后发生 RHF，采用 ECMO 辅助右心的患者的研究中，术前心功能 INTERMACS Ⅰ级的比例是 71.8%，术前 ECMO 辅助的患者占 46.9%；这些患者中的 29 例（90.6%）在右心恢复后成功撤除 ECMO；术后 ECMO 辅助期间右心功能和血流动力学指标（CVP、mPAP、CO）均明显改善。30 天和院内死亡率分别为 18.8% 和 25%，死亡原因主要是出血（12.5%）、缺血性卒中（12.5%）、脓毒症（25%）和多器官功能障碍综合征（50%）。在术中发生的 RHF 可采用右心房和肺动脉放置导管，肺动脉插管是经荷包缝合来置入标准体外循环主动脉套管，但右心恢复后需要再次开胸撤除；也可通过双插管的方式进行右心室支持，其中一个插管经右侧颈内静脉进入，尖端放置于肺动脉主干，另一根插管则经股静脉进入，尖端放置于右心房。近来也出现了用于右心室支持的双腔插管（ProtekDuo；LivaNova，PLC，London，

UK），见图 4-10，ProtekDuo 双腔管经颈内静脉置入，穿过右心房，进入肺动脉近端；其引流腔位于右心房，回血打入肺动脉主干。这些插管方式均可配合磁悬浮式离心泵使用，国内广泛使用的是 Rotaflow（Maquet，Rastatt，Germany），国际上使用较多的是 CentriMag（Abbott，Abbott Park，IL）。其他选择还包括 TandemHeart（LivaNova，PLC，London，UK）。这些磁悬浮式离心泵可提供长达 30 天的右心支持（最长可达 4 个月），得益于其创伤轻、产热少，一般耐受性良好，只引起极微量的溶血和全身性炎症反应，并发症大多由插管方法（经皮或开放性）引起，是短期心室辅助装置支持的标准治疗。

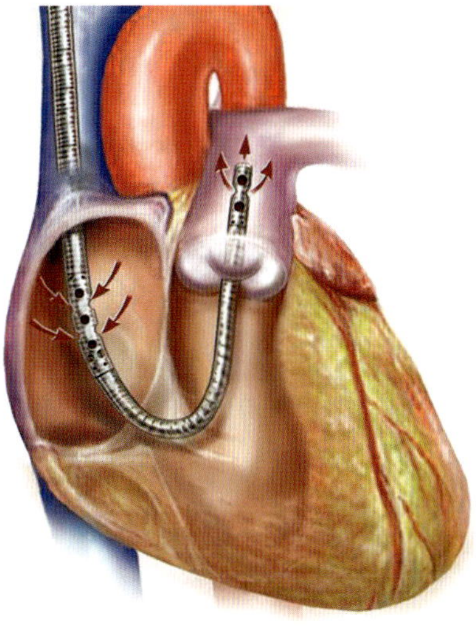

图 4-10　ProtekDuo™ 双腔导管示意

注：转载自 Schmack 等。

TandemHeart 是一种经皮放置左心房 - 主动脉辅助装置，其静脉导管穿过房间隔置于左心房，其动脉导管置于髂股动脉系统，用于左心室辅助。美国 FDA 批准该装置用于小于 6 小时的支持，而欧洲药品管理局（EMA）批准其用于长达 30 天的支持。但这种离心泵也可与 ProtekDuo 双腔插管配合使用，用于右心室辅助（图 4-11）；还可连接氧合器，改善氧合，促进右心恢复。在一项单中心回顾性研究中，共有 11 例 LVAD 术后患者采用 TandemHeart 联合 ProtekDuo 双腔插管的短期右心辅助方式，平均支持时间为（16.8 ± 9.5）天，其中只有 1 例患者加用氧合器，90.9%（10 例）的患者成功撤离 RVAD，30 天生存率为 72.7%（8 例），死亡原因主要为多器官功能障碍综合征。

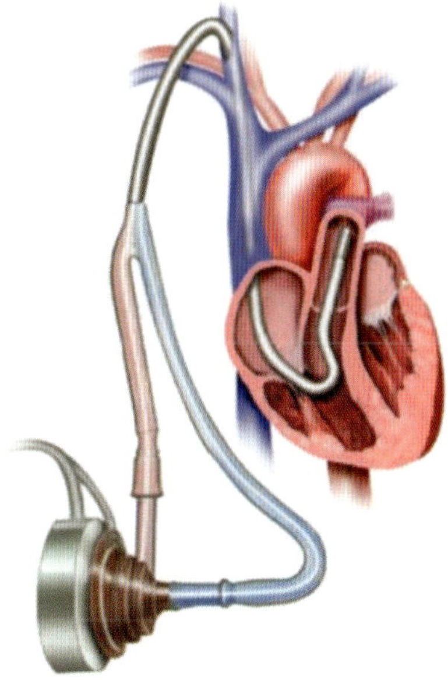

图 4-11　TandemHeart 离心泵与 Protek Duo 双腔插管用于右心辅助示意

Impella RP（Abiomed，Danvers，MA）导管是经皮植入的右心轴流辅助装置（图 4-12），可提供高达 5.0L/min 的流速，2017 年获得 FDA 批准，可为患者提供最长达 14 天的短期右心室支持。Impella RP 经股静脉插管置入下腔静脉，进入右心房，到达肺动脉主干；流入管道位于下腔静脉，邻近导管尖端的流出管道位于主肺动脉。Cleveland 临床中心报道了首例 LVAD 患者应用 Impella RP 作为右心 MCS 的案例，患者 RVAD 共持续 37 天，成功过渡至心脏移植，其间没有出现 Impella RP 相关的并发症。

上述短期 RVAD 启动以后，通常需要优化容量状态，可以积极地撤除强心药物，以利于终末器官的功能保护。此后应规律地对 RV 功能进行超声评估，并结合血流动力学指标，观察

RV 的恢复情况，以便做出撤离机械支持的决策。在撤机试验过程中，RVAD 应当逐渐减低支持力度，可在超声指导下以每日降低 0.5L/min 流量的速度进行。当 RVAD 辅助流量减至 2L/min 以后，可以考虑撤离。在尝试撤离过程中，如果 RVAD 被短暂停止，需要提高肝素水平以保证安全。理想状态下，LVAD 血流量应当调至适合患者的正常区间内。TTE 可用来评估在 RVAD 撤离过程中的室间隔位置、三尖瓣反流量、TAPSE 及主动脉瓣的开放情况。如果所有参数都在可接受的范围内，且患者仅需少量的强心药物支持，即可成功脱离 RVAD 支持。

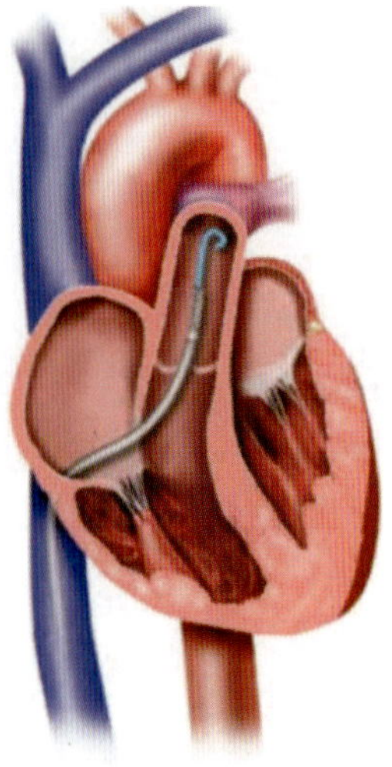

图 4-12　Impella RP 右心辅助系统示意

五、长期植入式双心室辅助

除短期 RVAD 外，有些终末期心力衰竭患者因右心不可恢复性选择了长期双心室辅助（BiVAD），将体积较小的液力悬浮或磁悬浮离心泵植入右心。根据 INTERMACS 截至 2020 年 6 月的统计，植入连续流心室辅助装置进行长期 BiVAD 的患者共 1053 例；EUROMACS 截至 2016 年 12 月的统计，这样的患者共 145 例。根据美国胸外科协会（AATS）和国际心肺移植学会（ISHLT）2020 年发布的 MCS 管理指南推荐，接受短期 MCS 治疗，且符合心脏移植标准的患者应常规评估右心室功能，如果持续功能低下应考虑植入 BiVAD 或全人工心脏（TAH）。植入 LVAD 过渡至心脏移植的患者，如果有持续控制不良的 RHF 表现，无论是否需要短期 RVAD，均应在继发终末器官衰竭之前考虑植入 BiVAD 或 TAH。对于难治性双心室衰竭或持续不稳定性室性心律失常的患者，只要右心房或右心室的大小允许植入长期心室辅助装置，均推荐考虑 BiVAD。而对于浸润性限制型心肌病、心脏移植物失功、心室血栓或某些心脏肿瘤的患者，则应考虑 TAH 治疗。目前 BiVAD 患者生存率低于单独 LVAD，LVAD 术后需要长期 RVAD 辅助的患者 1 年总生存率约为 50%。上述 EUROMACS 报道的 145 例 BiVAD 患者 30 天、1 年、2 年和 3 年生存率分别为 61%（*CI* 52～68）、32%（*CI* 23～40）、27%（*CI* 19～35）和 21%（*CI* 13～30）。在 INTERMACS 的一项研究中，38 例 BiVAD 患者，59% 将离心泵植入心室，41% 植入右心房；这些患者并发症的发生率高于单独 LVAD，分别为感染（50%）、出血（44%）、呼吸衰竭（31.6%）、装置故障（26.3%）及卒中（26.3%）；6 个月和 1 年的生存率分别为 68% 和 62%。在另一项纳入 39 例 BiVAD 患者的研究中，30 天和 1 年的生存率分别为 72.7% 和 45%；在由 LVAD+ 短期 RVAD 过渡至长期 BiVAD 的亚组中，30 天和 1 年的生存率分别为 71.4% 和 40.8%。尽管生存率不够理想，但植入连续流 VAD 的方式仍然优于搏动泵 BiVAD 和 TAH。在一项研究中，这三者的 1 年生存率分别为 55%、37% 和 36%。对于不适合单独 LVAD 或心脏移植的患者，连续流 BiVAD 仍不失为一种有发展潜力的治疗方式。

（杜　娟）

第五节 围手术期抗凝管理

一、术前抗凝管理

需要植入 LVAD 的患者，由于术前基础疾病及合并心律失常、血栓栓塞等原因，大多长期口服抗血小板药物或抗凝药物。另外，由于长期慢性心功能不全引起的肝功能不全也可以引起凝血功能异常，所以应在 LVAD 术前充分评估凝血状态，包括凝血病、凝血性贫血、血小板减少及任何可能引起术后出血或者血栓形成的情况，并根据每个患者的不同情况在术前依据临床情况决定停用或继续应用口服抗凝药，判断是否需要桥接肠外抗凝药，并尽可能在术前纠正或改善患者的凝血异常。

1．术前抗凝评估 术前抗凝评估是 LVAD 植入术前系统评估中十分重要的一项，判断患者是否具备 LVAD 植入的适应证，除外禁忌证，发现患者潜在的出血或血栓风险，综合评估患者的凝血状态，才能在术前最大限度优化凝血状态、减少术后出血或血栓栓塞事件的发生率。术前抗凝评估应包括以下内容。

（1）病史：术前基础疾病及合并症，既往和目前正在应用的抗凝药物、抗血小板药物和可能影响血小板活性的药物，出血及血栓栓塞病史，包括消化道出血，任何已知的临床出血风险或高凝性疾病，如营养不良、感染、肝功能异常、肾功能异常、抗磷脂综合征、抗凝血酶Ⅲ缺乏、蛋白 C 或蛋白 S 缺乏等。

（2）实验室检查：①血常规，特别是血小板计数。②凝血参数，凝血酶原时间（PT）、活化部分凝血活酶时间（APTT）、国际标准化比值（INR）。③对曾经使用过或者现在正在使用普通肝素或者低分子量肝素的患者，尤其是血小板计数$< 150\times10^9$/L 或近期下降$>$20% 的患者，应检测肝素抗体。如果肝素抗体阳性则进行血清素释放试验，结合临床表现，明确是否存在肝素诱导的血小板减少症（HIT）。④血栓弹力图（TEG）。综合评估凝血状态，血小板功能检测。⑤对有相关病史的患者检测抗心磷脂抗体、狼疮抗凝物（LAC）、因子Ⅴ Leiden 突变、凝血酶原基因突变、抗凝血酶Ⅲ功能、蛋白 C 和蛋白 S。⑥华法林基因检测，明确是否存在华法林抵抗（国外指南不推荐）。

（3）血栓 / 出血评分：HAS-BLED 和 CHA_2DS_2-VASc 评分不仅可以评估患者出血和栓塞风险，还可以指导患者术前抗凝方案的调整。此外，多项研究发现这两个术前评分可以作为 LVAD 植入术后出血和血栓风险的预测指标，发生和不发生血栓栓塞事件患者的 CHA_2DS_2-VASc 评分具有统计学差异，CHA_2DS_2-VASc 评分≥ 3 分与 VAD 植入术后血栓栓塞事件相关，HAS-BLED 评分≥ 3 分与 VAD 植入术后显著升高的出血风险相关。

2．术前抗凝药物的调整 在 LVAD 植入术前 4～7 天需要停用抗凝药物和 / 或抗血小板药物，并在手术前尝试使 INR 正常化，以尽量减少需要再次手术的出血风险，这对围手术期至关重要（表 4-8）。术前应着重于抗凝药物（如华法林）的完全逆转和抗血小板药物（即 P2Y12 受体拮抗剂，如氯吡格雷）的清除。

（1）抗血小板药物的调整：阿司匹林应考虑在手术前 5 天停止使用。指南推荐，噻吩吡

表 4-8　抗血小板药物 / 抗凝药物的术前停药时间及逆转药物

药物分类		药物	术前停药时间	逆转药物
抗血小板药物				
抑制血小板花生四烯酸代谢	血栓素 A_2（TXA_2）抑制剂	阿司匹林	至少 5 天	血小板
血小板膜受体拮抗剂	腺苷二磷酸（ADP）P2Y12 受体拮抗剂	噻氯匹定		
		氯吡格雷	至少 5 天	血小板（部分逆转）
		普拉格雷	至少 7 天	血小板（部分逆转）
		替格瑞洛	至少 3 天	血小板
	血小板膜糖蛋白Ⅱb/Ⅲa 受体拮抗剂	阿昔单抗	24～48 小时	无
		替罗非班	4-8 小时	无
抗凝药物				
维生素 K 拮抗剂		华法林	术前 5 天	维生素 K 4F-PCC FFP
直接口服抗凝剂		达比加群	≥ 24～120 小时，依据出血风险和肌酐清除率调整	依达赛珠单抗* 血液透析 4F-PCC
		利伐沙班	≥ 24～72 小时，依据出血风险和肌酐清除率调整	Andexanet alfa* Ciraparantag 4F-PCC
		阿哌沙班		
		艾多沙班		

注：* 国内未上市。

啶类抗血小板药物（噻氯匹定、氯吡格雷、普拉格雷等）应在至少手术前 5 天停止使用（推荐等级：Ⅱa，证据等级：C）。但是对于近期植入药物洗脱支架的患者术前是否继续使用氯吡格雷仍有争议，欧洲心胸外科学会认为停用后血栓事件风险极高，建议采用桥接治疗，对于不能明确最佳停药时间的接受 P2Y12 受体拮抗剂治疗的患者，建议行血小板功能检测进行评估。对于需要急诊行 LVAD 植入术的患者，可通过输注血小板来逆转阿司匹林的抗血小板作用，血小板应在最后一次服用阿司匹林后至少 2 小时和最后一次服用氯吡格雷后 12～24 小时输注，以避免被循环内的药物或活性代谢物抑制，但完全逆转所需要的血小板量仍不确定。

血小板膜糖蛋白Ⅱb/Ⅲa受体拮抗剂，如阿昔单抗和替罗非班，需要在术前至少4小时停用。

（2）其他抗凝药物的调整：国内外指南均推荐在择期手术前5天停用华法林（推荐等级：Ⅰ，证据等级：C）。术前需要积极评估患者的血栓形成风险和出血风险，对于术前血栓形成的高危患者，随着华法林的作用逆转，应持续输注肝素。美国心脏协会对非瓣膜性房颤患者围手术期抗凝治疗的决策路径的专家共识中提出，应在手术前7天检测INR，如INR在1.5～1.9，应在手术前3～4天停用华法林；INR在2.0～3.0，应在手术前5天停用华法林，并在手术前24小时内重新检测INR；对于INR＞3.0的患者，应在手术前至少5天停用华法林；对于华法林维持剂量较高（7.5～10.0mg/d或更高）或已知INR恢复更快的患者，在手术前需要的停药时间更短；对于INR持续升高的患者，如果可能，应推迟手术直到达到所需的INR。华法林可以通过口服/肠外维生素K、凝血酶原复合物（PCC）和新鲜冰冻血浆（FFP）逆转。在手术当天早上复查INR，如果高于1.5，静脉注射维生素K_1（单次剂量1mg）。对于术前4周INR稳定在2.0～3.0的患者，术前12～18小时静脉注射维生素K_1 3mg，可使94%的患者INR降至1.5以下；对于可以等待6～8小时的急诊手术，静脉注射维生素K_1 5mg即可恢复凝血因子；如果不能等待，可以用25～50U/kg的4因子凝血酶原复合物（4F-PCC）逆转，或在静脉或口服给予5mg维生素K_1的基础上追加PCC（因子Ⅸ 25U/kg）。国内指南推荐，给予INR＞1.5但需要及早手术的患者小剂量维生素K_1（1～2mg）口服，使INR尽快恢复正常。

直接口服抗凝剂（DOAC）的术前管理方案以药物半衰期及患者的肾功能为基础制订。DOAC的血浆浓度是评估药物残留活性和估计出血风险的最佳方法。2018年欧洲心胸麻醉协会对于心脏手术患者DOAC围手术期管理的国际共识声明中推荐：①在心脏手术前停用DOAC 5个消除半衰期，即停用2天。②对于存在肾功能或肝功能损害或出血高风险的患者，术前DOAC血浆水平≤30ng/ml（目前仅对达比加群、利伐沙班和阿哌沙班有效）。共识认为，如果满足以上两个条件，大部分接受DOAC的择期心脏手术患者可以在围手术期内得到安全的治疗，但如果无法监测血浆水平，则需要停用10个消除半衰期，即停用4天。如果DOAC血浆浓度在30～200ng/ml，则手术应延迟12小时；如果浓度在200～400ng/ml，则手术应延迟24小时。肾功能受损患者的DOAC调整方案见表4-9。尽管不建议对接受择期心脏手术且没有增加出血风险因素的DOAC患者进行常规凝血试验，但正常的PT或活化部分凝血活酶时间（APTT）结果可以排除达比加群、利伐沙班和依多沙班过量，但不能除外阿哌沙班水平过量。对于因子Ⅹa抑制剂，应监测肝素校准的抗Ⅹa水平，当抗Ⅹa水平＜0.1U/ml时表明抗凝作用已经充分降低。此外，如果DOAC血浆水平是治疗性的，则短期中断DOAC治疗（＜4天），就不需要桥接肝素治疗。在桥接的情况下，应确认DOAC血浆水平≤30ng/ml。依达赛珠单抗可用于达比加群的紧急逆转，Andexanet alfa用于利伐沙班、阿哌沙班和艾多沙班的紧急逆转。此外，由于达比加群的低蛋白结合率，血液透析可清除大量达比加群。如果血浆浓度过高，而手术不能延期，则考虑同时使用PCC（20～50U/kg）和活化凝血酶原复合物（因子Ⅷ旁路活性抑制剂，30～50U/kg）。PCC不应在急诊手术前常规用于DOAC患者。

表 4-9　肾功能受损患者的 DOAC 调整方案

CrCl	停用达比加群的时间		停用因子Ⅹa 抑制剂（阿哌沙班 / 利伐沙班 / 艾多沙班）的时间	
	低出血风险	出血风险不明或中高出血风险	低出血风险	出血风险不明或中高出血风险
≥ 80ml/min	≥ 24 小时	≥ 48 小时	≥ 24 小时	≥ 48 小时
50 ~ 79ml/min	≥ 36 小时	≥ 72 小时		
30 ~ 49ml/min	≥ 48 小时	≥ 96 小时		
15 ~ 29ml/min	≥ 75 小时	≥ 120 小时	≥ 36 小时	无数据，测定试剂特异的抗 Ⅹa 水平和 / 或 ≥ 72 小时
＜ 15ml/min	无数据，考虑检测 dTT 和 / 或≥ 96 小时	无数据，根据 dTT 检测值来定	无数据，测定试剂特异的抗 Ⅹa 水平和 / 或 ≥ 48 小时	

注：使用 Cockcroft-Gault 方程与实际体重来估计肌酐清除率（CrCl）。

3．抗凝药物的桥接　欧洲心胸外科学会（EACTS）建议行心脏手术的患者，如瓣膜性房颤（中至重度二尖瓣狭窄）、CHA_2DS_2-VASc 评分＞ 4 分、在过去 4 周内出现急性血栓事件（定义为缺血性卒中、急性冠脉综合征或肺栓塞）、存在左心室心尖血栓、抗凝血酶Ⅲ和蛋白 C、蛋白 S 缺乏的患者，建议采用口服抗凝剂桥接；美国外科科协会（AATS）建议对非瓣膜性房颤、围手术期静脉栓塞高风险（既往卒中 / 栓塞事件、心脏血栓或 CHA_2DS_2-VASc 评分≥ 6 分）的患者进行桥接治疗。普通肝素（UFH）是唯一被批准的桥接药物，在无法明确停用肝素的时间时，根据药代动力学，建议术前至少 6 小时停止给药，可以用 APTT 测定残余抗凝效果。使用肝素期间，应密切监测 HIT。低分子量肝素（LMWH）给药方便，可作为 UFH 的替代品，作为 DOAC 的桥接时应根据体重和肾功能调整剂量并监测抗Ⅹa 活性（目标值为 0.5 ~ 1.0U/ml），应用剂量为 1mg/kg，一日两次，如果每天给药两次，LMWH 的停药时间应在术前 12 小时以上，建议在术前 24 小时给予最后一剂 LMWH。磺达肝癸钠半衰期长（17 ~ 21 小时）且缺乏足够的逆转药物，不推荐作为桥接的药物。在肾功能不全（CrCl ＜ 30ml/min）患者中，UFH 优于肾脏清除的 LMWH。

中华医学会心血管病学分会发表的《华法林抗凝治疗的中国专家共识》中提出：对于正在接受华法林治疗的患者，如果血栓栓塞风险较低，可不采用桥接，中度血栓栓塞风险的患者术前应用低剂量 UFH 5000U 皮下注射或预防剂量的 LMWH 皮下注射，具有高度血栓栓塞风险的患者当 INR 下降时（术前 2 天），开始全剂量 UFH 或 LMWH 治疗；术前持续静脉内应用 UFH 至术前 6 小时停药，或皮下注射 UFH 或 LMWH，术前 24 小时停用。

4．其他可以改善凝血状态的方法　除抗凝药物的调整外，还有一些方法可以改善患者术前的凝血状态，例如，血液制品的应用，应用 FFP 改善凝血缺陷；应用正性肌力药或主动脉内球囊反搏优化血流动力学，逆转肝肾功能不全及其相关凝血障碍；优化营养状态；补充维生素 K 可能有助于慢性营养不良、华法林治疗或肝功能不全患者补充维生素 K 依赖性凝血因子；在没有过量血容量负荷的情况下，应用血浆置换完全替代凝血因子；血液透析可清除大量达比加群。

5．**术前最低目标**　术前应尽可能将凝血功能调整至最佳状态，至少应达到术前最低目标：Hb ＞ 100g/L、PLT ＞ 150×10^9/L 且 INR ＜ 1.2。

二、术中抗凝管理

肝素化前测定活化凝血时间（ACT）基础值，如果 ACT ＞ 300 秒则重复测定，以确定 UFH 的用量。静脉给予 UFH 400U/kg（体外循环全量肝素化），体外循环预充 1000～2000U（0.5mg/kg）。给予 UFH 5 分钟后抽全血测定 ACT，ACT ＞ 480 秒即可以开始体外循环，ACT ＜ 480 秒则追加 UFH。一般将 UFH ＞ 400U/kg 时 ACT 仍＜ 480 秒，称为肝素耐药，此时应给予 1～2U FFP 后再次追加 UFH。体外循环后 3 分钟检查 ACT 值，此后每隔 20～30 分钟重复检查 1 次，如 350 秒＜ ACT ＜ 400 秒，追加 UFH 0.5mg/kg，如 ACT ＜ 300 秒，至少追加 UFH 1～2mg/kg。在脱离体外循环后、离开手术室前需要静脉给予鱼精蛋白完全逆转肝素化，鱼精蛋白：肝素 =1mg：100U，5～10 分钟后检测 ACT，估计追加鱼精蛋白的剂量。

控制术中出血，是减少术后出血的关键。在常规心脏手术中减少出血的重要策略也可应用于 LVAD 手术，如贫血的患者输注全血，肝酶持续升高或 INR 升高的患者可输注 FFP，体外循环结束后可给予氨基己酸，可以使用 TEG 对凝血因子进行管理。用于减少术中出血的主要药物是氨基己酸和氨甲环酸，虽然没有针对这两种药物在 LVAD 植入术中的特定研究，但已在其他心脏手术中证实可以有效减少术后出血量和输血需求。在外科止血无效时，如果凝血因子水平降低（PT 或 APTT ＞ 1.5 倍参考水平）时可使用 FFP，血小板功能异常导致出血或因血小板减少（PLT ＜ 50×10^9/L）导致的活动性出血或用于 PLT ＜ 20×10^9/L 的预防时可输注血小板，纤维蛋白原＜ 1g/L 时使用冷沉淀。术中使用 PCC 治疗 LVAD 患者似乎与血栓栓塞事件的显著增加无关，但这一观点尚缺乏更大的随机试验支持。使用高剂量重组活化凝血因子Ⅶ a（rF Ⅶ a）（如 30～70μg/kg）的 LVAD 患者中严重血栓栓塞事件的发生率明显升高。回顾性分析发现，动脉血栓栓塞事件发生率明显高于静脉，尤其是老年患者，但 rF Ⅶ a 可能对于新一代的 LVAD 是安全的。

三、术后抗凝管理

（一）抗凝原因、进展及监测方法

所有接受 LVAD 支持的患者都需要全身抗凝，从而降低装置血栓形成和全身栓塞的风险。抗凝方案应该因临床中心、LVAD 设备和患者个体而异，术后早期和中远期如何平衡出血与血栓栓塞风险是一项具有挑战的工作。

心室辅助装置由血液相容性生物材料制成。中国医学科学院阜外医院已成功植入苏州同心的 CH-VAD、重庆永仁心的 EVAHEART 及深圳核心的 Corheart-6 3 款 LVAD，其中 EVAHEART

是搏动血流流体动力悬浮 LVAD，CH-VAD 和 Corheart-6 是连续血流磁悬浮 LVAD。

EVAHEART 以 2- 甲基丙烯酰氧乙基磷酰胆碱（MPC）聚合物、聚 MPC- 甲基丙烯酸丁酯为内部涂层材料；CH-VAD 采用无涂层钛合金 TC4 ELI 材料。MPC 聚合物的优点是具有更好的血液相容性且减少血小板活化，即使在没有抗凝剂的情况下与血液接触，也能够完全抑制血小板黏附和活化，可以降低术后早期出血并发症的发生率，从而降低因再次手术及过度输血导致的感染风险。研究表明，在没有抗凝治疗的情况下，使用 MPC 聚合物修饰的泵表面在手术后约 1 个月内有较低的血栓发生率，但这种涂层似乎可以生物降解，因此其抗血栓性能可能具有有限的寿命，已有该系统在没有 MPC 聚合物涂层的情况下低血栓栓塞事件的报道，这意味着植入一段时间后仍需要使用抗凝药物。钛合金会产生一层相对惰性的氧化层，防止血小板黏附，但即使采用适当的抗血栓治疗，钛表面也不能完全抵抗血栓形成，纤维蛋白原可以吸附在钛表面，导致血小板黏附和激活，剪切应力和持续的血流也可以进一步激化血小板，从而触发血小板 α- 颗粒、β- 血小板球蛋白和血小板第 4 因子（PF_4）的释放，从而引起血小板聚集并最终导致血栓形成。

在 LVAD 患者中，促凝血和抗凝途径都被激活，这些异常可能在整个 LVAD 支持期间持续存在。有学者认为，LVAD 设备类似于一种免疫炎症器官，调节包括凝血和免疫机制在内的多个效应系统。LVAD 植入后激活凝血系统，引起血栓形成，主要原因是：①血液成分与 LVAD 表面直接接触。②不同血流速度和血液停滞程度引起 LVAD 流变学的改变。对于 LVAD 植入术后凝血系统变化的研究发现，术后早期凝血系统和内皮系统显著激活，反应促凝血活性的凝血酶和纤溶标志物在术后即刻开始升高，凝血酶 – 抗凝血酶Ⅲ复合物（TAT）在术后第 1 天达到峰值，血管性血友病（vWD）抗原、凝血酶原片段 1+2（PF1+2）、D- 二聚体在术后第 7 天达到峰值后逐渐下降，这些血清标志物在术后第 90 天之前一直显著升高，凝血酶和 D- 二聚体增高可能至少持续至术后 335 天；内皮细胞激活标志物包括血管细胞黏附分子 -1、细胞间黏附分子、E- 选择素和组织因子（TF），在术后开始升高并在第 7 天达到高峰，且术后 180 天仍明显升高。这提示血清促凝血和纤溶指标在术后 30 ~ 90 天恢复到基线水平，内皮系统可以持续激活到术后 180 天，持续的内皮功能障碍激活外源性途径从而介导血栓形成。一些研究者认为，逐渐黏附在纹理化 LVAD 表面并被激活的特定细胞也可能导致凝血障碍。纹理化的 LVAD 表面存在细胞活化的证据，维持促凝血活性的单核细胞在 LVAD 表面进行性聚集，单核细胞源性巨噬细胞在 LVAD 表面生成组织因子，这些细胞的黏附和激活导致了局部促凝血微环境，并最终产生进行性的持续的全身效应，并认为这是一种血液 – 设备界面上复杂相互作用导致的代偿性凝血病。

LVAD 可以通过剪切应力影响血小板和血管性血友病因子（vWF）。剪切应力使 vWF 分子形状的结构变化，暴露并裂解 A2 区氨基酸 842 位酪氨酸和 843 位蛋氨酸之间的肽键，将高分子量 vWF 多聚体裂解为小分子肽段，血小板黏附所需的高分子量 vWF 减少或缺失，vWF 与胶原和血小板受体 GP Ⅰb 结合功能受损，这种缺陷类似于获得性血管性血友病综合征，既可导致血小板微聚集形成，也可导致自发性和强化出血，在撤除 LVAD 后 vWF 可以恢复正常。高剪切速率还可以导致膜糖蛋白Ⅰb-vWF 轴通路受损，从而影响血小板黏附，最终引起血小板功能严重受损。另外，在 LVAD 患者中可以观察到与 vWF 及阿司匹林无关的血小板功能障碍，以及血小板抑制剂阻断的血小板聚集反应仍然可以被激活，可能是这些血流条件导致 vWF 与血小板膜糖蛋白Ⅰb 受体结合，形成小的血小板聚集，进一步消耗血小板和 vWF 多聚体。这一现象存在于任何类型的 LVAD，但在持续性 LVAD 中的发生率明显高于搏动性 LVAD，表现为与个体抗凝方案无关的非手术性出血性疾病。通过回顾性分析发现，对于轴流型 LVAD 患者均显示血小板功能严重受损，血栓前状态有明显改变，这些异常在取出装置后似乎是可逆的，这或许是非手术性出血事件高发生率的原因。但也有学者发现轴流性 LVAD 装置的高剪切应力不会导致血小板活化，且与设备支持时间、抗血小板和抗凝方案无关。对高分子量 vWF 多聚体的保护作用更强的新一代 LVAD——HeartMate Ⅲ，并没有降低 LVAD 支持期间非手术性出血的发生率。

ISHLT 指南推荐，接受机械循环支持的患者接受华法林抗凝治疗（推荐等级：Ⅰ，证据等级：B）及阿司匹林（81～325mg/d）或其他抗血小板药物进行慢性抗血小板治疗（推荐等级：Ⅰ，证据等级：C），以将 INR 维持在各设备制造商规定的范围内，避免血栓并发症发生。制造商推荐了植入设备后的抗凝方案，在术后 2～3 小时内引流量少于 50ml/h 时或术后 12～24 小时时开始小剂量使用 UFH，并在 48 小时内逐渐加量并滴定至治疗范围，术后第 2～3 天开始使用抗血小板药物，术后第 3～5 天开始使用华法林并与 UFH 重叠至达到目标 INR。针对不同的设备，制造商推荐的 INR 范围为 2.0～2.5 至 3.0～3.5，搏动型设备需要维持更高的 INR 范围。然而，依据制造商推荐的抗凝治疗方案，通过早期的积极抗凝治疗，包括术后目标 INR 范围 2.5～3.5、静脉使用 UFH 作为口服华法林和抗血小板治疗的桥接治疗、选择性使用低分子右旋糖酐等抗凝方法，发现外科和非外科性出血相关并发症的发生率远高于血栓性事件，出血是最常见的不良事件之一。

是否可以通过降低抗凝强度从而达到在降低高出血发生率的同时避免血栓栓塞并发症？适合 LVAD 设备的抗凝靶点范围是多少？目前有许多针对最佳抗凝策略的研究。有学者认为，术后早期使用 UFH 作为华法林的桥接治疗不是必要的，他们发现在大多数情况下，在开始华法林治疗前未接受 UFH 治疗或接受 UFH 治疗但未达到治疗目标的患者的血栓栓塞事件并没有增加，而出血事件明显少于肝素治疗组，但若合并 LVAD 流速低（＜3.0L/min）、左心室内径小、既往卒中或短暂性脑缺血发作、慢性房颤或记录的左心房或左心室血栓，则应使用 UFH 进行过渡，但这一结论是否会导致远期血栓形成，仍需要进一步研究。在植入 HeartMate Ⅱ的患者中，与华法林联合每日 325mg 阿司匹林的抗血栓方案相比，联合每日 81mg 阿司匹林组出血发生率显著降低，血栓形成率没有增加，且阿司匹林并不能降低 HeartMate Ⅱ患者发生血栓并发症的风险。对比研究发现，单独使用华法林与华法林联合 81mg 阿司匹林在 HeartMate Ⅱ植入术后 18 个月内出血和 / 或血栓事件的发生率无显著差异，或许从 CF-LVAD 患者的抗血栓治疗方案中移除抗血小板治疗可以减少出血事件发生率。但对于离心型 LVAD，低剂量的抗血小板治疗与出血性及缺血性卒中均明确相关，而对 21 例植入具有纹理表面的 HeartMate® XVE LVAD 且仅单用抗血小板治疗的患者进行 12 个月的随访发现，并没有发生严重的神经系统并发症。因此，已有临床中心通过维持抗血小板治疗从而降低 INR 目标范围，以减少出血的发生。通过对植入 HeartMate Ⅱ的患者远期随访发现，血栓栓塞的风险远低于出血的风险，INR < 1.5 时缺血性卒中风险增加，无论 INR 值高低都存在出血事件风险，但 INR > 2.5 时出血发生率最高，INR 升至 3.0 以上时出血性卒中的风险明显增加。因此，目前建议华法林联合抗血小板药物治疗并控制 INR 在 1.5 ~ 2.5，长期随访发现目标 INR 1.5 ~ 2.5 联合阿司匹林 81mg/d 的方案，可将血栓性和出血性事件降至最低。回顾性分析发现，对于轴流型 LVAD 患者，当联合使用华法林（目标 INR 2.5）与阿司匹林（100mg/d）并抑制 70% 血小板聚集时，可能是出血和血栓栓塞风险的最佳平衡点，而小剂量服用阿司匹林 25mg bid 和氯吡格雷 35mg qd，足以将血小板最大聚集度降低到 30% 以下。有的临床中心已经将抗凝靶点降低到 1.8 ~ 2.2，血栓栓塞发生率并没有增加。

目前，全磁悬浮连续血流泵 HeartMate Ⅲ制造商推荐抗凝方案仍是阿司匹林（81 ~ 325mg/d）联合华法林（INR 2.0 ~ 3.0）。现有临床经验已经证明 HeartMate Ⅲ具有更好的血液相容性，改善了高分子量 vWF 多聚体的保存，几乎消除了新发的泵血栓形成，显著降低了卒中发生率，仅适度减少了出血并发症，这导致了对部分患者的较低抗凝靶点或不同剂量抗血小板药物剂量进行评估。针对 HeartMate Ⅲ的小型低强度抗凝临床试验——MAGENTUM 1 试验证实，植入术后 6 个月内目标 INR 在 1.5 ~ 1.9 是安全的。由于阿司匹林与 LVAD 治疗的风险 - 获益比研究尚不充分，旨在验证 HeartMate Ⅲ可以安全地从抗血栓方案中去除阿司匹林的假设的 ARIES HM3 试验，计划于 2023 年完成最后 1 例的随访工作。CH-VAD 制造商推荐抗凝范围 INR 2.0 ~ 2.5，而在动物实验中控制 INR 在 1.2 ~ 2.0、2.0 ~ 3.0、2.25 ~ 4.0，通过病理学检查均未见泵血栓及重要器官内明显梗死灶及栓子形成。

但在实际临床中，临床中心依据大规模多中心临床试验的结论得出适合自身的临床指南。针对 CF-LVAD 的做法是：术后完全逆转肝素化，术后 24 小时内可给予阿司匹林口服（81 ~ 325mg/d），连续 3 小时以上引流< 50ml/h 后或术后第 1 ~ 2 天内无明确出血征象时静脉给予肝素并保持目标 APTT 40 ~ 60 秒，术后第 2 ~ 3 天保持 APTT 60 ~ 80 秒，并在拔除引流管后开始口服华法林并逐渐达到目标 INR，达到目标 INR 2 天后停用肝素，此后长期华法林联合阿司匹林抗凝治疗。

APTT 是指南推荐使用的监测并调整 UFH 用量的主要方法，是检测内源性凝血因子的一种过筛试验，推荐目标值为正常 APTT 值的 1.5 ~ 2.5 倍，这一比例的依据是血浆 UFH 浓度在 0.2 ~ 0.4U/ml（鱼精蛋白滴定法）时疗效和安全性很明显。但临床实践中发现，1.5 ~ 2.5 倍的 APTT 水平与血栓栓塞事件发生的关系并不显著，这主要是由于不同实验室对 APTT 试验所用的仪器和试剂不同，对 UFH 的敏感性不一致，试剂中几乎所有组成部分都有可能影响最后的结果，实验室之间也无法就 APTT 用于 UFH 治疗监控实现标准化，患者有可能会接受过高或过低剂量的 UFH 治疗，因此推荐在使用 APTT 监测 UFH 治疗效果时应进行肝素敏感性测定，由于硫酸鱼精蛋白滴定试验没有被广泛应用，可以用抗 FⅩa 测定进行校正，抗 FⅩa 0.3 ~ 0.7U/ml 对应鱼精蛋白滴定法的 0.2 ~ 0.4U/ml，通过测定 APTT 值和肝素敏感性的相关性来调整 APTT 的治疗范围。其他监测肝素的方法包括血清 UFH 水平、鱼精蛋白滴定、抗 FⅩa 水平、TEG 等。抗 FⅩa 测定是测量 UFH 对抗凝血酶的影响，对压力和炎症环境的变异性更具抵抗力，建议用于因存在抗磷脂抗体、先天性凝血因子缺陷等因素导致抗凝前 APTT 已经延长的患者。多项研究证实抗 FⅩa 水平监测可以更准确地反映 UFH 在 LVAD 患者中的抗凝作用，但抗 FⅩa 水平不能反映 UFH 的完全抗凝特性，不能评估凝血酶原和其他凝血因子的影响，低估了溶血和获得性抗凝血酶缺乏时肝素的浓度。TEG 可以提供从凝血启动到最终血栓形成的连续凝血曲线，也可以实现床旁 UFH 效果快速检测，对 UFH 应用剂量、出血风险等做出全面评估，并且可以全面反映 UFH 对凝血因子、血小板聚集功能的抑制作用，缺点是无法监测由于血小板和血管内皮所导致的凝血功能障碍。ACT 常用于体外循环时的肝素滴定治疗，但不推荐用于机械辅助时的抗凝监测，原因是 ACT 可能过于敏感，无法维持足够长时间的系统抗凝。研究发现 UFH 和 ACT 水平之间只有适度的相关性，ACT 水平不一定与肝素剂量增加相关，这可能是由于在机械辅助时纤溶系统和炎症系统的激活、各种凝血因子和内源性凝血途径及血小板的激活导致。除外试剂对 UFH 的敏感性差异，血清 UFH 浓度、血小板计数、年龄相关的纤维蛋白原水平差异、纤维蛋白降解产物、血细胞比容、血液稀释、消耗性凝血病、抗凝血酶Ⅲ水平和温度都可以影响 ACT 结果。对于重症患者，不同抗凝水平之间的 ACT 存在显著差异，APTT 和 ACT 之间的相关性较差。

研究发现，APTT 可能高估了 LVAD 患者的 UFH 抗凝水平，如果从 APTT 水平给予 UFH，APTT 可能会假性升高并导致抗凝不足，这可能因为：① vWF 作为因子Ⅷ的载体蛋白影响纤维蛋白凝块的形成，vWF 异常可导致因子Ⅷ蛋白水解增加，降低了 LVAD 患者因子Ⅷ水平的作用，导致 APTT 延长，但对抗 FⅩa 活性无影响。②在 UFH 的作用下，华法林可以延长 APTT，INR 每增加 1.0 时 APTT 增加 16 秒，而用抗 FⅩa 水平监测 UFH 可以更准确地反映抗凝作用的水平。在 CF-LVAD 患者中，与相应的抗 FⅩa 水平相比，APTT 明显延长，尤其是在怀疑泵血栓形成的情况下，原因是溶血引起的血浆游离血红蛋白水平升高可能降低抗 FⅩa 活性水平，通过调整 UFH 水平以达到治疗性抗 FⅩa 水平时可能导致超过有效治疗范围的 APTT 和更高的出血风险，而对于没有怀疑泵血栓形成的患者，特别是用于桥接到目标 INR 的治疗时，两者是具有相关性的。

（二）抗凝治疗阜外方案

中国医学科学院阜外医院术前筛查项目及术后抗凝治疗方案见表 4-10、表 4-11。

表 4-10　术前筛查项目

	术前筛查项目
实验室检查	（1）血常规 （2）血凝全项：PT、APTT、INR、纤维蛋白原、D- 二聚体、纤维蛋白原降解产物 （3）易栓三项：血浆蛋白 C 活性、血浆蛋白 S 活性、血浆抗凝血酶Ⅲ活性 （4）血栓弹力图 （5）肝肾功能 （6）曾经使用过或者现在正在使用普通肝素或低分子量肝素的患者，检测肝素抗体 （7）华法林基因检测

续表

	术前筛查项目
病史	术前基础疾病及合并症，出血及血栓栓塞病史，包括消化道出血，任何已知的临床出血风险或高凝性疾病
药物史	目前正在应用的抗血小板药物、抗凝药物和可能影响血小板活性的药物、剂量及用法
家族史	高凝性疾病
抗凝药物调整	（1）术前 5 天起停用血小板抑制剂，给予低分子量肝素皮下注射 （2）术前 5 天起停用华法林，INR ≤ 1.2 （3）术前 50 小时起或依据肾功能停用直接口服抗凝剂 （4）ECMO 辅助循环的患者，继续静脉泵入肝素抗凝

表 4-11　术后抗凝治疗方案

	术后抗凝治疗方案
脱离体外循环前	给予鱼精蛋白中和肝素，监测 ACT ＜ 180 秒，仔细止血关胸
术后当日	待引流液减少后，＜ 50ml/h，2～3 小时，给予静脉泵入肝素（kg×100～200U/ 生理盐水 50ml），维持 ACT 160～200 秒，APTT 45～50 秒
术后第 1 天	静脉泵入肝素维持 APTT 50～60 秒；给予阿司匹林 100mg 抗血小板治疗，如果 PLT ＜ 100×10^9/L 则等待至 PLT ≥ 100×10^9/L 再给予
术后第 2 天	静脉泵入肝素维持 APTT 50～60 秒；开始给予华法林抗凝治疗，初始剂量 1～3mg，逐渐达到并保持 INR 目标范围 2.0～2.5
术后 2 天以后	继续静脉泵入肝素维持 APTT 60～80 秒，至 INR 达到 2.0～2.5 范围内并持续 2 天后停用肝素
实验室检查	（1）返回 ICU 后查血栓弹力图 （2）每日监测血常规、PT、APTT、INR（APTT 每 6 小时监测一次） （3）PLT 计数明显下降（＜ 50×10^9/L 或降低至术前基线值的 50% 以下）时，首先除外假性血小板减少，使用肝素抗凝管对比复查 PLT 计数除外 EDTA 依赖性血小板减少症，明确为血小板减少的患者除外 HIT
特殊情况	（1）高凝体质患者，待引流量＜ 1ml/（kg・h）或术后 6～12 小时开始抗血小板治疗，经胃管注入首剂氯吡格雷 150mg，以后 75mg 每日 1 次，监测血小板抑制率、血小板功能（血栓弹力图） （2）诊断 HIT 的患者，停用一切肝素制剂，包括冲管肝素，启动替代抗凝治疗，给予比伐卢定静脉泵入 0.15mg/（kg・min）每 6 小时监测 1 次 APTT，控制 APTT 于术后规定范围，HIT 急性期时停用华法林 （3）出现出血并发症或血栓栓塞并发症的患者，依据出血 / 栓塞风险分级，继续或暂停华法林及抗血小板药物 （4）联合其他机械循环辅助（如 ECMO、IABP）时，无明确禁忌证时，应持续使用静脉肝素至设备撤除；对 PLT 计数降低的患者行连续性肾脏替代治疗（CRRT）时选用枸橼酸钠抗凝

针对 LVAD 设备，药物和剂量的选择取决于设备的类型、患者特征、治疗持续时间和临床医师的经验，应由多学科团队进行个体化精准治疗。欧美指南推荐参考制造商提供的抗凝范围，EVAHEART 制造商推荐抗凝范围 INR 2.5～3.5，CH-VAD 制造商推荐抗凝范围 INR 2.0～2.5。由于出血并发症发生率远高于栓塞并发症，欧美大规模临床试验证明，通过控制抗凝范围来降低出血并发症是安全有效的。如果通过作为心脏移植过渡试验的结果将 HeartMate Ⅱ的 INR 降至 1.5～2.5 的目标范围，那么应该将抗凝强度控制在什么范围合适？中国医学科学院阜外医院目前主要采用华法林抗凝（INR 2.0～2.5）联合阿司匹林抗血小板（100mg/d）的方案。

目前针对亚洲人群或中国人服用华法林的安全有效性的研究主要是集中于非瓣膜性房颤（NVAF）的抗栓研究，国内外（包括美国、欧洲、日本和韩国）指南均建议将 INR 2.0～3.0 作为华法林抗凝治疗的目标值，认为此时出血和血栓栓塞的危险均最低，不建议低强度 INR ＜ 2.0 的抗凝治疗，但年龄≥ 75 岁的患者目标 INR 为 1.6～2.5。华法林治疗的安全性和有效性在很大程度上取决于 INR 是否维持在治疗范围内，但年龄＞ 65 岁、卒中、消化道出血史、肾功能不全或贫血的患者发生大出血的风险高，老年患者即使控制了抗凝强度也易发生出血。研究显示，当 INR ≥ 3.0 时出血风险明显增加，是 INR ＜ 3.0 时的 3.7 倍；当 INR ＜ 2.0 时栓塞风险明显增加，而 INR ＜ 1.5 时华法林几乎没有保护作用。老年房颤患者卒中和死亡一级预防的最佳抗凝强度是 INR 2.0～2.5，以往认为的高强度抗凝所提供的卒中保护 80%～90% 可以由 INR 1.6～1.9 提供，但当 INR ＜ 1.6 时效能迅速下降。日本和韩国学者对本国 NVAF 患者的抗栓研究发现最佳抗凝范围分别为 1.6～2.6 和 1.7～2.2。荟萃分析显示，东亚地区 NVAF 患者抗凝治疗 INR 维持在 1.5～2.5 是较理想的范畴，INR 1.5～2.5 和 2.0～3.0 的血栓栓塞治疗效果无显著性差异，INR 2.6～3.0 时的出血事件发生率高于 INR 2.0～2.5，低强度华法林治疗东亚 NVAF 有效且安全，不仅可以减少血栓栓塞事件的发生，而且可以降低出血风险。在 20 世纪 90 年代，我国采用了欧美指南推荐的较高强度抗凝，导致出血并发症及相关死亡率明显增多，证明欧美的华法林抗凝强度并不适用于我国人群。由中国医学科学院阜外医院牵头的“中国人非瓣膜性心房颤动抗凝研究”，将患者随机分配至华法林标准强度抗凝治疗组（INR 2.1～2.5）、华法林低强度抗凝治疗组（INR 1.6～2.0）和阿司匹林组（阿司匹林 200mg），随访发现华法林标准组与低抗凝强度组之间出血事件和血栓栓塞事件发生率均无统计学差异，证实中国 NVAF 患者华法林抗凝治疗 INR1.6～2.5 是安全有效的。中国医学科学院阜外医院联合四川大学华西医院对 2657 例瓣膜置换术后患者进行随访，实际抗凝强度为 1.8～2.0，抗凝总并发症及死亡率均低于国内瓣膜置换术后传统强度（INR 2.0～3.0）文献，证明中国人心脏瓣膜置换术后采用低强度抗凝治疗（INR 1.5～2.5）安全有效。这些基于亚洲人群的抗凝研究得出的结论是，标准强度抗凝（INR 2.0～3.0）并不适合亚洲人群，对于预防出血的理想 INR 范围上限是 2.5。需要注意的是，亚裔人群对华法林的耐受性较差，在较低 INR 范围内大出血或颅内出血的发生率较高。亚洲人群显著抑制 D- 二聚体的华法林剂量也明显低于欧美人群，亚洲人群 INR 范围在 1.5～2.0，欧美人群在 2.0～3.0，且在所有种族接受 INR 2.0～3.0 治疗的情况下，亚洲人群颅内出血风险是白种人的 4.06 倍。而 LVAD 术后患者是一类特殊的群体，低 INR 值与血栓事件增加之间的密切关系已被证实，而在抗凝治疗范围内又存在持续出血风险，靶向 INR 为 2.0 ~ 2.5 似乎是合理的，但这一结论仍需要更多的病例和长期随访来印证。

在华法林治疗的初始阶段应每日监测 INR，直到获得稳定的剂量 - 效应关系，并在 INR 达到治疗范围 2 天后，停用 UFH；在剂量 - 效应关系稳定后进入维持阶段，国人的华法林维持剂量约为 3mg，可以减少检查 INR 的次数至 2 ~ 3 次 / 周，持续 1 ~ 2 周，如果 INR 稳定，可以进一步延长至每 4 周 1 次，建议至少 3 个月内应复查 1 次 INR。但对于 LVAD 维持阶段 INR 复查频率尚无推荐。出现以下情况时应增加 INR 的监测频率，甚至恢复每日监测的频率：调整华法林的剂量、增加或减少影响华法林的药物或食物、血流动力学不稳定、出现出血或血栓栓塞并发症。华法林治疗期间应保持良好的治疗窗内时间（TTR），即口服华法林期间达到目标 INR 范围的百分比，良好的 TTR 应≥ 65%，TTR ＜ 65% 的患者更有可能发生出血或血栓并发症。

ISHLT 推荐的阿司匹林最佳剂量为 81 ~ 325mg/d（证据有限，证据等级：C），中国医学科学院阜外医院推荐的阿司匹林剂量是 100mg/d。现有证据证明了抗血小板药物在搏动性 LVAD 患者中预防卒中的重要作用。与 325mg/d 阿司匹林相比，低剂量的 81mg/d 阿司匹林显著降低消化道出血，但与消化道出血的病因无关，而高剂量的阿司匹林仍有可能发生泵血栓形成事件，说明抗血小板治疗对血栓形成率的影响很小。由于出血并发症治疗性停用抗血小板药物，或为预防消化道出血等出血并发症预防性停用抗血小板药物，并没有增加栓塞并发症发生率，这或许是因为 LVAD 患者缺乏在血小板黏附和聚集中起关键作用的高分子量 vWF 多聚体，AvWD 综合征的存在部分抵消了对血小板活化的影响，这种情况下的抗血小板治疗可能额外抑制了血小板功能，从而导致出血并发症的风险增加，在最新一代 LVAD 患者中停用抗血小板治疗也得到了相同的结果，一些欧洲中心已经在 LVAD 术后抗凝治疗原则中去除了抗血小板药物。体外循环后由于血小板更换率增加和口服阿司匹林的生物利用度降低，有高达 47% 的患者可能发生阿司匹林抵抗，而在 LVAD 患者中由于剪切应力增加、炎症反应延长、细胞因子产生延长等因素共同诱导血小板持续活化并增加阿司匹林抵抗。不同类型 LVAD 装置的血液相容性是不同的，对凝血的激活效应是不同的，需要的抗血小板治疗方案也有差异，而且阿司匹林的反应性不仅在患者之间存在差异，个体反应性也会随着时间的推移发生显著变化。通过血小板聚集试验可以积极调整抗血小板药物的用量，避免与过量或不足剂量给药有关的并发症。对于阿司匹林抵抗，可以联合氯吡格雷双重抗血小板，或者依据临床中心的使用习惯联合双嘧达莫治疗。由于低剂量阿司匹林条件下亚裔人群的颅内出血风险明显增加，使用阿司匹林的安全性还有待进一步验证。

对于 INR 达到目标范围并且已经稳定口服华法林剂量的患者，使用即时检测（POCT）替代血浆 INR，POCT 可以提供即时结果，减少不必要的抽血。对使用 POCT 装置进行 INR 自我监测的随机试验荟萃分析显示，TTR 明显增加，血栓栓塞事件、大出血和全因死亡率显著降低，即使是基于 POCT-INR 的自我给药，血栓栓塞事件和死亡事件也明显减少，但大出血的减少并不显著。但 POCT-INR 结果与实验室血浆 INR 结果存在不一致，当存在抗磷脂抗体、PLT 计数异常、极端的 HCT（＜ 25% 或＞ 55%）、高胆红素血症（胆红素＞ 170μmol/L）、高甘油三酯血症明显（甘油三酯＞ 5.6mmol/L）、溶血或血液黏滞度增加时可影响 POCT-INR 结果，纤维蛋白原升高导致 POCT 高估 INR，尤其是纤维蛋白原水平＞ 700mg/dl。POC-INR 值与血浆 INR 结果：①均在治疗范围以内、以上或以下时，或两者差值在 0.4 以内；②两者 85% 的结果在治疗范围内且差值在 0.5 以内时，符合以上两项中任意一项时 POCT-INR 值被认为与血浆 INR 结果一致。当 POCT-INR 异常增高或与预期结果不同时，应复查血浆 INR，但没有对于这一数值的明确规定，不同的临床中心采用 3.5、4.5 或 5.0 的数值。

（三）抗凝治疗并发症及抗凝治疗调整原则

出血是 LVAD 最常见的不良事件，手术相关出血和非手术相关出血都远高于其他类型的心血管手术，最常见的早期出血部位是纵隔，其次是胸膜腔、下消化道、胸壁和上消化道，植入 30 天后常见鼻出血、消化道出血、纵隔和胸腔出血及颅内出血，也有肾实质内出血的报道，血小板功能障碍、vWF 缺乏、右心室功能不全伴肝淤血都有可能导致出血发生。主要血栓事件包括泵血栓形成和动脉血栓栓塞，如卒中事件。需要手术治疗的胸腔出血通常发生在术后早期，消化道出血可发生在植入术后的任何时间，泵血栓形成多发生于术后 3 个月内。针对这些并发症的抗凝调整并没有明确的指南或规范，有的临床中心在控制出血源的同时坚持抗凝治疗直到出血停止，然后降低长期抗凝治疗目标以防再次出血，而最新版指南的描述是对于严重的消化道活动性出血或近期脑出血，应优先考虑暂时恢复到接近正常的凝血状态。

1．围手术期出血　定义为术后 7 天内接受大于 4U 的红细胞，或需要再次手术止血治疗，是 LVAD 植入术后早期最常见的并发症，报道的发生率在 20% ~ 81%，与术前血小板减少、肝肾功能不全等因素相关。所以，在开始抗凝之前，应首先完全逆转肝素化并充分止血，过早启动抗凝治疗可能会引起术后的大出血事件。肝素逆转的方法有很多，传统方法是根据体重给予 UFH，根据 UFH 剂量给予鱼精蛋白。虽然欧洲心胸外科学会确定鱼精蛋白 / 肝素（鱼精蛋白 mg/100U UFH）的比例为 2.6：1，但研究认为每 100U UFH 应控制给予低于 2.6mg 的鱼精蛋白，当鱼精蛋白 /UFH（鱼精蛋白 mg/100U UFH）的比例高于 2.6：1 时 ACT 显著增加，高于 5：1 时，血小板聚集和功能受损。常用的检测残余肝素效应的方法包括 ACT、鱼精蛋白滴定法和 TEG，基于 ACT 的残余肝素效应测量是其中最不准确的方法。部分患者会出现肝素反跳现象，表现为足量鱼精蛋白中和完毕后肝素抗凝现象再次出现，这可能是因为大分子肝素能够在脂肪细胞内储存并在鱼精蛋白快速分解代谢后从血浆蛋白中缓慢分离释放，UFH 剂量超过 400U/kg 时可导致肝素反跳，肝素反跳的发生率随着大剂量 UFH 的增加而增加。

2．消化道出血　是 LVAD 支持期间最常见的并发症之一，可能与连续流动装置的搏动降低、由剪切应力增加引起的 AvWD 综合征相关。消化道出血患者的平均 INR 与非出血患者没有差异。是否停用及何时停用抗凝和抗血小板治疗没有明确的标准，各临床中心也采用了不同的方法。有学者建议在出血发作期间停止使用所有抗凝药物，直到血流动力学稳定，指南建议保留抗凝和抗血小板治疗至出血好转，在显著出血时进行 INR 逆转。对于严重的消化道出血，在纠正出血部位的基础上，应停止抗凝和血小板治疗，可以考虑使用 FFP

和血小板逆转抗凝治疗，但这可能导致 LVAD 血栓形成的风险增加。对于等待移植的患者，应输注少白红细胞和辐照血。如果出血没有好转，可考虑给予醋酸去氨加压素。醋酸去氨加压素可以促进血管内皮细胞释放 vWF，然而作用尚不确定，因为已经激活的细胞是否仍储存了相应数量的 vWF、新产生的 vWF 多聚体是否会快速降解尚不确定。此外，可考虑使用含有 vWF 的 FⅧ浓缩物或对可以用于先天性 vWD 的抗纤溶药物氨甲环酸，但尚无大规模的临床试验证实其有效性。对于标准措施无反应、无手术计划且危及生命的出血患者，可使用 rFⅦa，但高剂量的 rFⅦa 可显著增加血栓栓塞事件。一旦出血停止，血红蛋白水平稳定，应依据出血程度、患者年龄和血栓形成风险，个体化重新启动抗凝和抗血小板治疗，建议目标 INR 为 1.5～2.0。对于反复胃肠道出血的患者，应根据出血严重程度和设备类型重新评估抗凝和抗血小板方案及强度，如果停止或减少华法林或抗血小板剂量，应仔细评估风险和获益。考虑到 CF-LVAD 患者中 AvWD 的不断进展，有学者建议一旦观察到高分子量 vWF 多聚体减少，则停止使用抗血小板药物。有停用抗凝及抗血小板治疗 1 年以上，无血栓并发症的个案报道。

3．**鼻出血** 早期可以由耳鼻喉科医师通过局部血管收缩、烧灼和针对明确出血部位的鼻腔填塞来解决，严重者可以通过包括栓塞在内的侵入性治疗进行止血，可以使用血液制品进行支持性输血。

4．**神经系统并发症** 包括缺血性卒中和脑出血。回顾性研究发现，许多发生颅内出血的病例并没有过度抗凝治疗，而 INR 水平或抗凝方案与神经系统并发症无关。植入后早期的神经系统事件以非出血性为主，远期以出血性事件为主。回顾性研究发现，对于离心型 LVAD，缺血性卒中和出血性卒中与抗凝相关的预测因素分别为阿司匹林≤ 81mg/d、阿司匹林≤ 81mg/d 和 INR ＞ 3.0，低剂量的抗血小板治疗与出血性及缺血性卒中均明确相关。消化道出血与出血后 30 天以上的血栓栓塞事件之间存在关联，由于出血事件而改变的抗血栓治疗可能增加卒中的风险。出血性卒中严重影响 LVAD 患者的生存率，发生后应停止或逆转抗凝治疗，相比 FFP，PCC 可以快速将 INR 降至 1.5 以下并避免液体超载，对血栓性卒中需行头 CT 检查除外出血后，才可以考虑使用溶栓药物治疗。颅内出血后停用 1 周阿司匹林和 10 天华法林足以降低出血扩大或再出血的风险，同时将血栓栓塞事件和泵血栓形成的风险降至最低，短期停用阿司匹林和华法林似乎是安全的，对于需要紧急开颅手术的病例应立即逆转抗凝以减少术中和术后出血，如 FFP、冷沉淀、血小板、维生素 K，甚至是 rFⅦa。出血纠正后 7～14 天，可以对于血栓栓塞高危患者重新开始抗凝或抗血小板治疗。

5．**泵血栓形成** 是 LVAD 的严重并发症之一，INR 过低、缺少抗血小板治疗是已经明确的相关危险因素。治疗策略为在原有口服药物的基础上单独或联合使用静脉抗凝药，包括 UFH、直接凝血酶抑制剂（DTI）、血小板膜糖蛋白Ⅱb/Ⅲa 受体拮抗剂及溶栓药物。对于无禁忌证且临床情况并不十分紧急的患者，可以首选静脉注射 UFH，但单独使用 UFH 很难成功溶解血栓。一旦患者出现持续性溶血、动力性休克、心力衰竭等症状，建议使用直接 DTI，如比伐卢定或阿加曲班或血小板膜糖蛋白Ⅱb/Ⅲa 受体拮抗剂（如依替非特或替罗非班）来进行更积极的抗血栓治疗。但 DTI 和血小板膜糖蛋白Ⅱb/Ⅲa 受体拮抗剂的使用报道有限，临床证据和有效性尚不确定，有可能导致严重的出血并发症。溶栓治疗可以作为治疗晚期器官功能障碍或血流动力学受损、不适合手术且对 DTI 无反应的替代疗法。重组组织型纤溶酶原激活剂（rt-PA）可以通过中心静脉给药，也有心室内给药的报道，有报道成功率为 63%，但尚无大规模的临床数据，且可能导致严重的出血风险（如脑出血），应在严格的临床评估后进行，并且不适用于拟行手术治疗的患者。当抗凝药治疗有效，如出现临床症状、功率峰值、溶血好转，应继续服用华法林和阿司匹林，并提高目标 INR 至 2.5 ~ 3.0，可考虑添加第二种抗血小板药物（如氯吡格雷或双嘧达莫），也可以加用血小板膜糖蛋白Ⅱb/Ⅲa 受体拮抗剂作为长期口服抗凝药物。泵血栓的药物治疗失败率高，且可能与血栓复发有关，或最终需要进行心脏移植或泵置换。

6．其他个体化抗凝调整 抗凝和抗血小板治疗可能需要根据某些临床情况进行针对性个体化调整，如主动脉瓣不能正常开瓣时，主动脉瓣血栓形成风险明显增高；对于暂时不能转复的心律失常，在无禁忌证的情况下，可以适当提高目标 INR；当合并活动性感染时，特别是菌血症时，由于内皮细胞活化和血小板聚集增加，促凝血途径活性增加，缺血性卒中的风险增高，可能需要增加抗血小板治疗。老年患者有更高的出血风险明显增加，女性患者的血栓栓塞性事件和出血性事件发生率明显高于男性患者，女性是出血性卒中、缺血性卒中和泵血栓形成的多变量危险因素，年轻女性（≤ 65 岁）有较高的出血性卒中风险，而老年妇女有较高的缺血性卒中风险。适当地针对性别、年龄、临床状态制订抗凝方案，可以减少抗栓并发症的风险。

7．非心脏手术的抗凝调整 对于 LVAD 患者行非心脏手术（NCS）前的抗凝调整，并没有明确的规范，总体原则是权衡最低限度抗凝的远期栓塞风险和围手术期的高出血风险，根据与手术相关的出血风险和泵血栓形成的高危因素，对每个患者进行个体化调整。现有的临床数据证明，在专业人员指导下的抗凝调整方案是安全的。指南建议，如果手术出血风险较低，阿司匹林和华法林可在围手术期继续使用（推荐等级：Ⅰ，证据等级：C）；如果出血风险较高，可以停用华法林并且使用 UFH 或 LMWH 桥接，UFH 或 LMWH 应在手术当日早晨停用；对于急诊手术，FFP 或 PCC 可迅速逆转华法林的抗凝效应，也可给予维生素 K_1，但逆转抗凝较慢（推荐等级：Ⅰ，证据等级：B）；当术后出血风险可接受时，恢复华法林和抗血小板治疗，INR 达到目标范围前可使用 LMWH（推荐等级：Ⅰ，证据等级：B）。此外，还有一些方法也是安全的，如不常规逆转治疗性抗凝，仅对预期出血风险高的外科手术针对性使用新 FFP、血小板和冷沉淀，对合并房颤、急性血栓栓塞等需要较高抗凝范围的患者使用 UFH 桥接。目前发现，术前联合应用华法林和阿司匹林的患者更容易发生出血并发症，停用华法林后高 INR 是需要输血的危险因素，胆囊切除术、结肠切除术等大手术需要更多的血液制品，因此，降低 NCS 前的抗凝目标可以有效减少围手术期出血，特别是大手术的出血，但抗凝目标的合适范围仍需要进一步研究，Stone 等回顾发现将抗凝范围降低到制造商推荐的治疗水平下限不会引起围手术期的血栓栓塞事件。华法林停用的最佳时间并不确定，术前 5 天停用华法林并且继续低剂量的阿司匹林治疗，术前 3 天停用华法林和阿司匹林治疗，这两种方法都没有发生围手术期血栓栓塞事件。

8．肝素诱导的血小板减少症（HIT） HIT 的两个重要标志是血小板减少和血栓并发症，也常见于LVAD植入术后，而在合并HIT的LVAD患者中常见血栓性卒中，所以在LVAD患者中很难区分HIT和非HIT血小板减少，当临床上出现血小板减少症时应警惕合并HIT。高度怀疑或一旦诊断HIT，应立即停用UFH或LMWH，启动替代抗凝治疗，包括3种DTI（水蛭素、阿加曲班、比伐卢定）和2种抗凝血酶介导的因子Ⅹ选择性抑制剂（达那肝素和磺达肝素）。拟行LVAD植入术的急性HIT患者，如病情允许，建议推迟手术至HIT痊愈；对于急性或亚急性HIT的手术首先推荐使用比伐卢定；有HIT病史但HIT抗体阴性的患者，术中可使用UFH，但术前和术后的抗凝建议使用非肝素类抗凝药。我国《肝素诱导的血小板减少症中国专家共识》建议，比伐卢定和阿加曲班均不需要静脉注射负荷剂量，初始维持剂量分别为0.15mg/（kg·min）和2μg/（kg·min），由于LVAD患者常合并肝肾功能不全，所以应适当减低初始剂量并滴定至靶向APTT以达到适当的疗效并避免增加出血风险，警惕药物蓄积现象。华法林可以延长APTT，可能会低估通过APTT调整的DTI剂量。比伐卢定和阿加曲班可以延长INR，因此与华法林应至少重叠5天或在INR达到目标范围后仍应继续重叠，停用比伐卢定或阿加曲班4～6天后需再次测定INR，或为了避免停用比伐卢定和阿加曲班对INR引起的波动，可在服用华法林之前更换为对INR影响较小的磺达肝癸钠。HIT急性期应避免使用华法林，建议使用维生素K_1中和华法林的作用，以免增加静脉性肢体坏疽的风险，但病情稳定后应恢复使用。DTI半衰期短，尚无有效抑制剂，ACT或APTT只是间接推断抗凝水平，应加强监测，避免药物过量引起的大出血和突然停药引起的血栓形成。血浆中的比伐卢定通过肾脏和蛋白酶降解，有可能在左心室内血流淤滞部位失去抗凝作用。以往认为HIT患者输注血小板可能促进血栓事件的发生，也有指南建议对接受抗血小板药物治疗的患者，如果出现持续出血并发生血小板功能障碍，或因脑出血需要手术治疗，建议输注血小板。去氨加压素可以改善接受阿司匹林或氯吡格雷治疗患者的血小板聚集功能，促进血管内皮细胞释放vWF，改善凝血功能。由DTI引起的出血，应首先停用DTI，由于半衰期短，血浆浓度可在数小时内恢复正常，而致命的大出血可以使用rFⅦa进行非特异性拮抗，但有可能引起血栓事件，应作为抢救性治疗方案。

9．阜外抗凝方案相关并发症 在中国医学科学院阜外医院植入LVAD并规律随访的70例患者中，最长随访患者时间超过5年，术后早期的抗凝并发症主要集中在出血，常见的包括鼻出血、便潜血阳性、术后早期需要引流的中量以上的胸腔积液，有1例患者在术后第5天出现主动脉根部血栓。出院后，有1例患者在术后3个月时出现大出血，其余患者均没有出现严重出血事件，出现静脉血栓栓塞2例、动脉血栓栓塞1例、卒中6例，有1例患者因INR长期不达标，在术后3年时出现泵血栓形成。

（四）华法林逆转

对于没有出血并发症的INR异常升高，不需要积极逆转华法林，如INR ≤ 4.5，可降低5%～20%华法林剂量或停服一次，如INR ＞ 4.5，则停用华法林并给予小剂量维生素K_1（1.0～2.5mg），如果INR ≥ 10.0，则停用华法林并给予维生素K_1 5mg，有出血高危因素的患者可考虑给予FFP、PCC或rFⅦa。但现阶段证据表明，如果INR在4.5～10.0但没有出血并发症，除暂停华法林治疗外，不太可能从维生素K治疗中获益。出现轻微出血（如鼻出血、牙龈出血）而 INR 在目标范围内时，不需要停药或减量，应纠正出血原因并加强监测。若患者出现华法林相关的大出血事件，首先应立即停用华法林，静脉注射维生素 K_1 5～10mg，给予 FFP 或 PCC 迅速逆转抗凝；如患者有机械性心脏瓣膜或房颤等血栓高危因素不能完全停止抗凝时，可以考虑适当降低抗凝强度；鉴于维生素 K 的代谢特点，静脉注射后约 6 小时和口服后 12 小时内恢复足够的因子Ⅶ水平，PT 恢复正常需要 12～24 小时，PCC 治疗可以快速纠正高 INR 出血，所以对需要快速 INR 正常化的严重或致命性出血，目前的抗凝逆转指南建议在 4F-PCC 的基础上缓慢静脉注射维生素 K_1 5～10mg（推荐等级：Ⅱ，证据等级：C）。含有因子Ⅱ、因子Ⅶ、因子Ⅸ和因子Ⅹ的 4F-PCC 可快速逆转华法林的抗凝作用，效果优于 FFP，对于治疗致命性出血，与含有因子Ⅱ、因子Ⅸ、因子Ⅹ和少量因子Ⅶ的 3 因子凝血酶原复合物（3F-PCC）联用 rFⅦa 相比，具有更低的血栓栓塞风险。对于有肝损伤的患者，维生素 K 的疗效不明显，盲目加量可加重肝损伤，且维生素 K 不能降低致死性出血率；FFP 含有所有凝血因子，缺点是有血型要求、可能加重容量负荷或引起急性肺损伤，不一定能完全纠正 INR；PCC 中含有 3 种或 4 种凝血因子，起效快，无血型要求，可以减少临床不良反应，但是部分 PCC 制剂含少量肝素，慎用于 HIT 患者。因子Ⅶ的半衰期仅为 6 小时，因此，如果抗凝中断时间超过 6 小时，应给予维生素 K。积极逆转华法林，有可能会引起血栓形成，临床医师应在充分权衡获益与风险后使用（图 4-13）。当应用大剂量维生素 K_1 止血后，如果恢复华法林治疗，可给予 UFH 直到患者恢复对华法林治疗的反应表。

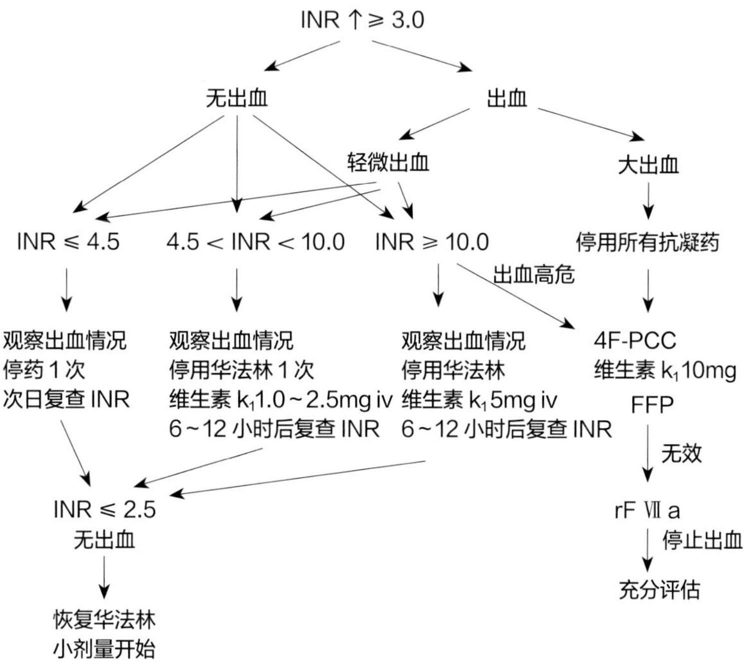

图 4-13　华法林逆转方案

（陈　伊）

第六节　术后血栓形成

泵血栓形成（PT）是 LVAD 的致命并发症，也是血栓栓塞事件的前兆，而血栓、栓塞事件导致的缺血性卒中等不良事件严重影响患者的远期预后。

一、LVAD 血栓定义

LVAD 血栓是指 LVAD 任何部件（包括流入套管、泵内、流出套管）的血栓，可起源于泵本身、左心房或左心室，滞留于泵组件中，并可导致卒中、全身血栓栓塞、LVAD 功能障碍（全身血流减少）、血流动力学障碍、心源性休克甚至死亡。LVAD 血栓分为可疑泵血栓和确诊泵血栓。可疑泵血栓：患者临床或泵参数提示在 LVAD 的任何血液接触表面（流入套管、泵内或流出套管）上形成血栓，至少满足溶血、结构性疾病无法解释的心力衰竭及 LVAD 参数异常中的两项。确诊泵血栓：可以通过肉眼诊断（在 LVAD 更换、心脏移植或尸检时），或通过明确的影像学证据或流入套管 / 流出管道无多普勒信号诊断。在应用 LVAD 过程中形成的装置血栓见图 4-14。

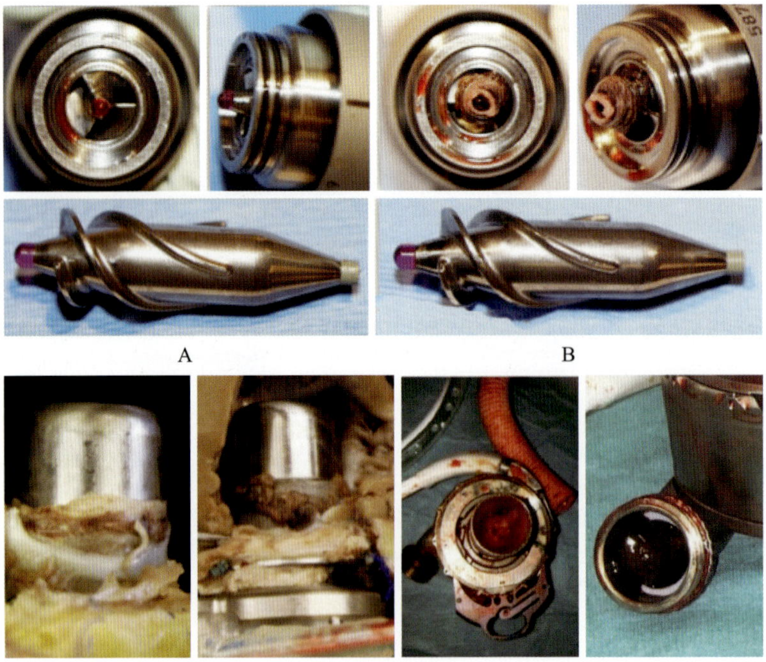

A　B　C　D

图 4-14　应用 LVAD 过程中形成的装置血栓

注：A. HeartMate Ⅱ可疑泵血栓；B. HeartMate Ⅱ确诊泵血栓；C. HeartWare HVAD 泵血栓；D. HeartMate Ⅲ泵血栓。

二、LVAD 血栓类型

血栓的类型包括红色血栓和白色血栓。红色血栓为富含红细胞的纤维蛋白网，通常是疏松的，易于在泵流入管道和流出管道形成，与淤血和抗凝不足有关；白色血栓为富含血小板的纤维蛋白网，往往由于纤维蛋白和变性蛋白在轴承附近的泵表面上逐渐沉积，再加上血液湍流的作用，轴承处产生的热量触发了血小板的进一步活化、黏附和聚集而成。区分血栓类型至关重要（表 4-12），因为红色血栓需应用抗凝药物治疗，而白色血栓需要应用抗血小板药物治疗。

表 4-12 红色血栓与白色血栓的鉴别

项目	红色血栓	白色血栓
组织成分	富含红细胞的纤维蛋白网	富含血小板的纤维蛋白网
质地	较软	坚硬
发生部位	泵流入管道、流出管道	泵表面
发生原因	淤血、抗凝不足	纤维蛋白及血小板沉积、湍流作用
治疗	抗凝药物	抗血小板药物

三、LVAD 血栓流行病学

LVAD 已成为除心脏移植之外终末期心力衰竭的重要治疗方式，能显著提高患者的生存率和生活质量。尽管使用新一代 LVAD 可以显著降低出血和血栓事件的发生率，但不良事件的风险仍持续增加，泵血栓作为血栓栓塞事件的前兆，使患者的致死率与致残率增加。了解不同类型心室辅助装置泵血栓的发生率是至关重要的。目前国外文献报道，机械轴承轴流泵（HeartMate Ⅱ）、混合悬浮离心泵（HeartWare HVAD）及全磁悬浮离心泵（HeartMate Ⅲ）均有泵血栓事件发生。Stulak 等的一项荟萃分析显示，HeartMate Ⅱ与 HVAD 泵（目前均已停产）血栓发生率无明显差异，为 8%～10%。HeartMate Ⅲ作为最新一代 LVAD，在三代心室辅助装置中泵血栓发生率最低，MOMENTUM 3 研究证实 HeartMate Ⅲ患者 2 年泵血栓发生率为 1.1%。此外，还有少数关于 HeartMate Ⅲ泵血栓形成的病例报道。目前国内应用的 LVAD（主要有苏州同心 CH-VAD、重庆永仁心 EVAHEART 和深圳核心 Corheart-6，前两者目前已完成临床试验获批上市，后者尚在临床试验阶段）均为全磁悬浮离心泵。目前 15 例植入 EVAHEART 患者中仅有 1 例患者发生泵血栓，进行了 LVAD 去除 + 心脏移植术，发生率约为 0.1%，另外两种全磁悬浮离心泵无泵血栓事件发生。由于 LVAD 植入术在国内开展较晚，病例数较少，随访时间短，流行病学数据尚需进一步完善。

四、LVAD 血栓发生部位

1．HeartMate Ⅱ　由于轴流泵轴承产生的热量会使血液成分变性，从而导致纤维蛋白和血凝块沉积（尤其是流入通道轴承）。因此，HeartMate Ⅱ血栓最常见的部位是流入轴承，然后是流入套管和流出管道，最后是流出轴承。

2．HeartWare HVAD　Scandroglio 等的一项研究表明，在 586 例植入 HVAD 的 LVAD 患者中，出现 100 例血流异常事件，其中泵前阻塞占 26%，泵内血栓占 70%，泵后阻塞（包括流出管道及其人工血管同主动脉吻合口处）占 4%。Glass 等证实了 HVAD 流入套管周围血栓发生率高，可能与 HVAD 流入套管的平滑烧结面有关。该结果导致超过 1/3 的临床血栓栓塞事件，其中大多数是缺血性卒中。

3．HeartMate Ⅲ　目前尚无大样本的文献报道全磁悬浮离心泵血栓的常见部位。HeartMate Ⅱ、HVAD 泵血栓常见发生部位可作为参考。

五、LVAD 血栓危险因素

由于 HeartMate Ⅲ泵血栓发生率很低，目前尚无关于该泵风险因素的大规模临床研究，可参照 HeartMate Ⅱ、HeartWare HVAD 危险因素。

（一）按泵类型分类

1．HeartMate Ⅱ危险因素　体重指数（BMI）较高（风险比：1.71/10kg/m^2）的患者和女性患者泵血栓形成风险增加；CHA_2DS_2-VASc 评分≥ 3 分血栓形成风险更高；对 INTERMACS 中 HeartMate Ⅱ LVAD 植入的 6910 例患者进行多因素分析显示，泵血栓形成的危险因素包括植入时间晚（风险比：1.46/ 每晚植入 1 年）、年龄较轻（风险比：1.25/ 年龄每年轻 10 岁）、BMI 较大（风险比：1.20/10kg/m^2）、1 个月时 LDH 水平更高（风险比：3.16/ 每升高 500 ~ 1000U）、白种人、肾功能不全、LVEF ＞ 20%。2014 年 6 月同一队列的最新分析显示，依从性差和右心衰竭的病史也是泵血栓形成的危险因素；左心室舒张末期内径（LVEDD）达到 7cm 时，轴流泵较离心泵血栓风险增加 1.61 倍，且随着 LVEDD 的增加，泵血栓形成风险增加。手术技术相关危险因素：Taghavi 等研究了 2 个中心的 49 例患者，在 HeartMate Ⅱ植入后的中位数 42 天，有 11 例（22.4%）出现泵血栓，他们观察到泵血栓形成的患者术后即刻和术后 30 天的 LVAD 流入管道成锐角，囊袋深度较浅。同样，Uuriel 等也证实了在血栓形成的情况下，流入管道成锐角。

2．HVAD 危险因素　基于多变量分析，发现植入时平均动脉压（MAP）＞ 90mmHg，阿司匹林剂量≤ 81mg，INR ≤ 2 和 INTERMACS 分级≥ 3 级（表 4-13）是造成泵血栓形成的重要危险因素。INTERMACS 分级≥ 3 级的患者更有可能服用较低剂量的阿司匹林。迄今为止，手术技术与 HVAD 血栓形成的风险之间没有关联。HVAD 直接植入心包腔内，因此没有与囊袋深度有关的问题。此外，尚无研究显示流入管道位置与 HVAD 泵血栓形成的发生有关。

表 4-13　INTERMACS 心力衰竭分级

分级	表现
1	致命性心源性休克：尽管正性肌力药物已达极量，但仍出现危及生命的低血压、器官灌注不足、严重酸中毒
2	血流动力学不稳定（尽管有正性肌力药物支持）：尽管不断上调正性肌力药物剂量，仍无法达到稳定的血流动力学
3	血流动力学稳定（但依赖于正性肌力药物）：需应用静脉正性肌力药物（或临时循环辅助设备支持，或两者兼有），尚能维持血流动力学稳定的患者
4	静息下仍有心力衰竭症状（优化口服药物治疗下）：在优化的口服药物治疗的情况下，患者在休息状态下仍有心力衰竭症状
5	NYHA Ⅳ级伴液体超负荷证据：患者无法进行任何体力活动，休息状态下亦有心力衰竭症状，且有低垂部位水肿、肺部啰音
6	NYHA Ⅳ级且无液体超负荷证据：患者无法进行任何体力活动，休息状态下亦有心力衰竭症状
7	进展的 NYHA Ⅲ级：患者无法进行任何体力活动，但日常活动不受限

注：NYHA，纽约心脏病协会；INTERMACS，机械辅助循环支持跨机构登记系统。该分类可以看作 NYHA 分类的扩展，7 级为最低级别，心力衰竭程度最轻，相当于 NYHA Ⅲ级。

3．HeartMate Ⅲ危险因素　目前尚无关于该泵风险因素的大规模临床研究，推测泵血栓可能是来自心房、心室等部位的血栓进入到泵组件中所致。不同泵类型血栓形成的危险因素见表 4-14。

表 4-14　不同 LVAD 泵血栓形成危险因素

LVAD 类型	危险因素
HeartMate Ⅱ	女性，BMI 高，白种人，年龄较轻，植入时间晚，肾功能不全，依从性差，右心衰竭，LVEF > 20%，1 个月时 LDH 水平较高，CHA_2DS_2-VASc 评分≥ 3 分，流入管道成锐角，囊袋深度较浅
HeartWare HVAD	MAP > 90mmHg，阿司匹林剂量≤ 81mg/d，INR ≤ 2，INTERMACS 分级≥ 3 级
HeartMate Ⅲ	心房、心室等部位血栓脱落

（二）按机械因素和非机械因素分类

机械因素主要是与泵相关的危险因素，非机械因素包括患者相关和管理相关危险因素（表 4-15）。

表 4-15　按泵相关、患者相关及管理相关危险因素分类

	危险因素
泵相关	高剪切应力，流入管道位置不当，血液 - 泵接触面纹理粗糙，湍流，无搏动血流，散热减少
患者相关	高龄，房颤、冠心病等既往病史，既往有心房 / 心室血栓，依从性差，低血容量状态，内皮细胞受损，高凝状态
管理相关	抗凝不充分，未予抗栓治疗，感染，低泵速，搏动减弱，细胞生成刺激剂应用，MAP > 90mmHg

1．**泵相关**　高剪切应力（转子 - 轴之间的缝隙）、流出管道人工血管与主动脉吻合处的湍流、泵流入管道角度不当、血流类型、血液 - 泵接触面纹理粗糙（会激活血小板并引起凝血级联反应）、散热（泵产生的热量会使蛋白质变性，从而使轴承处血栓形成）。

2．**患者相关**　高龄、肾功能不全、房颤、冠心病、糖尿病、吸烟、卒中；先前存在的心房 / 心室血栓；晚期心力衰竭（血容量不足：低心排、心室不同步、心室扩张、血流淤滞等）促进血栓形成；血管壁异常：粥样硬化、内皮细胞受损；血液成分异常：高凝状态（白细胞、内皮细胞和补体系统的激活及微粒的产生也导致高凝状态）。

3．**管理相关**

（1）抗凝不充分、未予抗栓治疗：发生消化道出血的 LVAD 患者，由于降低了抗凝和抗血小板治疗策略，使抗凝不充分，从而导致血栓栓塞事件的风险更高。

（2）降低泵速与泵血栓形成相关：随着对主动脉瓣膜病变，尤其是主动脉瓣反流的高度关注，临床医师开始制订相关策略，通过降低泵速来促进主动脉瓣开放，使流经主动脉的血流增多，以促进心功能恢复，避免主动脉根部血栓形成。然而，低泵速减少 LVAD 的热量散发，使血凝块形成的概率增加。因此，通过降低泵速来促进主动脉瓣开放也可能导致泵血栓形成倾向。

（3）感染：炎症和感染也可能增加血栓形成的风险。

（4）搏动减弱：LVAD 的应用降低了血液循环中的动脉搏动，从而改变了血流的生理特性。研究表明，非搏动性灌注可激活凝血系统。此外，在外周血管狭窄的 LVAD 患者中，血液淤滞的可能性更大，从而诱发血栓形成的概率更高。

（5）红细胞生成刺激剂（ESA）的应用：有研究表明，使用 ESA 的可疑 PT 发生率更高（风险比：2.35）。累积 ESA 剂量每增加 100U，可疑 PT 的危险性就会增加 10%（风险比：1.10），这与 Swedberg 等的发现一致。接受 ESA 治疗的患者发生泵血栓的机制是多因素的，可能涉及血液黏滞度过高（可能是由于红细胞增多症）、血小板增多、血小板功能亢进及凝血功能的激活。

（6）高血压：Najjar 等发现 MAP > 90mmHg 泵血栓形成风险增加。

上述危险因素既可以单独存在，也可以同时存在、协同作用。

六、LVAD 血栓发生机制

LVAD 血栓形成的原因是多方面的，并且直接受泵的特性（如泵与血液接触表面材质、剪切应力、动力学和血细胞破坏）的影响，而这是泵 - 血液相容性的关键因素。血管内皮损伤、血液高凝状态和血流淤滞之间的相互作用（Virchow 三联征）构成了泵血栓形成的基础。此外，患者的特征和管理相关因素（包括植入技术和抗凝措施等）会影响泵血栓形成的发生率。

（一）LVAD 血栓形成具体机制（图 4-15）

与血液接触的装置表面通过蛋白质吸附，血小板、白细胞、红细胞的黏附，凝血酶的产生，补体的激活等一系列复杂的相互作用激活凝血系统。蛋白质是血浆的主要成分，血浆中含有约 300 种不同的蛋白质，血浆蛋白在装置表面上的快速吸附被认为是血栓形成的始动事件，蛋白质的吸附由带负电荷的亲水表面引起，与血流速度无关。黏附在装置表面的纤维蛋白原、纤维蛋白和血管性血友病因子（vWF），导致血小板活化和黏附，释放凝血因子。带负电荷的表面进一步激活因子Ⅻ，从而激活内源性凝血途径，使纤维蛋白原转化为纤维蛋白，激活的血小板与吸附的纤维蛋白原结合，引起血小板在吸附蛋白和纤维蛋白原装置表面黏附、聚集，进而导致血栓形成。激活的 FⅫa 可诱导补体系统激活导致凝血酶扩增。另外，白细胞（尤其是中性粒细胞）也通过 CD11b/CD18 黏附在固定在装置表面的纤维蛋白原上。活化的血小板主要通过 P- 选择素与白细胞相互作用。白细胞脱颗粒产生自由基，释放白介素和肿瘤坏死因子 α，激活单核细胞，导致组织因子表达，诱导和启动凝血级联反应，从而促进血栓形成和炎症环境的形成。

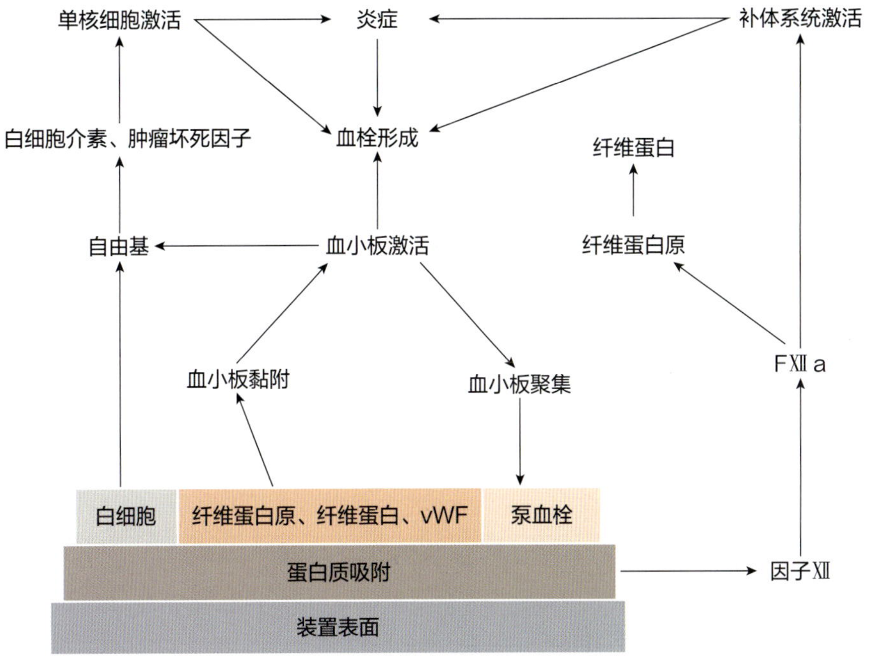

图 4-15　LVAD 血栓形成机制

（二）红细胞损伤对血栓形成也有一定影响

轴承－纤维蛋白沉积理论解释了随着血栓沉积而发生的溶血现象。溶血现象在血栓沉积开始时发生，逐步导致泵血栓形成，并最终导致血流动力学障碍。血栓形成共分为 3 个阶段：血栓形成、不完全血栓、完全血栓。初始阶段是溶血伴血栓沉积，但没有血流动力学障碍（血栓形成），进一步导致溶血和泵功能异常（不完全血栓），最终会发展为完全血栓形成，导致泵停止工作。

溶血导致血栓形成的机制如下：发生溶血的关键在于泵的设计，溶血较常见于轴流泵，相关数据表明，与离心泵相比，轴流泵溶血水平更高。红细胞在高剪切应力下穿过狭窄的通道，从而引起轻度溶血，引起结合珠蛋白降低，血清游离血红蛋白和乳酸脱氢酶（LDH）水平升高。随着溶血作用，血红素清除机制饱和，在血红素加氧酶 -1 的作用下，活性氧上调。活性氧会增加血管紧张度、活化血小板，并增加内皮功能障碍，从而产生凝血和炎症反应。同时，血红素加氧酶 -1 分解血红素，使一氧化碳和铁的释放增加，导致碳氧血红蛋白升高。一氧化碳和铁离子均会触发高凝和低纤溶状态。此外，一氧化碳可与纤溶酶和 α_2- 抗纤溶酶的血红素基团结合，降低纤溶酶活性并增强 α_2- 抗纤溶酶活性，从而限制纤维蛋白溶解。以上溶血介导作用使泵血栓形成风险增加（图 4-16）。

（三）肝素诱导的血小板减少症导致血栓形成的机制

HIT 是指在应用肝素类药物过程中出现的、由抗体介导的肝素不良反应，临床上以血小板计数降低为主要表现，可引起动、静脉血栓形成，严重者甚至导致死亡。血小板释放的血小板第 4 因子（PF4），与肝素分子结合形成 PF4- 肝素复合物（PF4-H）后发生构象改变，刺激免疫细胞应答，释放 PF4-H 抗体（即 HIT 抗体）。HIT 抗体与 PF4-H 结合形成大分子复合

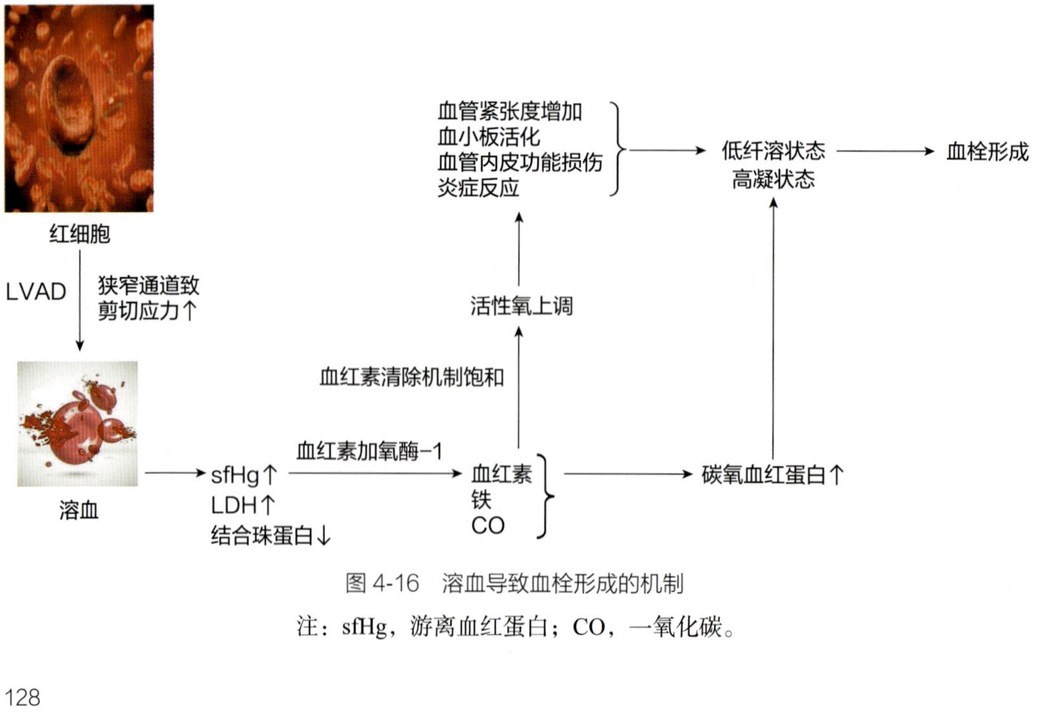

图 4-16　溶血导致血栓形成的机制

注：sfHg，游离血红蛋白；CO，一氧化碳。

物 HIT 抗体 -PF4-H，引起血小板持续活化，形成微血栓，并释放血小板微粒。另外，HIT 抗体 -PF4-H 可刺激单核细胞释放组织因子，激活凝血途径，使凝血酶大量生成，形成纤维蛋白血栓。由于 LVAD 患者术前或术中通常需要使用肝素抗凝治疗，促成了 LVAD 泵血栓形成。

总之，任何可能减少泵流量（主动脉瓣反流、心律失常、流入管道纽结或血容量不足等）、影响散热或抗凝不足的情况均加速血栓的形成。

七、泵血栓形成表现

泵血栓形成可导致泵功能障碍、溶血、肺栓塞、卒中甚至死亡，因此泵血栓形成患者会出现多种表现，包括轻度的非特异性症状、茶色尿、生物学标志物（LDH、游离血红蛋白等）异常、泵参数异常及非主动脉瓣关闭不全引起的失代偿性心力衰竭、心搏骤停甚至死亡。

（一）具体表现

（1）无临床症状，但泵参数异常，通常表现为泵功率持续升高，是基线功率的 1.5 ~ 2 倍，且持续 24 小时以上。

（2）乳酸脱氢酶（LDH）升高，是正常值上限的 2.5 ~ 3 倍，或游离血红蛋白> 300mg/L。

（3）溶血的临床征象（茶色尿 / 血红蛋白尿、黄疸 / 高胆红素血症），详见第四章第八节。

（4）心力衰竭症状（伴或不伴血流动力学异常：平均动脉压下降、肺动脉压升高、中心静脉压升高）。

溶血可能是 CF-LVAD 泵血栓形成的第一个临床征象，分为轻度溶血和重度溶血。轻度溶血定义为植入 LVAD 72 小时以内血浆游离血红蛋白> 200mg/L 或血清 LDH 大于正常值上限的 2.5 倍，且无临床症状及泵功能异常。重度溶血不仅包括轻度溶血的标准，还包括血红蛋白尿、贫血、高胆红素血症或泵功能异常和 / 或泵参数异常。

（二）不同发生部位表现不同

除上述临床表现外，泵血栓发生的部位不同，泵参数的改变也不尽相同（在转速不变的情况下）。

（1）泵前血栓：泵参数改变表现为功耗下降、流量降低。

（2）泵内血栓：主要表现是溶血，泵参数改变表现为功耗持续增加、流量降低。

（3）泵后血栓：泵参数改变表现为不同程度的功耗增加、流量降低。

八、诊断

（一）实验室检查

有助于筛查和诊断泵血栓形成。CF- LVAD 血栓形成通常与溶血有关，可通过 LDH、血浆游离血红蛋白和间接胆红素水平升高进行诊断。

1．LDH 升高　血清 LDH 升高可发生在泵血栓症状之前，目前仍然是检测溶血的最特异性生物学标志物，通常 LDH 大于正常值上限的 2.5 倍诊断泵血栓的敏感性为 78%，特异性为 97%。除溶血外，葡萄糖 -6- 磷酸脱氢酶缺乏症、肝损伤、严重的主动脉瓣膜病、感染或肿瘤也可引起LDH升高。因此LDH同工酶可能有助于泵血栓的诊断，LDH-1主要来源于心肌和红细胞，LDH-2主要来源于网状内皮细胞和红细胞，LDH-3主要来源于肺组织，LDH-4主要来源于肝、胰腺、肾，LDH-5主要来源于肝和骨骼肌，通常发生泵血栓的CF-LVAD患者血清LDH-1和LDH-2相对升高，而LDH-4和LDH-5降低。此外，血清LDH结合超声心动图斜坡试验，其敏感性和特异性分别接近100%和92%。值得注意的是，不同泵剪切应力存在一定的差异，LDH基线水平不尽相同，评估泵血栓时需考虑心室辅助装置类型（表4-16）。

表4-16　不同类型心室辅助装置LDH基线水平

泵类型	LDH基线水平（U/L）
HeartMate Ⅱ	350～450
HeartWare HVAD	200～350
HeartMate Ⅲ	250～350

2．**游离血红蛋白升高**　INTERMACS对溶血的定义是植入LVAD后72小时以内血浆游离血红蛋白值超过400mg/L，且具有溶血的临床征象（如贫血、低血细胞比容和高胆红素血症等）。血浆游离血红蛋白通常随着泵血栓形成和溶血而升高，大于400mg/L时应高度关注是否伴发泵血栓。但血浆游离血红蛋白敏感性不如LDH，往往需要几天的时间。

3．**高胆红素血症**　总胆红素＞34.2μmol/L。

4．**结合珠蛋白减低**　预示溶血和泵血栓形成，且在正常运行的VAD中的亚临床溶血时，数值已经下降。

5．**其他实验室检查**　血红蛋白/血细胞比容降低，肌酐和血尿素氮水平升高。

（二）影像学检查

1．**超声心动图**　是评估LVAD的基石，怀疑泵故障时应完善超声检查。

（1）TTE：①评估流入、流出管道有无血栓形成，管道的角度、有无纽结，以及流入管道与心肌的位置关系。②评估左心室大小、主动脉瓣开瓣状态、二尖瓣情况及室间隔位置，如出现左心室容积增大、新发的主动脉瓣开瓣、二尖瓣反流说明左心室不能充分卸负荷，应进行斜坡试验，在超声心动图指导下逐步增加LVAD速度，每次增加泵速后均测量LVEDD、主动脉瓣开瓣状态、二尖瓣反流等，以确定LVAD降低左心室大小、消除主动脉瓣开瓣的能力，在高LVAD速度下未能改变左心室大小（LVEDD曲线上升缓慢或下降）或主动脉瓣仍开瓣则高度提示泵血栓。斜坡试验对轴流泵（而非离心泵）中的泵血栓形成的诊断具有很高的敏感性和特异性，并且可以在治疗干预期间通过LVEDD曲线斜率来评估治疗效果。③根据流出管道峰值流速来评估潜在的血栓形成。Grinstein等通过测量57例LVAD患者（包括44例HeartMate Ⅱ和13例HeartWare HVAD）流出管道峰值流速来评估潜在的泵血栓形成，结果显示HeartMate Ⅱ的正常值上限为2.73m/s，HeartWare HVAD的正常值上限为 3.42m/s，其中 4 例（1 例 HeartMate Ⅱ和 3 例 HeartWare HVAD）因管道纽结或梗阻所致流出管道功能异常的患者，其收缩期峰值流速均高于 3.8m/s。④舒张期流速和收缩 / 舒张期流速比存在显著差异：一项研究比较了血栓形成组患者和无血栓形成组患者之间的超声心动图参数，其中舒张期血流速度和收缩期 / 舒张期血流速度比值有显著性差异。血栓形成组流出管道舒张期血流速度为 0.3m/s，对照组血流速度为 0.7m/s；血栓形成组流入管道和流出管道收缩 / 舒张速度比分别为 2.9 和 5.9，对照组流入管道和流出管道收缩 / 舒张速度比分别为 1.6 和 2.0。

（2）TEE：当患者身体情况不允许行 TTE（如术中、胸壁伤口未愈合）时，应首选 TEE。因食管紧贴在心脏后方，避免了 TTE 的胸壁、肋骨、肺气体的干扰，TEE 最大的优势是图像非常清晰。虽然 TEE 较 TTE 敏感性更高，但其较 TTE 更具有侵入性，不适用于食管溃疡及胃溃疡患者，且可诱发心律失常，因此有一定的局限性。

（3）3D 超声心动图（3DE）：尽管 2D 超声心动图（2DE）在测量心室大小及心功能方面具有举足轻重的地位，但由于心尖部被流入管道所遮挡，且存在伪影，因此在标准的心尖切面难以准确测量左心室容积。而 3D 超声心动图可以获取全容积数据以进行实时成像，不依赖几何形态的假设，可准确评估左心室容积。

2．胸部 X 线片　评估泵位置、流入管道的角度有无移位等。室性心律失常或频繁抽吸现象使流入管道移位，朝向室间隔或者侧壁。

3．CT 及造影

（1）局灶性低密度影及充盈缺损。

（2）评估装置的严重结构缺陷，如流入和流出管道故障。而超声心动图由于受声窗和伪影的影响，可能无法很好地评估此类异常。

（3）评估整个心动周期的大体病理变化。一项病例研究显示，LVAD 发生故障时，超声心动图未见明确异常，然而 CT 成像显示，在收缩期流入管道紧靠乳头肌，从而造成暂时的流入管道阻塞。

（4）作为泵更换患者术前的常规检查，对血栓形成的 LVAD 患者进行术前 CT 或经导管造影检查可以明确机械性病因，有助于泵更换术前评估。

4．磁共振成像（MRI）　因其强大的磁力可使泵移位，绝对禁止行该项检查。

（三）血流动力学监测

可显示与心源性休克相关的标志性变化。在泵故障的情况下，随着左心室充盈压升高，心输出量和心指数降低，从而导致左 / 右心衰竭的症状。直接血流动力学监测可用于评估 LVAD 功能障碍的患者。PCWP $>$ 18mmHg 或 CO $<$ 2.2L/（min · m^2）提示应调整适当的泵速或泵出现故障。

（四）泵参数

泵血栓形成会影响泵的参数。

1．泵速　当 LVAD 以较高速度运行时，无法实现更高的流量提示可能存在潜在的机械阻塞。

2．**功率** 是泵电机电压、电流的直接测量值，正常情况下，功率随着泵速的增加而增加，功率一般是连续测量的，并在控制器面板上显示为一段时间内的平均值，单位为瓦特（W），一般小于10W。功率峰值是指在泵速不增加的情况下功率增加，表示存在机械障碍。对于HeartMate Ⅱ和HeartWare HVAD而言，反复发生的功率峰值，且与基线值相差≥2W，表明可能发生泵血栓形成，从而导致机械阻塞。功率变化的程度取决于血栓形成的程度、位置和持续时间。例如，功率突然增加（功率峰值）表明已形成血栓，而功率逐渐增加（数小时或数天）至少2W则表明原位血栓形成过程缓慢。

3．**流量** 是一个估计值，与设定的泵速和功率直接相关。足够大的血栓会阻碍流经泵的流量，使流量减少。在估计流量时，HVAD还考虑了血细胞比容引起的血液黏滞度的影响，血细胞比容变化超过±5%时，提示更新系统监测，以避免流量计算错误，尤其是在LVAD较低转速的情况下。

（五）日志文件分析和声谱分析

有助于HVAD泵血栓形成的早期诊断。

1．**日志文件分析** 通过评估HVAD功耗和流量变化来区分不同部位的血流阻塞。Scandroglio等的一项研究证明，泵前和泵后血流阻塞（低流量报警）与流量减少模式有关。泵内血流阻塞相对容易识别，泵后阻塞（流出管道的血栓、管道纽结或吻合口狭窄）的表现是几天到几周内流量的逐渐减少，而泵前阻塞由于楔形血栓阻塞流入管道则表现为流量在数小时内急剧减少。

2．**声谱分析** 提高了HVAD泵血栓诊断的准确性。Kaufmann等报道了在HVAD阻塞的情况下声学的显著变化。声音峰的变化（旋转频率的振幅增加75%）和第三谐波的出现表明泵内有血栓颗粒的存在。声谱中第三谐波是由旋转不平衡所致，仅适用于具有非机械轴承的系统。HVAD中的泵内血栓形成可以在临床症状发展或明显溶血之前根据功耗的增加和第三谐波的检测协助早期诊断。

（六）HIT的诊断

几乎所有LVAD植入后患者的血小板计数均显著下降，血小板减少症可持续存在，因此很难将HIT与非HIT血小板减少症区分开。HIT的诊断是基于肝素应用史及临床表现（一般血小板减少于首次使用肝素的5～10天内出现），以及伴或不伴血栓栓塞并发症。来自Warkentin的一项研究表明，心脏术后（不包括LVAD）患者通过酶免疫分析（EIA）检测HIT抗体不具备特异性，HIT抗体阳性的患者并不一定表现出临床HIT，但EIA检测HIT抗体阴性基本上可排除HIT诊断。

九、治疗

目前尚无完善的LVAD泵血栓形成治疗指南。鉴于准确诊断泵内血栓的局限性及其他原因所致的溶血，对仅有生物标志物升高患者的治疗具有一定的挑战性。需要针对每个患者且针对不同类型辅助装置进行个性化的管理。专家们基于2013年国际心肺移植学会机械循环支持指南，对于可疑泵血栓的处理策略达成了共识，该共识主张对轻度溶血进行保守治疗，包括优化抗凝治疗、增加阿司匹林剂量或增加第二种抗血小板药物；对于重度溶血事件，需行泵更换或心脏移植手术，如存在手术禁忌，则建议药物治疗，包括静脉肝素、直接凝血酶抑制剂或纤溶药物等（图 4-17）。一旦泵血栓诊断明确，治疗策略通常包括加强抗血栓治疗、泵更换或心脏移植。

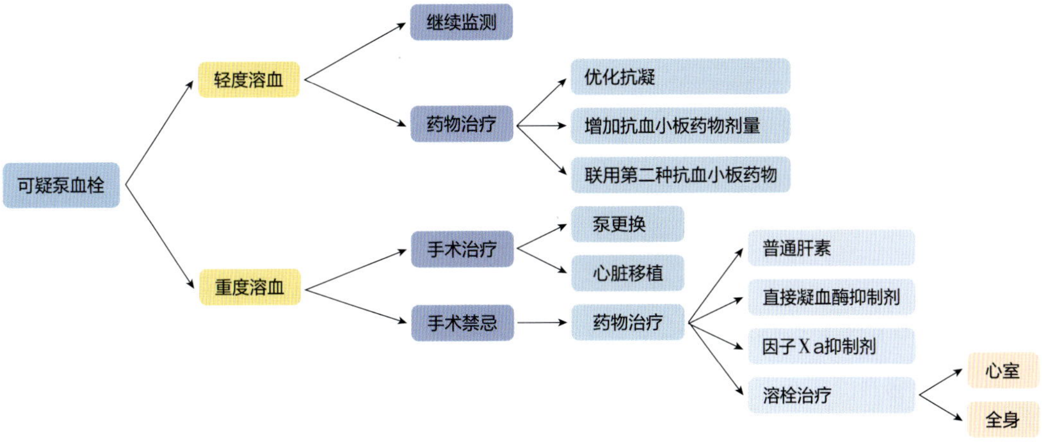

图 4-17　可疑泵血栓临床处理策略

（一）药物治疗

泵血栓形成药物治疗的成功率约为 50%，且会发生严重的不良反应，尤其是出血并发症。抗栓药物治疗主要包括 3 类：抗凝药物、抗血小板聚集药物、纤溶药物。

1．抗凝药物

（1）间接凝血酶抑制剂：如普通肝素、低分子量肝素。肝素可以改变凝血酶Ⅲ的构型，使凝血酶丧失活力，从而起到抗凝作用。

（2）直接凝血酶抑制剂：如比伐卢定、阿加曲班。可以直接降低凝血酶活性，目前尚未有口服直接凝血酶抑制剂在泵血栓形成的治疗中的文献报道。

（3）凝血酶生成抑制剂：因子Ⅹa 抑制剂。

（4）维生素 K 拮抗剂：如华法林。可以防止维生素 K 重复利用，使凝血因子处于失活状态。

2．抗血小板聚集药物

（1）抑制血小板花生四烯酸代谢：如阿司匹林。

（2）血小板膜受体拮抗剂：①血小板 ADP 受体拮抗剂，如氯吡格雷。②血小板膜糖蛋白Ⅱb/Ⅲa 拮抗剂，如替罗非班。

（3）增加血小板内环磷酸腺苷的药物：如前列环素、双嘧达莫。

3．纤溶药物　如尿激酶、瑞替普酶。激活纤溶酶原形成纤溶酶，使纤维蛋白降解，溶解已形成的纤维蛋白血栓，同时不同程度的降解纤维蛋白原，纤溶药物不能溶解血小板血栓。

（二）外科治疗

通常紧急泵更换或心脏移植是首选。在疑似泵血栓形成的情况下，外科手术行泵更换或紧急心脏移植是最确定的治疗方式。

（三）HIT 的治疗

1．急性 HIT 的治疗 通常需要静脉应用直接凝血酶抑制剂。

（1）来匹卢定：血浆半衰期为 80 分钟，有证据表明肾功能不全患者的药物蓄积和出血风险显著增加。即使在肾功能正常的情况下，指南仍建议初始剂量约为推荐剂量的一半［0.05～0.10mg/（kg・h）*vs.* 0.15mg/（kg・h）］。鉴于 LVAD 植入后肾功能不全的发生率很高，因此来匹卢定并不是最佳选择。

（2）阿加曲班：血浆半衰期为 40～50 分钟，经肝脏排泄，在心脏手术后及多器官功能不全的患者中，初始剂量应从 2μg/（kg・min）降至 0.5μg/（kg・min）。

（3）比伐卢定：血浆半衰期为 25～30 分钟，是半衰期最短的 DTI，并且其消除途径主要依赖酶促作用（通过凝血酶裂解），仅少量经肾脏排泄，无肝脏排泄途径，因此其消除很大程度上与器官功能无关，这种独特的药理作用使比伐卢定成为伴有肝肾衰竭的 HIT 患者的首选抗凝药物。建议起始剂量为 0.25mg/（kg・h）。

2．长效抗凝药物 以达那肝素、磺达肝癸钠为代表的两种间接抗凝血酶介导的因子Ⅹa 抑制剂，其血浆半衰期分别为 25 小时和 17 小时，可皮下给药，具有更高的中期或长期抗凝作用。

（1）达那肝素：通常最初静脉内给予约 4800U/24h（约 200U/h）。在大多数情况下，也会给予静脉推注，以迅速达到治疗水平。在严重肾功能不全时，应将初始输注速率降低约 25%，即降至约 150U/h，并应更密切地监测抗凝水平。

（2）磺达肝癸钠：目前很少有磺达肝癸钠用于治疗 HIT 的数据，更无用于 LVAD 血栓患者的数据。因其药物的累积作用，肾功能不全时应谨慎使用，目前推荐的磺达肝癸钠剂量为 2.5～7.5mg/d，取决于是血栓预防还是治疗。

十、预防

（一）评估风险因素

泵血栓形成的一级预防要求对所有潜在风险因素进行全面评估，并针对患者的风险因素制订个体化预防策略。LVAD 植入前应评估有无贫血、血小板减少症。同时，应在植入前评估凝血指标，最常见的是 PT、INR、APTT 及 HIT 抗体的存在。对于患者的特殊合并症，如感染、高血压（见于 HVAD 泵）、神经系统事件的实时监测和及时管理也至关重要。

（二）充分抗凝

预防泵血栓形成的关键是充分的抗凝治疗，必须密切监测 INR，以保持其在治疗范围内。截至目前，关于 LVAD 患者最佳抗凝策略的研究相对较少。制造商分别提供了不同泵植入后的抗凝和抗血小板的治疗建议（表 4-17）。

表 4-17　不同类型 VAD 的抗凝治疗建议

VAD类型	静脉肝素	APTT（40～60秒）	APTT（60～80秒）	阿司匹林	华法林	INR
HeartMate Ⅱ	术后 12～24 小时	术后 1～2 天	术后 2～3 天	术后 2～3 天，81～100mg	术后 3～5 天	2.0～3.0
HeartWare HVAD	术后 12～24 小时	术后 1～2 天	术后 2～3 天	术后 2～3 天，325mg	术后第 4 天	2.0～3.0
HeartMate Ⅲ	术后 12～24 小时	术后 1～2 天	术后第 3 天	术后 2～3 天，81～100mg	术后 3～5 天	2.0～3.0

HeartMate Ⅲ 制造商建议在植入术后 12～24 小时后或连续 2～3 小时内胸腔引流量 < 50ml/h 时开始使用静脉肝素。建议在首个 24 小时内使用小剂量肝素，然后逐渐加量，以在接下来的 48 小时内达到治疗水平（术后 1～2 天 APTT 控制在 40～60 秒，术后第 3 天 APTT 控制在 60～80 秒）。术后第 2～3 天，每天服用 81～100mg 阿司匹林。如果未观察到持续出血的证据，术后第 3～5 天，开始使用华法林，与肝素重叠直至 INR 稳定在 2.0～3.0。

关于 INR 目标值目前仍存在争议，各临床机构的 INR 目标值各不相同。有研究表明，联合使用阿司匹林和华法林时，INR 控制在 2.0～2.5，血栓形成率和出血率最低，这一发现仍需要进一步研究来证实。大多数临床中心考虑到出血或血栓形成的风险，将 INR 目标值设定在 2.0～3.0。对于有泵血栓形成史的患者，谨慎的目标是将 INR 范围设定为 2.5～3.5。

有关新型口服抗凝药的应用：由于新型口服抗凝药不受饮食限制，药代动力学特性稳定，无需按照 INR 调整剂量，患者依从性更佳，在一定程度上可替代 VKA（如华法林）。虽然新型口服抗凝药已获批准用于非瓣膜性房颤卒中的预防及深静脉血栓形成的预防和治疗，但目前尚未确定它们在 LVAD 患者中的安全性和有效性。

目前中国医学科学院阜外医院应用的 3 种磁悬浮离心泵抗凝治疗方案详见第四章第五节。

（三）外科植入技术

如前所述，由于流入套管的角度、囊袋深度与泵血栓形成相关，因此植入时应注意外科因素的影响。

（四）泵设计

泵设计对 LVAD 血栓形成具有重要意义。新型泵设计通过不同的机制间歇性地“冲洗”泵内部，防止血液淤积以减少血栓形成。此外，不带纹理的血液接触表面可进一步减少 LVAD 血栓形成。

（五）其他特殊情况

1．EAS 的应用　LVAD 患者的 ESA 水平较低，已经有学者提出 ESA 作为治疗 LVAD 术后患者贫血的方案。ESA 的使用有较高的可疑泵血栓形成率，累积剂量每增加 100U，可疑泵血栓形成的危险增加 10%。此外，ESA 的使用与全因死亡率显著增高有关。鉴于这一数据，LVAD 术后贫血的患者应谨慎使用 ESA。

2．HIT 的预防　①推迟手术直到 HIT 抗体阴性。②术中使用 DTI 如阿加曲班或比伐卢定替代普通肝素抗凝。如果患者有 HIT 史，且 HIT 抗体检测结果为阴性，则允许短期使用肝素。③普通肝素联合静脉抗血小板药物（短效抗血小板药物有助于减弱 HIT 抗体诱导的血小板活化，如伊洛前列素、依泊前列醇或替罗非班）抗凝。④通过血浆置换去除 HIT 抗体。

十一、泵血栓形成的管理原则

1．**植入前评估**　应首先对先前有血栓栓塞事件（如肺栓塞、左心室血栓、动脉血栓形成）的心力衰竭患者进行血栓形成前状态评估，包括评估杂合因子Ⅴ Leiden 突变、抗磷脂抗体、蛋白 S 缺乏和杂合 MTHFR C667T（高半胱氨酸血症）等。其次，评估出凝血指标。

2．**抗凝治疗**　鉴于华法林或其他 VKA（如苯丙香豆素和醋硝香豆素）有早期泵血栓形成的危险，应避免使用。建议小剂量普通肝素或低分子量肝素桥接治疗，以避免华法林初始的促凝作用。目前不建议使用 DTI。

3．**动态监测血栓形成风险**　应密切监测房颤等新发心律失常。同样，需要注意监测主动脉根部或颈动脉血栓的形成，虽然其不太可能引起泵血栓，但会提示抗凝和抗血小板治疗方案的充分性。一旦发现抗凝治疗不足，需要加强抗凝和抗血小板治疗或密切监测抗凝指标，以预防神经系统不良事件。

4．**监测溶血**　必须每 2 周监测 1 次 LDH，尤其是在早期阶段，如果 HeartMate Ⅱ泵的 LDH 为正常值上限的 2.0～2.5 倍、HeartWare HVAD 泵的 LDH 为正常值上限的 1.67 倍，需引起高度重视。如果 INR 始终在目标治疗范围内，则 LDH 低水平持续升高需要考虑机械因素或评估抗血小板治疗的充分性。

5．**监测机械因素**　早期通过胸部 X 线检查可以发现流入套管角度是否正常、是否有泵血栓形成。

6．**合并感染的治疗**　感染期间炎症状态（CRP 水平升高）易于形成血栓。在这种情况下，需要密切注意加强抗凝作用，并且需要更密切地监测 LDH 水平，直到临床症状消失。

7．**避免延迟治疗**　当明确诊断为泵血栓时（如血流动力学障碍、持续 LDH＞1000U/L、可触及的外周搏动、不缩小的左心室、新发二尖瓣反流等），在无手术禁忌的情况下，应立即外科手术更换泵或行心脏移植，不建议使用溶栓剂或静脉使用血小板膜糖蛋白Ⅱb/Ⅲa 抑制剂进行药物治疗。

十二、现状

全磁悬浮离心泵（HeartMate Ⅲ）是目前推出的新一代全磁悬浮泵，新的设计特点有助于解决血液相容性问题，降低了泵内血栓、卒中、消化道出血的发生率。全磁悬浮泵与离心泵相似，但没有物理机械轴承，无需借助机械轴承或液力支撑，具有稳定的悬浮流道间隙，可以减少剪切应力，最大限度地减少红细胞的破坏，从而减少血栓形成。此外，磁悬浮设计还可以快速改变叶轮速度，每 2 秒改变转子速度，从而产生血液“冲刷”效应，促进泵表面清洗，防止血液淤积，减少血栓形成的风险。美国最近发表的一项临床试验表明，短期随访中没有泵血栓形成。目前，全磁悬浮泵仍需要使用阿司匹林和 VKA 的标准化抗凝方案。尽管全磁悬浮泵血栓形成事件发生率明显降低，但目前尚不明确是否需要修改抗凝治疗目标。关于 HeartMate Ⅲ泵血栓形成的报道很少，中国医学科学院阜外医院永仁心植入术后发生泵血栓 1 例。

附 LVAD 植入术后泵血栓形成 1 例

患者，男性，40 岁，因“冠心病，广泛前壁心肌梗死，心功能分级Ⅳ级（NYHA 分级）”，于 2018-05-17 行 LVAD 植入术 + 冠状动脉旁路移植术，泵速设置为 1750 转 / 分。术后 TEE 显示，主动脉瓣开放，瓣叶起闭良好，左心室心尖部流入管道流速约 0.7m/s，升主动脉前壁流出管道流速约 0.9m/s，估测 LVAD 流量 4.1L/min。LVAD 植入后 24 小时给予肝素抗凝（APTT 维持在 50～60 秒），并桥接华法林抗凝（INR 控制在 2.0～3.0）及阿司匹林 100mg qd 抗血小板治疗。术后定期复查超声心动图，泵速 1750 转 / 分，均可见主动脉瓣开放，流入管道及流出管道流速正常，估测 LVAD 流量波动在 4.8～6.1L/min，功耗 3.4～4.7W。患者抗凝指标均已达上述目标值，于 2018-08-01 出院。患者 LVAD 植入术后 3 年 8 个月（2022-01-12）出现酱油色尿，入院完善相关化验检查。血常规：WBC 12.51 × 10^9/L，Hb 156g/L，PLT 71 × 10^9/L；尿常规：潜血 +++，蛋白 +++，胆红素 +++、尿胆原 +++，红细胞计数 16.5/HPF（0～3/HPF），INR 1.38，D-Dimer 4.07mg/L（0～0.55mg/L），NT-proBNP 2741.7pg/ml（0～250pg/ml），cTnI 0.022ng/ml；生化：ALT 38U/L，AST 124U/L，TBil 39.37μmol/L，DBil 10.45μmol/L，LDH 2744U/L（0～250U/L），游离血红蛋白 1300mg/L；超声心动图：转速 1750 转 / 分，窦性心律，HR 60～70 次 / 分，每心动周期可见主动脉瓣开放，瓣叶关闭欠佳，LVAD 位置良好，外管道管腔内可探及云雾样回声。LVAD 管道内探及微弱血流信号，流速约 0.2m/s，无法估测流量。回顾泵参数变化趋势，显示 2022-01-12 在泵速不变的情况下，泵功耗趋势增加（图 4-18、图 4-19）。结合患者院外抗凝未达目标值，出现溶血症状（酱油色尿，LDH、游离血红蛋白、胆红素升高，PLT 降低），超声心动图检查结果在同样泵速情况下，流入管道流速急剧减低，无法估测 LVAD 流量，胸片显示泵位置无明显异常，以及泵参数异常（泵功耗增加）考虑泵血栓形成。予加强抗凝，将 INR 目标值提高到 2.5～3.0，效果欠佳，患者于 2021-01-19 接受心脏移植术 +LVAD 去除术，取出装置后，可见明确泵内血栓形成（图 4-20），流出管道没有明显的扭曲、纽结或阻塞，心脏移植术后患者恢复良好，血清游离血红蛋白及 LDH 降至正常。通过该病例可见，在疑似泵血栓形成的情况下，外科手术行泵更换或紧急心脏移植是首选方式。泵血栓形成是 LVAD 致命的并发症，更加说明预防泵血栓形成的重要性，包括术前患者危险因素评估、术中外科手术技术及术后抗凝治疗管理策略。

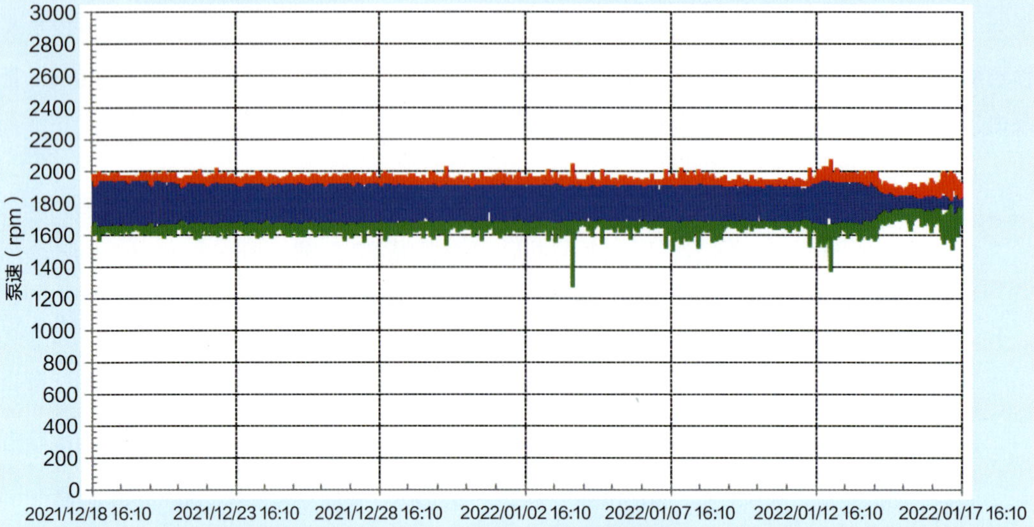

图 4-18　泵速趋势未见明显改变

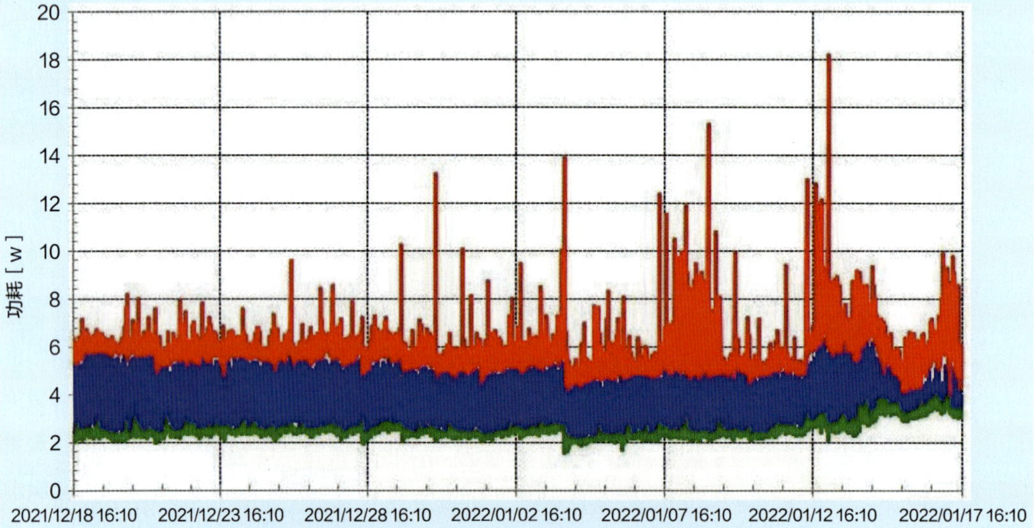

图 4-19　泵速不变的情况下，可见 2022-01-12 前后功耗增加

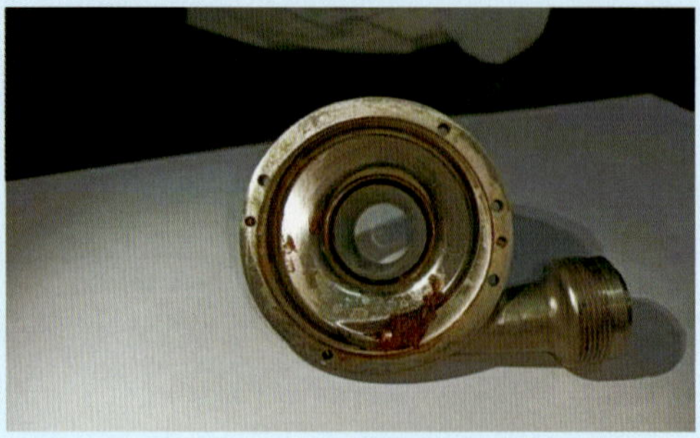

图 4-20　永仁心泵内血栓

（王新洁）

第七节　术后主动脉根部血栓

主动脉根部作为一个功能和解剖单位，结构较为复杂，主要包括 4 个组成部分：主动脉瓣瓣环、主动脉瓣瓣叶（左冠瓣、右冠瓣和无冠瓣）、主动脉窦（即 Valsalva 窦，为每个瓣膜与主动脉壁之间形成的袋状间隙）及窦管交界。主动脉瓣瓣环、主动脉瓣瓣叶及窦管交界在维持瓣膜功能方面起着重要作用。

连续血流左心室辅助装置（CF-LVAD）患者的主动脉根部血栓（ART）发病率虽然没有泵血栓高，但其临床后果严重，与显著的栓塞事件发病率和早期死亡率相关。考虑到 ART 患者所致的急性心肌梗死和卒中等不良事件的发病率，对 ART 的早期认识将会改善患者的预后。

一、流行病学

泵血栓形成已被认为是 CF-LVAD 的主要并发症之一，需要更换心室辅助装置以恢复前向血流并预防卒中等血栓栓塞性不良事件。尽管 MOMENTUM 3 试验证明 HeartMate Ⅲ LVAD 已将泵血栓形成的概率降至 1%，但 2 年后 CF-LVAD 患者卒中的发生率仍＞10%，提示存在其他的卒中形成机制。

目前可获得的 ART 相关的数据大部分为病例报道或单中心临床试验，因此关于 ART 的确切患病率、危险因素、预后及防治策略等仍然是未知的。一个来自得克萨斯心脏研究所的系列病例报道指出，尽管在全身性抗凝治疗的情况下，318 例接受 HeartMate Ⅱ LVAD 植入的患者中仍有 4 例形成了主动脉根部血栓。一项来自哥伦比亚大学医学中心的报道指出，2004 年 4 月至 2016 年 6 月于该中心接受 HeartMate Ⅱ或 HeartWare HVAD CF-LVAD 植入术的 436 例患者中，约 4.8% 发生 ART，最常见于术后早期（术后 1 周内发生率为 38%，术后 7～30 天发生率为 33%），发生部位以无冠瓣最常见，可能是该部位更易出现血流淤滞从而导致冠状动脉血流量减少。Rogers 等的一项报道指出，虽然 ART 发生率低于泵血栓发生率，但因为并非所有患者常规接受该项筛查，故发生率可能会被低估。此外，尤其是在术前接受过主动脉瓣干预治疗的患者中，经 TTE 的敏感性可能不足以证实主动脉根部血栓形成，也会造成 ART 的发病率被低估。

二、危险因素及发病机制

ART 较常见于右心衰竭、主动脉瓣不开瓣及作为终点治疗（DT）的 LVAD 患者。

Virchow 三联征（血流淤滞、血管内皮损伤和血液高凝状态）是 LVAD 支持期间 ART 形成的核心因素。尽管目前尚不清楚引起 CF-LVAD 患者 ART 的确切机制，但可能与辅助装置本身、医源性和患者相关因素有关。通常认为升主动脉血流量减少是主要因素。主动脉根部接受来自 CF-LVAD 持续的非搏动性血流，加上左心室前负荷降低，可能导致主动脉瓣瓣叶活动减少甚至完全关闭，尤其在高泵速时，升主动脉血流量减少，主动脉根部的血流淤滞为血栓形成创造了环境，这可能导致灾难性的临床后果，如全身性栓塞、缺血性卒中，甚至冠状动脉血流阻塞导致急性心肌梗死。另外，主动脉瓣机械瓣膜和肝素诱导的血小板减少症可能会增加患病风险，但这些病因尚未得到证实。

（一）辅助装置本身因素

（1）LVAD 植入后，由于左心室卸负荷，使通过主动脉瓣的血流减少，并导致瓣叶活动减少甚至主动脉瓣完全关闭，致使小叶融合，特别是在高泵速的情况下，主动脉根部及冠状窦的血液淤滞，有利于血凝块形成。ART 引起的冠状动脉血流阻塞，并可通过如下两种机制产生不良后果：一方面，冠状动脉血流减少会导致右心室梗死和右心衰竭；另一方面，引发室性心律失常，这也可能导致右心衰竭。同时，右心衰竭会减少左心的充盈，进而减少流经主动脉瓣的血流，进一步导致主动脉根部血凝块的沉积。

（2）与主动脉吻合的流出管道人工血管的几何形状也可能影响主动脉根部的血流，Poullis 等运用流体动力学建立的理论模型证明，弯曲的人工血管增加了主动脉根部的流量，可降低主动脉根部和瓣膜血栓形成的发生率。

（二）医源性因素

首先，同医师的手术植入方法有关，泵流出管道管路与主动脉吻合的角度会影响主动脉的流体动力学，加重主动脉根部血流停滞。相关研究表明，LVAD 流出管道人工血管与主动脉吻合的角度为锐角时有利于减少 ART，流出管道人工血管与主动脉吻合的高度越低，流经主动脉根部的血流越多，血栓形成风险越小。

其次，抗凝治疗不充分也可能在 ART 的发生中起作用。在 Fried 等的研究中，2/3 的 ART 患者存在抗凝治疗不充分的情况（ART 通常在术后早期发生，因此必须仔细权衡抗凝治疗的风险，以防引起或加剧术后出血）。

（三）患者因素

（1）主动脉瓣反流：伴有主动脉瓣反流的患者，LVAD 植入更具挑战性。国际心肺移植学会（ISHLT）指南建议，在 LVAD 植入时对主动脉瓣反流进行干预，有以下 3 种方法：生物瓣主动脉瓣置换、缝合瓣膜、关闭左心室流出道。但这 3 种方法的优劣暂无确切的临床证据支持。目前可以明确的是，LVAD 植入时用机械瓣置换主动脉瓣膜会增加血栓栓塞风险，目前属于禁忌。而选择生物瓣会增加瓣膜小叶融合的风险，从而使主动脉根部及冠状窦的血液淤滞，导致 ART 形成。有学者已证实，使用生物瓣主动脉瓣置换的 LVAD 患者具有发生血栓栓塞的风险。目前尚无证据支持不同生物瓣类型（心包膜或牛瓣膜）在瓣叶融合发生发展过程中存在差异。

（2）主动脉瓣损伤：来自 Jahanyar 等一例 HeartMate Ⅲ 植入术后早期（术后第 4 天）发生 ART 血栓的病例报道显示，ART 可能与主动脉瓣叶损伤相关，该患者曾经应用临时心室辅助装置（Impella 5.0）作为晚期心力衰竭的桥接治疗 5 周，推测继发性主动脉瓣异常是 ART 可能的危险因素。

（3）获得性或遗传性血液高凝状态：Alvarez 等的一项研究表明，高凝状态在 CF-LVAD 患者中并不少见，可能导致血栓发病率增加。另外，有研究发现，芳香酶抑制剂来曲唑在乳腺癌辅助治疗中的使用可能导致血栓形成前的状态，有利于 ART 的形成和复发。目前的指南建议，有血栓病史（高凝状态）的患者在植入 LVAD 前应评估高凝状态（推荐等级：Ⅰ，证据等级：C）。

三、症状

ART 可能导致血栓栓塞事件，以心肌梗死和缺血性卒中为著。

1. **以围手术期心肌梗死为首发症状**　通常表现为突然发作的心前区压榨性疼痛，部分患者仅有胸闷、心前区不适、心悸，严重者可发生心源性休克。冠状动脉栓塞引起急性心肌梗死导致心源性休克机制如下：首先，CF-LVAD 患者如出现左前降支、左旋支甚至左主干栓塞事件时，左心室由于机械支持而受到保护，使其免受血流动力学障碍的影响，但右心室则不然，左旋支或右冠状动脉的栓塞事件可能导致右心室衰竭，进而导致左心室充盈减少，这会影响 CF-LVAD 的功能并最终导致血流动力学障碍。其次，心肌（右心室或左心室）的任何缺血事件都可能导致电活动不稳定或室性心律失常，从而导致右心室衰竭。

2. **以缺血性卒中为首发症状**　表现为单侧肢体无力、口角歪斜、视物模糊、恶心、呕吐等。由于 ART 患者存在脑血管栓塞的风险，因此应对 ART 患者进行密切的神经系统评估。

四、诊断

任何出现栓塞现象的 LVAD 患者均应怀疑 ART。

1. **实验室检查**　ART 的诊断不同于泵血栓的诊断，缺乏特定的生物学标志物。一旦确诊 ART，应进行心脏生物学标志物检查，以排除具有临床意义的心肌梗死。值得注意的是，虽然心肌梗死时血清 LDH 会升高，但如果 LDH > 2.5 倍基线水平，应怀疑是继发于泵血栓形成而不是冠状动脉内斑块破裂的栓塞事件。

2. **心电图**　大多数终末期心力衰竭患者的心电图已出现异常变化，如 ST-T 段和 QRS 波群发生缺血性改变或束支传导阻滞、心室肥大等非特异性改变。加之 LVAD 的植入本身会导致心电图改变，可能会影响心肌缺血的识别。因此，LVAD 植入后患者心电图上潜在的异常表现可能掩盖了急性心肌梗死的心电图变化，导致心肌梗死诊断和治疗的延迟。另外，许多 LVAD 患者的心室起搏速度过快，使急性心肌梗死的心电图诊断更加困难。

3. **超声心动图**　TTE 的敏感性可能不足以诊断 ART 形成，尤其是在先前接受过主动脉瓣干预的患者，TEE 检查敏感性更高，还可以更好地评估主动脉根部血栓的部位、形态，以及冠状动脉的阻塞情况（鉴别心肌梗死）。

4. **CT**　有很高的决定性诊断价值，冠状动脉内低密度充盈缺损或远端血管不显影，可直接诊断主动脉根部及主动脉瓣血栓。心脏 CT 不仅可以检测到血栓，而且还可显示主动脉瓣开放不良及 CF-LVAD 流出管道人工血管进入主动脉的角度、位置的变化。

5. **冠状动脉造影**　通常应禁止行冠状动脉造影检查，以避免远端栓塞的风险。如高度怀疑急性心肌梗死，在造影之前，应对主动脉根部行影像学检查（包括 TTE、TEE、胸部 CT 等），除外 ART。

五、治疗

由于 ART 的发病率相对较低，加之缺乏相关证据及专家推荐的治疗方法，目前尚未建立最佳治疗策略。

1．**加强抗凝治疗** 确定抗凝策略时通常需要权衡血栓与出血风险之间的关系。对于血流动力学稳定且无症状或近期非手术的患者，当前的做法是在出血风险不高的情况下，加强抗凝和抗血小板治疗，使 INR $>$ 3.0。血小板膜糖蛋白Ⅱb/Ⅲa 受体拮抗剂，直接凝血酶抑制剂或组织型纤溶酶原激活剂之类的纤维蛋白溶解疗法的使用存在争议，并且在治疗房室血栓方面是否有价值尚不清楚，仍需进一步研究。

2．**手术治疗** ①血栓切除术：鉴于其相关的手术风险，不主张常规血栓切除术。②心脏移植：如果诊断明确，应考虑将等待移植的患者升级为更高优先级别的器官分配者。

3．**调整泵速** 在 ART 形成的情况下，重要的是要保持主动脉瓣关闭，以最大限度地降低血栓栓塞的风险。此时应当保持较高的泵速，因为较低的速度可能导致主动脉瓣突然打开甚至栓塞事件。

4．**伴发急性心肌梗死的治疗** LVAD 患者一旦发生急性心肌梗死，可能导致严重的临床后果。目前尚缺乏可以指导该人群最佳治疗的临床依据。对于患有急性心肌梗死的 LVAD 患者，无论是有创治疗还是抗血栓形成或抗血小板治疗尚不确定。此外，经皮冠状动脉介入治疗的作用和时机尚不明确。

六、预后

ART 具有严重的临床后果，可导致急性心肌梗死、右心衰竭、卒中，尽管可以通过放置 RVAD 最终解决右心衰竭的问题，但致残性卒中通常是不可逆的，将影响患者的心脏移植资格，并且影响远期预后。

七、预防

鉴于 ART 会导致重大临床不良事件（如心肌梗死、右心衰竭、卒中），更加凸显了预防的重要性。

1．**充分抗凝治疗** 目前指南推荐华法林抗凝联合阿司匹林抗血小板治疗可降低动脉及泵血栓风险。原则上，需要用肝素桥接华法林抗凝治疗。但 Slaughter 等证明，该策略未能预防血栓形成或血栓栓塞事件，反而增加术后出血的风险。这一发现改变了许多临床中心的做法，HeartMate Ⅱ术后患者仅接受阿司匹林和华法林治疗，无肝素桥接，目标 INR 范围为 2.0 ~ 2.5。

2．**调低泵速以使主动脉瓣间歇开瓣** 主动脉瓣开瓣的益处如下。

（1）促进来自左心室和主动脉根部血液的生理性混合，从而能够冲洗掉原本于主动脉瓣近端及远端滞留时间较长的血小板。

（2）通过保持主动脉瓣生理功能来促进瓣膜完整性，降低长期 LVAD 支持期间主动脉瓣病理改变（如小叶融合）的风险。

（3）减少对主动脉瓣干预的必要，以减少因此带来的并发症。

综上所述，主动脉瓣开瓣，使血小板暴露于血栓形成的血流高凝状态、机械应力、血流停滞的情况显著减少，从而降低 LVAD 术后总体血栓的形成。多位研究者提议降低 VAD 速度以使主动脉瓣开瓣，从而降低主动脉瓣病理生理改变的风险，并促进主动脉根部的冲洗。

尽管当前的临床指南并未针对间歇性主动脉瓣开放提出具体的管理策略，但在临床工作中，应针对主动脉瓣关闭患者的 ART 风险，在植入 LVAD 早期阶段进行常规超声心动图检查，以优化泵速并允许主动脉瓣间断开瓣。有关专家建议，以 1∶3 的比例开放以维持天然或生物人工主动脉瓣的功能和结构完整性。LVAD 术后右心衰竭的患者通常处于较高的风险，应积极筛查主动脉瓣是否开瓣及是否存在 ART。

3．手术植入技术相关　了解 LVAD 流出管道人工血管与主动脉吻合的角度、位置如何、决定主动脉根部的血流动力学，以减少血栓事件的发生。Poullis 等通过流体动力学分析建立的理论模型表明，流出管道人工血管与升主动脉吻合的位置、角度和几何形状均会导致主动脉根部血流曲线的变化，并可能在 LVAD 支持过程中导致主动脉瓣膜和 ART 形成。许多方法在理论上可以减少血栓形成的发生，但有些可能在临床环境中并不可行。如果条件允许，尽量选取弯曲的人工血管（因弯曲的管道会增加主动脉根部的血流量），尽量使人工血管进入主动脉的角度为锐角，同主动脉吻合的位置更低。

4．合并主动脉瓣关闭不全的心力衰竭患者　随着心室辅助装置的广泛应用，更多伴有主动脉瓣反流的患者将长期接受机械辅助支持。如前所述，使用生物瓣主动脉瓣置换的 LVAD 患者具有发生血栓栓塞的风险。Cohn 等认为，通过手术关闭左心室流出道可避免主动脉瓣反流和血栓风险。但关闭左心室流出道的最大缺点是，如果 LVAD 突然故障，尤其是突然发生泵血栓时，可能会导致患者猝死。目前伴有主动脉瓣反流的心力衰竭患者在 LVAD 植入治疗策略方面仍存在争议，应根据患者具体情况进行调整。对于心功能不太可能恢复并且需要长期辅助支持的患者，首选关闭左心室流出道。对于有望恢复心功能的患者，或者能够维持生理性搏动性血流的患者，首先应考虑主动脉瓣生物瓣膜置换。

八、现状

最佳 LVAD 泵速设定仍然是一个备受争论的话题，各临床中心之间的标准也有所不同，但大多数中心将最佳泵速设定为可以正常卸载左心室负荷的泵速。最佳的左心室卸负荷通常通过临床上心力衰竭症状的改善和左心室大小 / 容量的减少、二尖瓣反流减少、室间隔位置、右心室功能恶化或三尖瓣反流及超声心动图间歇性主动脉瓣是否开瓣进行评估。然而受多种因素的影响，包括 LVAD 泵速、左心室功能、左心室容积状态和平均动脉压等，主动脉瓣开瓣并不是经常可以实现的，在许多左心室功能不佳或 LVAD 速度较高的 CF-LVAD 患者中，主动脉瓣仍保持关闭状态。因此，应个体化考虑最佳泵速的设定。

对于抗凝出血风险，目前正在试验具有较低抗凝阈值的方案，以用于新一代 CF-LVAD，并将泵血栓形成的风险降至最低。即使使用新一代心室辅助装置可显著降低泵血栓的形成率，但 ART 的预防仍然是一个挑战。

附 LVAD 植入术后主动脉窦部血栓形成 1 例

患者，男性，48 岁，冠心病病史 9 年，反复心肌梗死（广泛前壁、高侧壁），冠状动脉支架植入史，频发室性心动过速、短阵室性心动过速、短阵房性心动过速，术前心电图见图 4-21。患者于 2019-08-15 行 LVAD 植入术，泵速设置为 2700 转 / 分，术中 TEE 显示主动脉瓣正常，小叶活动性正常，无瓣膜狭窄或功能不全，术后返室心电图见图 4-22。植入后 24 小时给予肝素抗凝（APTT 维持在 50～60 秒），并桥接华法林抗凝（INR 控制在 2.0～3.0）及阿司匹林 100mg qd 抗血小板治疗。术后每日复查超声心动图均未见主动脉瓣开瓣。术后第 5 天（INR 2.02，APTT 66 秒）患者下床时突发血压下降，心电监测示 BP 37/33（31）mmHg，HR 60 次 / 分起搏心律，LVAD 泵速 2700 转 / 分，流量 2.13～2.52L/min，CVP 9～13cmH$_2$O（此前患者的 LVAD 泵速 2700 转 / 分，流量＞3L/min，MAP 70～75mmHg，CVP 3～6cmH$_2$O），复查心电图示右心室心肌梗死（图 4-23），肌红蛋白 382.51ng/ml ↑，

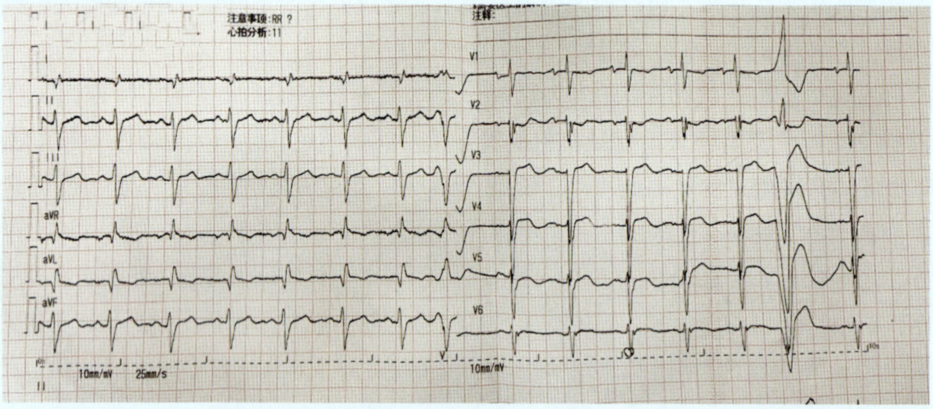

图 4-21　患者术前心电图

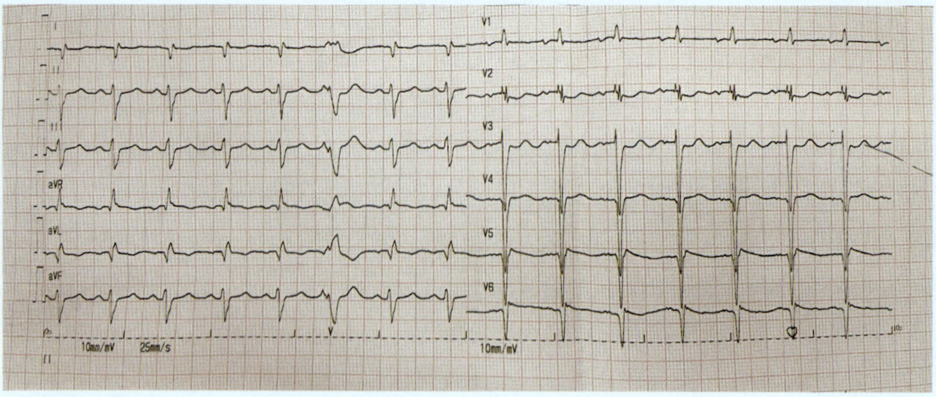

图 4-22　患者 LVAD 植入术后返室心电图

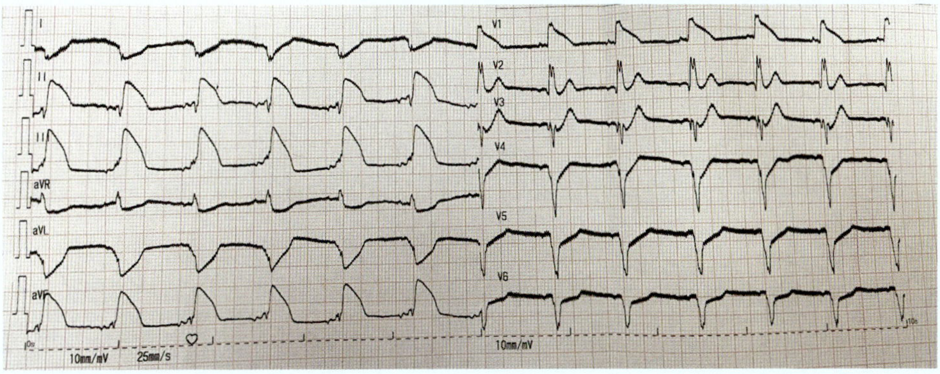

A

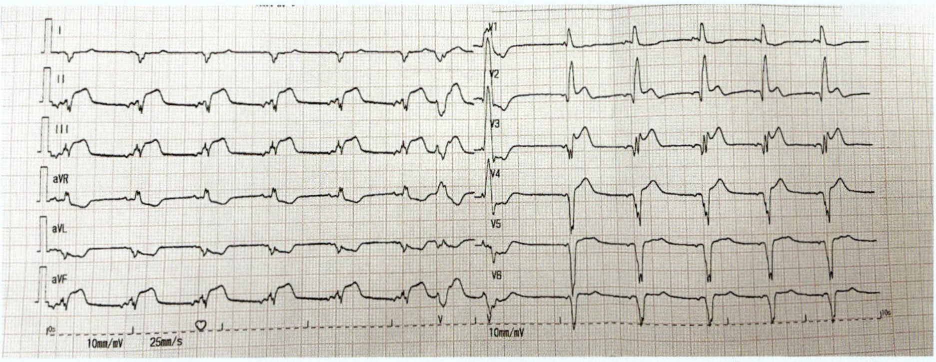

B

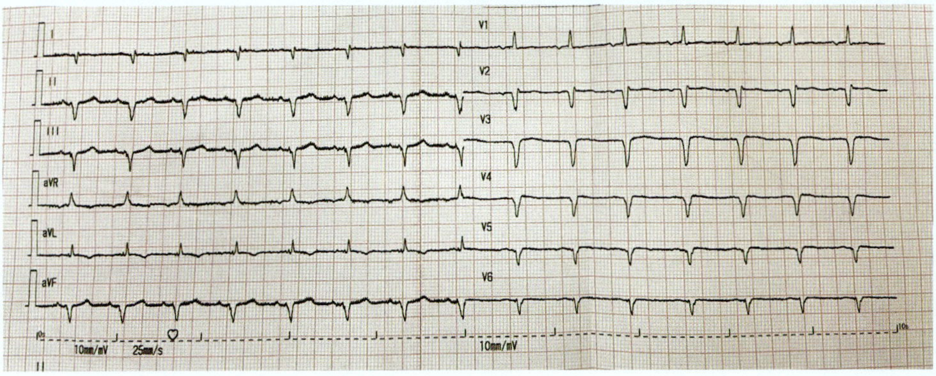

C

图 4-23　患者 LVAD 植入术后第 5 天突发急性心肌梗死心电图

注：A. 超急性期，可见异常高大两肢不对称的 T 波；B. 急性期，可见 ST 段明显抬高，弓背向上，与直立的 T 波相连；C. 随后出现病理性 Q 波，同时 R 波减低。

hs-cTnI 0.682ng/ml ↑，床旁超声心动图示主动脉窦部探及附壁团块样回声（图 4-24），右冠状窦内大小约 18mm×14mm，覆盖右冠状窦开口，右冠状动脉主干内亦可见低回声；无冠状窦内团块大小约 14mm×9mm；右心室壁运动幅度较前明显减低，未见明显主动脉瓣开放活动。患者 ART 诊断明确，予静脉泵入肝素加强抗凝治疗，为便于观察，暂停华法林治疗，维持 APTT 60～70 秒，ACT＞200 秒，绝对卧床，避免血栓活动阻塞冠状动脉，避免主动脉瓣开瓣，预防血栓脱落导致外周血栓形成。抗凝治疗 12 天（APTT 控制在 60～70 秒，ACT＞200 秒）右冠窦、无冠状窦血栓仍无消除，为防止患者再次心肌梗死风险，行外科主动脉窦部血栓清除术，术中可见红色血栓和机化白血栓位于右冠状窦，大小 2.0cm×1.9cm，红色血栓位于无冠状窦，大小 1.2cm×1.6cm，边界清楚，予完整清除，可见右状冠窦血栓伸入右冠状动脉主干（图 4-25），同时探子探右冠状动脉通畅。取栓后调整泵速为 2500 转 / 分以允许间歇性主动脉瓣打开。超声心动图随访 2 年，可见每 1～2 个心动周期主动脉瓣小幅度开放，瓣叶关闭尚可，主动脉根部再无血栓形成。

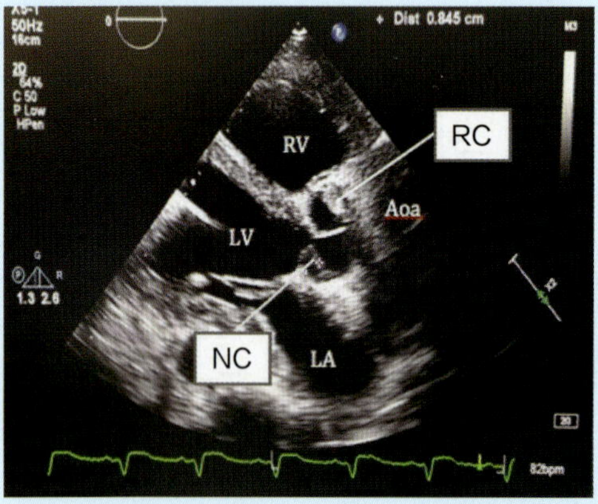

图 4-24　TTE

注：左心室长轴切面，可见血栓位于右冠状窦和无冠状窦。RC，右冠状窦；NC，无冠状窦；LA，左心房；LV，左心室；RV，右心室；Aoa，升主动脉。

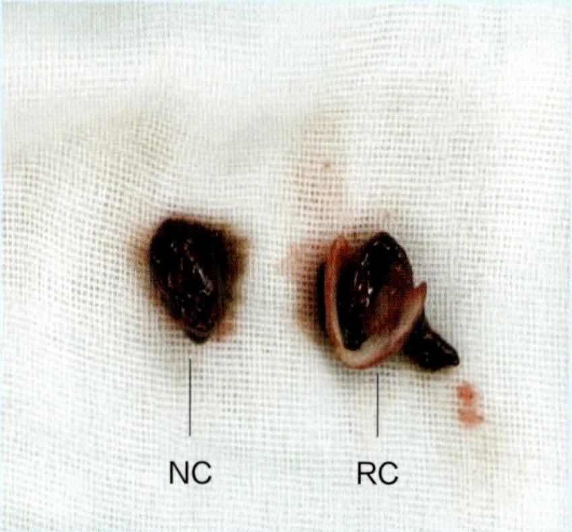

图 4-25　取出的血栓标本

注：可见右冠窦血栓伸入右冠状动脉主干。RC，右冠状窦；NC，无冠状窦。

（王新洁）

第八节　术后溶血

LVAD 植入术后溶血并不罕见，并且与早期发病率和死亡率的增加有关。溶血可作为泵血栓形成、泵功能异常及流入管道 / 流出管道梗阻的早期表现，是 LVAD 术后需要密切关注的并发症。

一、流行病学

国外不同的中心所报道的 LVAD 术后溶血发生率不尽相同，为 4% ~ 10%。一般而言，溶血事件在 LVAD 植入术后 60 天内较为少见，发生平均时间为术后 7.4 个月，多数患者在 1 ~ 2 年内发生溶血，在术后早期的 3 个月内不会发生溶血。在植入后 2 年，溶血发生率近 10%。

二、发生机制及病因

目前大多数人认为，LVAD 患者发生溶血（红细胞破坏）是机械剪切应力、血流异常及血细胞与泵相互作用的结果。造成机械剪切应力增加、血流异常或血细胞与泵相互作用的机制如下。

1．**泵血栓形成**　泵血栓形成与溶血之间互为因果。溶血本身引起血流紊乱并增加剪切应力，从而导致血栓形成。此外，血管内溶血可增强血小板活化，进一步导致泵血栓形成。血栓沉积也可直接引发溶血事件。

血栓形成的 3 个因素为内皮损伤、高凝状态和血流淤滞。在 LVAD 辅助时，内皮损伤与血细胞直接接触的物质表面特性相关，高凝状态与血细胞自身状态相关，血流淤滞与流动环境相关。LVAD 中的对流流动使血细胞聚集在高剪切应力和涡流区域。高剪切应力区域可能增加血小板聚集和细胞膜破裂释放凝血激活因子的风险。血细胞陷入循环涡流中，导致局部剪切应力的增加。在血流淤滞区血细胞聚集，血细胞间的碰撞和相互作用，释放凝血因子。不论血栓的形成方式如何，都通过产生湍流和剪切应力引起溶血。随着血栓的形成，LVAD 血流量减少，溶血水平也会增加。

2．**流出管道梗阻、流入套管位置异常、LVAD 转速过快等因素**　可以导致剪切应力增加或血流异常，从而导致溶血。

3．**其他因素**　包括药物、感染、凝血功能异常、氧化应激及自身免疫反应，也可增加溶血的风险。

三、诊断

由于 LVAD 植入术中体外循环的影响，术后早期溶血相关指标的升高不能作为诊断依据，一般需要术后 72 小时对患者溶血相关临床症状及实验室检查进行评估，判断是否存在溶血事件。目前对于溶血的诊断标准分为两类。

1．**INTERMACS 标准**　术后 72 小时，血浆游离血红蛋白＞400mg/L，伴有溶血的临床表现（如血清胆红素升高、血红蛋白下降＞ 10g/L、LVAD 功耗峰值持续超过基线＞ 2W、血红蛋白尿、心力衰竭症状等）。

此定义不包括与非 LVAD 相关的原因（如输血或药物）引起的溶血。血浆游离血红蛋白通常随泵血栓形成和溶血而升高，其水平＞ 400mg/L 应警惕泵血栓。然而，游离血红蛋白对于泵血栓诊断的敏感性低于 LDH 。

2．**乳酸脱氢酶（LDH）标准** 与 INTERMACS 的定义相比，LDH 溶血标准可早期诊断溶血。LDH ＞ 2.5 倍基线水平，诊断泵血栓溶血的敏感性为 78%，特异性为 97%，可预测血栓相关事件。LDH ≥ 600U/L 与不良事件风险增加相关，包括死亡、设备更换和周围血栓栓塞。多项研究表明，在许多生物标志物中，血清 LDH 仍然是检测泵血栓溶血最特异的生物标志物。LVAD 植入后早期 LDH 升高，可作为血栓形成事件的预测依据。

LDH 早期或持续升高有利于 LVAD 泵血栓形成的诊断。此外，血清 LDH 水平可用于评估泵血栓治疗的疗效。需要注意的是，LVAD 在正常情况下亦可出现低水平的溶血，此时 LDH 可轻度升高（多为 250 ~ 350U/L），这并不能提示泵血栓的形成。一般来说，不同型号的泵 LDH 基线水平不同（表 4-16）。因此，在评估 LDH 水平时，考虑泵的类型。监测 LDH 水平随时间变化的趋势也非常重要。我国目前上市的 LVAD 泵有 3 种型号，苏州同心、重庆永仁心及火箭心，还有尚在临床试验阶段的核心 LVAD 泵，不同型号 LDH 基线水平可能也不相同，因此，在 LVAD 植入术后早期即需测定 LDH 水平，定期监测 LDH 动态变化，有利于早期发现溶血事件。

需要注意的是，LDH 特异性不高，可在多种炎症和病理状态下发现。脑梗死也可导致血清 LDH 升高，一些非心脏来源的大面积脑梗死导致 LDH 升高的患者可能被误诊为 LVAD 引起的溶血。

LDH 同工酶测定对溶血及泵血栓的诊断更为准确。LDH 同工酶的组织分布见表 4-18。红细胞中主要为 LDH-1 及 LDH-2，溶血发生时，血清 LDH-1、LDH-2 会相应升高，而其他同工酶可无升高甚至下降。泵血栓形成时 LDH 同工酶水平的变化见表 4-19。LVAD 患者发生泵血血栓时，血清 LDH-1 和 LDH-2 相对升高（LDH-1 的升高程度明显大于 LDH-2 的升高程度），LDH-4 和 LDH-5 下降。因此，在必要时，为避免误诊，可进行 LDH 同工酶的检测。

表 4-18　LDH 同工酶在人体的分布

LDH 同工酶	组织器官分布
LDH-1	心脏、红细胞、脑
LDH-2	红细胞、单核 - 巨噬细胞系统
LDH-3	肺
LDH-4	肝、肺、肾
LDH-5	肝、骨骼肌、脑、肺

表 4-19　LVAD 泵血栓形成时 LDH 同工酶水平的变化

LDH 同工酶	LVAD 泵血栓形成
LDH-1	↑↑
LDH-2	↑
LDH-3	
LDH-4	↓
LDH-5	↓

3. **其他溶血指标**　其他与溶血相关的实验室异常包括胆红素升高、血红蛋白 / 血细胞比容水平下降、肌酐和血尿素氮水平升高及血红蛋白尿。以上指标可作为溶血的辅助诊断。

四、溶血监测的临床意义

泵血栓形成是 LVAD 治疗的严重不良事件，可导致血栓栓塞性卒中、周围血栓栓塞、LVAD 流量减少、LVAD 故障、心源性休克和死亡。

根据一项长达 6 年的多中心研究，溶血发生后的前 6 个月内生存率明显下降。溶血的患者中，约 10% 的患者因血栓事件而发生 LVAD 泵故障，大部分发生在溶血事件的早期（6 个月内），在因血栓事件而发生 LVAD 故障的患者中，19% 的患者在溶血发生后 3 个月内需要泵置换，而 23% 的患者在 1 年后需要泵置换，随着时间的推移，血栓事件可能增加。由此可见，溶血发生后，泵故障和需要泵置换的比例很高，而生存率明显下降。此外，这些不良事件的风险在溶血发生后前 6 个月内最高。

溶血与死亡率之间存在显著的相关性，在持续 LVAD 辅助的情况下，患者于溶血事件后的存活率显著降低。溶血患者直接因卒中、右心衰竭和其他终末器官损伤引起的死亡率较高。这些并发症可能部分归因于泵血栓形成导致的血流动力学异常和栓塞后遗症。

溶血对于泵血栓的诊断及判断预后均有显著意义，如 LVAD 患者发生溶血，需高度怀疑泵血栓的可能，但需注意，溶血并不能作为泵血栓形成的唯一依据，需结合泵的参数、心力衰竭临床表现、超声及 CTA 等辅助检查综合判断，详见第四章第六节。

虽然根据文献报道，LVAD 术后早期 6 个月内溶血发生率不高，但泵血栓形成和溶血可以发生在 LVAD 辅助的任何阶段，患者应定期随诊，进行生化（LDH 及同工酶、血浆游离血红蛋白、胆红素等）及影像学检查。根据疾病管理模型和专家共识，建议每月评估 LDH 和血浆游离血红蛋白。

所有可以引起湍流和剪切应力增加的因素均可导致溶血，除泵血栓外，凝血功能异常（HIT 或高凝状态等）、流入管道位置异常、流出管道扭结、主动脉瓣大量反流均有可能导致溶血。所以，定期进行溶血指标的监测（LDH、游离血红蛋白等）有利于 LVAD 术后部分并发症的早期诊断及评估。

五、最新进展

1．亚临床溶血　亚临床溶血是指无临床表现（酱油色尿、黄疸、心力衰竭症状、血流动力学参数改变、泵参数改变、超声异常等），LDH 高于基线水平或血浆游离血红蛋白 ≥ 300mg/L 的溶血事件。近年来，有研究表明，发生亚临床溶血的 LVAD 患者将来更有可能发生泵血栓，因此对于亚临床溶血的患者应严格监测其抗凝水平，增加随访频率，控制血栓形成的高危因素。同时，该项研究表明游离血红蛋白可抑制血管性血友病因子裂解酶（ADAMTS-13）活性，保护血管性血友病因子（vWF）免受降解，增加 vWF 凝血功能，导致促凝状态。因此，游离血红蛋白可能是预防 LVAD 血栓形成的临床靶点。

2．尿血红蛋白（U-Hb）检测　有研究表明，血红蛋白尿通常是泵血栓形成的初始信号，存在于严重血管内溶血的情况。U-Hb 检测方法较为简单，通过对尿液进行试纸检测便可得到结果，结果分为阳性、弱阳性及阴性。目前认为，U-Hb 阴性可有效排除 CF-LVAD 患者的溶血事件，血清 LDH 与血红蛋白尿严重程度显著相关，由于血红蛋白尿的监测比血清 LDH 检测更为方便经济，患者能够居家检测，可以增加检测频率，可能有助于 LVAD 泵血栓形成的早期诊断。这一策略是否能更早发现泵血栓形成，从而使泵血栓形成的医疗干预更有效、减少手术泵置换的需要，仍有待确定。

附 LVAD 植入术后溶血 1 例

患者，男性，40 岁，诊断冠状动脉粥样硬化性心脏病，于 2018-05-17 于中国医学科学院阜外医院行冠状动脉旁路移植术 +LVAD 植入术，恢复顺利，泵速 1800 转 / 分，流量约 4.5LPM，功耗约 3.5W，HR 90 次 / 分，MAP 75mmHg，CVP 3～4mmHg，PAWP 8mmHg，CO 4.5L/（min · m^2），2018-08-01 出院。2022-01-12 出现酱油色尿，血常规：WBC 12.51 × 10^9/L，Hb 156g/L，PLT 71 × 10^9/L；尿常规：潜血 +++，蛋白 +++，胆红素 +++、尿胆原 +++，红细胞计数 16.5/HPF（0～3/HPF）；INR 1.38，D-Dimer 4.07mg/L（0～0.55mg/L）；NT-proBNP 2741.7pg/ml（0～250pg/ml）；cTnI 0.022ng/ml；血生化：ALT 38U/L，AST 124U/L，TBil 39.37μmol/L，DBil 10.45μmol/L，LDH 2744U/L（0～250U/L）。超声心动图：泵速 1750 转 / 分，窦性心律，HR 60～70 次 / 分，每心动周期可见主动脉瓣开放，LVAD 装置位置良好，外管道管腔内可探及云雾样回声。LVAD 管道内探及微弱血流信号，流速约 0.2m/s，无法估测流量。考虑不除外泵血栓，2021-01-19 行心脏移植术 + LVAD 去除术，术中可见 LVAD 泵内血栓。术后恢复顺利，血清游离血红蛋白及 LDH 明显下降（表 4-20）。术中可见 LVAD 泵内血栓（图 4-26）。

表 4-20　患者溶血相关指标

	LDH（U/L）	ALT（U/L）	AST（U/L）	TBil（μmol/L）	DBil（μmol/L）	游离血红蛋白（mg/L）	尿胆原	尿胆红素
HTX+LVAD 去除术前	2744	38	124	39.37	10.45	1300	+++	+++
HTX+LVAD 去除术后第 1 天	1891	43	282	84.51	53.16	500	-	-
HTX+LVAD 去除术后第 15 天	318	26	23	24.6	15.41	0	-	-

注：HTX，心脏移植。

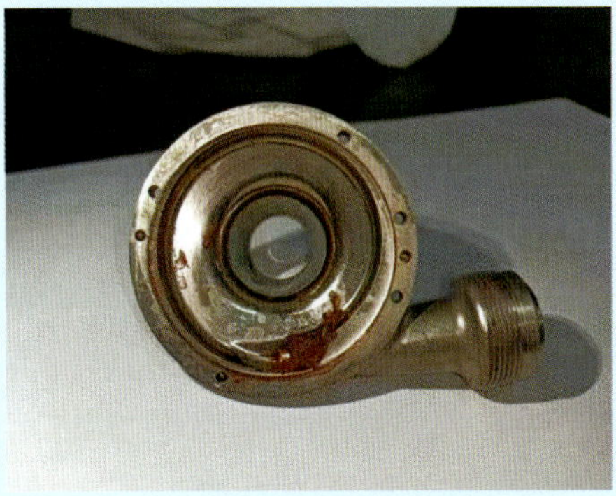

图 4-26　LVAD 泵内血栓

从溶血相关指标中分析，在 LVAD 去除术前，患者出现酱油色尿，泵流量明显减少，LDH、血浆游离血红蛋白明显升高，术后二者水平均下降，而胆红素水平与溶血严重程度并不平行，可见 LVAD 泵血栓或是流入管道、流出管道并发症导致的溶血绝大部分为血管内溶血，血浆游离血红蛋白、LDH 更为敏感，且基本与溶血严重程度平行，而胆红素并非评价 LVAD 泵血栓或流入管道、流出管道并发症相关溶血的最有价值指标，仅可作为辅助检验，临床工作中需加以注意。

（张晓倩）

第九节　术后出血

出血是 LVAD 植入术后最常见的并发症。术后早期出血以纵隔和胸腔出血为主，术后 30 天以后的出血主要为消化道出血。正确理解出血的病理生理机制并进行合理治疗，可以减少 LVAD 植入术后并发症的发生率、改善患者预后。

一、术后早期出血

术后早期出血指术后 48 小时内输入超过 4U 红细胞或需要再次手术止血。国外报道的发生率在 20% ~ 81%，是 LVAD 植入术后最常见的并发症。LVAD 植入患者术前有心力衰竭，常合并营养不良、血小板减少、肾功能不全及肝功能障碍；CF-LVAD 的连续血流产生高剪切应力，导致血管性血友病因子（vWF）缺乏；LVAD 植入后需接受抗凝和抗血小板药物治疗，以上几点是 LVAD 术后出血的主要原因。输血会导致感染概率增加，并可能因输血相关的肺损伤引起呼吸衰竭、肺动脉高压、右心衰竭等。

术前预防出血的策略包括优化患者的营养状态、停用抗血小板或抗凝药物并纠正存在的凝血功能异常。术中应仔细以操作减少出血，并在体外循环后给予足量的鱼精蛋白中和肝素抗凝。有研究报道，术中应用抗纤溶药物如氨基己酸可减少出血及体外循环后的输血需求。

术后应保持引流管通畅，并仔细观察引流量与性状，如引流量多，颜色深红或鲜红，应引起高度重视。如患者体温＜ 36℃，应复温至 36℃以上，低温可引起凝血功能异常并损伤血小板功能。测定 ACT，给予鱼精蛋白中和肝素至 ACT ＜ 150 秒，并要定期复查 ACT，适当补充鱼精蛋白，防止肝素反跳，特别是肥胖患者。过量的鱼精蛋白会延长 ACT，导致血小板功能失调，进而引起出血，应注意避免。应用扩血管药物或镇静药物适当控制血压，有尿即可，避免肌颤，必要时给予肌松药，降低出血概率。调整呼吸机参数，增加呼气末正压（PEEP）至 5 ~ 8cmH_2O，增加胸腔内压力，降低循环系统跨壁压，减少出血。

行 TEG 检查，明确凝血异常的具体原因，如肝素残留、血小板功能异常或凝血因子减少，指导临床治疗。可输注血浆补充凝血因子，或给予氨甲苯酸、酚磺乙胺、人纤维蛋白原、人凝血酶原复合物等药物治疗。对于血小板功能降低的患者，静脉泵入去氨加压素可改善血小板功能。如血小板数量减少（＜ 40×10^9/L），可输注血小板对症治疗。重组活化人凝血酶原复合物因子Ⅶ可将破损血管处的组织因子与活化的血小板结合，导致血小板活化、血栓形成，局限出血，必要时可以应用。

在治疗出血的同时，要注意血红蛋白、血细胞比容及动脉血氧分压的变化，定期行床旁超声或 X 线检查，及时发现因胸腔引流管放置不当或引流不畅导致的隐匿性胸腔积液。如果引流管中血凝块较多，应定时挤压，防止引流不畅导致心脏压塞。心脏压塞的临床表现有中心静脉压升高、血压及心输出量下降、血压随呼吸变化幅度增大等，床旁胸片可能观察到纵隔影增宽、心影扩大，可以用漂浮导管作为参照与前片对比，床旁 TTE 可观察到心包内积血或压塞，如高度怀疑心脏压塞，但因声窗差无法明确诊断时，可行 TEE。因羟乙基淀粉会引起剂量相关的凝血功能异常，在术后引流液较多时，应避免大量使用。

如果经过以上处理，引流液无明显减少，出现心脏压塞而影响循环，需再次开胸探查止血。

二、术后消化道出血

1．**概述**　新一代连续血流左心室辅助装置（CF-LVAD）与搏动式左心室辅助装置（PF-LVAD）相比，体积更小，故障发生率更低，然而，其消化道出血（GIB）发生率是PF-LVAD的2～4倍。GIB已成为LVAD植入后的重要临床问题，发病率很高，但死亡率并未增加。

2．**发病率**　接受CF-LVAD患者GIB的发病率在18.9%～22.3%，其中30%～40%的患者会反复发作GIB。发生GIB最常见的部位是上消化道，通常源于动静脉畸形，其次是结肠，再次是来源不明的出血，最后是小肠。与普通人群相比，LVAD患者GIB更常见，而且病情更重，常需要更多的血液制品及更长的住院时间。此外，这些患者中有近80%住进ICU。年龄是目前唯一确定的术后GIB的危险因素。

3．**病理生理学**　随着对LVAD植入后GIB越来越多的关注，出血背后的病理生理学得到深入研究。此类患者GIB的病因是多方面的，一方面可能是因为连续血流导致的获得性血管性血友病、血管发育不良及血小板功能异常，另一方面可能是因为术后需接受抗凝治疗。

vWF是血浆中一种重要的蛋白质，为了有效地聚集血小板，该因子必须保持其三维结构。新一代CF-LVAD缺乏搏动性，会产生高剪切应力，导致这种蛋白质的降解、清除，增加GIB风险。研究表明，所有LVAD植入的患者在术后24小时内均可出现vWF缺乏。心脏移植后vWF不再丢失，并得以恢复正常的血栓形成机制。

CF-LVAD患者大部分出血与动静脉畸形相关（占出血的61%）。连续血流泵脉压减小，改变了血管内皮细胞的生理状况，最终导致血管平滑肌舒张。在动物模型中，已证明连续血流会导致微血管低灌注，进而引起局部低氧、血管扩张和血管发育异常。在进一步的研究中，连续血流状态会导致平滑肌舒张、动静脉扩张和动静脉畸形，这些都增加了出血风险。

在CF-LVAD患者中，也能看到血小板的聚集异常，这些改变似乎与应用阿司匹林无关，并在心脏移植后发生逆转。研究表明，CF-LVAD术后患者的血清一氧化氮（NO）水平持续上升及血小板衍生生长因子水平下降，GIB患者的血清环磷酸鸟苷（cGMP）水平是对照组的2倍。在CF-LVAD植入后，凝血级联反应发生整体变化，随后出现血小板功能障碍和出血风险增加。

LVAD植入的患者都需要接受抗凝治疗，但并不是所有的出血都与抗凝治疗有关。接受抗凝治疗的其他患者，如机械瓣膜置换术后，出血发生率要低得多。即使对于同时接受阿司匹林、华法林和P2Y12受体拮抗剂三联治疗的患者来说也是如此。实际上，大部分出现GIB的患者在发病时INR尚在治疗范围内，甚至是并未达标。

4．**临床意义**　LVAD植入后GIB问题很难管理。通常需要暂停这类患者的抗凝治疗，甚至需要完全中和抗凝，但会导致血栓形成风险增加。如果出现严重的泵内血栓，可能需要换泵治疗。由于许多LVAD植入为心脏移植的过渡治疗，输血过多会导致抗体生成，增加移植风险。随着住院诊疗的增加，这些患者也面临着更大的感染风险。由于ICU停留时间增加、住院时间增加、多次内镜治疗等，甚至需要外科手术探查出血来源，会占用较多的医院资源，并给患者及其家属在时间、花费方面造成沉重负担。

5．诊断及治疗 对于GIB患者需要进行体格检查并仔细查看心室辅助装置的流量参数和报警情况，进行血流动力学评估，必要时补液、输血治疗，避免因有效循环血量不足、左心室前负荷不够而导致LVAD抽吸，维持循环稳定；详细询问病史，包括出血的发病时间和持续时间，出血情况（如呕血、便血或黑便）及其他症状，既往出血病史，最近的出凝血检测结果、内镜检查史。

内镜检查可以确诊高达80%患者的出血来源，并可进行局部止血。如果怀疑有上消化道出血，应在发病24小时内接受胃十二指肠镜检查。INR在1.3～2.7时，胃镜检查并不会增加患者的出血风险。在出血来源不明的患者中，可以使用胶囊内镜检查。GIB的其他评估方法包括结肠镜检查、肠系膜血管造影，甚至是腹腔镜检查、剖腹探查。

对于初次或反复GIB的患者，应暂时停用抗凝及抗血小板治疗，对于INR超过治疗范围的患者需要逆转抗凝，待病情稳定后重新使用抗血小板药物和维生素K拮抗剂。研究表明，在GIB中断抗血小板或华法林治疗的患者中，只有少数出现血栓形成并发症，表明在这部分患者中有限的抗凝治疗中断并不是非常危险的。

对于许多GIB，抑酸是控制出血的关键，可以静脉泵入质子泵抑制剂抑制胃酸分泌。许多研究建议使用奥曲肽，它是一种生长抑素类似物，有助于减少内脏动脉和门静脉血流，限制GIB部位的压力，有助于止血治疗，并避免CF-LVADS患者再次出血的发生。其有效性在个案及系列病例中均有报道。奥曲肽的起始量从每天两次100μg皮下注射增加到每月20mg肌内注射。该药一般耐受性良好，副作用仅限于恶心和呕吐。

沙利度胺因其已知的抗血管生成作用也被用于治疗GIB，这种药物直接作用于血管生长因子、抑制血管再生。剂量为50mg bid。它的使用主要受血栓形成和周围神经病变风险增加的限制。达那唑是另一种已在少数患者中使用的新药。Wilfactin，一种不含因子Ⅷ的vWF浓缩物，在少数严重出血的患者中也有应用报道。尽管前面提到的药物减少了出血及输血的需要，但数据主要来自个案病例报道，还没有在随机临床试验中验证其疗效。

尽管采用了适当的内镜治疗及药物止血，仍有很多患者会出现再次出血。如果患者有反复出血，可以停用阿司匹林，INR目标应调低至2.0。对于因动静脉畸形导致的反复出血，可以适当降低LVAD泵速，增加搏动性。

GIB是CF-LVAD植入后的常见并发症之一。虽然这种并发症通常不会增加死亡率，但其发病率很高，会占用较多的医疗资源，且难以管理，会增加血栓并发症的风险，甚至是引起需要换泵的严重泵内血栓形成。了解GIB这一常见不良事件的诊断和后续治疗的各种管理策略很有必要。

（施 野 崔 闫）

第十节　术后流出管道及流入管道并发症

流出管道并发症为 LVAD 术后的罕见并发症，多发生于术后远期。流入管道并发症相对较为常见。自我国 2017 年开展 LVAD 植入术以来，尚无流出管道 / 流入管道梗阻的报道，以下流行病学、临床诊断及治疗均参考国外文献作为借鉴，因流出管道 / 流入管道并发症与泵功能障碍、血栓栓塞、心律失常等严重并发症相关，虽发生率较低，但需引起临床高度重视。需明确，因为不同型号的 LVAD 泵虽机械结构类似，细节之处仍多有差别，借鉴国外 LVAD（目前广泛使用型号为 HeartMate Ⅱ、HeartWare HVAD、HeartMate Ⅲ）临床资料的同时，应考虑我国目前使用的 LVAD 泵的型号与结构。应对 LVAD 术后患者进行长期随访以获得更完善的临床资料，对出现持续泵流量降低及功耗改变的患者需引起注意，警惕流出管道 / 流入管道并发症。

一、流出管道及流入管道结构

LVAD 血泵被植入患者心脏的心尖部。血泵的流入管道插入左心室的心尖，流出管道（人造血管）出口连接到升主动脉。

1．流出管道结构　目前，由中国医学科学院阜外医院进行临床试验并成功上市的 LVAD 泵为两种（苏州同心 CH-VAD、重庆永仁心 EVAHEART），深圳核心 Corheart-6 目前尚在临床试验中。苏州同心 CH-VAD 的植入布局见图 4-27，苏州同心 CH-VAD 流出管道组件，包括人造血管和外层的加强套管，通过卡箍与血泵的出口连接，人造血管末端吻合到升主动脉（图 4-28）。人工血管可以根据情况进行裁剪，植入过程中应正确评估流出管道长度，避免过长导致流出管道扭曲。加强套管是一个可以自由弯曲的弹性体，套在人造血管的外

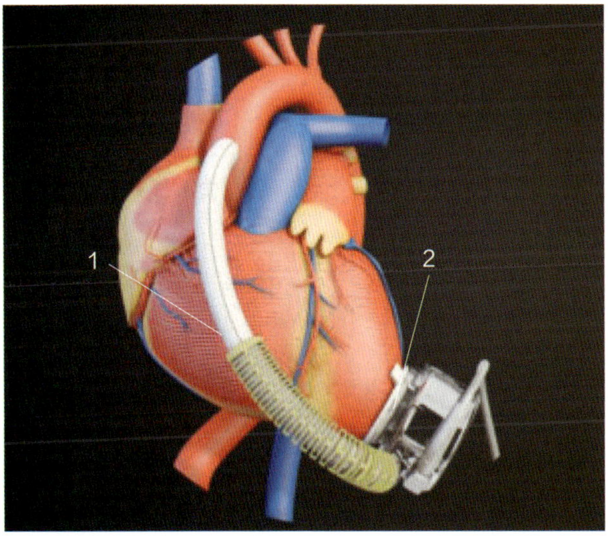

图 4-27　苏州同心 CH-VAD 植入布局

注：1，流出管道；2，流入管道与泵的心室连接器。

侧，防止人造血管褶皱，HeartMate Ⅲ也有类似的流出管道结构，但不同的是，HeartMate Ⅲ流出管道套管与卡箍之间可以自由旋转，而同心流出管道加强套管与卡箍之间无法转动。核心流出管道结构类似于同心，泵头体积较同心更小。永仁心的流出管道外圈则是全程由螺旋线保护（图 4-29）。

2．流入管道结构与位置 流入管道的最佳位置是位于左心室的中心位置，且流入管道垂直于二尖瓣瓣口平面。流入管道位置异常可引起频繁发生抽吸现象、室性心律失常、泵流量减低、溶血及泵血栓形成。流入管道位置异常可表现为流入管道与二尖瓣瓣口平面呈较大角度，垂直于心室壁或与心内膜邻近。

永仁心流入管道结构（图 4-29、图 4-30），由于血泵囊袋放置在腹膜前腹部（在腹直肌下、后腹直肌鞘前），流入管道较同心更长，流入管道心室外部分是一段人工血管，与流出管道一样，由螺旋线保护，螺旋线两端有夹紧装置。同心及核心 LVAD 流入管道是一个圆柱形的管道（图 4-28、图 4-31），与血泵的上蜗壳是一体结构。

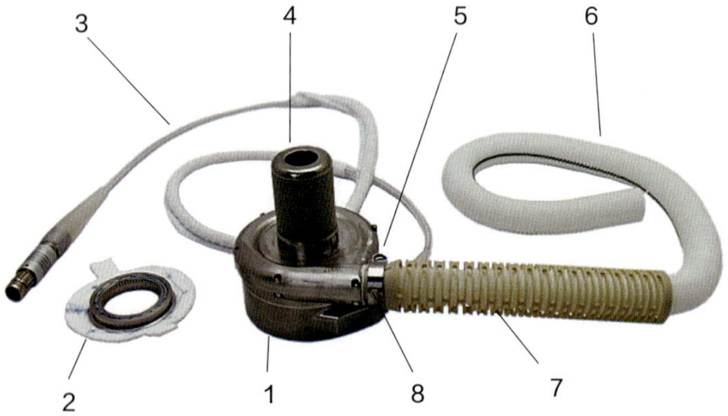

图 4-28 同心组件

注：1，泵体；2，心室连接器；3，经皮电缆；4，入口管；5，螺钉；6，人造血管；7，加强套管；8，卡箍。

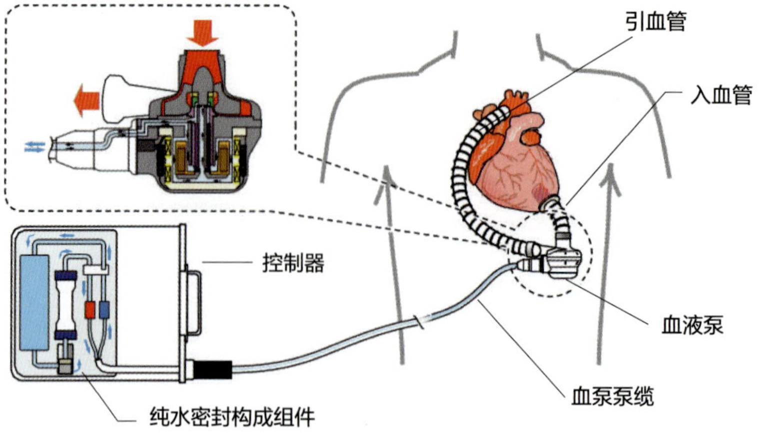

图 4-29 永仁心组件

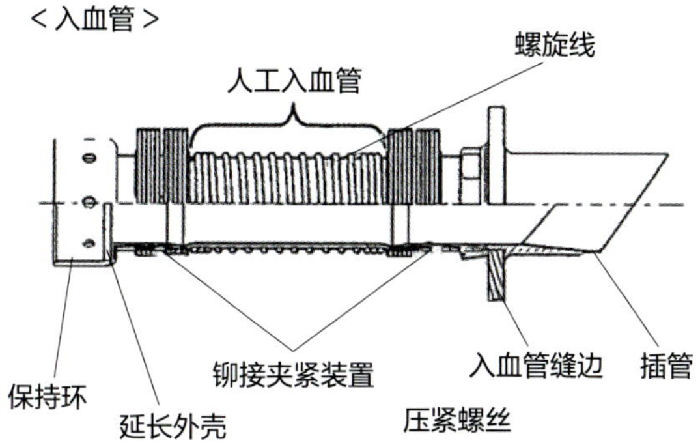

图 4-30　永仁心流入管道结构

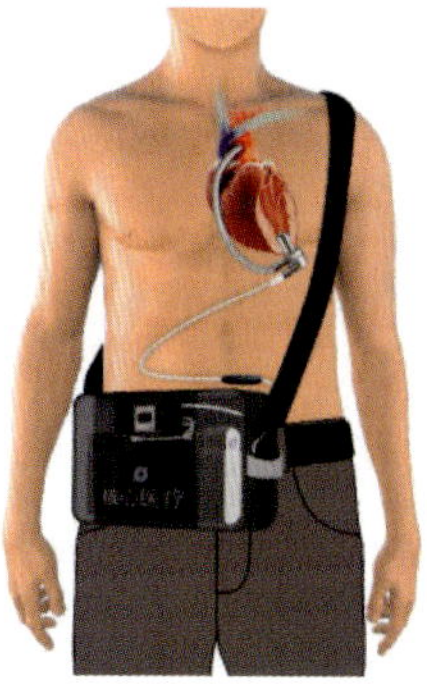

图 4-31　核心人体佩戴示意

二、流出管道并发症

LVAD 功能障碍是致病和死亡的主要原因，这通常由泵血栓形成、流入管道阻塞或设备故障引起，流出管道管路阻塞是另一个较为少见的原因。

虽为 LVAD 术后的少见并发症，国外临床广泛应用的各种型号的 LVAD（HeartMate Ⅱ、HeartWare HVAD、HeartMate Ⅲ）均有流出管道梗阻的报道。以 HeartMate Ⅲ为例，流出管道扭曲的发生率为 0.72% ~ 1.60%。多出现在 LVAD 植入术后的后期（一般为 LVAD 植入后 1 年以上，中位数 544 天，范围 347 ~ 698 天）。

（一）流出管道梗阻的病因

1．机械性梗阻　最常见。流出管道血栓形成的病例发生前多伴有机械性梗阻，如流出管道扭结可成为血栓形成前状态。机械性梗阻的原因如下。

（1）外部压迫：机械性梗阻最常见的病因是流出管道外部压迫，CT 和血管造影检查可诊断，导致外部压迫的病因较多，如纵隔纤维化、外科手术中使用的止血材料等。亦有研究表明，LVAD 流出管道管路由加强套管包裹，加强套管与管路间存在凝胶状蛋白基质（也有文章称富含纤维样物质）不断积聚，造成管路外压，从而导致流出管道狭窄，进而血栓形成引起梗阻。不同始动因素引起的流出管道梗阻治疗原则不同，故明确梗阻原因对治疗十分重要。如 CTA 无法鉴别管路外压性梗阻和血栓形成引起的梗阻，必要时需进行血管内超声（IVUS）检查。同心 LVAD 流出管道结构有类似于 HeartMate Ⅲ的加强套管包裹，故需警惕这一因素引发的流出管道梗阻。

（2）流出管道扭曲 / 扭结：在 MOMENTUM 3 研究中发现，有少部分 HeartMate Ⅲ患者（0.72%）出现流出管道扭转 / 扭结，发生机制尚不完全明确，由于 HeartMate Ⅲ流出管道管路与泵之间的金属接头可以自由旋转，可能原因为 HeartMate Ⅲ泵头因心肺运动而向心室重构的方向迁移，在某些情况下，旋转接头发生单向旋转，导致流出管道管路发生缓慢的扭转，随着时间累积，导致流出管道机械性梗阻，如不能及时发现，可能导致血流淤滞从而出现流出管道血栓。目前中国医学科学院阜外医院 3 种型号的 LVAD 泵流出管道与血泵之间均为固定状态，无法旋转，但随着时间推移，患者体型的变化、内脏轻度的位移亦可能导致 LVAD 泵及流入、流出管路与心脏及主动脉的相对位置和角度发生变化导致流出管道扭结，这有待进一步增加样本量及长期随访。

（3）吻合口狭窄。

2．**流出管道血栓形成**　不伴流出管道结构改变而发生的血栓形成较少见。

3．**流出管道管路感染**　最少见，治疗以更换所有泵部件及长期使用抗生素为主。

（二）流出管道梗阻的临床表现及辅助检查

1．**LVAD 功能障碍的表现**　①心力衰竭症状、低流量报警、LVAD 功耗升高。②血流动力学参数：CVP ↑，PAP ↑，PAOP ↑，MAP ↓。

2．**超声心动图**　左心室增大，新出现的主动脉瓣开瓣，二尖瓣反流加重，无流入管道异位的表现。

3．**实验室检查**　溶血指标升高（LDH ＞ 1.5 ~ 2.0 倍基线水平或血浆游离血红蛋白升高），伴或不伴有肾功能障碍，一般溶血在流出管道梗阻中的程度不及泵血栓溶血严重。

4．**放射学检查及 IVUS**　LVAD 患者出现流量下降或溶血迹象时，通常应尽早进行 CTA 检查，这对于诊断流出管道并发症有很大意义，但 CTA 有时不能清楚显示管路梗阻的细节，并且在很大程度上不能检查金属泵内的部分。CTA 通过造影剂充盈的程度可以清楚地显示管路的内腔，但对于管路狭窄源于腔内还是腔外压迫尚无法鉴别。IVUS 可在主动脉狭窄背景下证实流出管道血栓形成，或证明流出管道狭窄不是由壁内血栓形成所致，在诊断不明确的情况下考虑 IVUS 检查，鉴别流出管道是否受到外部压迫。

5．**少见的临床表现**　目前也有流出管道管路打折导致室性心动过速的报道，手术治疗后室性心律失常无再发，这种情况较为少见，原因可能为流出管道逐渐成角导致压力梯度增加和动脉灌注压力降低，这种情况影响心肌从而导致室性心动过速的发生。

有研究表明，流出管道与主动脉之间较大的角度（O-A 角）可能导致主动脉瓣反流加重，因为 LVAD 植入过程中会尽可能缩小流出管道与主动脉的吻合角度。

（三）流出管道梗阻的诊断

1．**诊断要点（2 个纳入标准及 1 个排除标准）**　①LVAD 植入术后持续低流量。②通过影像学（CTA、心室造影或 IVUS）、手术或体外泵分析证实流出管道管路变形（可能来自扭转）。③需排除 LVAD 围手术期的其他事件。

2．**流出管道梗阻的诊治流程**　如图 4-32 所示。

（四）流出管道梗阻的治疗

引起流出管道梗阻的原因不同，治疗策略也不相同。

1．**流出管道血栓**　通过溶栓药物可以较有效地治疗流入管道血栓，但流出管道血栓的溶栓治疗风险更高，故流出管道血栓的诊疗策略可选择：①在予以适当脑保护的情况下进行支架植入术。②手术置换流出管道管路（伴 / 不伴泵置换），这仍是最安全的治疗手段。

2．**流出管道管路外部压迫或吻合口并发症**　可以选择血管介入治疗，有临床数据表明，由外部压迫所致流出管道梗阻的患者中，流出管道的中位峰值压差为 70（64 ~ 100）mmHg，流出管道管路支架植入成功率为 100%，无住院死亡率，并且流出管道的峰值梯度可降低至

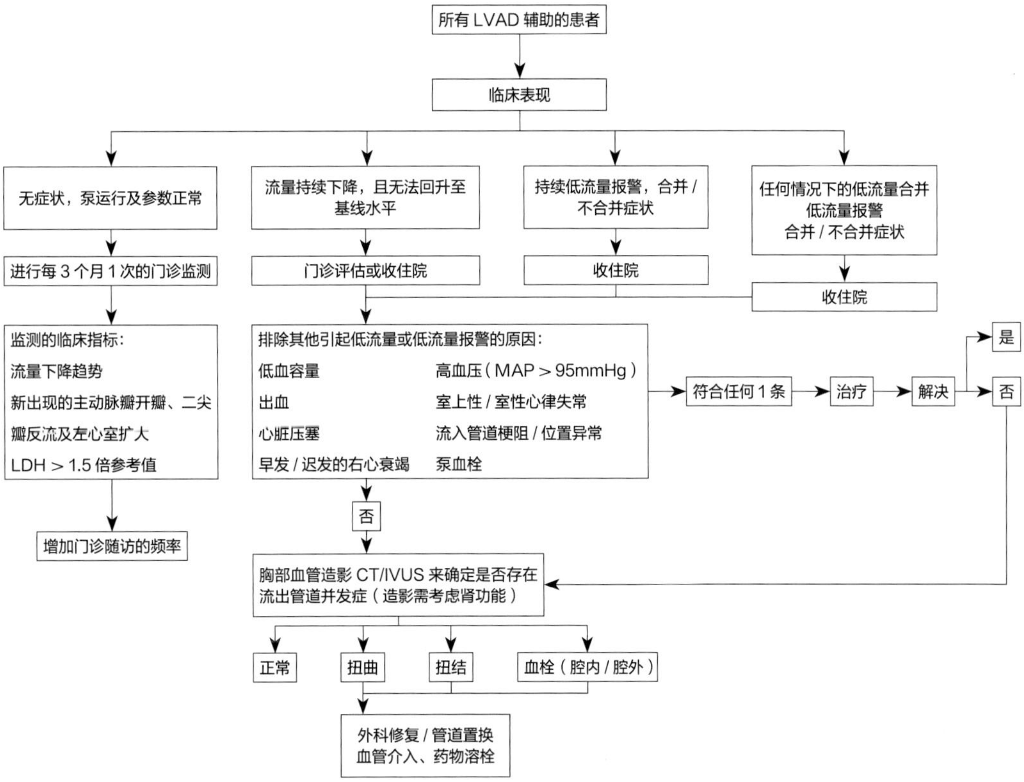

图 4-32　流出管道梗阻的诊治流程

10（2～17）mmHg。由此可见血管介入治疗效果是确切的。

血管介入治疗尽量应在杂交手术室进行，以便在必要时进行外科干预。应放置标准的监测装置（TEE、中心静脉导管、动脉导管及肺动脉漂浮导管等）。血管介入治疗由外周动脉入路（股动脉、肱动脉或腋动脉），导管自外周动脉通路可到达流出管道梗阻部位，整个过程中需密切监测导管尖端的位置，确保其不与 LVAD 泵的移动部件接触，为了确保患者没有流出管道内血栓形成，并标记受累的区域，可在导管内放置 IVUS 探头，以便观察整个流出管道管路。通常应用非顺应性球囊进行简单的球囊管路成形术，可以立即改善血流动力学和泵的功能。然而，如果不放置支架，狭窄会在术后数周或数月内复发。因此，在病变球囊管路成形术（预扩张）后，一般会用自扩张支架覆盖整个流出管道管路受累区域。流出管道管路支架植入术后，可再次用 IVUS 确定是否存在其他部位的梗阻。术后需持续使用华法林和阿司匹林预防血栓。

3．流出管道管路感染　最佳处理方法是更换所有的泵部件，清除所有其他异物，以及长期静脉注射抗生素。治疗方式的选择需根据梗阻形成的机制来决定。例如，HeartMate Ⅲ流出管道扭转时血管内支架植入无效，如怀疑流出管道梗阻，需进行进一步分析，以确定梗阻的确切机制。同时，在临床适宜的病例中，可尝试血管介入治疗，在一些情况下，血管内支架植入治疗可以迅速缓解症状，并且复发率较低。血管内介入治疗失败的情况下，可再选择手术干预。

流出管道梗阻的解除会明显改善泵流量及血流动力学指标，仍需注意的是，有研究表明，由于泵的后负荷敏感性，解除流出管道梗阻后流量会显著改善，从而可能导致抽吸现象的发生，故在解除流出管道梗阻的同时，需密切监测泵参数、超声心动图及血流动力学变化，调整转速及容量。

三、流入管道并发症

流入管道并发症较流出管道并发症更为常见，因局部结构不同，流入管道并发症的原因与流出管道不同，主要为流入管道异位、流入管道梗阻（流入管道与泵连接处血栓形成）。

（一）病因

1．流入管道异位 可发生于 LVAD 术后早期，流入管道的最佳位置是位于左心室的中心位置，流入套管应平行于室间隔且垂直于二尖瓣瓣口平面。有研究对流入套管的不同位置朝向（分别朝向室间隔、主动脉瓣、二尖瓣、左心室下壁）与其左心室内血流速度及剪切应力的关系进行测算，结果表明，流入管道朝向二尖瓣的方向时，左心室内低流量区域最少，剪切应力最低，血栓形成的风险最低。流入管道位置异常可表现为流入管道与二尖瓣瓣口平面呈较大角度，垂直于心室壁或与心内膜表面邻近。流入管道位置异常可引起频繁发生抽吸事件、室性心律失常、泵流量降低、溶血及泵血栓形成。

2．流入管道梗阻 与由流入管道与泵连接处血栓形成有关，血栓形成的原因可能为机械因素（泵及其组件、流入管道角度或位置异常）、泵前因素（房颤、右心衰竭）、泵后因素（主动脉根部血流减少、体循环血压过高）、全身性因素（炎症、感染、发生出血事件暂停抗凝治疗、高凝状态）等。

（二）临床表现

1．流入管道异位

（1）抽吸现象：流入管道异位更容易出现抽吸现象（1 个或多个心室壁更靠近流入管道，流入管道短暂堵塞，引起机械刺激及组织损伤，导致心律失常及流入管道流量下降。左心室充盈与左心室输出不匹配时，导致抽吸现象。左心室前负荷降低、泵速不恰当增加时更易诱发。主要表现为泵速自动下降至低于设置的下限后，自行恢复至设定转速，可伴有室性心律失常（多为单形性室性心动过速）及平均动脉压下降，调整体位增加回心血量、适当补液或调低转速可恢复。

（2）室性心律失常：流入套管的插入位置异常，频繁发生抽吸现象，心内膜受到反复的机械刺激，与单形性室性心动过速有关。左心室过度空载，可部分或全部塌陷，可诱发持续性或非持续性的单形性或多形性室性心律失常。

2．流入管道梗阻 / 血栓形成 可有 LVAD 泵功能障碍的表现（心力衰竭症状、低流量报警、功耗下降，CVP ↑，PAP ↑，PAOP ↑，MAP ↓）及溶血。需注意，流出管道梗阻时流量减低，功耗升高；流入管道梗阻时，流量减低，功耗减低，有助于二者的鉴别。PAWP ＞ 18mmHg 或 CO ＜ 2.2L/（min · m^2）时，需调整适当的泵速或提示泵故障。

（三）影像学检查

1．**后前位和侧位胸片**　用于评估泵及流入管道的位置。在室性心律失常或频繁发生抽吸现象时，需检查流入管道与室间隔或左心室侧壁的角度及距离，明确流入管道位置是否恰当。

2．**超声心动图**　可以明确流入管道在左心室的位置及其与心肌的关系，在高泵速下心室大小或主动脉瓣启闭均无改变，高度提示泵异常。流入管道梗阻的超声表现为左心房、左心室扩大，新出现的主动脉瓣开放及二尖瓣反流加重。

3．**增强CT**　可以显示出流入管道管路与心肌的连续性，从而对流入管道位置进行详细评估。

（四）治疗

1．**流入管道异位的治疗**　流入管道异位对心内膜的机械刺激可导致心律失常甚至血栓形成，这种情况可能需要手术重新定位流入管道套管。同时必须警惕血栓形成的迹象（溶血、功耗突然增大等），因为室性心律失常可能是血栓形成的表现。在室性心律失常复发的情况下，可以进行射频消融。流入管道异位反复对心内膜造成的物理损伤会使组织损伤持续，触发炎症介导的细胞浸润，从而导致室性心动过速反复发作。可应用抗心律失常药物（如胺碘酮、利多卡因、β受体阻滞剂）治疗室性心律失常。同时，需纠正心律失常的可逆原因，包括适当补液或者调整泵速。有研究表明，对反复机械损伤部位进行射频消融治疗可减少室性心动过速的发作，导管射频消融术虽然复发率很高，但在短期内是治疗流入管道干扰引起的室性心动过速的一种安全有效的选择。

2．**流入管道梗阻/血栓的治疗**　在临床情况允许的条件下通过溶栓药物可以较为有效地治疗流入管道血栓。如流量持续明显减低，需尽早外科治疗，必要时予泵置换。

四、流出管道并发症、流入管道并发症、抽吸现象及泵内血栓的临床特点

流出管道并发症、流入管道并发症、抽吸现象及泵内血栓的临床特点见表4-21。

表4-21　流出管道并发症、流入管道并发症、抽吸现象及泵内血栓的临床特点

	临床指标	流出管道梗阻/血栓	流入管道梗阻/血栓	抽吸现象	泵内血栓
临床表现及血流动力学参数	左心衰竭症状	有	有	—	有
	室性心律失常	少见	少见	常见	少见
	溶血	存在	存在	频发发作时可存在	存在
	CVP	升高	升高	下降	升高
	PAOP	升高	升高	—	升高
	MAP	下降	下降	下降/短暂下降	下降
	PAP	升高	升高	—	升高

续表

临床指标		流出管道梗阻 / 血栓	流入管道梗阻 / 血栓	抽吸现象	泵内血栓
超声心动图表现	左心室舒张末期内径	增大	增大	减小	增大
	新出现的主动脉瓣开瓣	存在	存在	—	存在
	二尖瓣反流增多	存在	存在	—	存在
	流入管道位置异常	—	可能存在	可能存在	可能存在
放射学检查	X 线检查	—	—	确定流入管道位置	—
	CTA	重要检查	诊断价值较小	确定流入管道位置	
泵参数	泵流量	下降	下降	短暂下降	下降
	泵功耗	升高	下降	短暂下降	升高
	泵速	—	—	短暂下降低于设定值后恢复至正常	—

需注意，表中泵流量是指实际流量，而非是由功耗及转速计算而得的流量。

功耗：体外控制器上显示的功耗为体外控制器和体内的泵总计功耗。转速、流量或生理需求的变化都会影响功耗。功耗在数小时或数天内持续增加，通常是泵内产生血栓的信号。

流量：泵的流量和功耗在给定转速条件下一般保持线性关系，但功耗是体外控制器直接进行测量，而流量是基于功耗得到的估算值，因此体外控制器上显示的流量为估算值。当实际流量没有变化而功耗增加时（如血栓形成），会导致体外控制器显示的模拟流量错误并高估。相反地，流入管道闭塞会导致流量减少，从而导致功耗相应减少。无管哪种情况，都应对血泵的流量进行评估。心脏超声流量估测可能更能反映患者的真实流量。

（张晓倩）

第十一节　术后感染

一、研究现状

目前有 3 个大型多中心的 VAD 临床注册研究：①机械辅助循环装置注册研究（INTERMACS），位于北美的注册研究。②欧洲机械辅助循环装置注册研究（EUROMACS）。③国际心肺移植学会（ISHLT）机械辅助循环装置注册研究（IMACS）。这些注册研究收集、汇总 VAD 围手术期感染的数据，部分数据还能够相互关联（IMACS 包括 INTERMACS 和 EUROMACS 数据）。这些注册研究显示高达 60% 的机械循环支持（MCS）患者会发生感染，VAD 植入时间越长感染率越高。以前很难确定 MCS 相关感染的真实发病率，原因是尚无公认的 VAD 相关感染的标准化定义，并且早期的数据库缺乏与感染相关的变量。

自 2000 年以来，LVAD 的应用发生了两大变化。首先，较小的连续血流泵取代了较大的搏动血流泵，目前占 LVAD 植入物的 95% 以上。连续血流泵较小的泵袋和线缆使 LVAD 感染率降低。其次，用于终点治疗（DT）的 LVAD 应用率提高了。在最近的 INTERMACS 报告中，DT 占 MCS 植入的 45.7%，100% 是连续血流泵。

第五版 INTERMACS 报告纳入 6561 例患者，表明连续血流泵不容易发生感染。泵内感染和泵袋感染并不常见，但线缆感染的风险很高。第七版 INTERMACS 报告纳入 2006 年 6 月至 2014 年 12 月初次植入心室辅助装置超过 15 000 例患者，感染是术后 1 年内第四位常见的死亡原因（9781 例中 228 例，占 8.8%），其次是神经系统并发症（15.6%）、多器官衰竭（MOF）（15.6%）和泵动力下降（10.4%）。实际的感染发生率可能高于报道的数值，因为目前尚不明确感染是否会导致 MOF 或泵动力下降。虽然神经系统并发症所致的死亡率在植入术后第二年保持稳定，但感染相关的死亡率逐渐增加，并成为晚期死亡的最主要原因（其他死因还包括神经系统并发症和 MOF）。

第一版 EUROMACS 报告纳入 741 例患者的数据，与 INTERMACS 一样，连续血流泵占比更大，感染是该队列中最主要的不良事件。发生主要不良事件的 433 例患者中，153 例（35.3%）由感染引起，是第二位最常见的致死原因。293 例死亡中，69 例（23.5%）死亡原因是感染或败血症。

有部分晚期心力衰竭患者需要双心室辅助（BiVAD）或全人工心脏（TAH）过渡到心脏移植（BTT）。除过渡到心脏移植，美国 FDA 还批准了 1 种 BiVAD（Syncardia TAH）用于 DT。目前还有其他类型的 BiVAD 正在研究中。一项研究描述了 101 例 TAH 患者的中位辅助时间为 53 天（辅助时间 1～441 天），感染率为 63%，50% 的感染发生在植入术后 30 天内。一项研究对来自 10 个中心的 47 例 TAH 患者进行了 1 年以上的晚期并发症评估，全身感染率和线缆感染率分别为 53% 和 27%，其中感染和出血（颅内或胃肠道）是死亡的主要原因。高达 4% 的 LVAD 和 TAH 受者由于线缆感染而发生纵隔感染。

心室辅助装置相关感染会提高并发症发生率和死亡率。微生物学的相关研究能够帮助临床医师了解某些细菌感染泵和线缆的特点。心室辅助装置相关感染难以治愈最主要的原因是细菌能够形成保护层抵抗宿主的防御和抗生素的破坏。细菌黏附分子黏附于循环辅助装置表面，破坏愈合组织（如胶原酶）产生的细菌酶，降低植入装置的持久性。

目前对心室辅助装置相关感染的推荐主要基于单中心经验分享和回顾性文献总结。大多数回顾性研究来自单中心，仅有少数为多中心研究报道，其中最具价值的是 INTERMACS 研究。由于缺乏前瞻、随机、多中心试验和荟萃分析，目前感染管理没有 A 级推荐。2013 年，《机械循环支持指南》还将部分感染管理推荐从 B 级降到 C 级。2011 年，ISLTH 对机械辅助设备感染的分类进行了明确定义，对改善预后起到了深远影响。

二、感染类型

（一）总体分类

LVAD植入患者的感染分为3类：泵特异性感染、泵相关感染和非泵相关感染（图4-33）。心室辅助泵特异性感染又分为线缆（浅层感染如软组织感染、肌层感染，深层感染）、泵袋和泵内表面（泵或套管）感染。根据感染的确定性又可分为明确感染、可能感染及可疑感染，明确感染需要微生物学、影像学和临床表现的证据，泵、套管和泵袋感染需要术中抽取或针刺抽吸泵袋标本来确诊。可能感染和可疑感染仅需要适当的临床证据即可诊断。泵相关感染不是指涉及心室辅助泵的感染，而是由心室辅助泵的植入操作而引起的感染。这类感染包括感染性心内膜炎、纵隔感染和血行性感染，目前还不清楚这类感染与左心室辅助泵表面是否有定植细菌有关。LVAD植入患者可能存在血培养阳性的情况，但很难明确菌血症的来源。很多患者可能发生泵特异性感染，但大部分情况下，感染的性质很难确定。非泵相关感染包括肺炎和尿路感染等。

（二）诊断标准及临床表现

1．泵特异性感染 LVAD特异性感染可能是泵本身或包含它们的体表感染，包括泵、套管、吻合口、泵袋感染和经皮线缆或其内隧道的感染。关于假体周围感染、感染性心内膜炎、心血管植入物感染、腹腔内感染、导管相关性血流感染（CRBSI）、皮肤和软组织感染的诊断指南提供了定义LAD感染的基础。这些感染具有VAD特异性感染的许多特征，都很难确诊，也很难治疗，因为假体表面存在生物膜，明显降低了单用抗感染药物的治愈率。

诊断LVAD特异性感染最常用的影像学手段是CT和超声。超声可以发现泵深部和泵袋感染，特别是当无皮肤红肿，不能提示深部感染的位置时。镓扫描可以判断感染的严重程度。影像学扫描时如果由于肥胖或胸壁组织遮挡了泵的位置，可以在术中应用透视技术来协助诊断。

LVAD感染患者的体征非常复杂，有时很难确诊。患者表现通常为非典型症状，如嗜睡、疲劳、发热、食欲减退及线缆出口处轻微红肿，或严重脓毒症和临床休克等。必须警惕LVAD患者感染的可能性，并应及时学习感染有关临床症状的报道，以确保早期发现并采取有效的治疗措施。对感染患者的初步评估包括仔细的病史和症状问诊，以及体格检查、LVAD功能检查、手术伤口和线缆出口部位的检查。如果能早期发现并进行局部治疗可以防止进展为更严重的LVAD感染，也有助于发现非LVAD相关感染，如尿路感染、艰难梭菌感染等。

（1）线缆感染：线缆感染的诊断依赖于病史、体格检查、实验室检查和影像学检查。患者的症状可能很轻微，包括在经皮穿刺的出口处，沿着线缆，或在泵的上方出现不适和红斑等，线缆周围的内隧道出现脓性分泌物是感染的特征。线缆深部位的疼痛和红肿及左下胸壁或近剑突区的疼痛提示线缆深部感染。

绝大多数LVAD特异性感染是与线缆隔离的，但感染可能继发于泵腔或内表面。有研

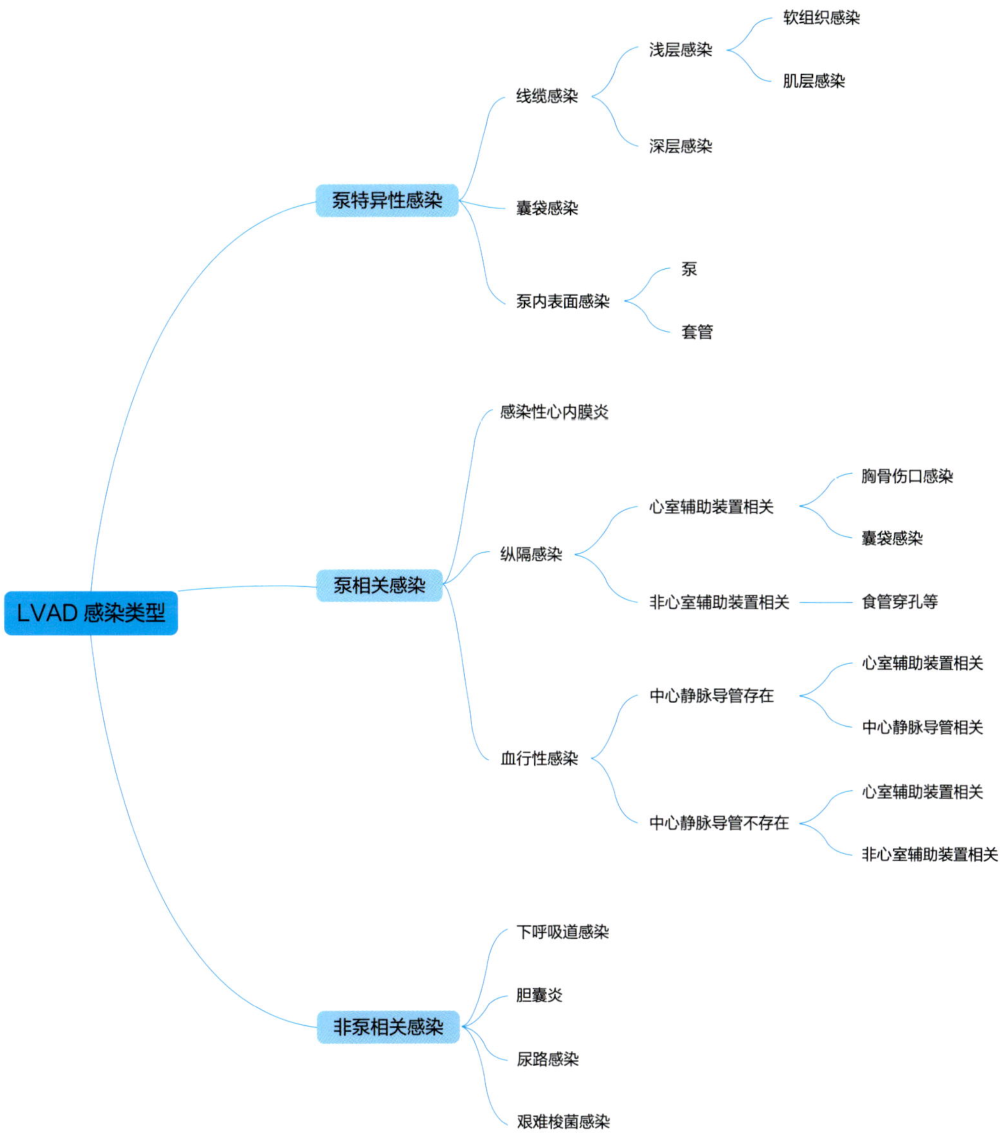

图 4-33　LVAD 感染类型

究报道，线缆感染发生率差异较大，线缆感染的风险在整个 VAD 植入期间一直存在，并且不可避免。

患者住院期间，线缆出口处应由受过培训的人员反复检查。经皮线缆出口处若出现轻度红斑可能是伤口愈合的正常表现；但出口处如果出现明显的红斑、疼痛、硬结或脓性分泌物表明感染，可获取标本进行培养以指导抗生素治疗。在术后的早期数周内，很少需要对出口部位进行清创，但皮肤下过长（如 3～4cm）的线缆由于不能充分引流，可能会导致早期脓肿形成。

线缆感染按严重程度分类。早期感染一般不会形成窦道，主要表现是出口处的硬结和红斑（即蜂窝织炎）。随着感染加重，患者组织和线缆表面织物之间的黏附力会减弱，从线缆出口处排出的脓液增多，并沿着传动系统逐渐形成感染窦道。

线缆深部的细菌可能会在最初的 LVAD 植入后数周或数月导致感染。实验室检查如果发现白细胞计数升高，影像学检查阳性，体格检查发现低热、皮肤红斑和硬结，提示有线缆深部感染。可疑感染部位可通过超声检查进行评估。也有研究在线缆深部针刺抽吸取样进行微生物学检测。

实验室检查包括白细胞计数升高，中性粒细胞和未成熟白细胞增多（即核左移），通常不伴发热或低热。可以经皮穿刺出口处的分泌物进行培养；线缆部位培养物由于皮肤表面污染可能会出现假阳性结果。

（2）泵袋感染：定义中的术语“泵袋感染”用于描述发生在将泵固定在患者体内的泵袋或周围体腔的感染（图 4-34，表 4-22、表 4-23）。泵袋是在腹壁内或靠近心包和膈肌处新做的。目前的 LVAD 是利用人体腔隙，将泵放置在左心室附近或心包腔内。对于无自带泵袋的心室辅助设备，由于体腔也会形成泵袋，诊断感染就可以从体腔泵袋内表面和装置外表面采集标本（表 4-23，图 4-34），这种泵袋感染无需撤除泵装置。泵袋感染的诊断主要依据炎症反应因子、超声心动图、CT 和 / 或 PET/CT 及微生物学结果。心胸外科医师、心内科医师与微生物学和介入放射团队密切合作在影像学指导下抽取标本并做培养。

如果感染发生在植入术后早期的数天或数周内，则泵袋感染常可表现为纵隔感染。感染

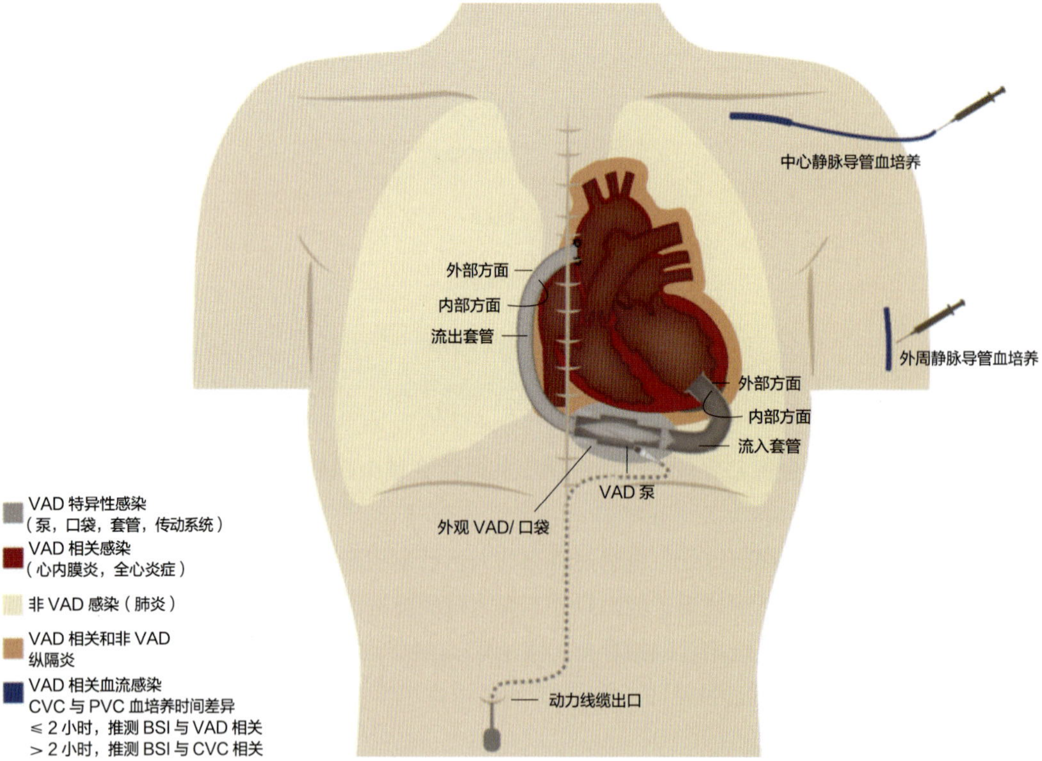

图 4-34　LVAD 特异性、LVAD 相关和非 LVAD 感染示意

注：CVC，中心静脉导管；PVC，外周静脉导管；BSI，血流感染。

表 4-22　VAD 泵袋感染的诊断

标准	证据	表现
主要诊断标准	微生物学证据	影像学引导下抽取的体液 / 脓液培养阳性诊断感染
	影像学证据	根据影像学标准 CT/US/ 铟诊断（图像显示增强、气体出现、窦道或白细胞侵入）
次要诊断标准	临床证据	体温＞ 38℃，无其他原因
		泵袋部位出现新的局部红斑
		局部疼痛和压痛
		硬化或肿胀
	影像学证据	淋巴管炎
	微生物学证据	出现新的分泌物，并且不能用其他原因解释，如泵衰竭、组织水肿、血管瘤

表 4-23　VAD 泵袋感染的定义

感染	证据	定义	
明确感染	微生物学证据	泵袋区域，影像学引导下穿刺术或外科术中获取标本培养发现微生物（属、种、药敏结果）	泵袋间隙标本培养阳性
			2 个心室辅助设备外侧标本培养阳性
			1 个心室辅助设备外侧标本培养阳性 +1 个泵袋间隙标本培养阳性
			于泵袋区域发现感染证据
	临床证据	2 个主要诊断标准	
可能感染	临床证据	1 个主要诊断标准 +3 个次要诊断标准	
		4 个次要诊断标准	
可疑感染	临床证据	1 个主要诊断标准 +1 个次要诊断标准	
		3 个次要诊断标准	
排除感染	组织学证据	应用抗生素 4 天内，术中或者活检未发现泵袋感染的病理学证据	
	临床证据	明确的其他诊断可解释临床现象	
		应用抗生素治疗泵袋感染小于 4 天症状缓解	
		不符合可能泵袋感染标准	
	微生物学证据	泵袋区域，影像学引导下穿刺术或外科术中获取标本	培养未发现除路邓葡萄球菌的凝固酶阴性葡萄球菌
			发现非脓性分泌物

区域通常很广泛，并且很难控制。泵周围形成的瘢痕可以很好地抑制迟发性泵袋感染；但会导致泵周不适、低热和新发疼痛，并且沿线缆的引流会增加，或在剑突下区出现明显的红斑。

（3）泵感染：泵或LVAD是指装置中促使血液流动的部分，包括连续血流和搏动血流（体内和体外）装置。套管流入端是指连接心室和泵的部分。流出端是指将泵连接到患者血管系统的部分。缝合部位是指泵与患者心脏的外科吻合位置。泵和/或套管感染的定义参照了修改后的杜克标准，该标准在诊断感染性心内膜炎时具有高度的敏感性和特异性。随着更多研究的出现，将来应对这些LVAD感染的定义进行前瞻性验证，并且随时更新。表4-24和表4-25显示，患者必须至少具备一项微生物学、组织病理学、放射学或临床标准，才能获得明确诊断。从多个位置发现病原体或微生物对于感染的诊断至关重要。可以保存一些难以诊断或发生暴发性流行病例的标本以便将来进行研究，确认分子分型。与凝固酶阴性葡萄球菌相比，路邓葡萄球菌和金黄色葡萄球菌属于同级别微生物，这类菌群易形成生物膜难以清除。

表4-24　LVAD专用泵和/或套管感染诊断术语的定义

诊断	定义
主要临床诊断	如果LVAD没有被取出，从2个或更多的外周血培养中发现病原微生物（明确属、种及抗生素药敏结果），抽取外周血培养要间隔12小时以上，并且没有其他感染病灶；全部3次或整体血培养阳性次数≥4（第一个和最后一个样本相隔至少1小时），并且没有其他感染病灶
	1个以上中心静脉导管或外周血培养阳性，并诊断为VAD血行性感染或VAD相关感染
	TTE显示LVAD相关感染性心内膜炎（对于人工瓣膜置换患者：超声可见瓣膜旁脓肿，临床标准评定为“可能的感染性心内膜炎”；怀疑有LVAD相关感染但超声不能明确诊断）定义如下：流出管附近或在流出管内心内肿物，或在湍流区（如反流喷射区域），或植入物上出现新生物，或脓肿，或流出管出现新的部分裂开
次要临床诊断	体温＞38℃
	血管现象：大动脉栓塞，感染性肺梗死，真菌性动脉瘤，脑内、内脏或结膜出血，Janeway结节
	免疫现象：肾小球肾炎、Osler结节、Roth斑
	微生物学证据：不符合上述标准的血培养阳性结果（不包括凝固酶阴性葡萄球菌的单一阳性培养物，不包括葡萄球菌）

表4-25　LVAD泵特异性感染和/或套管感染的定义

感染	证据	定义	
明确感染	微生物学证据	取出术或植入术中发现微生物（属、种、药敏结果）	≥2个泵内或套管内标本培养阳性
			1个外周血+1个心室辅助设备内侧标本或者套管内部刷出物培养阳性
			培养出凝固酶阴性葡萄球菌；1个以上外周血+泵或套管培养阳性

续表

感染	证据	定义	
明确感染	组织学证据	取出术或植入术中采集的心脏组织	心室辅助泵周围
			套管周围
	临床证据	2 个主要诊断标准	
可能感染	临床证据	1 个主要诊断标准 +3 个次要诊断标准	
		4 个次要诊断标准	
可疑感染	临床证据	1 个主要诊断标准 +1 个次要诊断标准	
		3 个次要诊断标准	
排除感染	组织学证据	应用抗生素 4 天内，术中或者活检未发现泵和 / 或套管感染的病理证据	
	临床证据	明确的其他诊断可解释临床现象	
		应用抗生素治疗泵和 / 或套管感染小于 4 天症状缓解	
		不符合可能的泵和 / 或套管感染标准	

2. **泵相关感染**　LVAD 相关感染包括感染性心内膜炎（IE）、血流感染（BSI）、纵隔感染和胸骨切口感染。LVAD 相关感染的诊断标准见表 4-26。

表 4-26　LVAD 相关感染的定义

临床情况	疾病诊断
心内膜炎	
所有案例（默认）	LVAD 相关性心内膜炎
原生瓣膜上发现病原，LVAD 上未发现	瓣膜病相关性心内膜炎
血流感染	
中心静脉导管存在	
中心培养阳性早于外周血 2 小时	LVAD 相关 BSI
中心培养阳性晚于外周血 2 小时	中心静脉导管相关 BSI
中心静脉导管不存在	
LVAD 引起的 BSI 或者不明原因	LVAD 相关 BSI
非 LVAD 引起的 BSI（如尿路感染、肺炎）	非 LVAD 相关 BSI

续表

临床情况	疾病诊断
纵隔感染	
LVAD 相关：由 LVAD 引起的纵隔感染	LVAD 相关纵隔感染
胸骨感染相关，手术伤口与心脏之间间隙感染	
泵袋感染（由于与纵隔相连接引起感染，或泵袋位于纵隔内部而发生感染）	
非 LVAD 相关：由于其他原因引起的纵隔感染（如消化内镜检查时引起食管穿孔）	非 LVAD 相关纵隔感染

纵隔感染主要依赖于影像学检测，心脏 CT 可以显示瓣膜赘生物和心室辅助插管感染。即使早期胸骨伤口感染标本的培养结果呈阴性，通过 CT 亦可以发现，还可以进行 CT 引导下组织取样术。在有中心静脉导管的情况下，鉴别 LVAD 相关的 BSI 可能特别困难。建议采用时间差异诊断法来确定哪些感染由 LVAD 引起，哪些由中心静脉导管引起。这种方法利用 2 小时的阳性时间差来确认感染源是否是中心静脉导管。这种方法的准确率虽然不是 100%，但可以提示中心静脉导管是菌血症的来源。在对中心静脉导管相关的 BSI 进行适当的抗生素治疗后，可以通过迅速移除中心静脉导管和重复血液培养来避免 LVAD 感染的二次播散。一旦排除中心静脉导管相关的 BSI，则 LVAD 患者中 BSI 的其他原因（非 LVAD 感染）也应该进行评估，因为 LVAD 可能并不一定是 BSI 的来源。在使用 LVAD 的患者中也有真菌性动脉瘤的报道，并与反复发作的 BSI 相关。真菌性动脉瘤可能位于内脏或脑内（通常表现为颅内出血）。

3．**非泵相关感染**　非 LVAD 感染本质上是“独立”的，或与 LVAD 的存在无直接关系，但感染是发生在免疫功能低下宿主的患病人群中，有潜在的共病，如糖尿病、长期住院、多种药物治疗和肾损害。纳入非 LVAD 感染的目的是全面概述这一人群的所有感染，确定国际定义标准并应用于数据登记收集。最常见的非泵相关感染包括下呼吸道感染、胆囊炎、艰难梭菌感染及尿路感染。

三、病原分布（表 4-27）

尽管连续血流装置的出现使机械辅助装置更多的成为最终治疗，改变了患者的适用人群并延长了 MCS 的支持时间。但与 MCS 感染相关的病原学分布并没有改变。细菌是早期和晚期感染的主要病原体，真菌的发病率较低（＜ 10%）。最常见的病原体是革兰阳性菌，尤其是金黄色葡萄球菌和表皮葡萄球菌，它们定植于皮肤并黏附在植入材料上，形成生物膜，引起超过 50% 的 MCS 感染。肠球菌是第三位常见的革兰阳性菌（2%）。最常见的革兰阴性菌是铜绿假单胞菌（22% ~ 28%），其次是肠杆菌，如克雷伯菌（2% ~ 4%）和肠杆菌（2%）。

临床医师必须熟悉当地的微生物学流行趋势和耐药情况。美国国家医疗安全网络（与 CDC 相关）对外科手术部位感染（SSI）中抗生素耐药病原体的监测显示，2007—2008 年和

2009—2010 年，由 SSI 引起的耐甲氧西林金黄色葡萄球菌（MRSA）减少 9.0%。然而，其他耐药菌也大幅增加，包括耐万古霉素肠球菌（增加 34.7%），多重耐药革兰阴性菌，包括大肠埃希菌（增加 41.8%）、假单胞菌（增加 8.4%）和肠杆菌（增加 10.6%）。

真菌感染虽然不常见，一旦发生极难根除。据报道，1.3%～9.7% 的 MCS 受者存在念珠菌病，总死亡率为 15%～25%。在 MCS 感染中，白念珠菌是最常见的真菌病原菌（70%），其次是光滑念珠菌（10%）。曲霉菌也被认为是危及生命的 MCS 感染的一种罕见原因，但关于发病率的数据有限。在大多数报道中，装置曲霉菌感染往往于尸检中发现。

表 4-27　VAD 病原分布

感染部位	病原菌	发生率（%）
线缆	金黄色葡萄球菌	30～44
	铜绿假单胞菌	10～28
	革兰阴性肠道菌	13～30
	凝固酶阴性葡萄球菌	7～20
	肠球菌	5～15
	棒状杆菌属	2～15
	念珠菌属	0～8
泵袋	凝固酶阴性葡萄球菌	15～40
	金黄色葡萄球菌	20～30
	肠球菌	20～24
	革兰阴性肠道菌	5～25
	铜绿假单胞菌	5～19
	念珠菌属	10
泵 / 泵管	凝固酶阴性葡萄球菌	20～40
	金黄色葡萄球菌	20
	铜绿假单胞菌	8～20
	棒状杆菌属	8～20
	革兰阴性肠道菌	0～15
	肠球菌	0～30

四、诊断手段

建议所有患者进行实验室检查，包括全血细胞计数、红细胞沉降率、C 反应蛋白。如果在线缆出口处可见脓液，则应将抽吸脓液用于细菌和真菌培养。应对出口部位进行常规标本培养，因为微生物定植常先于感染，还可作为后续感染的参考。影像学检查包括胸部 X 线片。如果怀疑存在感染性心内膜炎或植入设备的感染性心内膜炎，则需要超声检查（表 4-28）。

表 4-28　VAD 患者疑似感染的检查项目

	检查项目
所有患者	白细胞计数、C 反应蛋白或红细胞沉降率
	如果线缆出口处发现脓液，则抽取标本进行革兰染色、真菌涂片、常规细菌和真菌培养
	超声心动图（如果 TTE 为阴性可做 TEE）
	血培养：至少 3 组培养物在 24 小时内的不同时间采集；最好从周边部位采集 2 组。如果有中心静脉导管，至少应同时进行 1 组中心和 1 组外周血培养。每套包括有氧瓶和无氧瓶，成人患者每瓶至少含 10ml 血液，儿童患者每瓶含 1ml/kg 血液（最多 10kg）
	胸片
如果 LVAD 被移除，在移除过程中获得的样本	从 LVAD 外部（前部）抽吸进行培养
	从 LVAD 外部（后部）抽吸进行培养
	从 LVAD（内部）的流出套管中抽出一部分进行培养
	从 LVAD（内部）的流入套管中抽出一部分进行培养
	对注入 LVAD 的盐水培养（内部）
	提取革兰染色、真菌涂片、细菌和真菌培养的脓液样本
	至少 2 份泵周围组织、线缆或吻合口周围可疑组织的样本，用于组织学、革兰染色、真菌涂片、细菌和真菌培养
出现临床可疑征象需做的检查	对可疑金黄色葡萄球菌携带者的鼻、喉和腹股沟部位进行培养
	如果怀疑泵袋感染，进行腹部超声、腹部 / 胸部 CT，或核素显像检测
	直视下抽取或者刷取泵袋 / 线缆进行培养
	排除脓毒症发作的所有其他可能原因（如痰培养、显微镜检查和尿液培养等）

（一）微生物学诊断

在开始抗感染之前 24 小时内的不同时间，至少应获取 3 组血培养，从 Duke 改良标准的独立外周部位获取两组血液培养标本（表 4-24），在中心静脉导管存在的情况下，应在一组外周血培养抽取的同时获得一组来自中心静脉导管的血培养，以区分中心静脉导管相关血流感染和 LVAD 相关血流感染（表 4-26）。从儿童身上获得血样是有难度的，并且抽取大量的血液，会导致儿童循环血量减少，还会降低培养的阴性预测值。当临床、实验室和微生物学培养结果指向特定的 LVAD 或非 LVAD 感染时，影像学证据可以辅助诊断。此外，当感染源无法进行评估时，影像学可在初步诊断中发挥作用。

如果感染难以控制，LVAD 可能需要去除。LVAD 取出后，应该被送到病理实验室进行分析。无菌条件下在泵取出术中从流入套管、流出套管的内部和外部留取标本，并进行革兰染色、涂片、细菌和真菌培养。将少量无菌水（< 5ml）注入取出的 LVAD，然后抽取后进行细菌和真菌培养。

泵袋出现的任何分泌物也应行革兰染色、涂片、细菌和真菌培养，并用同样的方法从 LVAD 的前表面和后表面留取标本。最后，泵袋区域和套管进入心脏部位至少留取 2 个组织样本进行组织学分析，以及细菌、微生物学、革兰染色、涂片、细菌和真菌培养等分析。如果怀疑有非 LVAD 感染可能，还需要将额外的标本（如尿、粪便的艰难梭菌毒素 A 和 B 分析、痰和伤口分泌物）送微生物实验室。

（二）影像学诊断

超声成像方便、高效，可以发现经皮隧道内的线缆和泵袋周围的液体，可以用来指导获取组织样本或灌洗。由于广泛应用和快速诊断等特点，超声成像已成为诊断感染的一线检查工具。CT 检查可用于评估肺、胸膜腔、纵隔和其他器官结构，其在诊断 LVAD 患者感染方面价值也很大。由于很多 VAD 患者不能进行 MRI 检查，CT 和数字血管造影是评估和治疗真菌性假性动脉瘤的首选检查方法。最新的全身扫描对评估套管、血栓和移植物很有价值。胸骨伤口感染通过 CT 或骨 / 铟标记的白细胞扫描进行评估，具体方案可能对感染的特征有作用，但对已经被手术损伤的胸骨价值有限。PET/CT 的作用仍存在争议。

五、治疗

（一）术前治疗

1．术前合并感染　在感染得到充分治疗之前，不应考虑对全身和 / 或局部感染活跃的患者进行 LVAD 植入术。必须在术前明确白细胞增多和发热的病因，做相应的培养和影像学检查。此外，应对感染风险高的患者格外注意，如合并糖尿病血糖控制不良、营养不良、免疫功能低下、呼吸机辅助通气或多器官衰竭的患者。

所有疑似或证实感染的 VAD 植入候选者应进行感染科会诊。血流感染的患者应接受针对性的抗生素治疗。在达到以下目标之前，建议考虑延迟 VAD 植入：感染源得到有效控制（如脓肿切开引流、拔除感染导管或牙齿脓肿拔除治疗）；血培养阴性；败血症的治愈。合并其他感染（如肺炎、尿路感染）的候选者应接受适当的抗菌治疗，直至痊愈。在进行 VAD 植入术前，抗生素治疗活动性感染的最短时间目前没有统一说法。

2．术前感染预防策略　由于泵体外部的表面积较大，并且泵体周围容易积聚血液，建议采取预防性抗感染治疗，以降低植入后泵相关感染的风险。来自鼻腔或会阴等部位的病原菌（如 MRSA）也会增加感染风险。

根据 ISHLT 的报道，94% 的心室辅助中心对鼻腔进行 MRSA 培养，28% 的中心对 MCS 患者进行直肠万古霉素肠球菌定植检测。92% 的中心在 MCS 植入术前使用抗菌药来减少定植细菌。莫匹罗星洗鼻可以降低患者的金黄色葡萄球菌感染率，许多中心已经采用了这种做法。每天用氯己定洗浴能降低医院感染及多耐药微生物感染的概率。术前氯己定洗浴可减少术后皮肤细菌计数，但不降低术后伤口感染率。根据美国健康流行病学学会 / 美国传染病学会的实践建议，没有足够的数据支持应该于术前常规进行氯己定洗浴。2017 年，疾病预防控制中心关于预防手术部位感染的指南建议至少在手术前一晚用肥皂或抗菌产品洗浴。

ISHLT 对于 VAD 术前预防感染的建议如下。

（1）避免放置股静脉导管。

（2）长时间使用静脉导管时（如透析导管）首选隧道式导管。

（3）应每天对所有血管通路（包括主动脉内球囊反搏、动脉穿刺、Swan-Ganz 导管和经外周置入中心静脉导管）进行检查。

（4）作为 LVAD 术前抗感染策略的一部分，应检查管路是否有感染迹象，并在必要时进行更换。

（5）有感染迹象的导管应拔除，并在无菌条件下进行更换。

（6）除非在特殊情况下（如没有其他通道），强烈建议不要在同一位置上进行更换导管。

（7）在有指征下才留置导尿管，并尽快取出。

（8）进行 MRSA 筛查，对定植患者应用莫匹罗星和氯己定。

（9）其他耐药菌的筛选应基于当地的流行病学资料。

（10）手术前，患者应至少在手术前一晚用肥皂或抗生素制品淋浴或洗浴。

（11）建议在 MCS 植入前进行牙科评估。如果发现牙周有脓性病灶，如牙周炎或牙周脓肿，则应在植入 MCS 前进行治疗。

（12）对抗生素进行过敏试验，必要时请感染科专家会诊。

3．术前抗生素预防感染策略 迄今为止，没有随机试验评估 MCS 手术最佳预防感染的抗生素应用策略（AP）。但都一致建议外科患者使用抗生素预防感染，以预防手术部位感染，因为 SSI 与术后并发症的发生率和死亡率相关。目前抗生素预防方案 AP 基于常规外科手术抗生素应用原则，并已由 ISHLT-MCS 共识专家小组进行了调整，对 AP 抗生素的选择和围手术期抗生素应用策略提供针对性方案，更好地适应 VAD 植入术。

一般心胸外科手术被认为是“清洁的手术”。AP 方案主要针对皮肤菌群，因为皮肤菌群是切口最可能的感染源。高达 20% 的皮肤细菌定植于皮脂腺和毛囊，术中消毒难以去除。尽管在过去 10 年中，多耐药革兰阴性菌和酵母菌感染率有所增加，但对于 VAD 植入术患者仍低于革兰阳性菌。

在 REMATCH 研究中，围手术期抗生素应用非常广泛，包括万古霉素、利福平、左氧氟沙星和氟康唑。尽管一些中心仍然使用这种原始的组合进行预防，但目前大多数中心不应用抗革兰阴性菌及抗真菌药物。根据心脏外科感染预防指南，主要推荐头孢菌素（头孢唑林或头孢呋辛），该药可在应用 24 ~ 48 小时内对革兰阴性菌起作用。利福平不常规使用，因为它在术后早期预防感染中的益处尚未得到证实，并且与其他药物的相互作用明显，如华法林。98% 的中心使用静脉抗生素。万古霉素是已发表的研究和 ISHLT 指南都认可的抗生素。

2016 年，ISHLT 发布了 MCS 和心胸器官移植受者真菌感染（FI）管理指南。FI 主要是念珠菌属感染，发病率低，但死亡率高。回顾性研究显示，是否预防性应用抗真菌药物术后 FI 发生率相似（11.8% *vs.*10.4%，$P < 0.9$）。在 REMATCH 研究中，氟康唑被纳入术前预防

用药。在 ISHLT 的调查中，发现 50% 的中心使用预防性抗真菌药物，92% 的中心使用氟康唑。63% 的中心应用抗真菌药物时间达 48 小时。氟康唑比两性霉素 B 的肾毒性低，比棘白菌素药物便宜。但尚不明确 MCS 植入时是否会引入假丝酵母菌。这类感染一般在出院后数周至数月出现。应该进行前瞻性多中心研究，以评估氟康唑或其他抗真菌药物对 MCS 患者切口感染的影响。总之，近期研究发现 FI 的发生率很低，没有证据表明预防性使用抗真菌药物可以降低 MCS 患者 FI 的风险。2015 年，ISHLT 关于机械辅助装置和心胸移植真菌感染的管理指南中不推荐常规使用抗真菌药物。

大多数已发表的研究并未涉及 MCS 手术中抗生素的具体应用时间。抗生素应用时机从首次切皮前 30 分钟到 3 天的时间内，每个研究都不一致。ISHLT 报告推荐，切皮后 1 小时内使用抗生素，这与外科疗效改进项目（SCIP）的推荐一致。

抗生素应用超过 48 小时会增加耐药性，且不降低 SSI 发生率。根据美国胸外科协会和美国健康系统药物学会 / 美国传染病学会的资料，留置导管、引流管或胸腔引流管并不意味着应该延长心脏手术后抗生素应用时间至 48 小时以上。

（1）术前抗生素预防建议：目前还没有研究能指导 MCS 中预防性抗菌药物的具体选择，但应以针对葡萄球菌属抗生素为主，定植 MRSA 患者或高 MRSA 患病率的中心，抗菌谱应覆盖 MRSA。应使用当地的流行病学资料指导 MCS 植入术的抗生素应用方案。不建议常规使用针对革兰阴性菌的广谱抗生素或抗真菌药物。

大多数预防性抗生素应在切皮后 1 小时内注入。相比之下，万古霉素应在切皮前 2 小时内开始输注。预防性抗生素持续时间最好不超过 48 小时，其目的是在第一次切皮时达到治疗浓度（高于相关病原体的最低抑菌浓度），直至关胸。对于手术时间超过所用抗生素 2 个半衰期的病例，需要额外加用抗生素用量，以确保足够的组织浓度。如果在手术过程中失血过多（超过 1500ml 或输注超过 2U 红细胞），也需要额外加用抗生素用量，以维持足够的组织浓度。

（2）二级预防：根据 2007 年美国心脏协会（AHA）指南，在牙科手术前，有很多种情况需要进行二级预防，以避免感染性心内膜炎。这些情况包括：感染性心内膜炎史；人工心脏瓣膜；某些先天性心脏病；心脏移植受者的瓣膜病。LVAD 和 TAH 不被认为是心血管瓣膜装置，它们的存在并不是口腔科、呼吸道、胃肠道或泌尿生殖系统手术前常规二级预防的指征。

然而，在下列情况下，二者均符合二级预防的条件：①切口和引流液感染，如脓肿。②动脉导管未闭、房间隔缺损或室间隔缺损术后残余漏。2013 年，ISHLT MCS 指南推荐二级预防。

ISHLT 对于 VAD 术前抗生素应用的建议如下。

（1）以针对葡萄球菌属抗生素为主。

（2）对于细菌定植的患者应选用覆盖 MRSA 的抗生素。

（3）应使用当地的流行病学资料指导 MCS 植入术的抗生素应用方案。

（4）不建议常规使用针对革兰阴性菌广谱抗生素，除非有当地流行病学数据有相关提示。

（5）由于药物相互作用，不建议常规使用利福平预防。

（6）不建议常规使用抗真菌药物。

（7）绝大多数抗生素应在切皮前 1 小时内应用。

（8）万古霉素应在切皮前 2 小时内开始使用。

（9）抗生素的预防用药持续时间不应超过 48 小时。

（10）对于超过 2 个抗生素半衰期以上时间的手术，建议增加术中剂量，以确保足够的组织浓度。

（11）如果在手术过程中出现明显的失血（输注红细胞＞ 2U，或＞ 1500ml），应再次给药以维持足够的组织浓度。

（12）抗生素的应用时间不考虑是否有胸管、引流管或胸骨开放。

（13）若考虑抗生素应用延长至 48 小时以上，应请感染科专家会诊。

（二）术中治疗

MCS 植入术中的处理可能对围手术期和术后感染并发症有重要影响。虽然 MCS 植入程序没有统一规范，手术方式因中心、外科医师和装置特性而不同，但必须遵循手术无菌和预防感染的基本原则。并且，MCS 植入术有许多共同的特点。当今最常用的 VAD 都是连续血流左心室辅助泵，这比老一代搏动泵更受欢迎。预防性应用抗生素是心脏外科手术患者的标准治疗。总的来说，术中无菌操作与其他心脏外科手术没有差异。尽管必须重视无菌操作，但在整形外科手术中经常看到的无菌工具如层流和头盔等，在 VAD 植入术中并不常用。

ISHLT 对 VAD 术中预防感染的建议如下。

（1）应遵循感染控制和 SSI 预防的一般原则。

（2）使用局部皮肤抗生素时也应做过敏试验。

（3）手术前进行胸部备皮。

（4）植入前，设备应在无菌环境下进行测试。

（5）手术室的皮肤准备应使用酒精制剂，除非有禁忌。

（6）术中控制血糖，血糖＜ 11.1mmol/L，维持常温。

（7）术中及术后拔管后要增加吸氧含量。

（8）必要时予输血。

（9）线缆的针织覆盖层应保持在出口处的皮肤下，以更好地保护线缆出口处伤口。

（10）为了减少摩擦，并促进沿线缆出口部位肉芽组织的生成，应在术后立即固定线缆。

（三）术后治疗

如果术后患者发现线缆出口表面有变化（疼痛、红斑、分泌物）或发热等，应联系 VAD 治疗中心进一步评估。对疑似泵相关感染患者评估临床状况、确定感染类型，决定门诊治疗还是住院治疗。若属于线缆出口浅表性感染，无脓毒症或系统性疾病的住院患者，收集线缆部位的培养物，可考虑 2 周的门诊治疗。疑似深部线缆感染、泵袋感染、泵感染、套管感染、系统性疾病或脓毒症的患者应住院治疗。引流液、提取的标本进行革兰染色，2 套外周血培养和 1 套经中心静脉导管（如有）培养，根据结果指导抗生素治疗。应避免对正常出口部位的皮肤进行培养。革兰染色更有助于识别证实感染的炎症细胞。

ISHLT 对 VAD 术后感染治疗的建议如下（表 4-29）。

表 4-29　MCS 特异性感染和 MCS 相关感染的治疗

指标	药物治疗	外科治疗
泵特异性感染		
泵袋 / 线缆感染		
浅表线缆感染	用静脉或口服抗生素治疗至少 2 周直到感染消失（分泌物、发红、压痛等消失）。强化患者 / 看护线缆固定技术	
线缆 / 泵袋深部感染	静脉注射抗生素直到临床稳定和感染改善（通常 6~8 周），然后进行长期口服抗生素治疗。根据感染科会诊制订具体疗程	进行外科清创术，术后可以用 VAC 系统。可能需要采取新的线缆出口位置，以避免原位感染灶
线缆感染，深度未明	视临床情况，可能需要深部治疗	
泵 / 套管感染		
初始治疗	经验性抗菌治疗（最常见的细菌是葡萄球菌和铜绿假单胞菌），然后根据药敏试验进行靶向治疗。在开始靶向治疗之前，最初的经验性抗生素选择应根据当地流行病学数据。抗生素持续时间：对于过渡到心脏移植患者，抗生素应持续到移植术后。具体期限根据感染科会诊意见。目前还没有关于这一方面的研究。对于辅助泵取出术中培养阳性的患者可延长抗生素疗程（4~6 周）。对于终末治疗患者，静脉抗生素治疗之后转为长期口服抗生素。静脉注射治疗通常维持 6~8 周，但可能因病原菌和临床病程而异。静脉或口服抗生素的持续时间，应根据感染科会诊意见	可能需要引流和清创术来控制感染。源头控制：对于过渡到心脏移植患者，移除辅助泵并进行心脏移植；对于终末治疗患者，可考虑移除辅助泵来控制感染（见下文）
持续性菌血症、复发性感染、败血症栓塞、败血症，尽管有足够的抗菌药物和外科治疗	对于过渡到心脏移植患者，静脉抗生素治疗应持续到心脏移植术后。对于终末治疗患者，静脉注射抗生素治愈之后长期口服抗生素。静脉注射治疗通常为 6~8 周，但可能因病原菌和临床病程而异。设备更换或高温后抗生素治疗的持续时间取决于临床病程和病原菌。术中培养阳性或术前菌血症可延长疗程（4~6 周），无此情况可缩短疗程（14 天）。静脉或口服抗生素持续时间，应根据感染科会诊意见	对于过渡到心脏移植患者，泵置换的时间应在发生其他终末器官衰竭之前，否则会被排除于心脏移植等待者名单。对于终末治疗患者，可能需要更换设备来控制感染
泵相关感染		
菌血症	抗生素的使用时间取决于菌血症的来源、类别和治疗情况。继发于金黄色葡萄球菌的导管相关感染治疗 4~6 周，并拔除导管。如果不是金黄色葡萄球菌，血培养在 24~48 小时内转为阴性，没有其他部位感染的迹象，从第一次血培养阴性开始治疗 2 周就足够了（如尿道来源感染）。如果不能确定感染源，治疗可参照 MCS 泵和套管感染	
细菌性纵隔感染	抗菌治疗的持续时间至少持续至清创术后 6~8 周，并请感染科会诊	通常需要外科清创术，可能还需要开放性胸部伤口及 VAC 治疗
感染性心内膜炎	抗菌治疗时间与 MCS 泵和套管感染相同，并请感染科会诊	通常需要外科清创术

（1）VAD 植入术后患者线缆出口（疼痛、红斑、引流）或体温发生变化提示感染，应马上进行评估。

（2）对于浅表线缆感染（DLI）且无 BSI 和全身症状的患者，一旦获得线缆出口分泌物培养结果，即可在门诊进行经验性抗生素治疗。

（3）疑似深部线缆感染、泵袋感染、泵感染、套管感染、全身症状或脓毒症的患者应住院治疗。

（4）抗生素治疗策略应根据引流液培养、2 套外周血培养、1 份中心静脉导管（如有）血培养结果来制订。

（5）应避免从正常部位取样进行培养。

（6）对于全身症状和 / 或脓毒症患者，应在院内进行针对金黄色葡萄球菌和铜绿假单胞菌的经验性静脉抗菌治疗。

（7）出口部位若出现波动、硬结或坏死组织，应进行局部清创。

（8）对于深部感染的患者，尽量进行引流并应用伤口真空闭合辅助装置（VAC）抽吸设备。

（9）对于持续或复发的 BSI，尽管有足够的抗生素和外科治疗，如果 VAD 是终末治疗，仍应考虑手术清创和泵置换术。有多个并发症的高龄终末治疗患者不考虑泵置换术，可考虑姑息治疗、舒适护理或临终关怀。

（10）血流动力学稳定的移植等待者如果发生 BSI，只要有安全、有效、有针对性的抗生素治疗，就可考虑心脏移植。

（11）因设备感染而持续败血症病情不稳定的住院患者，应进行泵置换术以稳定患者（心脏移植等待者或终末治疗患者）。如建议 9（上文）所述，一些患者不适合泵置换术。

（12）对于浅表 DLI 患者，当感染的所有症状都消失且线缆出口部位已经愈合时，可停止抗生素治疗。在浅表 DLI 的复发早期，应由注册康复师监测线缆出口部位变化。

（13）对于泵袋、泵和套管感染的患者，心脏移植或者泵置换术后应继续进行抗菌治疗，直到临床症状稳定为止。对于有术中培养阳性或近期术前菌血症证据的患者，可以延长抗生素疗程（4～6 周），而对于没有这类证据的患者，可以缩短疗程（14 天）。

1．**术后护理**　关于连续血流心室辅助装置（CF-LVAD）线缆出口位置的管理方案，目前鲜有研究发表。下文提到的注册康复师是指在心室辅助装置管理和护理方面受过全面培训的注册护士、高级实习护士或其他健康护理管理者。

（1）患者和护理人员的培训：由于线缆感染经常与创伤（如电池滑落）或线缆出口护理相关，患者和护理人员应接受有关 LVAD 部件护理和线缆固定的相关培训。患者培训已被证明能预防感染，应更好地遵守换药流程，提高换药的质量、频率和效果。应优化线缆换药和线缆固定流程，注意个人卫生，增加营养，注意其他任何可能增加感染风险的因素。

（2）线缆固定：手术后应立即使用敷贴和 / 或固定装置固定外部线缆，此后，应尽量减少线缆的移动，以便加速伤口愈合和防止更大创伤，这些都是感染的危险因素。

（3）伤口换药：术后即刻应根据换药流程，无菌条件下更换敷料。每个中心流程可能不一样，但应该具备最基本的无菌手套和口罩。在更换线缆出口敷料时，应使用消毒液。最常见的是氯己定溶液，但也可以根据局部皮肤反应和具体流程使用其他消毒液。根据患者的局部反应情况，使用保护性敷料覆盖线缆出口。其他种类消毒液、抑菌纱布和敷料，在小型单中心研究中被描述为在抗感染方面不劣于标准纱布敷料。含银纱布可以在植入后的前 6 个月降低线缆出口感染率。新的敷料解决方案和敷料的安全性应在应用前与 LVAD 制造商讨论，以排除可能发生的有害反应。

（4）感染患者的护理：应加强护理人员和患者的培训，以更好地管理线缆出口。出口脓肿如进行外科清创术，可能需要移除受感染的线缆并重新放置线缆，伤口范围可能会更大、更深，因此最好应用 VAC。负压吸引治疗可以清除液体和局部组织碎片，减少局部水肿，增加伤口周围灌注，促进肉芽组织形成，快速缩小伤口。伤口敷料的应用种类取决于伤口愈合的阶段和各中心习惯。使用可能影响线缆完整性的敷料之前，应确认与 VAD 是否兼容。

ISHLT 对于 VAD 术后线缆感染护理的建议如下。

1）注册康复师应认为患者和 / 或看护人员有能力管理线缆出口和 LVAD 设备。

2）患者和 / 或看护人员的培训应考虑患者 / 看护人员的具体情况（学习能力等）。

3）应使用敷贴和 / 或固定装置固定外部线缆。

4）最初应每天对伤口进行换药，一旦愈合，可考虑减少换药次数（每周 1 ~ 3 次）。

5）换药时间应在患者淋浴后立即进行。

6）一旦线缆出口完全愈合，患者可以淋浴。

7）如果在淋浴期间线缆出口接触水，则应尽快清洁并充分干燥，并立即更换新的敷料。

8）注册康复师于门诊检查线缆出口是否有感染、局部创伤、线损伤或扭转的迹象。

9）在感染或出现其他问题期间（如线缆出口损伤），可能需要更深入的检查。

2．泵特异性感染的治疗

（1）线缆感染的治疗：线缆感染首先考虑外科干预，强调无菌观念。修剪发、剃须，正确使用预防性（围手术期）抗生素，主要选用抗葡萄球菌属药物，尽量将线缆的织物完全置于患者皮肤下，都可以减少术后感染概率。将织物覆盖的线缆留在皮肤下，且距离出口 1 ~ 2cm，对于避免线缆出口感染很关键。如果沿线缆的非纤维外皮部分能够爬满上皮细胞是最好的。较长的线缆通道易使细菌在线缆丝绒表面生长。一些表皮葡萄球菌菌株易黏附聚对苯二甲酸乙二醇酯等聚合物并形成窦道，此时丝绒涂层中的胶原纤维会被细菌酶破坏。

未能控制的感染导致线缆出口处脓液增多，并沿着线缆逐渐形成感染窦道。此时，应尽快行外科清创术并充分暴露窦道，用消毒剂（如过氧化氢或稀释的氯己定溶液）擦洗线缆。其目的是破坏覆盖在线缆丝绒表面上的生物膜，最大限度地将线缆重新贴合到周围组织中。针对性地应用全身抗生素、控制血糖和充分的营养支持对于治疗线缆感染都很重要。也有报道使用负压装置来减少换药的频率和促进伤口愈合。如果发现脓肿，可以使用带填料的开放式敷料、负压装置或装有抗生素（如妥布霉素和万古霉素）的甲基丙烯酸甲酯微球治疗。尽管微球在脓肿内部释放的抗生素浓度非常高，仍需要反复更换，持续 4 ~ 6 周。

最佳线缆管理的细节每个中心都不同。主要包括在无菌环境下换药，直到伤口完全愈合，然后定期（每 1 ~ 3 天）用消毒剂（如过氧化氢或氯己定）清洁皮肤和出口处的线缆。线缆出口处干燥后，使用可渗透水分的敷料覆盖，防止皮肤浸渍。一些专家主张使用可释放抗菌剂（如氯己定或银离子）的材料，有的专家仅推荐使用干燥无菌纱布敷料。

尚无前瞻性随机试验对比这些方法到底哪些更优。VAD 二次置换患者的预后令人鼓舞，尤其是术后接受心脏移植的患者。然而，这种策略也会使患者面临手术风险，将现有感染扩散到其他区域，并且第二个泵的费用也是个问题。使用清创术和全身抗生素治疗线缆感染的缺点是感染持续窦道化，泵也会发生感染，甚至因菌血症而出现败血症、异位感染。

（2）泵感染的治疗：泵感染的病因包括以下几个可能的来源。①植入手术术中操作引起的感染。对携带 MRSA 患者进行皮肤准备及术前治疗是降低该风险最重要的一步。植入前住院时间长、营养状况差、INTERMACS Ⅰ级均为感染的危险因素，尤其是既往医院感染。某些生物体，如葡萄球菌属，在围手术期可能进入一种极低的代谢活性状态，对抗生素产生抗药性，在 VAD 植入术后数周或数月内激活并引起感染。②沿线缆传播的感染，并最终到达泵腔。③血流感染。④线缆外部的破坏，以及线缆和泵连接处出现裂纹，都会导致泵感染。⑤外科操作可能会导致感染（如手术区域缝隙过大易给血肿留有过多的空间，血肿是感染的温床）。⑥VAD 植入术中或术后，泵或线缆的出口可能会穿透腹膜，导致肠腔损伤，肠内容物会引起污染。

一旦确诊，应经左肋下或肋间入路行泵探查术，清创并引流脓液。可采取针对性静脉抗生素系统治疗、持续冲洗或真空抽吸引流等治疗措施。如果局部培养和血培养结果阴性，建议进行手术缝合术或肌瓣转移术。

若足够的抗生素和局部治疗仍不能控制感染，可考虑泵取出术（如果心功能恢复）或泵置换术。即使在泵置换术后，仍应继续抗感染治疗，因为仍处于易感染环境中。

（3）泵相关感染的治疗

1）血流感染：院内 BSI 是 VAD 术后常见并发症，是死亡的主要病因，而医源性导管是引起医院感染的主要原因。根据定义，长期导管是指留置超过 14 天的导管。导管相关感染的风险取决于患者因素（年龄、免疫状态）和导管类型（位置和应用时长）。尽管所有的血管内导管都是 BSI 的潜在来源，与经外周置入中心静脉导管（PICC）和袖口 / 隧道中心静脉导管相比，临时非袖口 / 非隧道中心静脉导管（CVC）引起 BSI 的概率更高。放置在股静脉的 CVC 比颈静脉和锁骨下静脉的感染风险更高。导管应用时间也是 BSI 的危险因素。虽然没有在 MCS 人群中进行专门的研究，积极拔除不必要的导管已经被证明可以显著降低入住 ICU 和术后 BSI 概率。

2）尿路感染：导管相关性尿路感染（CAUTI）是最常见的医院感染，可以通过限制尿管的应用时间来预防。一项研究显示，需要留置尿管的住院患者死亡率增加 3 倍。在另两项研究中，CAUTI 被认为是院内 BSI 的第二常见病因，也是革兰阴性菌 BSI 的最常见原因。尿管的细菌很容易发生播散并种植于 MCS 表面。降低 CAUTI 风险的策略包括：仅在必要时留置尿管，即使尿失禁的情况也不留置尿管；每次放置留置导管时需要医师签名；使用膀胱扫描仪检查确定术后是否需要导尿。

4．感染复发 目前已发表的文献中仅限于 MCS 感染复发的发病率、定义和流行病学特点。Niehaber 等将感染复发定义为感染痊愈后 1 年内，在同一个部位、同一种微生物发生的感染，复发率为 17%（78 例中有 13 例）。复发与生物膜相关病原体的持续存在有关，或与致最初线缆感染的危险因素相关，如线缆松动、线缆反复受损或患者相关危险因素如糖尿病等。抗生素治疗依从性较差也应被认为是一个潜在的危险因素。

对于 LVAD 感染复发，应考虑长期应用抗生素治疗，或泵置换术、心脏移植术移除感染的 VAD。目前鲜有这个领域的研究发表。多耐药的线缆感染可以考虑泵置换术或心脏移植。据报道，将 HeartMate Ⅱ 更换为 HeartWare HVAD 可以无需泵袋，这就使线缆具备更大的灵活性。没有研究表明感染复发会导致心脏移植结果更差。因此，感染复发不应被视为心脏移植的禁忌证。

5．移植前心室辅助感染的处理 在 LVAD 感染患者中进行心脏移植手术必须尽量避免感染扩散。如果线缆出口发生感染，首先消毒并与手术区域的隔离。手术全程避免与感染区接触，线缆应在未感染的部位或近端进行分离。通过这种方法，纵隔才能保持无菌。纵隔关闭后，对感染部位进行清创。

VAC 系统有助于促进开放性伤口的愈合。对引起感染的微生物针对性应用静脉抗生素。如果 LVAD 特异性感染涉及泵的血流接触面，则必须注意避免在移除设备时感染灶播散至全身。术中早期可能会应用到体外循环、停泵和主动脉夹闭。此外，对 VAD 操作必须避免泵材料污染无菌区。最后，应培养所有可疑区域，以便选择适当的抗生素。

中纵隔或泵袋感染的处理最难，因为术中大部分区域都会受到污染。清除脓性分泌物及感染灶后，可以用抗菌溶液冲洗伤口，并换一套新的无菌器械。胸骨在初始手术后可以保持开放，延迟软组织瓣可以在胸骨延迟闭合或不延迟闭合的情况下使用。软组织覆盖材料可包括大网膜、胸肌或腹直肌。术后还需要放置引流管，以及长期静脉应用抗生素。术后早期免疫抑制药物应减量，可以降低感染复发风险。取消免疫诱导也是一种策略，以及更早地停用激素，并进行心肌活检评估排斥反应状态。尽管合并感染的 LVAD 患者移植术后的生存率不低，但这些患者并发症的发病率及感染复发率更高。表 4-30 总结了最常见的 LVAD 特异性感染。

六、2020 年 ISHLT 机械循环辅助装置指南对感染的推荐

2020 年 ISHLT 机械循环辅助装置指南对感染的推荐见表 4-30。

表 4-30 2020 年 ISHLT 机械循环辅助装置指南对感染的推荐

序号	泵相关感染的推荐	推荐等级	证据等级
1	患者术前感染预防包括：针对广谱革兰阳性和革兰阴性菌的抗生素。术前首次切皮 60 分钟内至少 1 剂抗生素，整个术中应维持药物浓度于治疗范围内，抗生素应用不超过 48 小时	Ⅰ	C

续表

序号	泵相关感染的推荐	推荐等级	证据等级
2	患者应使用鼻拭子筛查耐甲氧西林金黄色葡萄球菌，如果阳性，应接受局部治疗	Ⅱa	C
3	活动性感染的患者应接受针对性抗细菌 / 抗真菌治疗，感染控制后再进行手术	Ⅰ	C
4	抗真菌预防方案应根据具体部位的定植情况制订	Ⅱa	C
5	建议仅将线缆硅部分露在外面。线缆的丝绒覆盖部分应埋在皮肤表面以下 3～5cm 处	Ⅰ	B
6	应考虑双隧道技术，以最大限度地增加泵到出口的距离，还可以在体重变化时更好地分担线缆上的张力	Ⅱa	C
7	植入术后应立即将线缆外部固定	Ⅰ	C
8	对于可疑的线缆或泵袋感染应立即进行微生物学培养、白细胞计数和泵袋 / 线缆的影像学检查	Ⅱa	C
9	治疗线缆出口感染的方法包括全身和局部抗生素治疗、局部伤口处理和外科清创	Ⅱa	B
10	深部线缆感染处理：静脉应用抗生素、引流（局部可放置抗生素球）和 / 或使用负压吸引装置。某些情况下，可考虑更换泵并对线缆重新固定（更换线缆位置、出口）	Ⅱa	C
11	如果证实泵袋感染，应行探查术。在对感染的泵袋进行清创和冲洗后，建议使用负压吸引和静脉应用抗生素，直到泵袋无菌、培养物呈阴性	Ⅰ	C
12	LVAD 植入患者的纵隔感染需要外科干预尽可能地除去病原菌。实现这一目标的方法包括心脏移植时将其移除、泵置换术和使用抗生素洗脱球（带或不带网膜覆盖物）	Ⅰ	C
13	如果泵内部发生感染（装置性心内膜炎）伴随持续的血培养阳性，应考虑整个辅助系统受到污染。这时应考虑更换整个辅助系统	Ⅱa	C
14	对于合并感染的 LVAD（或 TAH）植入患者在等待心脏移植时，对感染灶进行清创和引流、针对性应用抗生素（感染专家指导下）并解决菌血症后，移植通常是安全的。清除受污染的 LVAD 系统通常能根除感染源	Ⅰ	C
15	更换污染的 LVAD（或 TAH）及心脏移植手术时，用抗生素对纵隔进行大范围冲洗并延长引流时间有助于防止纵隔感染复发	Ⅱa	C

七、预后

目前是连续血流泵的时代，MCS 过渡到心脏移植术后的近期和远期生存结果与未使用 MCS 的患者相似。“心脏外科最佳证据报告”回顾了机械辅助过渡装置对心脏移植术后生存率影响的 428 篇文章。这项研究显示 MCS 过渡到心脏移植患者的生存率与术前没有 MCS 的心脏移植患者相当。在没有移植的患者中，感染者的预后较差。MCS 感染与再住院率、发病率和死亡率的增加有关。浅表 DLI 可能会发展为深部组织感染。深部组织感染的患者更容易发生菌血症。败血症是 DLI 最常见的死亡原因。引起败血症的微生物可能与引起 DLI 的微生物不同，DLI 后进行抗生素治疗的患者易发生其他部位的继发性感染。在 INTERMACS 登记中，22% 的 DLI 患者的死亡发生在 DLI 诊断后的 1 个月内，表明其中可能存在某种关联。感染是植入术后1年内第四位常见的死亡原因，一项4年的随访研究显示，感染率逐年上升。

很多研究表明，合并 MCS 感染的患者可以成功移植，与无 MCS 感染患者的预后相似。也有其他研究结果与此相反，2006—2012 年器官共享联合网络（UNOS）数据回顾显示，与未合并感染的 MCS 患者相比，MCS 相关感染患者心脏移植术后死亡率增加，1 年和 3 年生存率分别为 85.6%，89.9% 和 78.0%，82.7%（$P < 0.01$）。

INTERMACS 登记研究随访了 301 名全心脏辅助患者，发现 2008—2011 年和 2012—2014 年 1 年生存率（59%）没有差异。一个单中心研究显示，7 例合并感染的全心辅助患者接受心脏移植后，5 例中位生存期为 181 天，2 例死于术中出血和心搏骤停。合并感染的全心辅助患者成功接受心脏移植手术，原因是精良的围手术期管理策略。在 MCS 感染患者中，选择合适的心脏移植受者及优秀的围手术期管理团队是心脏移植成功的关键因素。

第十二节　术后动力线缆感染

LVAD 的出现使晚期心力衰竭的治疗发生历史性的变革，但感染仍然是一个需要面对的问题。LVAD 动力线缆感染（DLI）是其中最常见的类型。DLI 的发生主要是因为动力线缆的出口部位会形成细菌进入的管道，同时动力线缆的假体材料为细菌生物膜的形成创造了一个理想的环境。动力线缆感染可以发生在 LVAD 植入后的任何时间，大多数出现在植入后 30 天以上。2011 年，国际心肺移植学会（ISHLT）提出有关 LVADI 定义的共识指南。在 ISHLT 的定义内，LVAD DLI 分为浅表感染和深部感染。两种感染均伴有动力线缆出口部位周围的软组织出现红斑，出口周围皮肤温度升高或伴有脓性引流。DLI 深部感染可累及筋膜和肌肉层。感染的确切程度通常只能通过外科手术探查确定，因此浅表感染与深部感染之间的区别在临床护理中用途有限。此外，在未进行手术检查的情况下，很难将 DLI 与泵体囊袋的感染区分开。在整个 LVAD 植入期间均存在 DLI 发生的风险。对于存在动力线缆感染的患者，早期识别和治疗非常重要。

（一）流行病学

DLI 的发病率和患病率在不同研究之间有很大差异，这取决于所评估的人群和使用的定义。Pereda 和 Conte 在 2011 年的综述中指出，在 2004—2010 年发表的研究样本中，DLI 发病率为 14%～48%。流行病学定义 DLI 的一个困难是既往大多数研究的样本量都很小。2012 年 Goldstein 等使用 INTERMACS（包括 95 家心室辅助中心）评估了 2006 年 6 月至 2010 年 9 月期间植入 VAD 的 2006 例患者，发现植入后 12 个月的经皮感染（PSI）患病率为 19%。随访结果表明，发生感染的患者早期生存率显著低于未发生感染的患者。Noelle 等在 2019 年发表的一篇关于 DLI 的荟萃分析，其中包括 34 项研究，这些研究的平均样本量为 215 例（SD ± 348），范围为 27 ~ 2006 例。在这些研究中，LVAD 相关感染的平均发生率为 24%（SD ± 17.3%），范围为 0 ~ 93%。该研究同时发现体重指数增加、年龄偏小、传动系丝绒暴露使感染风险增加，而动力线缆敷料的更换方案可使感染风险降低，另外，高龄似乎不是 DLI 的危险因素。Goldstein 的研究结果与 Noelle 的研究结果相似。Goldstein 等的研究中 LVAD 患者平均随访时间为 6.6 个月，其多因素回归分析显示，年龄＜ 50 岁是 VAD 发生 PSI 的唯一的独立危险因素，年龄每增加 10 岁感染率下降 20% 左右。这可能是由于年轻患者具有较高的活动率，使年轻患者人群中动力线缆出口部位发生损伤的风险显著增加，这也说明传动系固定稳定在预防 DLI 的重要性。该研究同时发现，糖尿病、女性、体重指数并不是 LVAD 患者发生感染的危险因素。但 Lusha 等研究表明 65 岁以上和以下的患者感染率没有差异。

（二）病原学

LVAD 术后发生 DLI 的病例中涉及的病原菌主要以皮肤微生物为主，包括金黄色葡萄球菌、凝固酶阴性葡萄球菌和棒状杆菌，但铜绿假单胞菌和肠杆菌科也经常被分离，念珠菌属较少见。Nienaber 等评估了与局部感染（包括 DLI、泵体囊袋感染、心血管植入性电子设备囊袋感染、无血流感染的纵隔炎）相关的病原体，发现分离出的病原体最常见为革兰阳性球菌（44.8%）和革兰阴性杆菌（24.1%）。Noelle 在 2019 年的荟萃分析收录的 34 篇文章中有 16 篇报道了其患者人群中感染的病原微生物。LVAD 相关感染的病原菌：最常见的是金黄色葡萄球菌，占 33%（甲氧西林的敏感性未列明）；其次是葡萄球菌属，占 28%（个种未列明）；再次是 MRSA，占 17%；凝固酶阴性葡萄球菌占 5%；铜绿假单胞菌占 17%。在另一项研究中，Koval 等长期收集了受感染的动力线缆的一系列培养物，发现在 18% 的感染中，原培养的微生物随后被另一种不同的超感染微生物所取代，所有这些超感染微生物都是革兰阴性菌。

DLI 患者多种病原菌感染也很常见，可能涉及耐药菌。随着对 DLI 了解的不断深入，逐渐明确多种病原菌感染往往是患者在对初始病原体进行抑制治疗的过程中，现有感染的动力线缆位点重复感染导致的。在这些病例中，铜绿假单胞菌是最常见的次生病原体之一。

（三）诊断

一般 DLI 的诊断依赖于病史、体格检查、实验室检查和影像学检查。患者的症状可能仅表现为轻微不适。DLI 通常在患者、医护人员会注意到线缆出口周围皮肤有红斑、发热、存在隧道或脓性引流时被发现。然而，很难确定感染是否仅限于动力线缆出口部位或涉及更深的结构。动力线缆较深处的疼痛和红肿及左下胸壁或剑突下区域的疼痛可能提示存在深部感染。

关于诊断的确立，实验室检查结果包括白细胞计数升高，中性粒细胞和未成熟白细胞增多（即核左移）。患者通常不出现发热或程度较轻。培养标本可从线缆经皮出口处引流获得，也可以通过无菌穿刺方法留取未破溃的脓肿分泌物。需要注意的是，动力线缆邻近皮肤上留取的标本培养结果可能会误导诊断。最常用的影像学检查是 CT 和超声检查。尤其当没有皮肤表面的红斑来指示这些深部结构的位置时，超声检查有助于外科手术探查深部动力线缆和泵袋感染。超声波可以探测到液体囊，但它无法提供关于结构是否受到感染的信息。DLI 诊断后，使用影像学评估其感染程度目前尚没有明确的指导原则。此外，考虑到设备造成的伪影，CT 的效用有限。

由于标准成像技术的局限性，人们考虑采用更先进的成像方法来评估 DLI。一个病例研究发现镓单光子发射计算机断层成像（SPECT/CT）可能有助于诊断 DLI 后 LVAD 结构的累及程度，并有助于做出更换装置的决定。但以前的研究质疑这种成像方式可能因为发炎的敏感性误判未感染的组织为感染。正电子发射断层成像（PET/CT）也可作为 LVAD 相关感染的成像模式，用于识别感染部位和对治疗的反应。PET/CT 还可以发现未被怀疑的远处感染部位，如椎旁脓肿。鉴于 DLI 通常伴随长时间的菌血症，尤其是诸如金黄色葡萄球菌或铜绿假单胞菌之类的病原体，因此评估感染的转移部位可能至关重要。此外，还存在一个问题，通常很难区分共生皮肤微生物与真正的病原体。

（四）治疗

在患者住院期间，动力线缆出口应由训练有素的医护人员经常检查。经皮出口处轻度红斑提示患者愈合正常；明显的红斑、疼痛、硬结或脓性引流表明出口部位发生感染。培养结果可用于指导抗生素的治疗。动力线缆感染的早期很少有隧道的形成，主要表现为出口处的硬化和红斑（如蜂窝织炎），在 LVAD 植入术后的最初几周内很少需要对出口部位进行清创处理。随着感染的进展，患者的组织与覆盖在动力线缆上的织物之间的粘连就会消失。未成功治疗的持续性感染可导致从线缆出口部位流出的脓性引流增加，并沿传动系逐渐形成感染隧道。在这一阶段，手术清创的目的是暴露隧道，并允许用消毒剂（如过氧化氢或稀释的氯己定溶液）擦洗动力线缆。目的是破坏覆盖在线缆织物上的生物膜，最大限度地将动力线缆重新整合到周围组织中。

中国医学科学院阜外医院 1 例 LVAD 植入患者术后线缆出口处发生感染，清创处理后痊愈，如图 4-35 所示。

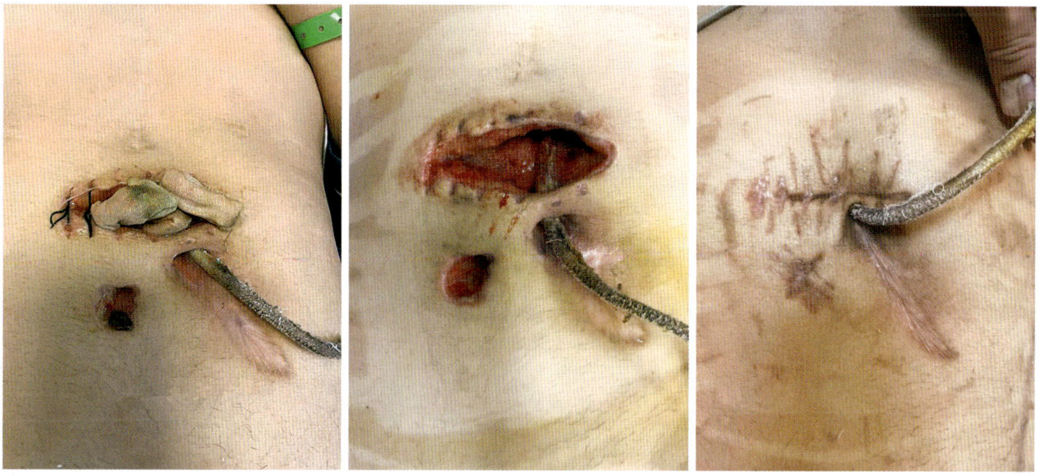

A　　B　　C

图 4-35　1 例 LVAD 患者线缆出口感染清创后愈合

注：A. 感染伤口；B. 伤口清创；C. 伤口愈合。

目前一些中心使用负压吸引设备来减少换药的频率和促进伤口愈合。有针对性地应用抗生素、糖尿病的控制和改善患者营养状态都是阻止动力线缆感染、促进动力线缆与患者组织重新结合的重要措施。一些中心应用负压装置来减少感染部位换药的频率和促进伤口愈合。LVAD 动力线缆深处的细菌可能导致术后数周或数月出现脓肿。显著的红斑和皮肤硬化的脓肿可在体格检查时被发现。更常见的情况是白细胞计数升高，低热和影像学检查阳性表现提示存在深层动力线缆脓肿。可疑区域可通过超声检查评估，然后进行探查。一些小组使用针头抽吸深层动力线缆周围的流体采样。如果发现脓肿，可以用填料、负压装置或装有抗生素（如妥布霉素和万古霉素）的甲基丙烯酸甲酯珠进行开放换药治疗，这种方法可以在脓肿内维持高浓度的抗生素水平，可持续 4 ~ 6 周。截至目前还没有关于 DLI 治疗的全面指南。Nienaber 等提出建议 DLI 治疗包括清创和使用 2 ~ 4 周的抗菌药物治疗。但目前的指南未涉及 DLI 的经验性或靶向抗菌药物的选择。

1．**经验性治疗** 对于任何可疑的 DLI 的患者，应进行该部位的组织或分泌物培养，并在等待结果期间开始经验性治疗。DLI 的最佳经验性治疗方案尚未确立。对于早期局部感染，常使用口服抗生素。早期局部感染并没有标准的定义，通常描述为传动系统出口部位周围的引流或炎症，而无全身症状或潜在脓肿。明尼苏达大学目前推荐的针对早期感染的经验性抗生素选择是静脉或口服应用多西环素 100mg，持续 14 天，可根据培养结果和需要调整抗生素。另一种已发表的治疗方案为环丙沙星 500mg bid 口服联合多西环素 100mg bid 口服，疗程为 10 天。对于更广泛的局部感染或当出现全身症状时，患者需要入院进行监测，完善影像学检查，给予广谱抗生素治疗，同时等待培养结果。

2．**针对性治疗** 当确定引起 DLI 的病原体后，可以将经验性抗生素改为有针对性的治疗。最常见的分离病原体是革兰阳性球菌和假单胞菌。目前抗生素的选择主要根据既往成功的报道而不是严格的证据来指导。例如，对于浅层 MRSA 的 DLI 患者，可选择联合几种口服抗生素或相同剂量的药物静脉治疗。虽然某些抗生素选择的潜在好处可以从与其他生物膜相关感染的文献中推断出来，如保留硬件的骨关节感染，但这些感染涉及的表面与动力线缆出口部位之间存在显著差异。尽管有关 LVAD 感染的文献越来越多，但目前仍缺乏针对抗生素选择的具体指南。

既往有研究提出以利福平作为治疗方案的一部分，但目前尚缺乏有力证据支撑。利福平是一种能够穿透和清除生物膜的杀菌抗生素。由于它与许多常见抗生素具有协同作用，但易产生耐药性，所以只能作为另一种抗生素的辅助治疗。同时利福平与华法林相互作用，可引起显著的 INR 波动，导致消化道出血和脑血管意外等并发症。众所周知，感染是 LVAD 植入患者消化道出血的危险因素。对于 LVAD 感染的患者，使用利福平的出血风险和潜在的治疗获益迄今缺乏研究。此外，LVAD 患者的持续性血流感染与全因脑血管意外相关，因此，确定在该人群中使用利福平的风险和获益尤为重要。但截至目前，对于 DLI 患者，利福平的出血风险和潜在的治疗获益尚无系统研究。

3．**更换 LVAD** 如果感染扩展到泵体囊袋，则需要进行 LVAD 更换。通过延长的肋下切口可进入 LVAD 囊袋。更换 LVAD 并将新的动力线缆转移到腹部未感染的部位。可将抗生素珠留在囊袋中，以抑制残留细菌的繁殖。有意向接受移植的患者一旦有了合适的供体应尽快接受移植手术。一项研究表明，更换 LVAD 的患者中有 6.5% 在 30 天内死亡，而另一项研究表明，更换组和非更换组死亡率无差异。由于病原体、患者特征和治疗方法之间的差异，截至目前的病例系列研究和文献综述中有关成功更换设备的方法和结果的数据还很有限。尽管如此，设备更换仍应是治疗困难感染可考虑的一种选择，今后尚需更大规模的研究以明确哪些患者应该进行设备更换，并明确干预措施的效用等。同时，这种方法使患者面临再次手术的风险，有可能将现有感染扩展到其他区域，第二台泵的使用增加了患者的医疗花费。另一种不可避免的情形是单纯更换泵也很难清除深部感染，只有整个 LVAD 的更换有可能获得成功。此外，对于拒绝更换泵或无法进行手术的患者，可以通过接受慢性抑菌性抗生素治疗，如使用抗生素珠粒和负压敷料疗法使囊袋和动力线缆得到广泛清创从而成功地抑制感染。

4．心脏移植　心脏移植也可用于治愈 DLI。2015 年的一项研究中，心脏移植前具有活动性 DLI 的患者，在心脏移植术后 30 个月内发生感染或死亡的概率无明显差异。DLI 感染控制不佳的患者接受心脏移植的安全性尚无定论，有些报道认为这些患者也有良好的预后。

2020 年，AATS/ISHLT 指南对控制不良的传动系感染的管理无明确建议。可选方案包括前段所述的伤口清创术或通过重新布置动力线缆路线来替换 LVAD，以完全避开先前的动力线缆路径。但迄今还没有前瞻性随机试验比较这些方法的优劣。

（五）预防

相对于发生 DLI 后的治疗，有效预防 DLI 更为重要而有效。2020 年，AATS/ISHLT 指南中指出围手术期使用主要针对葡萄球菌的预防性抗生素，并将动力线缆的织物覆盖部分完全置于患者的皮肤下可减少术后感染的发生概率。将丝绒覆盖的传动线缆置于经皮出口下 1～2cm 内，这对预防线缆出口感染非常重要。既往弗吉尼亚大学发表的相关研究也得到相似的结论，他们分享了成功的临床经验，该中心所有患者均接受围手术期预防性抗生素如头孢唑林或万古霉素，并在术后 48 小时继续使用。动力线缆的最佳定位是保持传动线缆非织物涂层部分在上皮内隧道应足够短，如隧道较长将增加细菌在丝绒表面附近繁殖的机会。某些表皮葡萄球菌种易于在聚合物（如聚对苯二甲酸乙二醇酯）上附着，丝绒涂层中的胶原纤维会被细菌酶解破坏最终形成感染通道。

1．外科操作方面　动力线缆出口造口可在肝素化和体外循环建立前进行，以减少导线路径的出血。所有患者均在术前标记以避免将导线放置在日常腰围以下（图 4-36）。

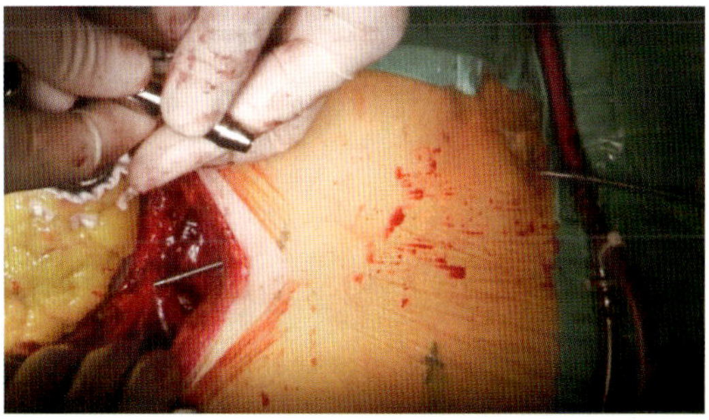

图 4-36　动力导线放置和隧道建立

目前所有上市 LVAD 均配有特制的隧道装置。先从上腹部导线出口定位处切开皮肤，应用隧道装置从上腹部切口皮下穿过，装置尖端用于从腹直肌鞘前穿至心包腔，心包腔内打及隧道装置尖端后穿出。随后，所有目前已上市的泵都会配备将导线连接隧道装置连接器。导线与隧道装置的胸内端连接。向外拉拽隧道装置即可将导线经由隧道路径带出皮肤切口。

目前所有可用的动力导线均有聚酯丝绒覆盖，允许皮下组织长入。笔者倾向将导线的聚酯覆盖部分全部留在皮下（聚酯覆盖部分与光滑部分交界距导线出口至少 1～2cm）。EVAHEART LVAD 的动力导线全程覆盖聚酯丝绒。

在动力线缆手术操作细节方面，弗吉尼亚大学研究团队提出他们的经验：LVAD 流入和流出吻合完成后，最小限度地烧灼用于确保出口部位的止血。然后使用钝性工具以单次穿刺技术将动力线缆穿过腹壁。动力线缆丝绒完全埋在皮肤边缘以下 1cm 处。然后使用单层 4-0 单丙烯酸缝合线闭合动力线缆周围的组织，并用氰基丙烯酸酯组织粘合剂密封。将 28 号红色橡胶导管纵向切开，使用两条 2-0 长缝线缝合并将其放置在离线缆出口位置 2cm 的近端动力线周围，从而进一步固定动力线缆。注意要确保动力线缆与胸管和其他敷料完全隔离。手术后 1 个月，切开手术时的锚固缝合线并取下红色橡胶导管，并将新的锚固装置提供给患者。

2．术后院内护理方面 术后即开始严格注意动力线缆的清洁。既往研究报道，术后早期护理小组进行每日 2 次的清洁工作，清洁时需戴口罩和使用无菌手套。患者线缆出口部位的渗出减少后，就会过渡到每日 1 次的动力线缆清洁护理。2020 年，AATS/ISHLT 指南提出，当患者线缆出口良好愈合后，可定期（每 1～3 天）用消毒剂（如过氧化氢或氯己定）清洁线缆出口皮肤并更换无菌敷料。国外一些中心使用有抗菌作用的洗脱剂和材料（如氯己定或银离子），一些中心使用干燥的无菌纱布敷料。一个完备的可以进行无菌换药操作的动力线缆清洁管理包是非常有必要的，患者和至少一名家庭成员需接受关于动力线缆出口位置管理技术方面的培训。住院患者在线缆出口位置护理方面的教育主要包括局部管理及对控制器的操作。控制器坠落和随后的牵引伤害是术后动力线缆出口部位最常见的伤害。患者还需接受淋浴技术的培训，以确保动力线缆得到很好的保护。患者家属在出院前接受 2～3 周的内部护理培训是有必要的。

3．出院后随诊管理 患者出院时可使用与医院相同的动力线缆管理包及动力线缆护理的书面说明。当动力线缆受到损伤时，门诊协调员将向患者提供详细的指导说明，包括局部加用聚维酮碘每日 2 次的额外清洗方案。每次随访时，门诊协调员均通过照片记录动力线缆出口部位的情况。同时若患者对线缆出口或动力线缆管理有任何疑问，他们可将相应照片发送给门诊协调员从而得到进一步的评估与指导。

4．出院后患者自我管理

（1）洗澡：在国外相关研究报道中没有关于洗澡频率的建议。2020 年，动力线缆专家分期与护理研究组对患者洗澡的注意事项提出了他们的经验。在最初的传动系伤口愈合阶段及传动系临时固定移除后，患者可以进行淋浴。淋浴时应避免机械刺激和洗涤剂的直接接触。如果没有专用的洗浴巾，应该用干净的纸巾小心地擦干。在任何情况下，淋浴后均应立即进行标准化的伤口敷料更换。

（2）营养与体重管理：尽管目前 LVAD 术后营养支持及体重指数（BMI）对预后的影响

的相关研究数据较少，但患者院内期间营养状态、BMI 对 LVAD 术后发生不良事件的研究相对较多。2015 年，Imamura 提出早期的营养评估和干预可以减少患者因 DLI 再入院，并在长期 LVAD 支持期间改善患者的生活质量。该研究共纳入 2008—2014 年 57 例接受 LVAD 治疗的患者，中位随访时间 530 天，其中 21 例患者在术后因传动系感染再次入院。Imamura 研究显示，应用患者住院期间血清白蛋白与 BMI 相结合对患者营养状态进行评分的方法可有效预测 LVAD 患者术后发生 DLI 的风险；该评分以＞50 分患者为低危组，44～50 分为中危组；38～44 分为高危组。营养支持不足可增加 DLI 发生率，而 LVAD 术后患者若营养过剩也会增加 DLI 发生的风险。2018 年，Forest 等在 *J Heart Lung Transplant* 杂志上发表研究指出：9408 例接受 LVAD 的患者术后随访 2 年结果显示，患者术前肥胖（$30kg/m^2 \leq BMI < 40kg/m^2$）与病态肥胖（$BMI \geq 40kg/m^2$）是术后发生 LVAD 相关感染的独立危险因素，也增加了相关不良事件的风险（包括血栓栓塞事件、出血、设备故障）。因此有理由认为，患者术后随心功能改善应适度控制营养摄入以预防传动系感染的发生。

（3）线缆保护：患者术后正常活动时，需要注意传动系线缆的保护。原则上在传动系线缆出口处应保持无扭转或弯曲现象，这需要患者在变换位置前握住动力线缆，尤其在洗澡或进出汽车时。对于有效预防 DLI 发生来说，患者保持传动系线缆的安全稳定从一定意义上比更换敷料的操作更加重要。如果患者发生线缆牵拉导致出口损伤，需及时应用创伤工具包配备的预防性抗生素，早期处理非常关键。

（六）进展

关于 LVAD 术后院内换药频率与 DLI 的发生相关性尚不明确。2020 年，AATS/ISHLT 指南中也未提出明确的换药频率的建议。关于 LVAD 术后合理的换药频率方面的相关报道较少。2015 年，*Heart Lung* 杂志发表了 Lisa 等以明确新近植入 LVAD 的住院成人患者中动力线缆感染是否与换药频率有关的相关研究。该研究回顾性分析 2008 年 8 月至 2013 年 9 月在单一中心首次接受 HeartMate Ⅱ的 68 例患者，收集术后 30 天内的动力线缆感染与换药频率情况。该研究以 INTERMACS 中关于 DLI 的标准确定感染诊断。根据换药频次可分为 3 组：每日换药 1 次组；每周换药 3 次组（周一、周三、周五）；每周换药 1 次组。3 组患者均采用相同的换药方法，包括无菌技术、使用氯己定进行皮肤消毒、无菌敷料覆盖、个人防护设备的使用。3 组患者在 LVAD 术后 30 天均未发生 DLI。但 3 组间比较发现每日换药 1 次组的患者平均年龄（52.41 岁 ±12.21 岁）显著小于每周换药 1 次组（63.42 岁 ±6.67 岁）及每周换药 3 次组（64.0 岁 ±5.36 岁）。该研究另一项值得注意的方面是所有植入 LVAD 的患者均接受围手术期预防性抗生素治疗，这可能与全部患者未发生 DLI 密切相关。该研究患者接受两种不同的抗生素预防方案（以 2012 年 2 月为时间分界线），其中 37 例患者接受方案 A（2012 年 2 月前）：头孢唑啉；如青霉素 / 头孢唑林过敏或 MRSA 阳性，选用万古霉素；如果患者不能接受头孢唑林或万古霉素，则使用克林霉素。31 例患者接受方案 B（2012 年 2 月后）：包括使用万古霉素、利福平、庆大霉素和氟康唑。接受两种方案的患者术后 30 天均未发生 DLI，说明两种方案在临床中的有效性。

2020 年动力线缆专家分期与护理研究组（DESTINE）发表在 *J Crit Care* 杂志上的相关

研究提出 VAD 动力线缆感染的预防和早期治疗的分期建议及标准的护理方案。该研究组根据患者线缆出口皮肤的愈合情况分成 5 种状态，并给出相应的换药频率。状态 0：无红斑、无感染、无肿胀、干燥、无明显的肿块；状态 0 微生物涂片阴性者为 0a，涂片阳性者为 0b。状态 0 患者建议每周换药 1 ~ 2 次。状态 1：局部伤口出现愈合障碍的迹象，分为 1a 和 1b；状态 1a：干燥伴创面边缘局限性红斑；状态 1b：无红斑但有浆液性渗出。状态 1a 伤口可考虑应用银离子抑菌敷料或聚乙酸材料敷料，每周换药 1 ~ 2 次；状态 1b 换药材料选择与状态 1a 相同，但频次根据伤口渗出情况，以保持伤口干燥状态。状态 2：发生局部感染，分为 2a 和 2b 两种。状态 2a 和状态 2b 均伴有扩张的红斑和瘙痒，但没有发热或血培养阳性等全身炎症的迹象。状态 2a 中，线缆出口微生物涂片可为阴性；而状态 2b 中微生物涂片为阳性。此外，状态 2b 的伤口可出现脓性潴留或脓液流出。状态 2a 与状态 2b 的换药方法与频次与状态 1b 相同，主要目的是保持伤口的干燥。状态 3：患者表现出全身性感染的症状，包括发热、血培养阳性和线缆出口微生物涂片阳性。伤口可表现为红斑、瘙痒、皮肤破裂、压痛和大量分泌物。状态 3 的患者可考虑住院治疗，应进行血液与深部伤口的培养，并使用银离子敷料和腹部粘合剂覆盖。状态 3 患者需应用抗生素治疗同时改变更换敷料的频率，手术清创或真空封闭治疗也在考虑之中。状态 4：比状态 3 中描述的特征表现得更为严重。患者有全身感染的迹象，可有黏痰、严重的皮肤破裂和压痛、大量分泌物，肉芽部位出血和血培养结果阳性。状态 4 患者要求强制性住院治疗，立即对血液和深部伤口进行培养，应用静脉抗生素治疗并增加换药频率，可考虑手术清创和真空辅助封闭治疗。状态 5：是 DLI 最严重的表现形式，与状态 4 具有相似的特征，但表现为更严重的进展性全身感染并可累及 LVAD 泵体部位。应采用状态 4 中列出的所有治疗措施，并考虑抗生素珠植入和 LVAD 泵体的更换。如果血液培养持续阳性，应考虑设备相关的心内膜炎。该研究小组强调在无感染的干燥伤口状态（状态 0a、状态 0b 和状态 1a）应避免每日换药。目前国际上对 DLI 治疗的相关规范尚未达成共识，而随着对 DLI 认识的不断深入，各大治疗中心对 DLI 的相关治疗将趋于系统化与规范化。

2020 年，AATS/ISHLT 指南及既往的一些单中心研究提到丝绒覆盖的传动系线缆置于皮下 1 ~ 2cm 处，目的是预防病原菌在丝绒表面附着与繁殖。由于传动系线缆表面的丝绒和组织具有很好的生物融合性，基于这一点，中国医学科学院阜外医院手术时将丝绒置于皮肤出口处以利于出口创面早期更加快速良好地愈合，从而预防 LVAD 患者术后早期的传动系感染的发生。这一方式是否有利于长期的传动系感染的预防，尚有待于对患者术后的长期观察随访。

（杨立猛）

第十三节　术后心律失常和心率控制

根据《中国心血管健康与疾病报告 2021》，在我国年龄 ≥ 35 岁的人群中，心力衰竭的患病率为 1.3%，约有 1139 万患者。随着人类社会老龄化，终末期心力衰竭患病率仍在上升，估计未来 20 年，超过 65 岁的心力衰竭患者将增加 1 倍。此外，心力衰竭死亡率依旧较高，

5 年死亡率为 50%～75%。

应用 LVAD 治疗终末期心力衰竭，可有效地提高这类患者的生存率。它既可以为等待心脏移植的患者争取时间起到桥梁作用，也可以作为终末期心力衰竭治疗的一种有效方法。由于接受手术患者均存在基础心肌疾病，且术后心脏存在电生理重构等原因，LVAD 植入术后患者房性及室性心律失常发病率较高。

一、LVAD 植入术后潜在致心律失常作用的病理生理学基础

目前中国医学科学院阜外医院应用的 3 种 LVAD 的基本工作原理是：泵头由左心室心尖部插入心腔，将血液引入泵内；泵内通过悬浮叶轮提供动能，推动血液流动；流出管道通过管道与升主动脉相连，将血液输送回体循环。LVAD 通过一根穿过皮肤的缆线与外部的供电系统、监测系统连接。通过设备的血流量与泵速成正比，与左心室压力和主动脉压力的差值成反比。因此，在自然心动周期的收缩期流量大，舒张期流量小。使离心泵具有更大的主动脉搏动压力，也不宜造成左心室塌陷而出现抽吸现象。

连续血流左心室辅助装置（CF-LVAD）植入术后的患者心脏缺乏生理性的脉冲刺激，由于患者心脏的压力感受器卸载，导致患者心脏交感神经兴奋性增强。在这种情况下，血浆肾素活性下降，肾素－血管紧张素轴上调，有可能导致 α_1 受体介导外周阻力增加，进而导致血压升高及难治性高血压。在细胞水平上，CF-LVAD 植入早期可导致内皮功能障碍，并随植入时间延长而加重，这期间易出现室速、室颤、房颤等不良心血管事件。由于此类患者本身的抗凝需求，导致出血事件发生率较高。因此，按照常规程序进行心血管植入式电子设备（CIED）植入治疗就变得困难重重。由于植入 LVAD 的患者需长期循环辅助，许多中心主张尽可能地降低泵流速，以增加主动脉瓣开瓣率。但泵速的调整应首先根据患者血流动力学状态决定，通过循环的波动情况及用药情况综合考虑、合理调整，而不应该一味地追求主动脉的开瓣率。容量和泵速调整既要保证心室相对稳定的几何结构，又要适应患者循环状态。否则如果大幅度地调高泵速，可导致左心直径过小引起抽吸现象发生，抽吸现象本身可以引发室性心律失常，流速过快也可使室间隔向左心室移位，增加右心室直径和室壁张力，进而影响右心功能，甚至加重右心衰竭。相反地，过低的泵速也可能加重左心衰竭。

因此，对于术后高发且治疗手段相对受限制的此类并发症，心率的管理及心律失常的应对就显得尤为重要且艰巨。

二、LVAD 植入术后心律失常的发生率、病因和发病机制

（一）室性心律失常及心源性猝死

1．发生率　室性心律失常是 LVAD 植入术后常见的并发症，据观察，LVAD 植入术后患者的室性心律失常发生率为 20%～50%，有 16%～42% 的患者存在 ICD 放电。有研究显示，新植入 LVAD 的患者有 18% 会新发单形性室速，较术前单形性室速的发病率高。尽管 LVAD 的改进日新月异，室性心律失常的发病率仍居高不下，且易发生在 LVAD 植入早期，在安装数周至数月后发生频率逐渐降低。LVAD 植入前是否存在室速仍然是术后发作室速的最重要

预测指标。LVAD 植入术后室性心律失常风险增加与术后未使用β受体阻滞剂密切相关。

2．基础病因 ①患者原发病：室性心律失常发生频率一定程度取决于患者自身心肌病类型。数个多中心的研究提示，缺血性心肌病与 LVAD 植入术后室性心律失常有明显相关性；另外，有部分心肌病合并离子通道的特征性改变，也可引起各种室性心律失常和心源性猝死，如长 QT 间期综合征、Brugada 综合征等。②心脏瘢痕：LVAD 植入患者多有心肌纤维化、心肌梗死、室壁瘤、代谢异常等基础心肌病变，或既往有心脏手术史的瘢痕处。LVAD 植入本身可引起瘢痕性的折返，引发室速。③术后心肌电生理特性：术后短期内的心肌细胞电生理不稳定，存在离子通道改变，电解质紊乱易诱发室性心律失常。

3．可逆病因 ①电解质紊乱：机体离子平衡失调（Ca^{2+}、K^{+}、Na^{+}、Mg^{2+} 等）均可导致室性心律失常的发生或恶化，应积极纠正电解质紊乱，维持血钾、血镁水平稳定。②心肌缺血：心肌梗死、缺血导致的心肌缺氧，全身及心脏局部酸碱平衡的调节障碍等，具备室性心律失常的离子和代谢所必备基础、形成心律失常的条件因素，因此常诱导室性心律失常的发生。通过心电图、患者病史评价患者是否有可能存在心肌缺血导致的室性心律失常，通过安装 IABP 等提高灌注压的方式后，观察室性心律失常能否得到缓解。③药物因素：多种药物都可能引起室性心律失常，常见有喹诺酮类抗菌药、大环内酯类抗生素、三环类抗抑郁药、多潘立酮、莫沙必利等。药物通过各自不同的途径或方式，干扰或破坏心脏正常的电活动，诱导或引起室性心律失常。抗心律失常药物或通过改变离子通道，或稳定细胞膜，或改变心脏的不应期，或作用于心脏的受体，达到防止或终止心律失常的目的。抗心律失常药物本身也有致心律失常的作用，如果应用不当，也能介导室性心律失常，甚至死亡。④由于 LVAD 术后左心室容积下降、左心室塌陷、泵流量与左心室容量不匹配等原因造成抽吸现象，也会引发室性心律失常，此类室性心动过速多合并泵流量的极速下降，室速来源可以根据泵头的指向部位决定，这种情况通常通过体位变化、补充容量、降低泵流速并适当给予抗心律失常药物可以缓解。⑤物理变力及流入管道的机械性改变：术后放置漂浮导管甚至气管插管都可能由于接触、刺激而引发室性心律失常。⑥泵本身的设计可能导致心律失常，如泵头长度可能影响插入部到室间隔的距离，泵本身抽吸力引发室间隔向左心偏移，致使右心室心肌张力增加等情况也可能造成室性心律失常发作。⑦房颤：LVAD 植入患者心肌易损性增加，有可能在房性心律失常基础上发作室性心律失常。

4．LVAD 植入术后患者室性心律失常的发病机制 ①术后心肌电生理重构：安装术后早期心肌后负荷降低，患者心电图的 QRS 波缩短，QTc 间期相应延长，心肌电活动易损期延长，心肌电生理不稳定，易发生室性心律失常。LVAD 植入后数周至数月，心脏仍存在进一步的电生理重构，会导致 QTc 间期的延迟降低，相应的 LVAD 植入术后数周至数月，室性心律失常发生率逐渐下降。②术后心肌电解质变化：LVAD 植入后可引起心肌细胞电解质的急剧变化，随着支持力度的增加，心脏动静脉电解质差异进一步扩大，这种现象可能导致 LVAD 植入术后早期心律失常发病率升高。③术后心肌离子通道改变：LVAD 植入术后心肌 Na^{+}/K^{+} 通道、Na^{+}/Ca^{2+} 通道等离子通道发生改变，可能导致室性心律失常更容易被触发。④心肌纤维化：纤维化的心肌电生理水平与正常心肌不同，容易引发局灶性的异位放电，导致室性心律失常。⑤基础的心肌病病因是术后室性心律失常的基础：Daniel 等发现，经过电生理标记的室速，有 75% 起源自心肌固有瘢痕的折返，并非泵流入管道附近，14% 起源于心尖泵管插入部附近，10.5% 由局灶性折返或束支折返造成。多数室速的发生原因是潜在的基础疾病，并非心力衰竭或者血流动力学状态不稳定所致。

研究发现，LVAD 植入术后的患者对室性心律失常的耐受性较高，症状多为心悸或乏力等，很少出现晕厥，可以有效预防心源性猝死。这类患者对室性心律失常发生时右心室收缩功能下降也有较好的耐受性。由于 LVAD 植入术后心脏对自然心动周期的左心室充盈压变化不敏感，所以这类患者对于持续性室颤的耐受性也相对较高，但早期电复律可以避免心脏血栓形成和长期纤颤引起的右心室心肌损伤。LVAD 植入术后与室性心律失常的关系及死亡率之间的相关性很难明确。部分研究发现，植入后早期更容易发生室性心律失常并死亡。然而，两者的相关性并非一成不变，目前并没有确实证据证明室性心律失常是 LVAD 植入术后早期死亡的独立危险因素，术后早期死亡更倾向于是由多种因素联合导致。近期一项包含 9 项试验 1179 例患者的荟萃分析提出：术前的室性心律失常是术后早期死亡的重要危险因素，术后心律失常并非死亡的预测指标。

（二）房性心律失常

心力衰竭患者中房性心律失常特别是房颤的发病率高。虽然房性心律失常不像室性心律失常与心源性猝死的相关性高，但其引起的血流动力学障碍可引发血栓栓塞等相关并发症，严重影响预后。故而房性心律失常同样值得关注。

在接受 LVAD 植入术前的患者中，房性心律失常的发病率为 21%～54%，其中大部分患者存在房颤心律，少部分为房扑或房性心动过速。术前患者存在房颤是植入 LVAD 植入术后房颤的最有力的预测因素，但仍有 20%～30% 的患者在植入术后新发房颤。由于 LVAD 植入术后患者的左心房内径和容积存在显著缩小，一定程度上引起电生理重构，故术后患者中，约 12% 术前房颤的患者术后不会再发房颤。植入 LVAD 后，左心室输出量增加，此时如果合并房颤，会对右心功能造成一定影响。有学者认为，LVAD 植入后房颤的发作可以作为支持力度不足的间接指标，因此，左心房的大小和房颤的发作可以作为 LVAD 植入后优化治疗的指标。女性可能为术后房颤的独立危险因素。在一系列临床变量观察试验提示：术后房颤并不增加总体死亡率与卒中风险，但房颤可能预示预后不良。LVAD 植入术后房颤的患者可能发展为室性心律失常，故而持续的房性心律失常对血流动力学的影响十分显著。

LVAD 植入患者的血栓栓塞事件发生风险是术后一大重要问题，LVAD 植入后二尖瓣反流量减少，左心房血流速度减慢，左心房血栓的发生率增高。但房颤是否增加术后的血栓栓塞风险仍无定论。尽管术前房颤与血栓栓塞风险增加有很强的相关性，目前没有临床数据支持术后房颤会增加血栓栓塞的风险。

三、LVAD 患者心血管植入式电子设备（CIED）的管理

（一）植入型心律转复除颤器（ICD）

ICD 常用于心力衰竭患者与严重左心室功能障碍患者猝死的一级预防，明确诊断的持续

性室速患者的二级预防，可以有效提高患者的生存率。由于有计划植入LVAD的患者均为终末期心力衰竭患者，其中有相当部分患者已经植入ICD。LVAD植入后，可以为机体提供持续的心输出量，因此植入后患者对室性心律失常较为耐受，关于ICD是否会继续提高生存率就不易观察。目前国际上关于ICD植入是否可以提高LVAD植入患者生存率的试验多是单中心的，并且没有足够的证据表明接受ICD的LVAD植入患者有生存优势。但持续性室性心律失常期间泵流量的下降及心输出量的减少，会对纤维化的右心室功能造成不良影响。因此，植入ICD应个体化考虑，并应充分权衡患者术后发作室性心律失常时的血流动力学状态。如果患者发作室性心律失常时出现血流动力学不稳定，或出现LVAD血流受损等低灌注症状，安装ICD有可能获益。当CF-LVAD植入患者考虑行新ICD植入时，可以选择无静脉导线的皮下ICD。皮下ICD存在以下两个弊端：一是皮下ICD距离LVAD植入区域更近，更容易受LVAD的电磁干扰；二是皮下ICD缺乏抗心动过速起搏（ATP）模式，由于LVAD植入患者对于室性心律失常的耐受性较好，早期的放电大多不必要，故ATP模式对于这部分患者尤其重要。对于术前已植入ICD的患者，超过50%的心律失常和ICD放电发生在LVAD植入术后30天内，绝大多数患者接受ICD放电时完全清醒，反复的放电可对患者产生痛苦的身体感受，进而形成严重的心理后果，并对生活产生负面影响。因此，需要更大的随机对照试验来验证ICD治疗对于LVAD植入患者是否获益。

（二）心脏再同步治疗除颤器（CRT-D）

终末期心力衰竭患者进行CRT-D治疗可使左、右心室恢复同步收缩，增加心输出量，达到心肌恢复的目的。LVAD植入术后左心室容量负荷下降，已达到CRT-D治疗目的，故在没有任何血流动力学不耐受的情况下，可考虑程控关闭左心室起搏。有研究发现，LVAD术后CRT开启组较CRT关闭组ICD的放电次数下降，但在生存率、心力衰竭再住院率、ICD不恰当放电率并无差别。但现有证据多为单中心研究结果，样本量小，缺乏足够的统计学意义。

（三）CIED相关不良事件及并发症处理

有统计表明，高达30%的LVAD植入者经历过术后ICD的相关不良事件，包括以下几种。

1．LVAD设备对ICD的电磁干扰 有报道右心室心尖部ICD导联植入的患者，如果进行了LVAD植入，则容易出现电磁干扰和ICD误放电。因此，将导线重新定位到前间隔位置可以克服该问题，还可以在ICD的脉冲发生器和导线外周放置屏蔽金属层以避免干扰。

2．起搏导线起搏阈值的变化 术中操作可能导致机械性的导线断裂引起起搏导线起搏阈值急剧升高，此外，手术对心脏物理形态上的改变、LVAD植入术对心脏朝向的影响、心肌水肿、术后左心室大小的改变、间隔的偏移等，都可能造成LVAD植入术后右心室的敏感性和阻抗下降而心室的刺激阈值升高。这些情况均会导致ICD起搏和传感参数发生改变，因此，术后应即刻对ICD的导线参数、输出模式等进行程控。但由于术后心脏会随着时间推移发生变化，除非有危及生命的导线参数变化，否则不建议立刻进行侵入性的系统修改。

3．除颤阈值的增加导致ICD治疗失败 LVAD植入后胸腔金属增加而导致心脏矢量偏移，增加除颤阈值。此时应先对ICD进行程控，尝试改变向量极性，调整双向波形的斜率和脉冲宽度，如果不能解决问题，再行侵入性的导线调整和皮下线圈植入。此外，术后使用胺碘酮控制室性心律失常，也可使除颤阈值增高。

4．线缆感染　感染是 LVAD 植入术的常见并发症，病原体包括金黄色葡萄球菌、铜绿假单胞菌、肺炎克雷伯菌等。如果出现起搏器囊袋感染，通过积极抗感染治疗并更换囊袋可有效控制病情，但当 LVAD 的动力系统感染合并 CIED 导线感染时，治疗和患者管理的难度增大，因此，对患者及看护家属进行必要的护理和无菌操作教育非常必要。对于这些患者在充分抗感染的前提下，如果效果不佳，或出现设备感染、静脉导线感染导致的室性心律失常反复发作、对患者构成威胁的机械故障，可考虑起搏导线拔除。但考虑手术并发症等影响，不建议预期寿命小于 1 年的患者拔除导线。在植入 LVAD 作为心脏移植桥接的这部分患者，由于其最终的目的是心脏移植，移植术后免疫抑制剂的使用会导致致命的感染，故这类患者如果合并导线感染，建议拔除导线。

鉴于患者 LVAD 植入术后对室性心律失常的耐受和诸多并发症，LVAD 植入术后患者的 CIED 治疗方案，应充分权衡各方面利弊，个体化进行。

（四）LVAD 植入术后 CIED 的程控

LVAD 植入术后患者对室性心律失常的耐受性高，ICD 放电时对患者的心肌刺激大，且容易造成患者心理上的焦虑，术后对 CIED 进行治疗参数的更改就变得尤为重要。Richardson 等研究发现，LVAD 植入术后 ICD 保守的程控策略（通过应用 ATP 治疗尽可能延长 VF 及 VT 区诊断时间）较标准的 ICD 程控策略在 ICD 首次放电及放电次数上没有显著差异。将 VT/VF 区域延长至最大允许时间，并未发现在死亡率和住院率上有不良影响。可以选择将 ICD 的 VF 区域设置为高速率截止区（240～250 次 / 分），并且监测时间设置为最长；在其他区域积极应用 ATP 模式治疗；应用心房诊断模式、QRS 波形态匹配、心动过速鉴别器来减少室上速、房颤、房扑的不恰当放电，如果出现难治性室上速，可以选择房室结消融手术来终止。如果终末期患者持续出现 ICD 放电对其精神、心理造成严重恐慌，可与家属充分沟通后共同决策是否关闭 ICD。

四、LVAD 植入患者心律失常的诊断及处理

（一）室性心律失常

在 LVAD 植入术后的患者中，室性心律失常发病率高，在积极处理可逆病因后，仍有部分患者出现室性心律失常。然而，针对这一人群中的室性心律失常最佳处理方法的研究仍相对缺乏，多为观察研究与个案报道。因此，当前的治疗方法多基于器质性室性心律失常患者与 ICD 植入术后患者的药物治疗展开。

首先需要明确器质性室速的捕获和定位：虽然引起心脏与胸壁相对位置改变的胸壁畸形等因素均可能在不同程度上对体表心电图的标测精度有所限制，心电图仍然是室速起源点最好的第一推测指标。因此，应该尽可能地捕捉患者每次和每种室速的 12 导联心电图。普通的 3 导联 24 小时动态心电图虽然可以提供室速是否多源、发作频度情况等信息，但对室速的定位价值实在有限。如果室速的频率较快（＞220 次 / 分），从单个体表导联往往难以识

别 QRS 的起始部，这对判定室速的起源会造成很大困扰，而多导联（3 导联或 12 导联）同步记录则有助于识别 QRS 的起始及 V_1 导联的束支阻滞类型。而 12 导联的 24 小时动态心电图资料无论对室速的诊断、定位或风险评价方面的价值就更加强大。因此，尽可能全面地获取 12 导联的室速心电图对于确定标测手段和治疗方案有重要意义。根据体表心电图对室速起源进行判断时有一些基本的规律。首先，基本的定位原则是，LBBB 图形的室速一般总是源于右心室，而 RBBB 图形的室速则源于左心室。其次，在任何导联出现 QS 波即提示激动正离开该导联所在的位点。另外，QS 波群越窄，其起源点越靠近室间隔和 / 或为正常心脏。起源于心内膜或中层心肌的特发室速的 QRS 波起始的上升往往较快，而起源于心外膜的室速则大多以宽 QRS 波及上升支宽钝为最基本的特征。总之，室速的 QRS 波越宽（未服药的情况下），则室内传导越慢，其最典型的病例见于室速起源于有严重瘢痕的游离壁患者。此外，需要注意的是，使用阻滞 Na^+ 通道的抗心律失常药和 / 或伴有电解质紊乱、酸碱平衡失调，在室上速或室速时均可导致宽 QRS 波。室速可能与多种其他宽 QRS 波心动过速混淆，故首先需要鉴别区分。

ICD 常用于心力衰竭患者与严重左心室功能障碍患者猝死的一级预防，明确诊断持续性室性速患者的二级预防，可以明确提高患者生存率。然而，ICD 的过多放电和不适当放电，都与死亡率相关。因此，在 ICD 植入后的患者中应用药物治疗，可以显著改善症状，并减少 ICD 放电。然而 LVAD 植入的患者对室性心律失常的耐受性高。有报道称部分患者甚至可耐受超过 24 小时的室速、室颤，甚至心脏停搏。这使得在 LVAD 患者中应用抗心律失常药物的疗效不十分明确。

大多数接受 LVAD 治疗的患者已经达到 β 受体阻滞剂的最佳剂量（除外不耐受或有禁忌证的患者）。但目前关于 β 受体阻滞剂的应用是否有助于这类患者室性心律失常的预防研究仍然有限，部分结果显示，LVAD 植入患者有明确室性心律失常（二级预防）时，β 受体阻滞剂的使用并没有显著影响预后。也有研究者发现，β 受体阻滞剂一旦停用，室速发生风险明显上升。虽然这些研究均为回顾性，样本量较小，但仍提示 LVAD 植入患者如果发作室性心律失常，仍需要其他抗心律失常药物的干预。

OPTIC 研究显示，未接受 LVAD 植入的 ICD 植入患者中，β 受体阻滞剂联合胺碘酮、单独应用索他洛尔，预防室性心律失常的作用均优于单独应用 β 受体阻滞剂，β 受体阻滞剂联合胺碘酮较单用索他洛尔有效，但其副作用更多。Ⅲ类抗心律失常药物可以减少 ICD 放电，但不能减少全因死亡，而值得注意的是，几乎全部的有效结果均来自胺碘酮应用组。近年来胺碘酮的使用越来越有取代其他药物之势，Raasch 等在 LVAD 植入患者室性心律失常预防的小样本研究中发现，在室性心律失常发生后（二级预防）开始使用胺碘酮的患者中，无心律失常再发的患者占 60%。但是，也有研究显示基线的胺碘酮用量与死亡率增加有相关性。故应用之前应充分考虑胺碘酮应用的获益与其潜在的器官毒性、药物相互作用。尤其需要注意的是，LVAD 植入者术后均需华法林抗凝，而胺碘酮对华法林抗凝效果有增强作用。短期控制室性心律失常，经静脉泵入胺碘酮联合利多卡因是首选。其他抗室性心律失常药物包括美西律、多非利特、阿齐利特等也可应用，但都缺乏相关证据。无论是药物干预还是 ICD 治疗 LVAD 术后室性心律失常均没有明显证据显示可改善 LVAD 植入患者的预后，对于此类患者，维持血流动力学稳定、平衡各种治疗方案的利弊，才能使患者最大获益。

术后室性心律失常有时较严重或者不易纠正，需要足量的胺碘酮或利多卡因药物治疗，并联合多次心脏电复律。任何抗心律失常药物都对心脏功能具有不良的副作用，一旦应用大剂量药物，尽管不会对有机械支持的左心室造成影响，但很可能会对右心室功能产生不良影响。这反过来又会导致泵血流的下降，需要加大强心药物剂量，从而使现有的心律失常更加恶化，形成恶性循环。在这种情况下，应用机械右心室支持可提供充足的终末器官灌注，帮助渡过心律失常急性期。

对于未植入 LVAD 的室速患者，射频消融术是治疗药物难治性室性心律失常的最佳方式。对于 LVAD 植入术后的患者，如反复发作室速引起血流动力学障碍或 ICD 反复放电，抗心律失常药物不耐受，或者会造成血流动力学不稳定的加速性室性自主心律，应考虑行射频消融术。虽然目前尚无证据证明射频消融术会显著降低死亡率，但会降低 ICD 放电率、降低平均住院时间、提高生活质量，故其应用于 LVAD 患者值得更近一步研究和推广。但由于 LVAD 会使患者外周血管的搏动性降低，而且主动脉根部的血流急剧减少，再加上泵本身对消融导管的抽吸作用，都使得消融导管的放置更具挑战，故而消融手术必须在充分权衡利弊的情况下，于有经验的心律失常中心完成。此外，新一代磁悬浮泵会对射频时的心腔建模造成一定影响。既然 LVAD 植入术后的室速会有多重困难，可以考虑在 LVAD 植入期间对术前复发性室速进行同步消融。

（二）房性心律失常

在未植入 LVAD 的患者中，用药物治疗房性心律失常非常成熟、有效。然而在 LVAD 植入术后的患者中，药物治疗房性心律失常的有效性研究甚少。具体来说，房颤和房扑对于 LVAD 植入患者的症状及血流动力学影响尚无定论，因此，任何特殊治疗的有效性都难以确定。在这种背景下，所有相关的房颤药物治疗方案都来自无 LVAD 植入人群研究的推断、小群体的回顾性研究及单中心报道。

房颤的治疗目标包括：寻找和纠正诱因与病因、预防血栓栓塞并发症、心室率控制和转复窦性心律（节律控制）。心室率控制策略是不尝试恢复或维持窦性心律，通过药物治疗使心室率控制在一定范围内。节律控制的目的为恢复或维持窦性心律。有时根据患者的病情采取的策略不一定成功，需要采取另一种方法。但无论是心室率控制还是节律控制，必须高度关注患者的血栓栓塞风险，应根据卒中的危险分层选择血栓栓塞预防策略。

应个体化选择有症状的房颤患者的治疗方式。在选择节律控制和心室率控制策略时需要考虑以下因素：房颤的类型和持续时间、症状的严重程度、循环状态、年龄、其他疾病、短期和长期的治疗目标、药物和非药物治疗的选择。

1．抗凝治疗　LVAD 植入术后，在没有禁忌证的情况下均需积极抗凝治疗，以减少泵血栓及卒中事件的发生。合并房颤患者的在抗凝需求上并没有额外的变化。

关于抗凝药物的选用，临床上公认华法林疗效确切，但需要定期监测 INR。长期抗凝治疗是指抗凝治疗的时间超过 4 周，其风险主要是指应用华法林后出血事件的风险，与 INR

值过高有关，当 INR ＞ 4.0 时出血危险性增加。目前认为，华法林治疗出血的危险因素有年龄（＞ 75 岁）、联合应用抗血小板药物、未得到控制的高血压、有出血史或颅内出血史、贫血及多种药物合并应用等。若发生严重出血，可采取以下治疗措施：停用华法林，使用维生素 K_1，输注新鲜血浆和凝血酶原复合物。停用华法林后，INR 可在数天内恢复正常。静脉、皮下注射或口服维生素 K_1 可在 24 小时内将 INR 降至正常，但应注意高剂量的维生素 K_1 可过度降低 INR，并在 1 周内再使用华法林时其抗凝效果不佳。凝血酶原复合物可很快降低 INR，紧急情况下可考虑应用。在轻度出血的情况下，如皮下出血和牙龈出血等，无需停用华发林，但应及时复查 INR 并调整华法林的用量。华法林始用剂量 2.5 ~ 3.0mg/d，2 ~ 4 天起效，5 ~ 7 天达治疗高峰。因此，在开始治疗时应隔天监测 INR，直到 INR 连续 2 次在目标范围内，然后每周监测 2 次，共 1 ~ 2 周。稳定后，每月复查 2 次。

2．房颤的心室率控制 一般房颤急性发作时心室率多在 110 ~ 130 次 / 分以上，如静息状态下心室率＞ 150 次 / 分，则提示存在高肾上腺素水平。对于血流动力学稳定的急性房颤，不论持续时间长短，均宜控制心室率，以减轻运动和静息时的症状，即将较快的心室率减慢至 110 次 / 分以下，最好在 60 ~ 100 次 / 分，以缓解症状，保护心功能。

控制房颤心室率目前对于 LVAD 植入患者非常关键，理想心室率需根据患者的症状、心脏瓣膜病、心功能、是否合并预激综合征等情况决定。首选口服 β 受体阻滞剂，其应用在射血分数减低的心力衰竭（HFrEF）患者中，可以逆转心肌重构，这种作用是否可以扩展到 LVAD 植入患者中仍缺乏相关证据。但 β 受体阻滞剂仍是植入 LVAD 患者术后房颤心室率控制的最常用药物。但应注意在严重右心室功能不全、低血压等不能耐受的患者中应慎用，如存在上述禁忌证，可以使用地高辛作为目标治疗的辅助用药，β 受体阻滞剂与地高辛联合使用可有效控制房颤患者运动和休息时的心室率。另外，胺碘酮既有减慢心室率的作用，也可能转复窦性心律。非二氢吡啶类钙通道阻滞剂有负性肌力作用，故 HFrEF 患者应谨慎使用，此类药物对于 LVAD 植入患者的有效性尚不明确。

用药注意事项：避免 β 受体阻滞剂、地高辛及胺碘酮三者联用，因其具有导致严重心动过缓、三度房室传导阻滞和心搏骤停的风险。β 受体阻滞剂禁用于合并严重慢性阻塞性肺疾病和哮喘的患者。房颤合并预激综合征时，心室率往往偏快（＞ 200 次 / 分）。对这类患者不能使用 β 受体阻滞剂，否则这些药物阻断房室结的传导后，心房激动经房室旁路快速传导，心室率反而增快，甚至发生室颤。

3．房颤的心律控制 如果患者对房颤症状不耐受，或出现血流动力学不稳定等情况，需进行复律治疗。房颤复律治疗在 LVAD 植入患者中研究尚少，目前一般参考 HFrEF 患者房颤指南的建议。对于房颤患者的长期治疗，控制心室率和复律并维持窦性心律一直存在争议，RACE 试验和 AFFIRM 试验均未发现转复窦性心律优于控制心室率，且持续时间越长的房颤患者，维持窦性心律越困难。但对于初发或阵发性房颤发作期及持续性房颤的部分患者可以尝试复律并维持窦性心律，尤其是发作时症状严重、控制心室率失败的患者。对于血流动力学稳定的急性房颤患者，如果症状不严重，则应根据房颤发作的时间、患者年龄、以前复律的情况决定。如果此次房颤持续时间肯定＜ 48 小时，并且没有禁忌证，则应积极复律。一旦房颤持续≥ 48 小时，可行 TEE 检查排除心房血栓后进行复律或进行常规抗凝 3 周后转复。持续时间＞ 1 周的房颤几乎不能自动复律，需要常规抗凝 3 周，并行 TTE 检查排除心脏内血栓后才能进行复律治疗。房室传导阻滞或 QTc 间期延长（＞ 500ms）的患者，不应尝试药物复律，除非已经考虑致心律失常和心动过缓的风险。

药物复律可静脉使用胺碘酮，口服胺碘酮还可以用于复律后窦性心律的维持，但其心外毒性较多，长期使用应监测肝功能、肺功能、甲状腺功能等，并注意患者有无消化道、神经系统、皮肤等不良反应。此外，多非利特可有效转复心律，并且不增加心力衰竭患者的死亡率，可作为 LVAD 植入患者心律治疗的选择之一。索他洛尔也可应用于此类患者的心律转复治疗，应用过程中应严密监测患者 QT 间期、血钾水平及肌酐清除率。

药物复律不成功的患者可应用电复律，如果复律后即刻房颤复发，则不再增加能量电复律，需要在应用药物的基础上再进行电复律。血流动力学不稳定的急性房颤患者，如没有禁忌证，即刻予以同步直流电复律。

4．房颤的导管消融治疗　在一般人群中导管消融治疗房颤、典型房扑可改善患者的症状、生活质量和心功能，也能提高患者的生存率。随着消融方法的不断改进和对复发患者的再次消融，目前在有经验的电生理中心导管消融治疗房颤的成功率可达 90% 左右。在 LVAD 植入患者中进行房颤射频消融的证据尚少，由于 LVAD 植入患者的心输出量大部分为由机械泵提供，因此窦性心律的恢复是否会显著影响这些患者的血流动力学状态尚不清楚。由于植入术后心脏本身的几何变形，可能会干扰射频消融术的三维重建。但由于房性心律失常的消融靶点在心房内，泵本身的电磁作用对手术建模的干扰会相对减小。另外，需要注意的是，LVAD 植入术后血栓栓塞风险增加，消融过程中应加强抗凝。综上所述，LVAD 植入患者如果出现血流动力学不平稳且药物难以纠正的房颤心律，可以将射频消融或冷冻消融作为一项治疗选择，对于 LVAD 植入患者中有明显血流动力学不稳定的典型房扑心律，可以将射频消融术作为一线治疗选择。对于药物难以控制的室上性心律失常伴快心室率的患者，可以进行房室结消融。

（三）缓慢性心律失常

LVAD 植入指征与无 LVAD 患者一致，保持一定的基础心率和运动心率有助于左心室充盈，持续性房室传导阻滞或三度房室传导阻滞可能导致 LVAD 植入者房室功能顺应性降低，加重心力衰竭症状。房室同步性升高可改善右心室功能。

经过 LVAD 手术一般会放置心外膜临时心脏起搏导线，放置时间一般不超过 2 周，起搏器均置于体外，待达到诊断、治疗和预防目的后随即撤出起搏电极导线。如仍需继续起搏治疗，则应考虑植入永久性心脏起搏器。目前关于 LVAD 慢性心律失常的治疗多参考无 LVAD 患者的治疗。对于心率反应性心房起搏在伴有变时功能不全的 LVAD 患者中的应用，尚无针对性研究。保持足够的心率基线水平和运动心率都有助于左心室充盈。持续性房室传导阻滞或者完全性房室传导阻滞导致的房室同步性丧失可能导致 LVAD 植入者的房室功能衰竭。房室同步起搏或纠正房性心律失常可恢复房室同步，改善右心室功能。现有证据表明，在 LVAD 植入患者中，高百分比的右心室起搏的有害性较普通心力衰竭患者小。

五、展望

由于LVAD植入术后患者的心律失常管理的复杂性和特殊性，目前的研究还不足以解决这类患者的全部问题，需要各个专科通力协作，进行更为细致深入的探索。目前关于LVAD植入患者室性心律失常、房性心律失常的治疗经验多来自非LVAD植入患者相关研究的延伸，鉴于此类患者复杂的心脏电生理的改变及生理学差异，其临床治疗策略和术后管理也面对更多重的考虑，需要进行更多前瞻性的、针对性强的研究来解决此类特殊患者的相关问题。

（郭　炜）

第十四节　连续血流左心室辅助装置植入术后瓣膜病变

植入连续血流左心室辅助装置（CF-LVAD）是被指南推荐用于治疗终末期心力衰竭患者的一种方法。已证实植入CF-LVAD可以提高患者的生活质量及生存率。然而，近半数CF-LVAD辅助的患者伴有显著的心脏瓣膜病（VHD），其中有些在植入CF-LVAD后出现，有些是术前伴有的VHD在植入CF-LVAD后加重，这都会导致患者出现左心或右心功能障碍，并引起患者再度出现心力衰竭、发生更多的不良事件及更高的死亡率。以下总结了关于CF-LVAD辅助患者发生VHD的病理生理学机制及治疗方法，其中包括主动脉瓣反流（AR）、二尖瓣反流（MR）及三尖瓣反流（TR），综述了VHD如何对CF-LVAD辅助患者的血流动力学产生不良影响。标准的外科手术及新颖的经皮介入治疗技术（如经导管的主动脉瓣置换或经导管的二尖瓣置换）都是可以选择的治疗方法，并且对于CF-LVAD辅助患者进行VHD治疗的手术指征仍在不断更新中。

一、CF-LVAD辅助下的主动脉瓣病变

（一）发病率、病理生理学、危险因素

1．**发病率**　植入CF-LVAD后AR的发生率会随着辅助时间的延长而增加。约有10%的患者在植入CF-LVAD手术前其主动脉瓣功能是正常的，然而在术后6个月可发展为至少中度的AR，术后12个月可发展为中至重度AR的患者可高达25%，术后18个月甚至可达50%。此外，术前已经存在AR的患者中这一比例将更高。

2．**病理生理学**　引起AR进展的发生机制是与多因素相关，且目前仍存在一定争议。植入CF-LVAD后患者主动脉内的血流动力学及主动脉瓣的生理学都发生了变化。收缩期与舒张期左心后负荷持续性升高，加之左心室舒张末期压力的降低，使主动脉瓣的跨瓣膜压力梯度增加，进而引起主动脉瓣间歇性或永久性不开放及瓣膜周围组织的扩张。这种瓣叶位置持续的固定不变，加之CF-LVAD装置流出管道反流至主动脉根部的血流，形成了高速的湍流，导致瓣叶、主动脉壁及主动脉根部内径出现病理性改变。一些作者还描述了此时瓣膜的增厚、卷曲及瓣叶交接处部分或全部的融合。

3．**危险因素**　AR 被看作与辅助时间相关的一种并发症，因此，较长的 CF-LVAD 辅助时间及将 CF-LVAD 植入作为终点治疗（DT）是引起 AR 进展的两个重要独立危险因素。目前国际上两个主要的研究证实：年龄＞ 60 岁、较低的体表面积（BSA）、性别为女性、主动脉瓣不开瓣、术前轻度 AR、外周血管病变及缺血性心肌病都是引起 AR 进展的危险因素（表 4-31）。植入 CF-LVAD 后脉搏搏动性的消失及主动脉瓣的不开瓣对于主动脉瓣的生理性影响都是不利的，并且有研究证实，CF-LVAD 辅助患者如果其主动脉瓣可以间歇性开放，那么这些患者较不易出现 AR。因此，间歇性降低 CF-LVAD 装置的转速可以降低 AR 的发生率，并且这种想法在 Jarvik 2000、HeartMate Ⅲ及 HVAD 辅助的患者中已经得到验证。另外，从外科学的角度来看，泵流出管道的位置和角度也非常重要。许多有关血流动力学的试验及研究发现，CF-LVAD 装置的流出管道与主动脉夹角较大时，AR 引起的血流再循环将增加、冠状动脉的血流将减少。此外，CF-LVAD 装置的流出管道与主动脉吻合的位置过高或者吻合的角度不良，二者都会使得主动脉根部及主动脉瓣处血流的剪切应力增加。

表 4-31　CF-LVAD 辅助期间 AR 进展的危险因素和预防措施

时期	危险因素	预防措施
植入 CF-LVAD 术前	年龄＞ 60 岁 女性 BSA 较小 用于终点治疗 预计辅助时间＞ 1 年	超声指导下的泵速优化（保证充分的左心室卸负荷、室间隔位置居中及 AV 开瓣的最低泵速） 如果合并轻度 AR，需考虑 AV 修复或置换
植入 CF-LVAD 术中	流出管路与升主动脉夹角及吻合位置 主动脉根部或瓣环扩张	吻合位置：窦管交界上方至少 1 ~ 2cm 流出管道夹角：横截面 90°，冠状面 60° ~ 120° 如果合并轻度 AR，考虑 AV 修复或置换
植入 CF-LVAD 术后	高血压 持续的 AV 关闭	控制 MAP ≤ 80mmHg 出院前超声引导下的泵速优化（保证充分的左心室卸负荷、室间隔位置居中及 AV 开瓣的最低泵速） 间歇性给予低转速

注：AV，主动脉瓣。

（二）AR 对 CF-LVAD 辅助患者的血流动力学及预后的影响

在 CF-LVAD 辅助的状态下，AR 建立了循环分流或“闭合循环回路”，即泵血流经关闭不全的主动脉瓣反流至左心室，最后又流回血泵（图 4-37）。这样的现象最终导致血泵效率降低、左心室卸负荷减少、心输出量降低及器官灌注减少。当给予血泵一定转速时，AR 将导致左心室舒张末期容积和压力增加，同时也增加 MR 的程度，并且使患者发生心力衰竭的概率也增加。Sayer 等证实，在一定的转速下，伴有中度或中度以上 AR 的 CF-LVAD 辅助患者其

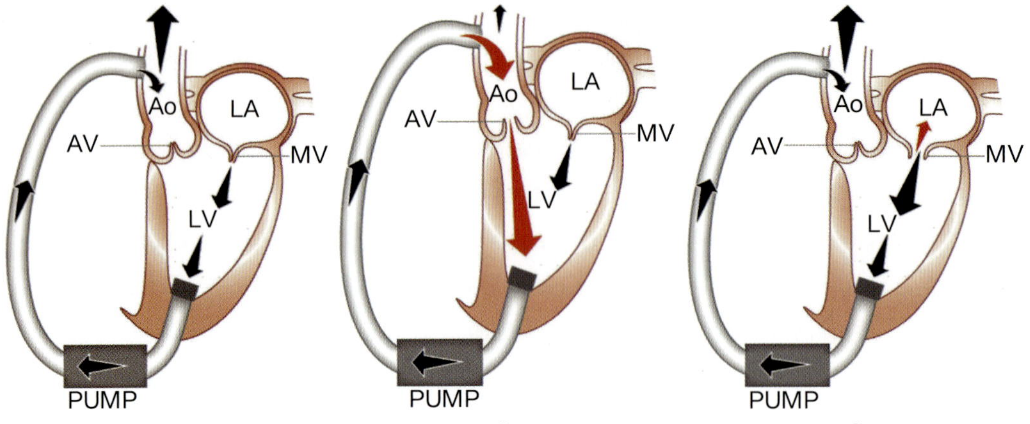

图 4-37 CF-LVAD 辅助下的血流动力学效应模式

注：A. 无瓣膜病变；B. 主动脉瓣反流；C. 二尖瓣反流。Ao, 升主动脉；AV, 主动脉瓣；LV, 左心室；MV, 二尖瓣；LA, 左心房。

右心室及左心室的充盈压较高，肺动脉搏动指数（PAPI）、心指数（CI）及右心室每搏功指数（RVSWI）较低。一些研究证实，增加 CF-LVAD 装置血泵的转速将导致 AR 程度加重，虽然这可以使 CI 及 PCWP 正常化，但 PAPI 并不会因为增加转速而得到改善。

同时，AR 的出现对于 CF-LVAD 辅助患者的右心功能也非常不利，特别是对于术前已经出现中至重度右心功能不全的患者。AR 使 CF-LVAD 装置对患者左心室的卸负荷变得不充分，肺淤血加重，肺动脉压力升高，导致右心室后负荷增加，进而加重右心功能不全。因此，对患者术前进行详细的 TEE 检查评估其是否伴有 AR，以及降低主动脉瓣修复或置换手术的门槛至关重要。

另外，AR 对于已植入 CF-LVAD 作为桥接心脏移植治疗，并且伴有肺动脉高压的患者而言也是必须考虑的情况。左心室内压力长期持续的升高可以导致患者出现肺动脉高压和肺血管阻力升高，这将使他们接受心脏移植的可能性大打折扣。植入 CF-LVAD 后，患者心脏恢复的潜能也可能会因 AR 造成的血流动力学变化而受到不利的影响。由于随着左心室充盈压的持续升高，患者将出现严重的肺动脉高压，所以更应该纠正 AR，而不仅仅是去调整泵速或降低肺动脉压力。

过去人们对 AR 针对于 CF-LVAD 辅助患者生存率及临床预后的不良影响认识不足。但 Trudy 等通过分析最新的来自 INTERMACS 的数据发现，AR 对于 CF-LVAD 辅助的患者确实存在不利影响。这些作者发现植入 CF-LVAD 装置 1 年后发生较严重 AR 的患者比未发生者其生存率要显著降低（71.4% *vs.* 77.2%；P=0.005）。他们还发现中至重度 AR 的患者其左心室舒张末期内径更大、心输出量更低、血压更低、BNP 更高、再住院率更高及功能状态更差。目前并未发现 AR 与机械故障、血栓栓塞事件、卒中、心律失常或者消化道出血相关。但 AR 对于 CF-LVAD 辅助患者在接受心脏移植术后预后的影响仍未可知，需要更多的研究去探明。

（三）CF-LVAD 辅助后 AR 的诊断

TTE 的传统参数将很大程度地低估 AR 的严重程度，由于衰竭的左心室收缩力不足，进而不能抵抗收缩期的反流，所以 CF-LVAD 辅助下的 AR 将发生于整个心动周期。即使是 TTE 的定量参数（压差半降时间、缩流断面、等速表面积法）此时也是不准确的。另外，此时的主动脉瓣可能存在钙化，并且伴有偏心性反流，主动脉内血流变得高度依赖总体的血流动力学状态（左心室前负荷、残余的左心室收缩力及心室率）。最终，主动脉与左心室之间压力梯度的升高及主动脉瓣反流的持续存在可以解释为何即使是很小程度的反流孔径也会出现严重的 AR。

为了提高 CF-LVAD 辅助患者主动脉瓣评估的准确性，一些新的超声心动图参数已经被提出：①流出管道收缩期血流峰值速度（S）与舒张末期血流速度（D）的比值（S/D）与 AR 的严重程度成反比（图 4-38A）。②流出管道舒张期的血流加速度（图 4-38B）与 AR 的严重程度成正比。这些新颖的参数与左心室充盈压及 AR 的相关性更强。当 S/D 比值< 5.0 或舒张期血流加速度> $49.0cm/s^2$ 时则提示为中度或中度以上的 AR，定义为反流量> 30%。有趣的是这些参数似乎对于判断 CF-LVAD 辅助患者的 AR 更具有特异性，是由于这些参数是特定的基于流经流出管道中的血流及心脏负荷之间相互作用的变化而设定的。在 AR 的情况下，这些相互作用更为明显，因为在心脏循环期间，负荷条件随着流经主动脉瓣的恒定回流而周期性变化，并且以连续的方式增加左心室前负荷。如此，主动脉的后负荷将在收缩期显著增加，舒张期降低。因此，AR 越重则舒张期流经 LVAD 流出管道的血流加速度越快。同样地，流出管道中的 S/D 比值将越低。

目前对于 CF-LVAD 辅助的这一特定人群 AR 严重程度准确的定量划分尚缺乏相应指南。然而，目前的专家推荐建议是临床医师需要根据多个参数对 AR 的情况进行综合性的判断。关于 CF-LVAD 辅助患者出现显著 AR 的诊断方法见表 4-32。

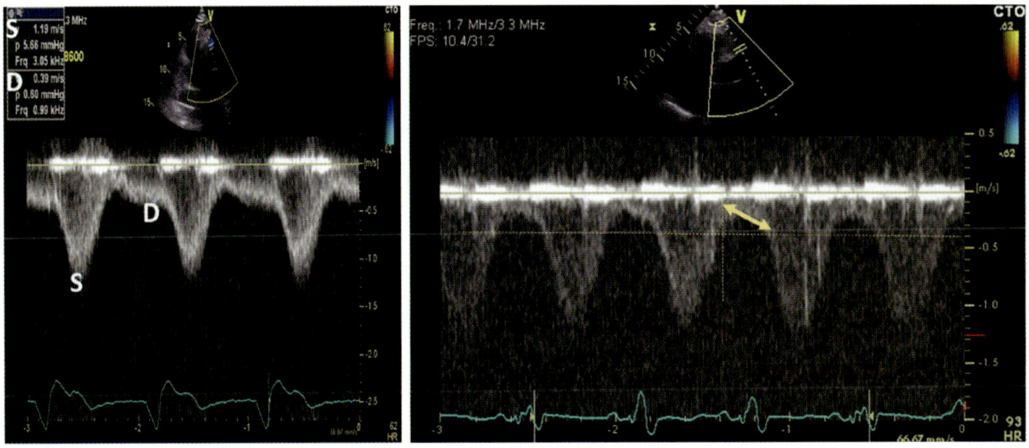

A　　　　　　　　　　　　B

图 4-38　LVAD 流出管道的超声评估

注：图像采集于距流出管道吻合口 1 ~ 1.5cm 处。A. S/D 比值；B. 舒张末期血流加速度。

表 4-32　LVAD 辅助时超声心动图评估 AR

AR 基础评估（5 个心动周期）		中度或中度以上 AR
胸骨旁长轴和短轴 LV 内径 AV 解剖和重塑 主动脉内径	→	胸骨旁长轴和短轴 LV 扩张 AV 重塑 主动脉扩张
M 型超声（长轴） AV 开瓣? 开瓣频率? 完全或部分开瓣?	→	M 型超声（长轴） AV 永久关闭
AR 类型 持续反流 *vs*. 舒张期反流?	→	AR 类型 持续 AI 反流流颈宽度 /LVOT 宽度＞ 25%
流出管道 S/D 比值 舒张期血流加速度	→	流出管路 S/D 比值＜ 5.0 舒张期血流加速度＞ 49.0cm/s^2

注：AV，主动脉瓣；LV，左心室；LVOT，左心室流出道；S/D 比值，流出管道收缩期血流峰值速度与舒张末期血流速度的比值。

（四）预防和治疗

1. 无症状的 AR 患者　目前对于 CF-LVAD 辅助下伴有 AR 的无症状患者的治疗尚无明确的推荐建议。永久的主动脉瓣关闭对于 AR 进展的影响已被了解，因此降低泵的转速以允许至少间断的主动脉瓣开瓣是比较合理的做法。理论上这样可以降低 AR 进展的风险，然而，目前尚缺乏评估这一方法有效性的前瞻性研究。此外，一旦 CF-LVAD 装置血泵的转速降低，往往需要临床医师更加严密地随访观察，因为 CF-LVAD 装置的低输出状态可能会导致患者心力衰竭复发、终末器官灌注不足及泵血栓形成。根据中国医学科学院阜外医院的经验，建议在 CF-LVAD 辅助下出现 AR 的无症状患者应每 3 个月定期进行临床复诊并完成 TTE 检查，以明确患者是否出现心力衰竭症状、左心室内径是否增加、估测二尖瓣反流的严重程度、评估左心室充盈压及测定 NT-proBNP 的水平如何。以上任何一项指标的变化都将会触发特定的 AR 评估及相应的干预治疗。

2. 有症状的 AR 患者

（1）药物治疗：对于有症状的 AR 患者，药物治疗主要包括使用利尿剂降低前负荷及血管扩张剂降低心脏后负荷，虽然这些方法目前尚缺乏前瞻性研究数据的支持。严格控制患者血压的重要性近期已经被强调，不单是为了降低左心室的后负荷，也是为了降低主动脉壁的压力及预防主动脉的进一步扩张。虽然没有对比研究，但根据目前指南的描述，推测可以使用血管紧张素转换酶抑制剂、钙通道阻滞剂或 β 受体阻滞剂（在伴有主动脉扩张时）对 CF-LVAD 辅助患者的 AR 进行治疗。

（2）设备管理：对于有症状的 AR 患者，通过泵设置的调整很少能达到令人满意的治疗效果。虽然早期可能会得到一定的临床改善，如更好地为左心室卸负荷及降低左心室舒张末期压力（LVEDP），但泵速增加将形成主动脉瓣完全不开瓣这样的恶性循环，进而促进了 AR 的进展，最终导致 LVEDP 的升高。因此，对于无症状的 AR 患者，理论上以允许至少间歇性主动脉瓣开瓣的最低泵速为目标，可以降低 AR 进展的风险。此外，在较高的 CF-LVAD 泵速下，AR 的严重程度将会加重，因为在这种情况下左心室过度的卸负荷将导致跨主动脉瓣的压力梯度逆转，进而加重 AR 的程度。另外，降低泵速将使患者发生低心排的风险增加。在这种缺少明确推荐意见的情况下，建议使用允许主动脉瓣开瓣及保证器官灌注的最低泵速是比较合理的做法。

（3）外科治疗：推荐在植入 CF-LVAD 装置术前应对患者的主动脉瓣功能进行评估。需要注意，主动脉瓣的评估应在 TEE 的条件下完成，以避免对 AR 严重程度的低估。对于植入 CF-LVAD 患者术前 AR 的诊断方法与一般患者相同。一份完整的评估应包括对主动脉瓣、主动脉根部及升主动脉解剖学方面的评估。指南建议当 CF-LVAD 辅助时间预计大于 1 年时，应同时行瓣膜手术。具体手术方式的选择应根据患者主动脉瓣的结构及功能状态而决定。

根据国际心肺移植学会（ISHLT）指南推荐，不论患者表现出何种程度的主动脉瓣狭窄（AS），如果合并有轻度以上的 AR 时则应立即行主动脉瓣生物瓣置换（推荐等级：Ⅰ级，证据等级：C），如果患者为重度的 AS，则不论合并 AR 的程度如何都应考虑施行主动脉瓣生物瓣置换（推荐等级：Ⅲ，证据等级：C），这样最有利于心脏潜在功能的恢复。具体哪些患者需要考虑同时行主动脉瓣手术的治疗，见表 4-33。

表 4-33 植入 CF-LVAD 的同时需行瓣膜手术的适应证

植入 CF-LVAD 的同时需行瓣膜手术的适应证	建议手术
主动脉瓣	
伴有 AR 进展危险因素的轻度主动脉瓣关闭不全患者	主动脉瓣修复术（部分环缩术） 生物瓣置换术（如不可修复）
轻度以上的主动脉瓣反流 机械瓣置换术后 主动脉瓣狭窄	补片成形术 生物瓣置换术
二尖瓣	
二尖瓣重度狭窄	生物瓣置换术 瓣叶切除
二尖瓣重度反流 伴有肺动脉高压 终点治疗 由于 PAP 升高而作为过渡至心脏移植的候选者 二尖瓣关闭点后向移位	二尖瓣修复术 瓣环成形术 Alfieri 缝合 瓣叶切除 Neochords 术
三尖瓣	
三尖瓣环扩张＞43mm 重度三尖瓣反流及植入 CF-LVAD 后出现右心衰竭风险	瓣环成形术 de Vega 三尖瓣成形术 三尖瓣置换术（生物瓣）

注：PAP，肺动脉压力。

植入 CF-LVAD 装置的同时行相应的主动脉瓣手术 1 年后再度发生显著 AR 的概率可达 20%（主动脉瓣修复术为 19%、主动脉瓣缝闭术为 5%、主动脉瓣置换术为 9%），但这些数值之间并没有显著差异。因此，治疗术式的选择应根据患者的手术风险、AR 的形成机制、主动脉瓣和主动脉根部的解剖学特点及预期 CF-LVAD 辅助的时间而个体化制订。目前最安全且最适宜的术式选择尚未达成共识。

（4）经皮介入治疗：对于外科手术风险较高的症状性患者，可考虑选用经导管主动脉瓣植入术或经皮封堵器进行治疗。研究显示，二者对于缓解 AR 的获益相似，但是死亡率均较高（围手术期死亡率为 31%，1 年死亡率为 25%），并且大部分死因与右心衰竭相关。由于目前并无关于这两项技术间优劣性对比的可用数据，因此尚不能确定最佳的介入治疗方案。

总之，在 CF-LVAD 辅助下患者出现 AR 的进展比较常见，并且其发生率会随着辅助时间的延长而增加。当 CF-LVAD 辅助的患者出现明显的症状性 AR 时，具体治疗方案还未确定，但设备设置的优化和血压的控制是治疗的基础。同时，对于难治性的患者也要考虑通过外科手术或经皮介入手术进行治疗。一些新颖的治疗手段，如间歇性低转速法，也有可能大大降低 CF-LVAD 辅助患者 AR 的发生率，但这些还需要大规模的临床试验及研究去证实。

二、CF-LVAD 辅助下的二尖瓣病变

（一）发病率、病理生理学、危险因素

显著的二尖瓣反流（MR）在终末期心力衰竭患者中很常见，并且与患者的不良预后相关。超过 50% 的患者在植入 CF-LVAD 术前已经伴有至少中度的 MR。过去普遍认为，随着 CF-LVAD 装置的持续辅助，患者的 MR 会逐渐减少，因此手术医师很少会在植入 CF-LVAD 手术的同时对患者的 MR 进行手术矫治治疗。但通过后期的随访研究发现，仍有超过 20% 的患者在植入 CF-LVAD 术后依然存在显著的 MR，即使在给予指南推荐的最佳药物治疗及在 CF-LVAD 装置最佳卸负荷的情况下依然如此。并且，在植入 CF-LVAD 术后，如果患者的 MR 持续不改善，将导致患者出现左心结构逆重塑不佳、左心房压力持续升高、Ⅱ型肺动脉高压持续存在及右心衰竭。

Carpentier 二尖瓣病变的分型系统（图 4-39）提供了一个概念框架，以说明在 CF-LVAD

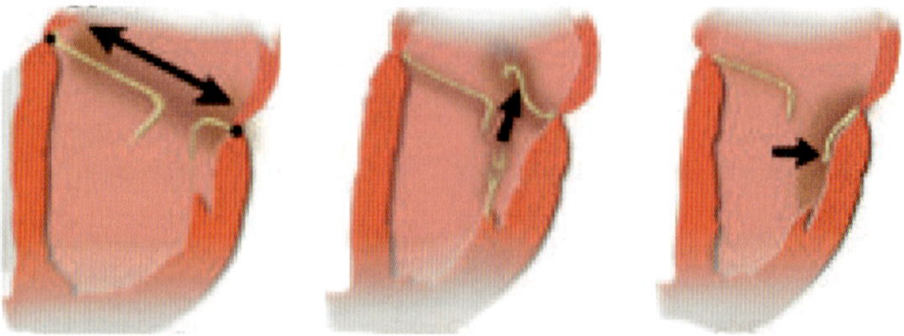

A　　B　　C

图 4-39　Carpentier 二尖瓣病变分型

注：A. Ⅰ型；B. Ⅱ型；C. Ⅲ型。

装置对左心卸负荷后不同类型的患者 MR 的情况。理论上，如果不考虑 MR 的发生机制，所有类型的 MR 都应随着心脏容量负荷的调整而有所变化。终末期心力衰竭患者伴有的 MR 为典型的功能性 MR，由于 CF-LVAD 装置的辅助可以使左心室腔内压力降低，继而驱动 MR 的净力也随之减低，因此 MR 的严重程度也相应得到改善。另外，原本扩张的左心室会随着 CF-LVAD 装置的辅助而逐渐减小。随着二尖瓣瓣环直径的缩小，二尖瓣瓣叶的对合逐渐改善，有效的反流口（ERO）面积也会随之减小。

Carpentier 分型Ⅰ型 MR 的形成机制是由于瓣环扩张、瓣叶及腱索被向外推移，出现瓣叶间的对和不良而表现为二尖瓣中心性的反流，这类多属于功能性病变，是由各种原因引起的瓣环扩大造成的。Ⅱ型 MR 是由二尖瓣脱垂引起的，退行性变常会出现瓣叶脱垂。Ⅲ a 型这里不做过多描述，主要是由于其表现为二尖瓣狭窄而非 MR，最常见于风湿性病变。Ⅲ b 型 MR 是由于瓣叶、腱索及乳头肌在收缩期的活动受限，引起二尖瓣瓣叶关闭受限而出现 MR，并且反流方向朝着关闭不全的瓣叶一方，心肌梗死后引起的 MR 多属于此类。CF-LVAD 装置的辅助可以降低左心室内压力及减小左心室容积，使收缩期跨二尖瓣的左心室 - 左心房压差（ΔP）降低，这一效应在所有类型的 MR 中均是如此。然而，CF-LVAD 装置的辅助对于 ERO 面积的减小却是随着不同类型的 MR 而有所不同。MR 的严重程度由左心室 - 左心房压差（ΔP）及 ERO 面积共同决定。在Ⅰ型 MR 中，ΔP 与 ERO 面积都会随着 CF-LVAD 的辅助而减小。Ⅱ型 MR，ΔP 会随着 CF-LVAD 的辅助而减小，但是 ERO 面积却并不会随之有明显改变，所以，CF-LVAD 辅助对于Ⅱ型 MR 的改善不如对于Ⅰ型 MR 的改善显著。在Ⅲ b 型 MR 中 ΔP 会随着 CF-LVAD 的辅助而减小，但是 ERO 面积却有可能较前增加，这是由于左心室内压力的降低使得二尖瓣后叶在收缩期的关闭进一步受限，导致 ERO 面积增大。所以，CF-LVAD 装置的辅助对于Ⅲ b 型 MR 的改善是最小的。需要注意的是，多数患者伴有的 MR 并不仅限于一种类型的 Carpentier 分型，很可能是两种类型同时存在。因此，如果患者 MR 的组成成分中，Carpentier 分型Ⅲ b 型＞Ⅰ型者，以及Ⅱ型 MR 的患者可看作为高危人群，需要考虑手术治疗（表 4-34）。

表 4-34　CF-LVAD 的影响

	Carpentier 分型		
	Ⅰ型	Ⅱ型	Ⅲ型
收缩期 ΔP	↓	↓	↓
ERO	↓	↓（=）	↑（=）
CF-LVAD 对 MR 的影响	↓	↓	=
MR 矫治手术的获益	不获益	部分获益	本质获益

注：↓，降低；=，不变；↑，增加。

CF-LVAD 装置的辅助可以使患者左心室内压力降低、左心室舒张末期压力降低、左心室内径减小、左心房容量减低及促进二尖瓣瓣叶的对合，这些都可以使患者 MR 的程度减轻。然而，当伴有 MR 的患者出现左心室减压不充分时（如 CF-LVAD 装置流入管道正对室间隔、AR、血泵的转速过低、容量超负荷），则其 MR 将会持续存在。

（二）MR 对 CF-LVAD 辅助患者血流动力学及预后的影响

一些研究显示，持续存在的 MR 对于 CF-LVAD 辅助患者的血流动力学及临床预后都是不利的，并且与患者持续存在的肺动脉高压、右心功能的恶化及死亡相关。由此可见，似乎以 CF-LVAD 辅助作为终点治疗的患者更应重视 MR 的这些不良影响。研究发现，对于以 CF-LVAD 植入作为终点治疗的患者而言，如果其合并的中至重度的 MR 没有得到矫治，则生存率较低。MR 的发生机制及二尖瓣的几何结构是二尖瓣修复术后效果的重要预测因素。因此，可以推断这些参数对于伴有显著 MR 且需要植入 CF-LVAD 治疗的患者而言，也是具有重要预测意义的。Kitada 等很好地证明了植入 CF-LVAD 装置后二尖瓣对合点的位置后移与 MR 显著相关，可作为施行二尖瓣修复手术的治疗指征。

（三）预防和治疗

对于术前伴有轻度以上 AR 的患者而言，在植入 CF-LVAD 的同时行主动脉瓣手术的获益性已经得到充分认可，但是否在植入 CF-LVAD 的同时矫治 MR 的必要性仍未明确。一些研究证实，未矫治的 MR 对于植入 CF-LVAD 后患者的生存率没有显著影响。另外，与主动脉瓣和三尖瓣的数据相比，二尖瓣手术显示出早期死亡率最高的趋势。基于这些原因，目前的指南并不推荐对植入 CF-LVAD 时伴有重度 MR 的患者常规行二尖瓣修复术或置换术（推荐等级：Ⅲ，证据等级：C）。然而，最近的研究证实了同时行二尖瓣手术的安全性，即使可能会延长阻断时间，在植入 CF-LVAD 时如果进行 MR 矫治治疗，患者的血流动力学（肺血管阻力及 MR 复发率降低）及临床指标将表现更优，并且在未矫治 MR 的患者组中 MR 对于 CF-LVAD 辅助患者的生存也会造成不利影响。Robertson 等分析了最新的 INTERMACS 数据，比较了植入 CF-LVAD 的同时进行二尖瓣手术与未手术的中至重度 MR 患者的预后。他们发现，虽然进行 MR 矫治的患者术后 3 个月内 MR 的程度与未行手术者相比并无明显差别，但是对于以 CF-LVAD 辅助为终点治疗的中至重度 MR 患者而言，进行二尖瓣修复术后其长期生存率有改善的趋势。此外，Kaplan-Meier 生存分析证实，进行二尖瓣修复术的患者术后 1 年和 2 年的再住院率较低。虽然患者的生活质量没有发现显著差别，但 6 分钟步行试验比未行二尖瓣手术者更优。基于这些研究结果，建议仅在一些特定的情况下可考虑进行伴随的二尖瓣手术（表 4-31）。我们认为，对于伴有肺动脉压升高的候选前过渡治疗或移植前过渡治疗患者、右心室功能处于临界状态的终点治疗患者及对于自身心功能有潜在恢复能力的患者而言，考虑矫治其伴有的重度 MR 是合理的。手术方式包括有二尖瓣修复、置换或小叶及瓣下组织的完全切除（表 4-32）。具体选择哪种术式一般取决于外科医师的经验，目前尚无数据支持哪一种更具优势。如果患者的二尖瓣位上已经植入机械瓣膜，只要其功能良好，目前的指南并不推荐常规对其进行置换。然而，大多数报道都用生物瓣替换术来降低血栓栓塞的风险。

在植入 CF-LVAD 装置术后早期，如患者仍存在显著的 MR，内科治疗可以考虑给予利尿剂，以降低心脏的前负荷，使左心室容积减小，以减轻 MR 的程度。也可以考虑适当降低患者的外周血管阻力、适当提高 CF-LVAD 的血泵转速及流量，以加强其对左心室卸负荷的作用，进一步减轻 MR 程度。但提高血泵转速及流量可能会增加右心的前负荷，容易诱发右心衰竭，这要求临床医师在充分评估患者右心功能的前提下精密调整。同时，提高 CF-LVAD 血泵转速及流量可能会诱发泵头对心室室壁抽吸的出现，特别在容量不足及泵头位置偏向一侧室壁的患者中更易发生，因此，这要求在保证足够容量的基础上，在超声心动图的指导下进行泵速及流量的调整。

三、CF-LVAD 辅助下的三尖瓣病变

（一）发病率、病理生理学、危险因素

有 40%～50% 的患者在植入 CF-LVAD 术前已经伴有中至重度的功能性三尖瓣反流（TR），并且其中 23%～40% 的患者其 TR 将在术后持续存在。三尖瓣反流通常继发于瓣环扩张、右心室扩张引起的瓣叶牵拉、肺动脉高压及左心衰竭。术前伴有显著 TR 的患者，多表现为三尖瓣瓣环扩张及较低的右心室射血功能。理论上，CF-LVAD 装置对左心的卸负荷可以降低右心室的后负荷，继而减轻 TR。Alturi 等证实在单纯植入 CF-LVAD 装置后的早期，患者的肺动脉高压、右心功能及 TR 的程度逐渐得到改善。然而，并非所有患者的 TR 都可以在植入 CF-LVAD 后得到改善。CF-LVAD 的辅助可以降低患者右心的后负荷，但其同时也增加了右心的前负荷，因此二者的作用可能将相互抵消，甚至当右心前负荷增加更明显时会出现室间隔的向左移位。另外，慢性心力衰竭患者的肺血管可能已经形成重构，肺血管阻力固定的增高及右心衰竭都与 CF-LVAD 植入术后持续的 TR 相关。另一个影响 CF-LVAD 植入术后 TR 的因素是三尖瓣瓣环的扩大，并且这一因素本身也与患者的右心衰竭及生存率的降低相关。Kukucka 等发现三尖瓣瓣环内径＞ 43mm 与生存率降低相关，并且 CF-LVAD 的植入并不会使已经扩大的三尖瓣瓣环得到改善。

（二）TR 对 CF-LVAD 辅助患者血流动力学及预后的影响

关于持续 TR 的临床影响这一方面，Piacentiano 等是第一批证实显著 TR 对 CF-LVAD 辅助患者存在不良影响。一篇关于 137 例 CF-LVAD 辅助患者的回顾性研究发现，在单纯植入 CF-LVAD 后早期可观察到 TR 的改善，但仍有 30% 的患者中至重度的 TR 可持续存在。作者也证实严重的 TR 与更久的强心药物使用时间、更高的右心辅助使用率、更长的住院时间及术后 1.5 年更低的生存率相关。最后，Zhigalove 等的研究证实术前伴有显著 TR 的患者在植入 CF-LVAD 装置后生存率较低。

（三）预防和治疗

持续的中至重度 TR 对于 CF-LVAD 辅助的患者是不利的，但术中同时进行三尖瓣手术是否可以获益仍未可知。虽然 ISHLT 指南推荐，伴有中度或重度 TR 的患者应考虑在植入 CF-LVAD 时进行三尖瓣的外科修复治疗（推荐等级：Ⅱa，证据等级：C）。Robertson 等发现，在植入 CF-LVAD 手术的同时进行三尖瓣手术不但不会降低患者的早期死亡率及

右心室辅助的使用率，还与术后早期的不良预后相关（术后肾衰竭、更多的输血量、再次手术、较长的机械通气时间、较长的 ICU 入住时间及较长的住院时间）。Song 等分析了 INTERMACS 数据库中的 2527 例患者后也发现了同样的结果。虽然显著的 TR 与较低的生存率相关，但三尖瓣修复术并不能改善患者的生存率。Han 等发现伴随的三尖瓣手术可在术后的前 2 年内防止 TR 的恶化，且与院内死亡率的增加无关。然而，他们发现术后并发症的发生率与生存率与术前伴有显著 TR 但未接受三尖瓣手术治疗的患者相似。同样，伴随的三尖瓣手术并不能提高 CF-LVAD 辅助患者的生存率。Veen 等在 8 项回顾性研究的荟萃分析中试图提供更多的证据，包括 562 例仅单独植入 CF-LVAD 的患者和 303 例同时进行三尖瓣手术的 CF-LVAD 植入的患者，同时进行三尖瓣手术的患者比单纯 CF-LVAD 植入的患者临床症状更为严重。作者观察到两组在早期死亡率、右心衰竭发生率、急性肾损伤、住院时间及右心室辅助的植入率方面无显著差异，并且远期死亡率和右心衰竭的发生率也相似。对这些发现的一种解释是，病情最重的患者可能从三尖瓣手术中受益，因为他们的结局与病情较轻的患者相似。他们还提出了非常相关的问题：TR 本身是否对临床结局有影响，还是它仅仅是右心功能障碍严重程度的标志。如果是的话，三尖瓣手术可以改善右心功能吗？迄今为止，文献中没有给出明确的答案。因此，在 CF-LVAD 植入的同时进行 TR 的矫治手术似乎可以在高危的右心衰竭患者中进行。

目前尚无推荐来指导外科医师如何选择手术术式。目前资料显示，接受 CF-LVAD 植入并同时进行三尖瓣手术的患者约有 80% 选用的是三尖瓣成形术来进行修复。仅有 1 篇研究比较了三尖瓣成形术和置换术，并且得出结论：瓣膜修复或置换的选择并不影响临床预后。Akhter 等研究表明使用 de Vega 术行三尖瓣成形是安全的，并且在 1 年内 90% 患者的 TR 可显著减轻。

四、结论

在准备植入 CF-LVAD 进行治疗的终末期心力衰竭患者中，很多都合并有瓣膜病变。以前，我们对 CF-LVAD 辅助治疗患者的心脏瓣膜病变的理解与认知是欠缺的，特别是对于 TR 和 MR 的患者。最新的证据表明，心脏瓣膜病变对于 CF-LVAD 辅助的血流动力学是存在不利影响的，这使得外科医师和心脏病学专家建议对其进行更积极的外科矫正治疗，特别是对 AR 的患者尤为重要。

以前人们认为 MR 可以在植入 CF-LVAD 装置后得到缓解，所以在植入 CF-LVAD 时很少考虑进行二尖瓣的手术。然而，目前更重要的认识是，在已植入 CF-LVAD 的人群中有 20%～30% 的患者仍持续存在 MR，这对患者的预后产生严重的不良影响。如果可以提前明确哪些患者 MR 不会随着 CF-LVAD 的植入得到改善，那么外科医师就可以在植入 CF-LVAD 的同时进行 MR 矫治手术。同时，TR 对于 CF-LVAD 辅助患者影响的认识也在不断更新。目前，还没有得出三尖瓣手术可以明确使患者获益的结果，但伴有严重 TR 的患者往往预后较差。

在 CF-LVAD 辅助的背景下，尽管目前对于患者瓣膜病变的治疗尚缺乏共识，但仍不断出现有更新的认识与理解，这都将为我们在 CF-LVAD 辅助的情况下如何治疗患者的心脏瓣膜病变提供重要的帮助。

（王欣霄）

第十五节　术后中枢神经系统并发症

一、流行病学特点

（一）发病率

LVAD 植入术后抗凝治疗增加了患者颅内出血的风险，而包括高凝、纤溶和血小板活化增加在内的凝血异常则增加了血栓栓塞事件，导致缺血性卒中的风险。其中枢神经系统并发症具有较高的发病率，为 7%～25%，导致患者术后死亡风险增加，生活质量下降。

（二）发生时间

中枢神经系统并发症发生于 LVAD 植入术后即刻的风险最高，9～12 个月后风险再次升高。在 Frontera 等的研究中，96% 的术后早期卒中发生于 LVAD 植入术后 1 个月内，75% 发生于 2 周内。

（三）危险因素

1．术前危险因素

（1）既往卒中病史。

（2）性别：大多数研究表明，女性是 LVAD 植入术后卒中的一项独立危险因素，同时涉及缺血性和出血性卒中，Sharazi 等的研究显示女性 LVAD 植入术后卒中的发病率是男性的 4.67 倍。这可能是由于女性获得性高凝状态的发生率更高，同时口服避孕药和激素替代疗法增加了血栓栓塞的风险。然而女性和男性在缺血性和出血性卒中的分布比例上没有明显差异。

（3）高龄。

（4）高血压：在一般人群中，高血压是国人卒中的首要危险因素。长期的血压升高可能导致血管内皮损伤，以及血细胞和血管内皮相互作用的改变，从而导致局部血栓形成和缺血性损伤。高血压引起的小血管壁发生纤维素样坏死是导致腔隙性脑梗死的潜在危险因素。高血压还会加速动脉粥样硬化的进程，增加由颅外动脉狭窄和栓塞引起缺血性卒中的可能性。长期高血压使血管内皮和平滑肌细胞发生退行性改变，导致动脉瘤的形成，并易于发生颅内出血。

（5）糖尿病。

（6）吸烟：增加术后晚期缺血性卒中风险。

（7）主动脉内球囊反搏（IABP）。

（8）缺血性心脏病。

（9）既往心脏手术史。

（10）房颤：CHA_2DS_2-VASc 评分与术后缺血性卒中风险显著相关，每增加 1 分，缺血性卒中的风险增加 19%。

2．术中危险因素

（1）术中主动脉钳夹：可能导致主动脉内膜损伤及随后的凝血酶沉积、血小板聚集和延迟栓塞。同时，术中主动脉钳夹及较长的主动脉钳夹时间也是致命性中枢神经系统并发症的危险因素。

（2）较小的流出管道口径及较大的流出管道 – 主动脉弓吻合角度：在 Bhat 等的研究中，对比了 10mm 及 14mm 的流出管道口径分别在流出管道与主动脉弓的吻合角度为 30° 和 45° 时头臂干的血流，发现 10mm 的流出管道口径更易受吻合角度的影响，在 45° 角时头臂干血流严重减少。因此，较小的流出管道口径及较大的吻合角度可能导致头臂干灌注不足而引起卒中。

3．术后危险因素

（1）术后感染：许多研究表明，术后感染显著增加卒中风险。感染可导致血小板功能活化及凝血功能异常，并可能形成菌栓，使患者易发生卒中。Frontera 等的研究认为，任何形式的感染均与术后早期缺血性卒中相关，而 LVAD 泵相关感染与晚期缺血性卒中相关。并且血流感染也与卒中密切相关，血流感染患者的卒中风险是无血流感染患者的 8 倍，其出血性卒中的风险更是增加 24 倍。然而其病理机制尚不完全清楚，可能由于血流感染期间细菌播散形成细菌性脑动脉瘤，最终破裂出血；或由于感染和炎症（感染性血管炎）导致脑微血管壁变得薄弱，最终可能导致出血。

（2）术后应用阿司匹林≤ 81mg：术后应用阿司匹林剂量不足，不仅与缺血性卒中相关，同时也是出血性卒中的危险因素，这可能是由于早先发生缺血性卒中，之后梗死部位又发生梗死后出血转化。栓塞碎片从脑微血管中最初的阻塞部位迁移，使得先前梗死的组织出现再灌注。如果这些再灌注区毛细血管严重受损，就会发生梗死后出血转化。

（3）平均动脉压（MAP）＞ 90mmHg：术后 MAP ＞ 90mmHg 与出血性卒中密切相关。在一般人群中，高血压已被确定为出血性卒中的主要危险因素。Teuteberg 等的研究认为，MAP 升高是出血性卒中的最强预测因素，使出血性卒中风险增加 9.9 倍。并且 Frontera 等的研究认为其与术后晚期出血性卒中相关。

（4）国际标准化比值（INR）＞ 3.0。

（5）肝素诱导的血小板减少症（HIT）。

（6）消化道出血。

（7）LVAD 泵内血栓：泵内血栓形成，栓子脱落，可以引起术后晚期缺血性卒中。

二、诊断方法

由于 LVAD 植入患者不能进行 MRI 检查，因此卒中的主要诊断方法主要包括：病史和查体，头 CT，血管造影，多普勒超声检查。

（一）病史和查体

患者术后出现麻醉苏醒延迟或新发的神经系统症状高度提示有可能发生卒中，包括意识障碍、头痛、失语、视力视野改变、运动或感觉障碍等。应立即进行完整的神经系统查体，并记录重点病史，包括症状出现的时间和持续时间。所有卒中患者均应进行格拉斯哥昏迷评分（GCS 评分）及美国国立卫生研究院卒中量表评分（NIHSS 评分）。

（二）头颅 CT

所有术后新发中枢神经系统功能障碍的患者都应立即行头颅 CT 检查。头颅 CT 可用于区分缺血性卒中和出血性卒中。缺血性卒中的初期 CT 表现为新鲜梗死边缘不清，密度可略降低，可伴基底节模糊，脑沟消失并可出现占位征象，24 小时后出现明显的低密度区。出血性卒中表现为脑内边界清楚，密度均匀的高密度区，形态不规则。在 24 小时内至少需要复查一次头颅 CT，以评估血肿或梗死的扩大，或检查有无梗死后出血转化。根据临床情况，如大面积梗死，需要在第 3 天和第 7 天进一步复查以评估脑水肿情况。

（三）血管造影

脑血管造影可以发现血管病变的部位、性质、范围及程度。对于出血性卒中患者，CT 血管造影（CTA）可以检查出“斑点征”，这对原发性颅内出血患者血肿扩大的风险有一定的预测价值。数字减影血管造影（DSA）可以提供详细的病理和侧支血管形成情况，但 DSA 是有创检查，应用于治疗急性卒中或检查细菌性脑动脉瘤。如果非增强头颅 CT 提示蛛网膜下腔出血，尤其是有菌血症的患者，应考虑进行 DSA 检查，以排除或治疗细菌性脑动脉瘤。

（四）多普勒超声检查

经颅彩色多普勒检查可以判定颅内大血管的血管深度、血流方向、血流速度和搏动指数等，借此判断血管有无闭塞，是一种无创且快速的检查方法。但由于 LVAD 植入患者缺乏搏动性血流，使收缩期和舒张期波形变得难以测量。

三、治疗

（一）一般治疗

患者术后发生急性卒中应立即检查血小板计数；评估当前 INR，并回顾近期 INR 水平；留取血培养；每天监测乳酸脱氢酶（LDH），LDH 是 LVAD 泵内血栓形成最特异的生化指标，早期或持续升高的 LDH 提示 LVAD 血栓形成；检查 LVAD 泵的参数，以发现设备血栓形成或故障的迹象；评估栓塞性卒中的血栓来源；并立即请神经科医师会诊评估患者情况。有颅内压增高征象者，可以给予适当的脱水药，如甘露醇、甘油果糖等。糖皮质激素可用于防止或减轻脑水肿，避免或延缓患者发生脑疝而死亡，以地塞米松效果为好。适当镇静、冰帽降温，可以降低脑组织代谢和耗氧量。

（二）急性缺血性卒中治疗

急性缺血性卒中主要治疗方法包括抗血栓药物治疗和血管内介入治疗，并且维持泵流量 $> 3L/min$。不建议更积极的抗凝治疗及全身性溶栓治疗，避免发生梗死后出血转化。如果头颅 CT 提示没有出血转化，且梗死面积 $<1/3$ 大脑半球，可以继续使用抗血小板药和抗凝

药。如果起病时间在 8 小时内，NIHSS 评分＞ 6 分及出现任何皮质和脑干症状，应及时行头颅 CTA 检查。如果发现存在大血管阻塞，则需要进行血管内介入治疗。

（三）急性出血性卒中治疗

急性出血性卒中主要治疗方法是降低血压和停止或逆转抗凝治疗，防止血肿扩大。控制 MAP ＜ 90mmHg。当 INR ＞ 1.4 时才考虑逆转抗凝治疗，首先停用口服抗凝药，可以给予 10mg 维生素 K_1 注射液，以及 0.4μg/kg 的醋酸去氨加压素，大于 30 分钟静脉输注，并使用凝血酶原复合物或新鲜冰冻血浆降低 INR。若颅内出血量＞ 30ml 或存在其他导致血肿扩大的相关因素，可以考虑输注血小板。对于常规治疗效果不佳、出血进一步加重且不能手术治疗的危及生命的颅内出血，可以考虑使用重组人凝血因子Ⅶa，但它可显著增加血栓并发症风险。如果出血性卒中患者血培养结果阳性，可以行 DSA 检查，诊断及治疗细菌性脑动脉瘤。然而梗死后出血转化的治疗方式却不同，如果神经影像学提示出血转化，积极逆转抗凝可能进一步导致血栓事件；如果存在活动性出血或者出现明显的脑水肿，可以考虑逆转抗凝。并且在颅内出血停止后的 7 ~ 14 天，可以考虑开始重启抗血小板或抗凝治疗。

（四）手术治疗

某些颅内出血可能需要神经外科干预。然而由于 LVAD 植入患者抗凝药物的应用及远期预后情况，使是否进行神经外科手术变得更加复杂。

（五）高压氧疗法（HBOT）

一种将高压与氧含量增加相结合的治疗方法，治疗过程中血液及损伤组织的氧浓度升高，帮助提供受损脑组织再生所需的能量。即使在急性损伤数年后，HBOT 仍具有诱导神经可塑性的能力。然而，目前还没有 LVAD 被正式批准用于 HBOT。国外有关于 LVAD 植入术后患者进行 HBOT 的个案报道，其做法是将 LVAD 的外部部分（控制器和电池）放置在一个耐压的外壳中，并与外部空气连通，使其与高压氧舱的环境隔离，且该方法的安全性也得到证实。

（六）恢复抗血小板及抗凝治疗

目前 LVAD 术后卒中患者恢复抗血小板及抗凝治疗的时机尚未标准化，应平衡血栓形成风险和血肿扩大或出血转化风险。根据国外的治疗经验，出血性卒中患者应在 12 小时和 24 小时、缺血性卒中患者应在 24 小时复查头 CT 以监测出血扩大或出血转化。如果缺血性卒中患者 CT 显示没有出血转化，可以恢复或继续使用阿司匹林。若梗死面积＜ 1/2 大脑中动脉（MCA）供血范围，可以同时恢复或继续使用华法林；若梗死面积＞ 1/2 MCA 供血范围，则在 5 ~ 7 天复查 CT，显示无出血转化后再恢复使用华法林。而出血性卒中及发生出血转化的缺血性卒中患者，则需要在损伤后 5 ~ 7 天复查头 CT，如果 CT 显示血肿稳定，可以恢复阿司匹林。并于 5 ~ 7 天后再次复查 CT 稳定后，恢复华法林治疗。

（七）卒中后长期管理

卒中后长期管理包括以下几方面：长期控制血压；密切监测凝血功能，与神经科医师共同协商恢复抗凝时机；发生中枢神经系统并发症后 30 天和 60 天进行 NIHSS 评分；卒中后康复治疗。

四、预防

LVAD 植入术后中枢神经系统并发症可以通过治疗或者控制一些危险因素进行预防，从而改善预后。包括改善术前和术后的血压，避免术后 MAP ＞ 90mmHg；控制糖尿病及房颤；戒烟；术中尽量避免采用主动脉钳夹；术中根据情况选用流出管道口径较大的 LVAD，并避免流出管道 - 主动脉弓吻合角度过大；注意术中存在空气进入泵内引发气体栓塞的可能，需要术中仔细操作，严密监测；预防术后感染，密切监测感染征象；个体化的抗凝及抗血小板策略及严格控制抗凝，避免阿司匹林≤ 81mg 及 INR ＜ 1.7 或＞ 3.0。对于 HIT 患者，术后早期抗凝治疗可以使用比伐卢定，然后桥接华法林，INR 目标值为 2.5 ~ 3.5。术后严格的血压控制及抗凝监测，已被证实可以有效降低 LVAD 患者发生出血性卒中的风险。

五、预后

LVAD 植入术后发生中枢神经系统并发症导致患者术后死亡风险增加，生活质量下降。LVAD 植入术后患者发生卒中可导致死亡率增加 2.01 倍。在 INTERMACS 的研究中，LVAD 植入术后卒中患者 1 个月生存率为 63.6%，6 个月生存率为 50.9%，12 个月生存率为 43.7%。出血性卒中比缺血性卒中预后更差，患者术后 6 个月生存率明显降低，而缺血性卒中患者 6 个月生存率与无卒中患者相似。Cho 等研究发现，出血性卒中和缺血性卒中的总体死亡率分别为 71% 和 31%。在 INTERMACS 的研究中，出血性卒中及缺血性卒中患者在 1 个月、6 个月、12 个月的生存率分别是 45.3% 和 80.7%、34.8% 和 65.8%、30.3% 和 56.2%，并且出血性卒中患者发生二次卒中的风险高于缺血性卒中。脑实质出血是最常见的致死性出血类型，且是患者卒中急性期死亡的最常见原因，其次是蛛网膜下腔出血。这些神经系统并发症也将导致生活质量严重下降，需要数月至数年的康复治疗，而且难以确保完全康复。对比幸存者的康复程度，出血性卒中的致残率也远高于缺血性卒中。在 Teuteberg 等的研究中，缺血性卒中患者中有 55% 可以达到功能完全恢复，而出血性卒中患者中只有 15%。

除增加死亡风险外，对于植入 LVAD 作为桥接治疗手段、等待心脏移植的患者，术后发生卒中的患者移植率明显低于无卒中患者。而且，出血性卒中比缺血性卒中接受移植的可能性更低。

六、最新进展

（一）LVAD 植入术后脑血流及脑灌注

正常脑血管靠扩张和收缩来调节脑血流量（CBF）。脑血管对血压的变化在 60 ~ 180mmHg 范围内有自动调节功能：血压升高时，脑血管收缩而使脑血管阻力增加；血压下降时，血管扩张而使脑血管阻力下降，此两种变化可维持正常脑血流量。血压变化超过自动调节范围后，CBF 即随血压的升降而增减。慢性心力衰竭引起的低心排量，可能导致脑低灌注，增加卒中及痴呆风险。有研究表明，老年慢性心力衰竭患者的 CBF 比健康人降低 14%。而在恒流 LVAD 植入术后，在非搏动性血流的情况下，脑血管的自动调节功能是否受影响？与搏动性血流相比，脑血流及脑灌注是否发生变化？目前，这些问题尚不完全清楚。有研究认为，恒流LVAD植入术后，脑自动调节被保留，恒流LVAD引起的搏动性降低并不影响正常的脑自动调节过程。然而，也有研究报道LVAD植入术后可观察到脑内高灌注，可能与脑自动调节功能受损有关。在Lietz等的研究中，LVAD植入术后患者心指数（CI）平均增加42%，而MAP并没有明显升高，因此认为患者术后出现脑高灌注导致神经功能障碍，可能主要是全身血流而不是血压在起作用。这与严重颈内动脉狭窄的患者在接受颈动脉内膜剥脱术或血管成形术后发生神经功能障碍的情况相似，严重灌注不足的血管系统未能对迅速增加的灌注压力做出反应。并且在他们的研究中，脑高灌注引起的神经功能障碍大多表现为非局灶性症状的脑病。Smith等的研究对比了心力衰竭患者、LVAD植入患者及健康人在休息和运动时的脑血流。研究发现，与心力衰竭患者相比，LVAD植入患者休息时的脑血流量更高，并且其颅内血流流速和颅外血流量与健康人相当。然而，在运动过程中，LVAD植入患者的颅内动脉和颅外动脉血流量比健康人低，且并未随运动强度的增加而增加。Brassard等的研究表明，LVAD植入患者MCA的血流流速在运动增加时没有明显增加，但当泵速逐渐增加时灌注略有增加。一项仿真模型研究表明，在脑自动调节功能受损时，维持一定的LVAD泵速（Micromed CF-LVAD泵速10 500转/分），产生与健康状态下相似的MAP和血流速度水平，可以恢复正常脑血流速度。相对较低或较高的泵速可能导致脑循环灌注不足或高灌注。而在脑自动调节功能保留时，可以在相对较低的泵速范围内调节脑血流速度。由此可以认为，LVAD植入术后设定一定的泵速，可以使患者休息时的脑血流维持在相对正常的水平，而不发生脑灌注不足或高灌注。当患者逐渐增加活动量时，可能需要适当调高泵速来维持正常灌注水平。

（二）LVAD植入术后脑梗死的右脑倾向

研究表明，心脏外科术后多发生右侧大脑梗死。而LVAD术后也存在这种脑梗死的右脑倾向。在Kato等的研究中，术后感染患者的右脑卒中明显多于左脑。感染可引起凝血功能异常，从而可能导致LVAD相关血栓形成，引起卒中。Kim等的研究表明，右脑脑梗死与心源性栓塞有关，而左脑脑梗死与主动脉性栓塞关系更密切。考虑到LVAD泵内的血栓是心脏栓子的一部分，加上实际的心腔内血栓，LVAD术后从右到左的卒中倾向可以通过主动脉弓发出的动脉解剖排列来解释。并且手术将LVAD流出管道与升主动脉吻合也可将栓子直接指向头臂干，造成右脑卒中。Bhat等的研究表明，较小的流出管道口径及较大的吻合角度将导致头臂干灌注不足。并且主动脉瓣反流会使LVAD流出管道射出的血流出现向下偏转，导致主动脉弓内血流模式发生显著变化，导致头臂干血流减少，当流出管道吻合角度接近90°时，这种变化更为明显，从而增加右脑卒中风险。

（张　啸）

第十六节　术后腹部并发症

LVAD腹部囊袋主要用于永仁心（图4-40），囊袋放置在腹膜前腹部，在腹直肌下、后腹直肌鞘前（从肋缘和腹直肌鞘的前方向后方，留下一层腹膜，在左腹壁制作拳头大小的血

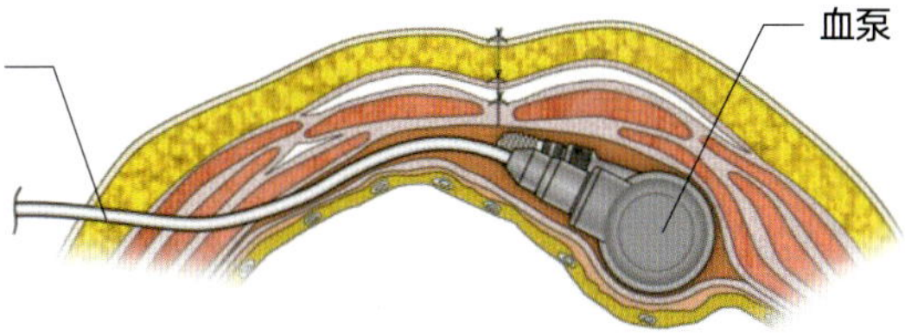

图 4-40　永仁心腹部囊袋示意

泵袋）。类似于 HeartMate Ⅱ 的腹部囊袋。

一、囊袋感染的来源

（1）LVAD 植入手术（手术消毒的重要性）。

（2）电缆逆行感染至囊袋。

（3）血流感染。

（4）体外电缆的完整性受到破坏，在线缆与囊袋间连接的应力缓冲部位出现裂缝，导致囊袋感染。

（5）手术技术可能导致易受感染（如在过大的囊袋上造成血肿）。

（6）术中泵或线缆可能会导致肠损伤，无论是在术中还是术后，肠内容物可能会污染囊袋周围的空间。

二、囊袋感染的症状

如果在植入 LVAD 后的前数天或数周内发生感染，则泵袋感染表现为术后纵隔炎。这种感染常易播散，很难得到有效控制。囊袋延迟感染因泵周愈合良好的瘢痕而局限，通常表现为局部不适、低热和囊袋周围疼痛，可能出现线缆周围分泌物增多，或在剑突下皮肤出现明显的红疹。

三、囊袋感染的诊断

临床表现结合炎症标志物升高、超声心动图、CT 有助于囊袋感染的诊断。病原菌培养 + 药敏试验可指导抗生素的治疗。囊袋感染病原分布见表 4-35。

表 4-35　囊袋感染的病原分布

病原体	比例（%）
凝固酶阴性葡萄球菌	15~40
金黄色葡萄球菌	20~30
肠球菌	20~24
肠革兰阴性菌	5~25

续表

病原体	比例（%）
念珠菌	5~19
假丝酵母菌	10

四、囊袋感染的治疗

泵探查：通过左肋下入路或肋间入路进行清创和脓液引流。全身性应用敏感的非口服抗生素、持续冲洗或负压引流。

尽管有足够的抗生素及局部治疗，炎症反应的进展可能会导致促使泵移除（仅在心功能恢复的情况下）或泵更换。即使在泵更换后，由于泵仍处于潜在感染的环境中，仍需抗感染治疗。

（张晓倩）

第十七节　术后右心导管的应用

一、术前应用

指南推荐除有禁忌证外，所有拟行 LVAD 的患者术前均应行右心导管检查。通过右心导管可获得左心室舒张末期压力、肺动脉压、跨肺动脉压梯度（TPG）、肺血管阻力（PVR）及心输出量等血流动力学参数。一方面可明确患者循环状态，指导术前的循环调整；另一方面可用来预测术后右心衰竭的发生率，进行术前患者筛选，并对右心衰竭发生率较高的患者积极采取围手术期右心保护策略，降低术后右心衰竭的发生率。

患者术前左心室充盈压持续升高可导致肺动脉压被动升高，肺血管结构改变，有时还会伴有原发性肺部疾病，导致 TPG 和 / 或 PVR 升高，与术后右心衰竭的发生密切相关。术前患者伴有严重右心功能不全时，肺动脉压增高不明显，此时，TPG 增高，可用于预测术后右心功能不全。

左心室辅助对右心的影响是多方面的：①植入左心室辅助泵后，左心系统心输出量立即增加，导致右心前负荷升高，对右心是个严峻考验，尤其是合并术前右心功能不全的患者，更易出现严重的右心衰竭。②左心室辅助泵开始运行后，室间隔向左移位，右心室舒张功能改善，但因收缩期心室交互作用减弱，左心室收缩对右心室收缩功能的协同作用减低，如泵速设置过高，与左心室前负荷不匹配，会导致室间隔偏左，三尖瓣瓣环扩大，三尖瓣反流量增加，进入右心自主恶化的恶性循环。③左心室辅助可以减轻左心室舒张期末压、二尖瓣反流，减轻肺循环淤血，一定程度上可降低 PVR，减轻右心室后负荷，是对右心有利的一面，但在术后早期阶段因体外循环或输血等导致肺间质水肿、呼吸机气道正压通气、正性肌力药物的使用、疼痛、气管插管刺激等原因，PVR 往往升高。以上三方面导致左心室辅助患者术后早期右心衰竭的发生率较高，右心衰竭可导致术后并发症及死亡率增加。

Kormos 等分析了 484 例应用 HeartMate Ⅱ辅助的病例，术后右心衰竭的发生率为 20%，发生右心衰竭的患者较未发生的患者术后 180 天生存率显著降低（71% *vs.* 89%，$P < 0.001$）。多因素分析显示，术前 CVP/PCWP > 0.63、术前使用呼吸机、术前化验血清 BUN > 39mg/dl 是预测术后右心衰竭的 3 个独立危险因素。其中 CVP/PCWP 这一因素反映了术前左右心室前负荷及左右心功能的匹配情况，比值较高的患者，体循环淤血更重、右心功能更差，LVAD 植入对其帮助有限。

Grandin 等分析了 151 例行 CF-LVAD 辅助的患者，术前行右心导管检查，按肺动脉顺应性指数［PACi=SV/（PAsystolic－PAdiastolic）/BSA］及 CVP/PCWP 将患者分成 4 组。术后早期总的右心衰竭的发生率为 40.4%，出现右心衰竭的患者 PACi 更低、CVP/PCWP 更高（0.48 *vs.* 0.37，P=0.001），低 PACi、高 CVP/PCWP 组与高 PACi、低 CVP/PCWP 组对比，术后右心衰竭发生率及 6 个月死亡率明显增高，PACi 在一定程度上综合反映了右心室后负荷、肺血管阻力及右心室的收缩功能。

Morine 等回顾分析了 132 例 LVAD 患者，术后右心衰竭发生率为 24%。结果显示肺动脉搏动指数（PAPi）预测术后右心衰竭价值最大，PAPi =（PAsystolic – PAdiastolic）/CVP，PAPi < 1.85 对预测右心衰竭具有 94% 的敏感性及 81% 的特异性，预测价值超过 CVP/PCWP、RVSWI 等指标。PAPi 是右心室收缩力、PVR 及右心室前负荷的综合体现。

以上各篇文献体现了在 LVAD 术后左右心系统不匹配的血流动力学背景下，复合血流动力学参数对预测右心衰竭更有优势。

二、围手术期应用

指南推荐，围手术期使用漂浮导管监测血流动力学参数有利于指导临床血流动力学管理。漂浮导管可测出 CO、PCWP、PAP、CVP，并可计算出 SVR、PVR，以上各项血流动力学参数，结合围手术期超声所见，对泵速调整、血管活性药物的合理应用及容量调整等方面做出指导。术后循环不平稳时，漂浮导管提供的各项参数有助于判断病因，区分泵速设置不合理、低血容量、右心功能不全或心脏压塞等各种情况，并实时评估疗效。

术后漂浮导管所测得的 CO 与超声测量主肺动脉速度时间积分（VTI）、泵流出管道 VTI（主动脉瓣不开瓣时）计算所得的 CO 及泵控制面板所示流量（主动脉瓣不开瓣时）三者之间可进行印证、校准。因患者术前耐受较低 CO，术后早期患者呈镇静状态，全身耗氧量低，$ScvO_2$ 可不低，此时不必按照低心排的定义提高心输出量。如果术后早期应用肾上腺素强心，因其激活肝的 β_2 受体，可导致乳酸增高，一般在应用 8 ~ 12 小时达峰，此为药物使用后的不良反应，而非缺氧乳酸，此时不应根据乳酸水平调整循环，需综合 mBP、PCWP、CVP 等大循环指标，超声心动图的室间隔位置，二尖瓣和三尖瓣反流情况，并结合尿量、末梢灌注等进行判断、调整。

因术后早期体外循环或输血等导致肺间质水肿、呼吸机正压通气、血管活性药的应用、气管插管、疼痛刺激等原因，PVR 往往升高，并成为循环调整的重要位点，此时漂浮导管可实时显示肺动脉压力，用以指导循环调整，并观察疗效。肺动脉压力的各个组成部分各有侧重，意义并不完全相同，可反映患者的不同循环状态，需注意区分，如肺动脉舒张压过高（> 20mmHg），可能为左心室卸负荷不够、肺循环淤血；肺动脉脉压过低（< 10mmHg），可能为低心排或心脏压塞；肺动脉收缩压低，可能为右心功能极差的临床表现。此时需结合 PCWP、CO、CVP 及超声心动图等综合判断。

漂浮导管可通过（mBP–CVP）× 80/CO、（mPAP–PCWP）× 80/CO 两个公式分别计算出 SVR 及 PVR，可根据 PVR 调整各种血管活性药物剂量，避免因缩血管药物剂量过大，导致肺血管阻力过高、右心室 – 肺动脉脱偶联，或因体循环阻力过高，导致泵流量下降、组织器官灌注不足等。

CVP/PCWP 一般在 0.5 左右，如比值失调明显，可辅助判断左心泵及右心的匹配状态，结合 CVP、PCWP、PAP 的具体数值，可反映如全身血容量过多、左心减负荷不足、PVR 增高及右心功能不全等情况，进而指导利尿、调整泵速、降肺动脉压、强心等治疗，并观察治疗效果。

机械通气增加胸腔内压，减少右心回心血量；平均气道压增高，增加 PVR，减少左心室前负荷；降低左心室跨壁压，减少左心室后负荷；正压通气可减少肺间质渗出。撤除正压通气后，右心回心血量增加、左心室前负荷增加、左心室后负荷增加、肺渗出增加。一般拔管前后容量负平衡，拔除气管插管前 CVP ≤ 5mmHg，PCWP ≤ 12mmHg，并需结合胸片、超声心动图、痰液量及性状等，共同滴定容量状态，减少二次插管概率。

如果术后患者恢复顺利，48 小时后可撤除漂浮导管。如果存在严重的右心衰竭、需要较大量的正性肌力药物维持循环等情况，应延长漂浮导管监测时间，待循环平稳后拔除。

三、术后随访应用

右心导管可用于评估 LVAD 植入后循环情况，为术后长期随访过程中的内科药物治疗及转速调整提供指导；当患者术后存在反复心力衰竭症状时，应行右心导管检查，明确是否有 LVAD 泵功能异常或右心功能不全；由于不可逆的肺动脉高压与心脏移植术后早期移植物功能障碍密切相关，对于准备过渡至心脏移植的 LVAD 患者，应定期进行右心导管检查，评估肺血管阻力。

斜坡试验最初是用来优化泵速及判断泵内血栓的一种试验，是以一定的时间间隔调整泵速，并测量在不同泵速下超声心动图的各项参数，从而确定最优泵速，另外可以根据不同泵速下各项指标的变化趋势，结合临床，诊断 HeartMate Ⅱ 的泵内血栓。但第三代 CF-LVAD 因其泵头位于心包内，对心脏的整体几何形状影响与第二代泵不同，因此斜坡试验时各项超声变化趋势不同，无法有效判别泵内血栓，而增强 CT 在此方面更具优势。但第三代泵对血流动力学的影响仍然显著，因此目前一般同期行漂浮导管检查，称为复合斜坡试验，用于调整泵速，并指导临床治疗。

斜坡试验根据 PCWP、CVP 数值可将患者划分为 5 个象限：容量超负荷 / 全心力衰竭竭

（PCWP > 18mmHg，CVP > 12mmHg）、左心衰竭（PCWP > 18mmHg，CVP 3 ~ 12mmHg）、右心衰竭（PCWP 8 ~ 18mmHg；CVP > 12mmHg）、正常（PCWP 8 ~ 18mmHg，CVP 3 ~ 12mmHg）、低血容量（PCWP < 8mmHg，CVP < 3mmHg）。通过泵速的逐步调整，应尽量使患者的血流动力学参数达到正常范围，如果最终无法达到要求，需加用强心、利尿、降血压或降肺动脉压的药物治疗。

Uriel 等对 35 例 LVAD 患者（21 例 HeartMate Ⅱ 及 14 例 HeartWare HVAD）行单独应用超声指导下的斜坡试验，基线情况下 42.9% 患者血流动力学达标，即 CVP < 12mmHg，PCWP < 18mmHg，CI > 2.0L/（min · m^2），而结合右心导管的复合斜坡试验，56% 患者血流动力学达标（图 4-41），并可指导其余未达标患者的药物治疗，复合斜坡试验可以优化 LVAD 患者的血流动力学。

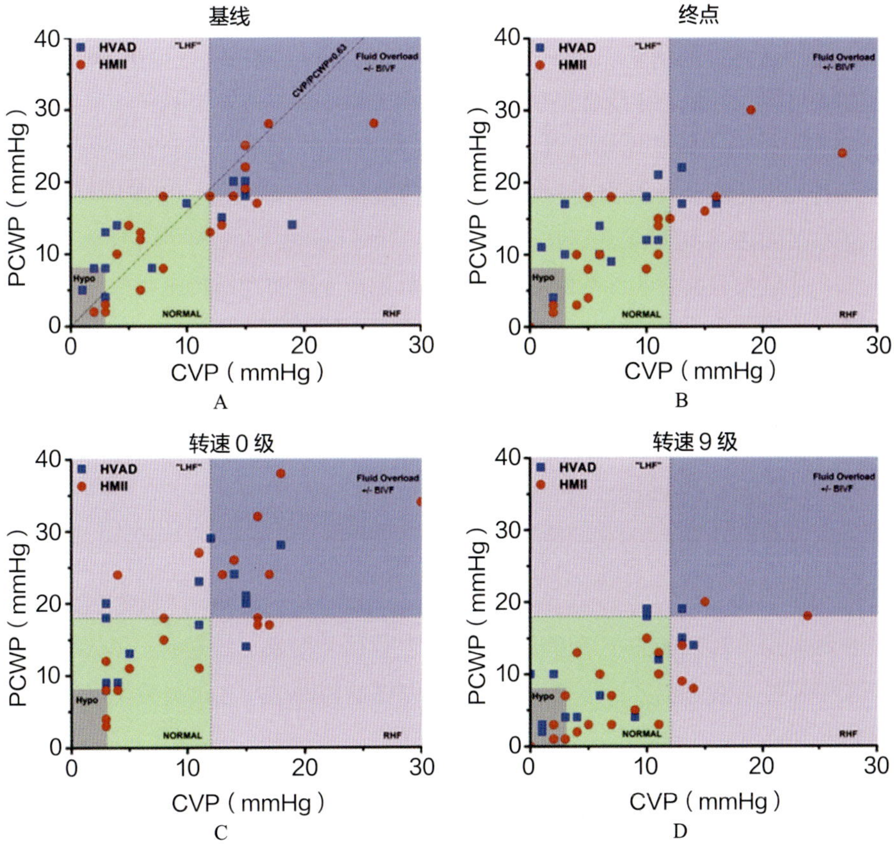

图 4-41　超声引导下的斜坡试验

Imamura 等对 63 例 LVAD 患者应用复合斜坡试验行转速调整，最终 30 例患者（48%）伴有 dPAP/PCWP 脱偶联（两者差值> 5mmHg），随访 1 年，以死亡和心力衰竭再入院为终点事件，多因素分析显示 dPAP/PCWP 脱偶联是唯一的显著预测因子。应用复合斜坡试验进行转速调整可改变 dPAP/PCWP 偶联状态，改变后的偶联状态与预后相关，对此类患者应用降肺动脉压药物或将 dPAP/PCWP 偶联作为转速调整的指标，使左右心更加匹配，有可能改善预后。

Imamura 等对 88 例 LVAD 患者行复合斜坡试验调整转速，按调整后的结果分为两组：①达到血流动力学目标 54 例。②未达到目标 34 例，随访 1 年，总体生存率两组无显著差异，再入院率有显著差异，达标组显著降低。文章指出，CVP 在血流动力学调整中最难达标，可用来反映右心功能，PAPi 是预测斜坡试验血流动力学调整能否达标的唯一指标。心力衰竭再入院的原因为左心卸负荷不够、瓣膜反流或右心衰竭，其中右心衰竭通常无法通过调整泵速解决，需通过术前患者合理选择、术后药物治疗来减少。

Imamura 等对 83 例 LVAD 患者行复合斜坡试验调整转速，51 例得到血流动力学优化，32 例未得到优化，统计 1 年内无血液相容性不良事件的生存率，其中优化组为 75%，未优化组为 44%（P=0.003），统计血液相容性评分显示优化组显著低于未优化组（P=0.021），此结果可能与优化组泵流量更高，热量传递好，不易出现泵内血流迟缓、生成泵内血栓有关。

鉴于复合斜坡试验的优势，Uriel 等进行了一个前瞻性、多中心、随机的预试验，明确此项操作是否可以指导左心室辅助泵转速调整及临床用药等，以及对临床结果的影响，初步显示复合斜坡试验在不同临床中心具有可行性，并更能指导转速和药物调整，但因是预试验，不良事件尚未达到显著差异，两组在生活质量方面都有所改善，但组间没有显著差异，需要延长观察时间进一步比较。

结合右心导管血流动力学参数的复合斜坡试验是指导随访期间转速调整与临床治疗、用药的重要手段，未来将会进一步规范及细化。

（施　野　徐丹青）

第十八节　术后心脏恢复

一、心脏恢复的发生率

随着机械辅助循环领域的技术进步及目前心脏供体相对缺乏的现状，LVAD 越来越广泛地应用于终末期心力衰竭患者，不仅可作为心脏移植前辅助治疗和永久替代治疗，也可作为心脏恢复的桥梁。

根据目前的报道，LVAD 植入后患者的心脏恢复发生率有很大差异（表 4-36）。有些回顾性研究显示心脏恢复的发生率很低（＜ 2%），而在一项前瞻性的 Harefield 研究中，心脏恢复的发生率高达 73%。美国器官共享联合网络（UNOS）的数据分析显示，长期 CF-LVAD 植入的患者中，5% 的患者可因心功能恢复而撤泵，撤泵 1 年后无死亡或心脏移植的比例为 66%，该研究纳入 594 例 HeartMate Ⅱ及 92 例 HeartWare HVAD 患者。另一项纳入 INTERMACS 中注册的 15 138 例 LVAD 患者的研究显示，LVAD 植入后心脏功能恢复的发生率为 1.3%，在心脏功能恢复的患者中，LVAD 植入后第 1 个月、第 3 个月和 2 年的心脏恢复发生率分别为 2.1%、14.6% 和 80%。

表 4-36　长期 LVAD 患者心脏功能和结构改善的前瞻性研究

团队	发表时间	研究人数	心力衰竭不同病因的发生率	心脏恢复的发生率	撤泵后未复发心力衰竭的发生率和随访时间
美国 LVAD 工作组	2007 年	67	NICM：55% ICM：45%	NICM：13.5% ICM：3.3%	100%；6 个月
柏林	2008 年、2011 年	188	NICM：100%	NICM：19%	分别为 74% 和 66%；3 年，5 年
犹他州心脏恢复计划	2016 年	154	NICM：60% ICM：40%	NICM：21% ICM：5%	无
Montefiore	2013 年	21	NICM：62% ICM：38%	NICM：23% ICM：0	100%；57 个月
哥德堡	2006 年	18	NICM：83% ICM：17%	NICM：17% ICM：0	33%；8 年
温哥华	2011 年	17	未记录	23%	100%；2 年
匹兹堡	2003 年	18	NICM：72% ICM：28%	NICM：38% ICM：20%	67%；16.5 个月
德克萨斯心脏研究所	2003 年	16	NICM：75% ICM：25%	NICM：58% ICM：50%	78%；14.3 个月
U.S.IMAC	2012 年	14	NICM：100%	NICM：67%	87.5%；17.5 个月
Harefield	2006 年	15	NICM：100%	NICM：73%	分别为 100% 和 89%；1 年，4 年
Harefield	2011 年	20	NICM：100%	NICM：60%	83%；3 年
雅典大学	2007 年	8	NICM：100%	NICM：50%	100%；2 年

注：NICM，非缺血性心肌病；ICM，缺血性心肌病。

一些前瞻性研究显示出更高的心脏恢复率，这些前瞻性研究的样本量均不大，且以非缺血性心肌病（NICM）患者为主，这也可能是它具有较高心脏恢复率的原因之一（表 4-36）。除了犹他州心脏恢复研究，其余研究的心脏恢复均被定义为由于 LVAD 植入后心脏功能和结构改善而撤泵，但其改善程度和具体标准在各研究中不同。在犹他州心脏恢复研究中，心脏恢复定义为 LVAD 植入后，在调低泵速时至少连续 2 次超声心动显示 LVEF ≥ 40%，且在之后的超声监测中 LVEF 不会低于 40%（与最终是否撤泵无关）。Montefiore 研究、德克萨斯心脏研究所研究、Harefield 研究及雅典大学研究有标准化的辅助用药方案，其余团队研究中的辅助用药未标准化。尽管研究设计存在差异，但大多数研究结果差别不大。柏林研究、Montefiore 医疗中心研究、哥德堡研究及犹他州心脏恢复计划研究的 NICM 患者心脏恢复率约为 20%，其中两次 Harefield 研究中，NICM 心脏恢复的发生率均很高，分别为 73% 和 60%。

这些研究中，心脏恢复和撤泵发生率的差异可能由多种因素造成，如研究设计不同，研究人群的多样性（心力衰竭类型，LVAD 植入前心脏重构的程度），在 LVAD 支持中药物治疗的差异，心功能监测方案的不同，设定心脏恢复及允许撤泵的标准不同，LVAD 卸负荷持续的时间不同等。

二、心脏恢复的预测因素

一项纳入 INTERMACS 中 15 138 例 LVAD 患者的研究，确定了 6 个心脏恢复的独立预测因素，包括 LVAD 植入时年龄＜ 50 岁、NICM、心脏病诊断时间＜ 2 年、无 ICD 植入、肌酐 ≤ 1.2mg/dl、左心室舒张末期内径（LVEDD）＜ 6.5cm。研究者进一步建立了 INTERMACS 心脏恢复评分（I-CARS），通过计算每个患者的预测因素对应的积分之和，来确定每个患者的得分以评估心脏恢复。得分在 0 ~ 9，心脏恢复低概率组 0 ~ 3 分，中概率组 4 ~ 6 分，高概率组 7 ~ 9 分。具体评分标准为：年龄＜ 50 岁计 1 分，NICM 计 3 分，诊断心脏病的时间＜ 2 年计 1 分，无 ICD 植入计 2 分，血清肌酐水平 ≤ 1.2mg/dl 计 1 分，LVEDD ＜ 6.5cm 计 1 分。I-CARS 性能良好，受试者工作曲线下面积（AUC）为 0.84（95%*CI* 0.81 ~ 0.87）。I-CARS 如果能够在更大的多中心队列研究中得到验证，则可常规用作心脏恢复的评估。

一项对 UNOS 数据库的分析显示，CF-LVAD 支持患者的心脏恢复独立预测因素为年轻、低血清肌酐、无 ICD 植入、较高的心指数。研究指出，年龄每增加 10 岁，心脏恢复的可能性就会下降 37%；血清肌酐每升高 0.1mg/dl，心脏恢复的发生率下降 13%；无 ICD 植入的心脏恢复概率增加 4 倍以上。该研究与前面提到的 INTERMACS 研究的独立预测因素相似。一些研究认为具有心脏恢复潜能的患者特征为年龄＜ 40 岁、NICM、心力衰竭持续时间小于 5 年。而年轻（年龄＜ 40 岁）且心脏病病程短（＜ 1 年）的 NICM 患者更容易撤除 LVAD。

三、心脏恢复的辅助治疗

（一）神经激素阻滞

多项研究表明，LVAD 患者的神经激素阻滞（NHB）治疗对心脏恢复具有积极作用。

2016年发表的一项研究表明，因心功能改善而撤泵的患者中，β受体阻滞剂（BBs）、血管紧张素转换酶抑制剂（ACEI）、血管紧张素受体阻滞剂（ARB）或盐皮质激素受体拮抗剂的使用更为频繁。一项回顾性队列分析显示，对于可耐受NHB治疗的LVAD患者，持续的NHB治疗可改善生存预后、提高生活质量。该研究纳入12 144例LVAD植入6个月后仍然生存的患者，根据NHB治疗情况进行分层，涉及的药物有：ACEI或ARB、BBs和盐皮质激素拮抗剂，以4年生存率和2年生活质量为主要评估指标。同时接受3种NHB治疗的患者生存率高于接受其他治疗的患者（*HR* 0.34；95%*CI* 0.28～0.41），即同时使用ACEI/ARB、BBs、盐皮质激素拮抗剂。接受任何NHB治疗的患者，4年生存率高于未接受NHB治疗的患者（56.0% *vs.* 43.9%）。与未接受NHB治疗的患者相比，接受NHB治疗患者的Kansas城市心血管问卷评分和6分钟步行试验评分更高。另一项纳入142例扩张型心肌病LVAD的前瞻性研究中，将患者分为3组，第1组34例患者为标准药物组，同时予BBs、ACEI/ARB、醛固酮拮抗剂；第2组45例患者，不用任何一种药物；第3组患者服用这些药物的不同组合，但不同时服用这3种药物。LVAD植入后1个月、2个月、3个月、4个月、6个月、9个月、12个月行超声心动图检查，结果显示，标准药物组患者心功能改善最大。此外，一项前瞻性多中心研究，纳入6个中心共40例NICM的晚期心力衰竭患者，LVAD为HeartMate Ⅱ，药物治疗方案为：赖诺普利40mg qd、螺内酯25mg qd、地高辛0.125μg qd、洛沙坦150mg qd、卡维地洛25mg bid，在低转速（6000转/分）超声下测定心功能。其中4例不可评估，其余36例中18例（50%）达到预定心脏恢复标准并撤除LVAD，撤泵患者的LVAD平均支持时间为（351±165）天，撤泵前EF（55±5）%（6000转/分，观察15分钟）。18例撤泵患者中，1例在撤泵后15天时死于自杀，1例在577天时心力衰竭复发，1例在639天时患肺炎，1例行心脏移植，剩余14例无特殊情况。该前瞻性多中心研究的用药方案与Harefield研究第一阶段的用药方案相似，但是并未使用Harefield研究第二阶段的药物双氯醇胺。

1．β受体阻滞剂 BBs对心力衰竭有明确的心脏保护作用，是慢性心力衰竭患者的主要治疗方法，对症状改善和预后有益。心脏恢复患者BBs使用率更高，加用ACEI/ARB后，心脏恢复概率提高250%。

有报道显示，心脏手术患者的BBs治疗，影响了分离效率和常驻心脏祖细胞表型，心脏祖细胞表型为心肌球来源细胞（CDC）的形式。β受体阻滞的CDC具有独特的免疫表型、miRNA和/或基因表达谱，与未受β受体阻滞的CDC相比，具有减少纤维化和增强再生的特征，因此推测在衰竭心脏中BBs治疗和LVAD支持可能对常驻祖细胞的生物增强有协同作用。另一项研究显示，BBs治疗对内源性心脏修复细胞具有抗纤维化作用。该研究旨在揭示慢性心力衰竭患者在心脏外科手术中活检的临床资料与心肌球（CSs）和CDC的产量和表型之间的关系。BBs治疗与CSs的产量和CDC的表型改善之间呈显著相关。与没有使用BBs的患者相比，BBs治疗下CDC减少纤维样$CD90^+$亚群，Ⅰ型胶原表达减少，心脏基因表达增加。此外，与未予BBs治疗相比，BBs治疗下的CDC有独特的miRNA表达谱，与减少的纤维化特征（miR-21、miR-29a/b/c下调）和增强的再生潜能（miR-1、miR-133、miR-101 上调）相一致。β_1 受体阻滞剂对 CDC 有细胞保护和抗纤维化作用。

2．血管紧张素转换酶抑制剂 在 LVAD 支持期间，现有的一些研究对胶原含量是增加还是减少存在矛盾，ACEI 对胶原合成有重要影响。在没有服用 ACEI 的患者中，总胶原和交联胶原增加，而在服用 ACEI 的患者中，两种胶原参数均降至正常水平。心肌硬度的变化与交联胶原含量的变化平行。

动物和人类研究表明，基质金属蛋白酶（MMP）及其抑制剂基质金属蛋白酶组织抑制剂（TIMP）具有动态表达，其动态表达与肥大刺激、局部缺血或梗死的严重程度相关，有利于心脏重构。与未衰竭心脏相比，心力衰竭下的非缺血性和缺血性扩张型心肌病的左心室心肌 MMP 活性增加超过 2 倍。相比之下，心力衰竭中 TIMP 的表达和活性降低。心力衰竭时，MMP 水平升高，而内源性抑制剂 TIMP 水平降低，骨桥蛋白和骨粘连蛋白等基质细胞蛋白水平也升高。

研究表明，单独行 LVAD 植入，MMP 和 TIMP 水平并未逆转至非心力衰竭水平。但同时使用 ACEI，MMP 降低，TIMP 增加，ACEI 治疗可改善 MMP/TIMP 比值，降低心肌胶原含量，骨桥蛋白等基质细胞蛋白可恢复到正常水平，但 SPARC 水平仍然升高。

（二）双氯醇胺

人们担心由于 LVAD 植入后心脏长期卸负荷，心肌出现潜在损害和退行性改变，类似于长骨骨折后骨骼肌萎缩，这可能也是 LVAD 后心脏恢复率较低的原因之一。故有研究者认为，要使 LVAD 植入后心脏恢复，除了长期卸负荷所带来的逆向重塑的有益影响，还需要在心肌肥大消退后诱发生理性心肌肥大，以获得成功撤泵，双氯醇胺的作用正好满足这一要求。

双氯醇胺具有诱导生理性骨骼肌和心肌生长的双重能力。双氯醇胺是一种选择性的 β_2 受体激动剂，能引起骨骼肌肥大。研究表明，双氯醇胺治疗引起的体重增加和骨骼肌肉肥大与体内脂肪减少有关（再分配）。肥大的骨骼肌具有更强、更快的对抗能力。有人认为，双氯醇胺诱导的骨骼肌肥大可能通过局部产生胰岛素样生长因子 -1（IGF-1）介导。有研究报道了一个持续性功能性心肌细胞肥大的模型，该模型是通过组织限制性转基因编码，在骨骼肌中表达的局部作用的胰岛素样生长因子 -1（mIGF-1）。在他们的报道中，发现了肥大心肌细胞，这些心肌细胞摆脱了与年龄相关的肌肉萎缩，保留了年轻动物对肌肉损伤的增殖反应。

研究发现，双氯醇胺可以诱导大鼠心肌肥大。双氯醇胺刺激新生大鼠心肌细胞 48 小时后，心肌细胞明显肥大，其分子和功能指标符合生理性心肌肥大。在健康的正常大鼠心脏中，双氯醇胺刺激左心室肥厚具有生理分子表型，如心房利尿钠肽（ANP）的 mRNA 水平升高，α- 骨骼肌肌动蛋白和 β- 肌球蛋白重链没有同时增加，肌质网钙 ATP 酶 2a（SERCA2a）和磷蛋白 mRNA 表达正常。双氯醇胺诱导的肥厚心脏纤维化程度也正常。这与异丙肾上腺素引起的病理性肥大形成鲜明对比。研究发现，双氯醇胺能将压力超负荷导致的肥厚左心室的病理功能和分子标志物转化为正常的能力，如双氯醇胺治疗的心脏中，SERCA2a mRNA 水平和正常胶原浓度改善，相应的心脏收缩和舒张功能改善。研究还发现，在绵羊肺动脉环缩术 6 周半后，双氯醇胺改善了右心室的收缩功能。一些研究表明，β_2 受体过度表达在小鼠心脏中具有有益作用。其中一项研究表明，只要受体过度表达不超过一定的“阈值”，β_2 受体对心脏功能的积极作用就会延长。也有研究表明，在成年大鼠心室肌细胞，β 受体介导的凋亡信号大部分从 β_2 受体分离出来，而且是由 β_1 受体选择性介导。有研究利用基因转移技术证明 β_2 受体的表达增强了卸负荷心力衰竭心脏的功能恢复。由于大多数 β 肾上腺素能刺激的毒性作用似乎主要是通过 β_1 受体介导的，因此推测同时使用 β_2 受体激动剂如双氯醇胺和选择性 β_1 受体阻滞剂具有潜在益处。

Harefield 研究的药物治疗中加入了双氯醇胺，心脏恢复的发生率高于以前的研究。该研究纳入 15 例非缺血性心肌病植入 LVAD 的患者，药物治疗包括两个阶段，在第一阶段旨在加强心脏的逆向重构，当患者停止正性肌力治疗且终末器官恢复即开始，采用 4 种药物进行治疗。4 种药物及最大剂量依次为：赖诺普利 40mg/d，卡维地洛 50mg bid，螺内酯 25mg/d，氯沙坦 100mg/d。第二阶段的药物治疗是在 LVAD 植入后左心室舒张末期内径缩至最小开始的。根据超声心动图评估，当左心室大小保持不变至少 2 周时开始给予双氯醇胺，首次给予双氯醇胺（β_2 受体激动剂）40μg bid，然后调至 40μg tid，最后 700μg tid。经过剂量调整，使静息心率保持在 100 次 / 分以下。在开始使用双氯醇胺之前，用选择性 β_1 受体阻滞剂比索洛尔取代卡维地洛。15 例患者中有 11 例（73%）心脏恢复，在植入 LVAD 平均（320 ± 186）天时撤泵，撤泵后 1 年和 4 年无心力衰竭复发的累计比率分别为 100% 和 88.9%。之后 Harefield 团队在 CF-LVAD 辅助患者中重复了他们的研究，心脏恢复率高达 63%。

（三）干细胞治疗

目前，对心力衰竭患者的 LVAD 联合干细胞治疗的临床前资料很少，根据现有的临床试验，LVAD 联合干细胞治疗是一种很有前途的方法，但需要更多的临床数据和患者来支持其临床研究。

有研究者认为，与传统治疗方法不同，干细胞治疗可能导致心肌细胞再生，减轻心室重构，改善心功能。一项荟萃分析比较了 31 个独立临床试验中给予自体细胞与不给予自体细胞或给予安慰剂的心力衰竭患者，结果显示，细胞疗法显著降低心力衰竭患者的死亡率（*RR* 0.48，95%*CI* 0.34 ~ 0.69）和因心力衰竭再入院治疗的发生率（*RR* 0.39，95%*CI* 0.22 ~ 0.70）。

一项纳入 11 项 LVAD 联合干细胞治疗研究的荟萃分析显示，接受干细胞治疗患者的心脏恢复发生率为 7%。该荟萃分析共 57 例患者接受干细胞治疗，另有 10 例患者注射培养基作为对照，注射的细胞类型分别为自体骨髓单核细胞、异体间充质干细胞、自体骨骼肌成肌细胞、骨髓单核细胞，注射部位分别为心肌内、心外膜、冠状动脉内，其中 4 例心功能恢复，均为接受干细胞治疗患者。LVAD 后室性心律失常的发生较常见，一项荟萃分析显示约为 29.4%。11 项 LVAD 联合干细胞治疗的研究中，LVAD 联合干细胞治疗的室性心律失常发生率（16.3%）低于单独应用 LVAD 的室性心律失常发生率（29.4%），有显著统计学差异（*P*=0.06）。该 11 项研究中，有 4 项未对心律失常进行报道，2 项研究未发生心律失常，剩余的 5 项研究共 53 例患者，其中干细胞治疗 43 例，LVAD 联合干细胞治疗的心律失常发生率为 34.9%（15/43），7 例（16.3%）为室上性心律失常，7 例（16.3%）为室性心律失常，1 例（2.3%）心脏停搏。

该荟萃分析中最大规模的随机双盲试验表明：LVAD 联合干细胞治疗可能有助于心肌恢复且具有安全性。该试验纳入 30 例患者，在 LVAD 植入时心肌内注射异体间充质干细胞或培养液，30 例患者以 2∶1 随机分组。植入后 90 天未发生 1 例安全事件（感染性心肌炎、心肌破裂、肿瘤、过敏反应、免疫致敏），在 90 天时，50% 的 LVAD 支持联合干细胞治疗患者和 20% 的对照组患者成功停用 LVAD 支持 30 分钟（P=0.24），对照组有 3 例死亡，联合干细胞治疗组无 1 例死亡。12 个月时，30% 的联合干细胞治疗组患者和 40% 的对照组患者成功暂时停用 LVAD 支持（P=0.69），6 例联合干细胞治疗组患者死亡。虽然这项研究规模较小，但安全性令人鼓舞，表明 LVAD 联合干细胞治疗可能有助于心肌恢复，但治疗效果在给药后 12 个月减弱。异体间充质干细胞是具有广泛增殖潜能的多能干细胞，能分泌大量生长因子和血管生成因子，如基质细胞衍生因子 -1、肝细胞生长因子 -1、胰岛素样生长因子 -1、血管内皮生长因子和白介素 -6。通常认为异体间充质干细胞治疗心血管疾病的主要机制是通过细胞的旁分泌作用介导的。

四、LVAD 的撤除

LVAD 植入后，心脏功能的恢复使 LVAD 撤除成为可能，虽然一些中心已经发表了 LVAD 撤除的经验和方案，但尚没有通用的 LVAD 撤除方案。

Harefield 的研究植入的 LVAD 为搏动泵 HeartMate，所用的撤泵方案多次被其他研究运用。在 LVAD 植入后第一个月每周进行一次超声心动图检查，6 个月内每 2 周进行 1 次，之后每月进行 1 次。第 4 周后，心脏超声分别在 LVAD 开启和关闭时测量，关泵时间为 5 分钟和 15 分钟，关泵前注射 10 000U 肝素防止泵内血栓形成。超声心动图常规测量收缩期和舒张期的左心室内径、左心房内径、射血分数、评估瓣膜情况。如果 LVAD 停止 20 分钟而无不良反应，则进行 6 分钟步行试验，并重复超声心动图检查明确心肌储备。一旦患者能够在 6 分钟内行走 450m，并且超声测量没有恶化，每个月都会在 LVAD 开启和关闭的情况下进行心肺运动试验。LVAD 关闭 15 分钟后，如果符合下列标准，则可考虑撤泵：LVEDD ＜ 60mm，左心室收缩末期内径＜ 50mm，左心室射血分数（LVEF）＞ 45%，左心室舒张末期压力＜ 12mmHg，静息状态下 CO ＞ 2.8L/（min · m^2），最大耗氧量（VO_{2max}）＞ 16ml/（kg · min），二氧化碳通气当量斜率（VE/VCO_2）＜ 34。

有研究在休息和运动 / 压力下，以及达到最大心力衰竭药物剂量后，在完全和部分或无 LVAD 下（调低泵速或关泵 30 分钟）进行撤泵评估，LVAD 撤除的潜在标准为超声心动图：LVEF ＞ 40% ~ 50%，左心室舒张末期内径＜ 60mm，左心室收缩末期内径＜ 50mm；心肺运动试验：VO_{2max} ＞ 16ml/（kg · min），VE/VCO_2 ＜ 35；右心导管检查：PCWP ＜ 15mmHg，CO ＞ 2.2L/（min · m^2）。

Dandel 及其同事的 LVAD 撤泵方案在其他研究中应用的较多。在非缺血性慢性心肌病心力衰竭患者，LVAD 植入后和患者出院前，每周行超声心动图，此后随访检查的频率在 1 ~ 4 周之间变化，植入 LVAD 为搏动泵和连续血流泵。LVEDD 减至 60mm 后，室壁运动良好，可行停泵试验。关泵前，给予肝素（根据 INR 值，剂量 60 ~ 100U/kg）防止泵内血栓形成。肝素诱导的血小板减少症患者，在关泵试验前 1 小时开始接受阿加曲班输注［2μg/（kg · min）］。对于搏动性 LVAD，逐步降低泵速至最低泵速，然后间歇停泵，最初停泵时间 3 ~ 4 分钟，之后根据情况可延长至 15 分钟。在轴流泵患者中，停泵导致逆向血流，可能会影响心功能的评估，2 ~ 3 分钟内逐步降低转速，使其在 1 个心动周期内接近零流量。心脏功能改善的患者中，这样的关泵试验每周进行一次，直到心功能恢复到最大值，并且没有进一步的改善。关泵试验在静止状态下进行测量，无任何正性肌力药物支持，如果符合下列标准，则可考虑撤泵。超声心动图：LVEDD ≤ 55mm，LVEF ≥ 45%，没有或＜中量二尖瓣和 / 或主动脉瓣反流，无右心室扩张（右心室内径＜ 35mm，短 / 长轴比＜ 0.6），无或最高中量三尖瓣或肺动脉瓣反流；右心导管：CO ＞ 2.6L/（min · m^2），PCWP（平均值）＜ 13mmHg，右心房压（平均值）＜ 10mmHg；心电图：在关泵试验期间为窦性心律，心率＜ 90 次 / 分，心率增加不超过 25%；肱动脉平均压≥ 65mmHg。

Frazier 及其同事主张在 LVAD 充分卸负荷后（如正常的左心室压力和最小的二尖瓣反流），在最小泵速下进行主动脉瓣开放时间的规范化评估，具体操作如下：植入的 LVAD 为 HeartMate Ⅱ及 HeartWare HVAD，恢复初期后（通常为 3 ~ 6 个月），每月为门诊患者进行评估是否启动心室恢复方案，定期行超声心动图评估左心室功能。初始阶段以心室卸负荷为特征，目的是通过增加转速，减少左心室容积，将 LVEDD 降低到正常值上限，纠正或减少二尖瓣反流。最初，只有当主动脉瓣在整个心动周期内保持关闭时，才满足这些条件。当患者临床稳定，设备速度会短暂降低到 6000 转 / 分，主动脉瓣开启时间由超声心动图测量，这种转速的瞬时降低不需要做抗凝调整。一旦主动脉瓣开启时间在 6000 转 / 分时超过心动周期的 10%，泵速可逐渐减低。LVAD 撤泵的主要标准是：泵速 6000 转 / 分时主动脉瓣开放时间正常化（大约占心动周期的 33%），在维持泵速下 LVEDD ＜ 60mm。如果心动周期在最低泵速时恢复正常，开始接受运动试验（多巴酚丁胺和 / 或自行车负荷或负荷超声分析）和心肌耗氧量（MVO_2）测量。该研究撤泵患者平均最大耗氧量值为（21.1 ± 8.9）L/min，在预测值的 56% 范围内（ ± 19%）。然而，这些测试仅为门诊超声心动图检查的补充，用于证实是否具有足够的心功能储备，允许撤除 LVAD，并不作为一个明确的撤泵措施。

有研究者采用三步法评估心脏功能，在达到最大允许剂量的心力衰竭药物治疗后，如果泵速调小时超声心动图显示 LVEF ＞ 40%（步骤 1），则进行心肺压力试验（步骤 2），然后行右心导管检查（步骤 3）。评估均在休息和运动高峰时进行，LVAD 处于完全支持或降至尽可能低的流量。第 1 天，静息状态、完全 LVAD 支持和降低泵速下，行超声评估；第 2 天，完全 LVAD 支持下，行自行车心肺运动试验；第 3 天，LVAD 降低泵速，心肺运动试验联合运动超声评估；第 4 天，静息状态、完全 LVAD 支持和降低泵速下，行右心导管检查，然后降低泵速下行自行车心肺运动试验。HeartMate Ⅱ泵速每分钟降低 400 转，达到允许的最低泵速 6200 转 / 分。当泵速达到 8000 转 / 分时，给予 5000U 肝素（如果 INR ＜ 2.5）。每 15 分钟重新注射肝素 2000U 以维持 ACT 200 ~ 250 秒。如果患者出现症状或血压下降 20%，则停止降低泵速。

有研究者亦将撤泵方案分为 3 步（4 天），与上述三步法评估心脏功能有相似之处。步骤 1 包括必要时肝素化，血压和超声心动图评估，若血压稳定且超声心动图 LVEF 超过 45%，则调小 LVAD 泵速。步骤 2 的第 1 天包括 LVAD 支持下的心肺运动测试和超声心动图评估。如果 VO_2 ＞ 16ml/（kg · min），LVEF ＞ 45%，LVEDD ＜ 55mm，则第 2 天重复心肺运动试验，将 LVAD 调低转速或关闭（如为搏动泵），行超声心动图检查。然后，恢复到以前的设置。步骤 3 包括静息时右心导管置入。当 PCWP ＜ 14mmHg，CO ＞ 2.5L/（min · m^2）时，再次降低泵速。HeartMate Ⅱ泵速可以降低到 6000 转 / 分（肝素化，在密切的临床及超声心动图监测下每分钟降低 400 转）。对于 HeartWare HVAD，有人建议可以使用球囊导管暂时阻塞流出管道套管，以便在没有 LVAD 支持的情况下进行侵入性血流动力学检查和超声心动图评估。

对于外科医师来说，LVAD 撤泵后心力衰竭复发需要再次植入 LVAD 是一项具有挑战性的手术。作为心肌恢复患者的一种替代选择，LVAD 的停用已在多个中心得到应用。Macgowan 和他的同事报道了一例微创 LVAD 停用手术，他们将装置放在原位，切断传动系统，通过一个小的开胸手术结扎 LVAD 的流出管道。他们的停泵标准包括 CT LVEF ＞ 40%，PAWP ＜ 15mmHg，低 LVAD 血流量时 CO ＞ 1.8ml/（min · m^2）。已有报道，用微创方法对 2 例心肌恢复患者停用 LVAD，即使用血管塞以经皮血管内方式阻断 LVAD 流出管道。虽然装置的停用手术为微创，但理论上存在长期随访过程中的感染和血栓栓塞事件风险。另外，需注意的是，在 LVAD 停用后，没有确定的数据或抗凝治疗策略。

五、心脏的逆向重构

越来越多的证据表明，在逆向重构的心脏中，尽管心脏的大小和功能趋于正常化，但与心力衰竭相关的分子改变仍然存在，特别是在转录组、代谢组和细胞外间质中。因此，应该将逆向重构与真正的心肌恢复区分开来，真正的心肌恢复是指衰竭的心脏重新获得正常的功能和分子组成。2016 年 6 月，美国国家心肺血液研究所（NHLBI）专家组会议定义心脏恢复：心肌病理状态的逆转，心脏结构和功能显著改善以持续避免心力衰竭复发。

心力衰竭时心脏重构发生，心脏的整体结构、细胞和细胞外组成发生变化。心脏重构时心肌细胞肥大、凋亡和收缩力降低，对基因表达、蛋白质功能、信号转导途径、代谢过程和电生理特性均产生影响，也会引起心肌细胞外基质和心肌成纤维细胞性质的广泛变化。心脏重构在结构方面可通过心室舒张末期压力 – 容积关系（EDPVR）的变化进行量化。EDPVR 的变化是由于心肌细胞的长度、宽度和组织的变化，与大量细胞、分子和细胞外变化有关。

（一）心力衰竭心脏的逆向重构

心力衰竭心脏使用药物治疗和 LVAD 卸负荷后，可产生逆向重构。ACEI 和 BBs，都可在一定程度上减小心脏的大小。LVAD 卸负荷后，心脏的 EDPVR 基本上可以恢复至正常值。心脏逆向重构与细胞和分子变化相关，导致以下变化：心肌细胞减小；在非衰竭心脏，与兴奋－收缩偶联相关的基因表达水平恢复；LVAD 支持和 ACEI 治疗降低了心脏总胶原含量，间质纤维化减少；LVAD 支持后心肌微血管密度增加；将异常胚胎基因程序逆转为未心力衰竭心脏的基因程序。

（二）基因表达的改变

一些研究在不同程度上证实，在逆向重构的心室中，重构心肌的许多细胞特征可能更接近于未衰竭的表型。早期研究发现，胚胎基因表达谱与心脏病发病有关。然而，尚未发现揭示病因的基因表达谱和相应的正常化特征。2005 年，一项对 199 份来自心力衰竭、非心力衰竭和 LVAD 患者心脏的心肌样本的转录分析显示，3000 个以上基因的表达出现与心力衰竭相关的显著变化；然而，LVAD 卸负荷后并未导致普遍的转录恢复，这些基因只有 5% 在 LVAD 植入后表达水平正常。此外，与正常心肌相比，LVAD 支持下逆向重构的心脏中有一个新的基因亚群失调，且这些基因在逆向重构过程中的功能未知。这些发现表明，尽管 LVAD 植入后心室功能恢复正常，但异常基因表达变化仍然存在。一些研究关注于特定基因的上调和下调，如与整合素信号通路相关的基因变化，以及编码肌节蛋白和细胞骨架蛋白的基因变化。一项对植入 LVAD 时和心功能恢复撤泵时采集的 6 对心脏样本分析报告，整合素信号通路与心脏恢复显著相关，揭示了在心血管功能中发挥重要作用的一个已知通路（cAMP 信号通路）中的新基因 *EPAC2*，其表达随着心脏功能恢复而下调，与心肌收缩力、代谢和功能的改善相关。整合素信号通路中的基因主要包括：整合素 α_5（*ITGA5*，上调 2.0 倍）、α_1 肌动蛋白（*ACTN1*，上调 2.4 倍）、肌动蛋白相关蛋白 2/3 复合物（*ARP2/3*，上调 1.6 倍）、谷胱甘肽结合蛋白（*Cdc42*，上调 1.3 倍）、视紫红质（*RHO*，下调 1.3 倍）、长春花素（*VCL*，下调 1.4 倍）、蛋白磷酸酶 1 调节亚基（*MLCP/PP1R12B*，上调 1.5 倍）。为了研究已报道不同研究中基因表达的变化，Ton 等回顾了 8 项 2003—2014 年心力衰竭患者的研究，其中包括 LVAD 植入前后的心肌基因表达数据，这一研究具有不同的基因表达平台和患者人群，以跨越这些差异方法找到共同基因表达变化。研究人员发现，免疫调节途径，特别是涉及肿瘤坏死因子、PIK3-AKT 信号通路、金属硫蛋白介导的抗氧化作用为其共同途径，这与免疫反应作为心脏损伤和修复介质的概念相呼应。

正如心力衰竭的动物模型指导了其研究一样，动物模型继续为逆向重构和心脏恢复提供价值。在先前发现的基础上，扩展了可逆性扩张型心肌病转基因小鼠模型的研究，其特征是在心力衰竭和恢复心肌的转录和表观遗传的变化（表观遗传指生物体的改变由修改基因表达，而不是改变遗传密码本身），表明左心室结构和功能的改善不仅仅是逆转基因表达失调的问题。左心室结构和功能的改善伴随着一组新的基因表达，这些基因与细胞外基质、细胞骨架、肌原纤维节和兴奋－收缩偶联相关，突出了不同于终末期衰竭心肌和正常心肌转录组的变化。这种可逆性扩张型心肌病的转基因模型，还可以检测逆向重构心脏承受第二次血流动力学压力的能力，这种压力超负荷是通过主动脉收缩实现的。随着更多的心力衰竭相关基因恢复正常，心脏有更大的能力承受第二次血流动力学压力。

除蛋白 RNA 外，非编码 RNA 在转录和翻译水平的基因表达调控中也起着重要作用。这些非编码转录被分为小的非编码 RNA，包括 miRNA 和长的非编码 RNA（lncRNA）。

（三）miRNA 改变

miRNA 是心脏多方面应激反应的重要组成部分。与 RNA 诱导的沉默复合物结合，这些短的 lncRNA 可以促进 mRNA 降解或抑制蛋白质翻译。心肌 miRNA 受血流动力学应激的调节，在动物模型中已被证明能再现衰竭心脏的特征。早期的 miRNA 逆向重构研究有不同的结果。一项研究发现，在 LVAD 植入后，28 个 miRNA 在恢复正常的衰竭心肌样本中上调，而卸负荷的衰竭心肌中 mRNA 信号基本不变。这项研究的局限性在于，对不同患者的未配对组织样本进行比较，分子研究得出的结论与配对样本和未配对样本的结论可能存在差异。有趣的是，2014 年发表的一项成对样本的研究显示，miRNA 的表达在 LVAD 卸负荷后没有显著变化。除了成对的组织样本，方法上的差异、小样本量和不同的患者群体可能是导致这些研究结果不同的原因。

为了具体分析 miRNA 在心肌恢复中的作用，Ramani 等检测了 14 例左心功能恢复患者和 14 例左心功能未恢复患者的心肌 miRNA 表达模式。在植入 LVAD 时，4 个 miRNA（miR-15b、miR-23a、miR-26a、miR-195）在 LVAD 恢复组的表达水平低于 LVAD 依赖组。撤泵患者中，植入 LVAD 时的 miR-23a 和 miR-195 表达水平也较低。有趣的是，这些 miRNA 的表达水平在 LVAD 植入后保持不变。此外，miR-23a 和 miR-195 在左心室恢复与正常心肌样本中的水平相似，提示这些 miRNA 可能是 LVAD 植入时心力衰竭严重程度的反映，而不是逆向重构或可恢复的标志。

血清 miRNA 标志物作为心室功能的生物标志物也进行了探索。一项研究评估了健康人、稳定型心力衰竭患者和晚期心力衰竭患者接受 LVAD 植入后心肌组织和血清中 miRNA 的表达情况，结果显示，前两组中，小于 0.1% 的循环 miRNA 是心脏特异性 miRNA。然而，接受 LVAD 植入的晚期心力衰竭患者中，心肌特异性 miRNA（miR-208a、miR-208b、miR-499）及肌肉特异性 miRNA（miR-1-1、miR-133b）的血清水平增加 140 倍。在 LVAD 支持期间（LVAD 植入后 3 个月和 6 个月），这些 miRNA 的血清水平下降到接近正常水平。这个 miRNA 信号是卸负荷的反映，还是仅作为心肌损伤的一个标志，仍然没有答案。有必要对循环 miRNA 表达模式进行进一步的研究，并对逆向重构进行严格的评估。了解 miRNA 的表达模式是否可以通过逆向重构实现正常化，在心肌恢复领域具有重要意义。即使是单个 miRNA 也能引起巨大的生物学效应，持续的失调状态很容易影响衰竭心肌恢复的能力。

（四）长链非编码 RNA 改变

lncRNA 是一组非编码 RNA 转录物，包含 200 个以上核苷酸，位于蛋白质合成基因内或之间。lncRNA 可以在不同的水平上调节基因表达，在 mRNA 上作为染色质结构的表观遗传修饰剂，形成大分子复合物组装的分子支架，或直接与蛋白质相互作用。lncRNA 的表达改变已经在小鼠心力衰竭模型中显示，且与人类心力衰竭中的不良重构相关。

通过对心力衰竭 LVAD 植入前后的 16 对组织样本进行全面的测序分析发现，在卸负荷后，非编码 RNA 表达模式显示 lncRNA 具有最动态的表达变化。mRNA 和 miRNA 的表达水平未正常化，再次强调了逆向重构心脏持续异常的转录状态。尽管受队列规模的限制，本研究中使用的综合分析（以前没有在人类衰竭心肌样本中使用过）揭示了大量在人类衰竭心肌中差异表达的 lncRNA（近 18 000），强调了转录组的复杂性，但是特定 lncRNA 表达改变及其重要功能仍是未知的。

lncRNA 和其他非编码 RNA 在心肌病发病机制中的作用及其对逆向重构的作用仍在研究中。功能和靶点的多样性使得非编码 RNA 对疾病具有强大的调节作用，这也影响了疾病状态下对其功能的精确研究。

（五）逆向重构中的代谢变化

在健康的成年心肌细胞中，心肌的主要能量来源是线粒体中的脂肪酸 β 氧化。衰竭心肌线粒体氧化脂肪酸的能力受损，同时糖酵解增加。尽管 β 受体阻滞剂下的逆向重构能使心脏代谢向葡萄糖代谢增加的方向转变，但在逆向重构的过程中缺乏更详细的代谢变化数据。心脏可以氧化其他底物，如乳酸、酮体和氨基酸。在动物和人类衰竭的心脏组织中，酮体氧化作用增强。与无病心肌相比，衰竭心肌中调节酮体代谢的酶上调，而调节葡萄糖和脂肪酸代谢的酶下调。

一项对 LVAD 植入前后的成对心肌组织样本的代谢表型的研究表明，LVAD 植入前的衰竭心肌中葡萄糖 -1- 磷酸和葡萄糖 -6- 磷酸的水平降低，这是葡萄糖利用率降低的标志；LVAD 植入后，糖酵解增加仍然存在，但氧化代谢没有明显变化，这表现在卸负荷的心肌中丙酮酸和乳酸的高水平上。尽管 LVAD 卸负荷，但三羧酸循环异常仍然存在，表现为琥珀酰辅酶 A 与乙酰辅酶 A 比值降低。衰竭心肌线粒体体积密度降低。在一个小样本的研究中，与无逆向重构的患者相比，逆向重构患者线粒体功能和结构的改善更为明显。LVAD 卸负荷后心磷脂可恢复正常，心磷脂是一种对 ATP 的形成和底物转运有重要作用的线粒体膜上的脂质成分。

（六）细胞外基质的变化

细胞外基质（ECM）具有多种功能：提供结构支持，是生长因子和细胞因子的贮存库，为不同分子的运输提供途径，促进细胞间的通信。

在衰竭和逆向重构心肌，关于 ECM 的结构功能中，胶原含量受到较多关注。在 LVAD 支持期间，现有的数据对胶原含量是增加还是减少存在矛盾。然而，ACEI 治疗对胶原合成有重要影响。在没有服用 ACEI 的 LVAD 患者中，总胶原和交联胶原增加，而在服用 ACEI 的患者中，两种胶原参数均降至正常水平。

动物和人类研究表明，基质金属蛋白酶（MMP）及基质金属蛋白酶抑制剂（TIMP）具有动态表达，这取决于肥大刺激、局部缺血或梗死的严重程度，这些变化会导致心脏重构、心室扩张、功能下降。在心力衰竭时，MMP 水平升高，TIMP 水平降低，骨桥蛋白和 SPARC 等基质细胞蛋白水平升高。与非衰竭心脏相比，非缺血性和缺血性扩张型心肌病的左心室心肌 MMP 活性增加超过 2 倍。相比之下，心力衰竭时 TIMP 的表达和活性降低。在心脏逆向重构和恢复中，MMP 和 TIMP 的变化尚未得到广泛研究。一项研究表明，单独 LVAD 卸负荷后 MMP 和 TIMP 水平并未逆转为非心力衰竭水平，但在卸负荷过程中同时使用 ACEI，MMP 降低，TIMP 增加，MMP1/TIMP1 比例正常化。

除其结构功能外，ECM 还可以影响细胞外细胞因子和信号蛋白及其与细胞的通信，主要通过基质细胞蛋白影响。基质细胞蛋白包括骨桥蛋白、SPARC、凝血酶敏感蛋白、肌腱蛋白和骨膜蛋白，这些蛋白与细胞表面受体、生长因子和其他 ECM 蛋白相互作用，作为 ECM 蛋白之间的联系来调节细胞行为。重要的是，基质细胞蛋白的水平在应激反应中增加。LVAD 可恢复 ECM 纤维、骨桥蛋白水平和基底膜。然而，胶原蛋白加工的调节器如 SPARC（结合脯氨酸胶原，参与成熟和交联胶原纤维的加工和组装）升高。因此，除了纤维含量的变化，ECM 非纤维的异常在逆向重构时仍然存在。此外，MMP 和基质细胞蛋白还可以降解 ECM 中的非纤维成分，如细胞因子和生长因子。

六、中国医学科学院阜外医院心脏恢复研究

（一）心脏恢复的发生率

中国医学科学院阜外医院心脏恢复的定义为：由于 LVAD 支持后心脏功能和结构改善而撤泵。截至 2022 年 7 月底，中国医学科学院阜外医院 LVAD 患者总数为 67 例，其中苏州同心 33 例，重庆永仁心 16 例，深圳核心 18 例，其中 2 例心脏功能恢复后顺利撤泵，心脏恢复的发生率为 2.98%。

（二）心脏恢复患者介绍

患者 1：男性，24 岁，因“扩张型心肌病，急性心力衰竭”于 2017-09-28 在外院行 ECMO 辅助，2017-10-11 转入中国医学科学院阜外医院，转入当日行 IABP 辅助循环，2017-10-12 行“LVAD 植入术 +ECMO 撤除术”。LVAD 为苏州同心泵（全磁悬浮、连续血流泵），植入早期转速为 3200 转 / 分，继续 IABP 辅助治疗。术后第 1 天拔除气管插管，术后第 3 天撤除 IABP。术后应用小剂量多巴胺辅助循环，术后第 9 天停用多巴胺。

患者 LVAD 植入后予 β 受体阻滞剂（比索洛尔）、ACEI（卡托普利）、血管紧张素受体阻滞剂（坎地沙坦）、盐皮质激素拮抗剂（螺内酯）及地高辛等药物治疗，根据情况酌情调整药物剂量。患者术后第 10 天开始功能锻炼，包括握拳、抬腿、钩脚、坐起、站立、蹬车、行走等，根据患者心功能及耐受情况逐渐增加运动项目及运动量。术后第 2 个月 6 分钟步行距离为 340m，随着患者心功能改善，术后第 3 个月增至 549m。

LVAD 植入前 LVEF 20%，LVEDD 68mm，术后随着患者心功能改善，逐渐调低 LVAD 转速，LVEF 稳定于 50% 左右，于 2018-03-27 顺利撤泵，LVAD 辅助时间为 166 天。患者撤泵后正常工作、生活，2022 年 7 月患者复查超声 LVEF 60%。具体超声心动图情况见表 4-37。

患者 2：男性，36 岁，因“心脏瓣膜病，先天性主动脉瓣二叶瓣畸形，主动脉瓣右冠瓣脱垂并重度反流，心力衰竭”于 2019-07-10 行“LVAD 植入术 + 主动脉瓣位生物瓣置换”。LVAD 为苏州同心泵（全磁悬浮、连续血流泵）。术后治疗方案同患者 1。LVAD 植入

表 4-37　LVAD 植入前后患者超声心动图

指标	转速（转/分）	LVEDD（mm）	LVEF（%）
LVAD 植入前	0	68	20
LVAD 植入后（2017-10-13 至 2017-10-17）	3200	43～55	40～45
LVAD 撤除前（2017-10-17 至 2018-01-16）	3000	50～55	44～48
LVAD 撤除前（2018-01-16 至 2018-01-30）	2800	50～56	48～53
LVAD 撤除前（2018-01-30 至 2018-03-27）	2700	53～55	50～55
LVAD 撤除前（2018-03-27）	2000	58	45
LVAD 撤除后	0	54	55
撤泵 40 个月后（2022-07）	0	50	60

前 LVEF 24%，LVEDD 93mm，患者 LVAD 植入术后心功能逐渐恢复，术后 1 年左右（2020-07-30）复查超声心动图 LVEF 50%，LVEDD 53mm，2021 年 7 月复查超声心动图 LVEF 65% 左右，LVEDD 42mm 左右，于 2021-07-21 行“LVAD 撤除术”，LVAD 辅助时间为 743 天。“LVAD 植入术 + 主动脉瓣位生物瓣置换”术后及“LVAD 撤除术”术后复查超声心动图，主动脉瓣均未见瓣周漏及瓣叶反流。2021 年 8 月复查超声心动图 LVEF 62%，LVEDD 44mm。

（徐丹青）

第十九节　术后接受非心脏手术

LVAD 已成为终末期心力衰竭患者的一种公认的治疗方法。LVAD 可以作为等待心脏移植的过渡治疗，也可以作为永久性的、长期治疗手段。随着这些设备使用的不断增多，生存期不断延长，LVAD 合并非心脏外科疾病的患者数量将会增加。

越来越多的心力衰竭患者通过 LVAD 植入提高了远期生存率，对于此类患者，需要非心脏手术（NCS）的患者数量也会明显增多。我国 LVAD 植入开展较晚，病例数较少，随访时间尚短，故目前中国医学科学院阜外医院对于左心室辅助接受 NCS 的经验较少，本节借鉴了国外的指南及文献，对于 NCS 围手术期的处理进行一个总结归纳。

根据国外文献报道，20%～50% 的 LVAD 患者需要择期或急诊 NCS，NCS 可能与 LVAD 辅助有关或无关。在 LVAD 支持下的患者接受 NCS 是安全可行的，这需要多学科合作。一项多因素分析研究表明，接受 NCS 与 LVAD 患者死亡率无关（*OR* 1.45，95% *CI* 0.95～2.20，

P=0.08）。在 LVAD 植入患者接受的 NCS 中，最常见的手术类型是普通外科手术。此外，非心脏性胸外科手术和血管外科手术也很常见。表 4-38 为美国 2007—2010 年 LVAD 支持患者接受 NCS 的类型及比例。

表 4-38　美国 LVAD 支持患者接受 NCS 类型的情况（2007—2010 年）

手术	病例数（n=459）	比例（%）
普通外科手术	153	33.3
腹部探查 / 肠道手术	76	16.6
伤口清创术 / 软组织手术	44	9.6
淋巴结活检 / 切除	＜10	＜2.2
气管切开术	＜10	＜2.2
疝手术	＜10	＜2.2
其他普通外科手术	15	3.3
胸外科手术	141	30.7
开胸探查 / 胸腔镜手术	71	15.5
胸壁手术	48	10.5
肺 / 胸膜活检	15	3.3
肺叶病变切除	＜10	＜2.2
其他胸外科手术	＜10	＜2.2
外周血管外科手术	140	30.5
血管修补术	44	9.6
大血管旁路移植术	34	7.4
血管造影 / 血管介入治疗	32	7.0
筋膜切开术	＜10	＜2.2
大血管栓塞切除术	＜10	＜2.2
动脉内膜切除术	＜10	＜2.2
其他血管手术	15	3.3
口腔 / 上颌手术	16	3.5
整形手术	＜10	＜2.2
泌尿外科手术	＜10	＜2.2

一、围手术期准备

手术最好在有植入或管理 LVAD 患者经验的中心进行。术前需通知心血管外科医师进行会诊。非心脏外科医师最好也有对 LVAD 患者进行手术的经验。如患者仍存在需药物治疗的心力衰竭、有严重的合并症或计划进行重大手术等，术中可能有严重血流动力学改变的情况，手术时需有心脏外科麻醉医师在场。在 NCS 入路发生在 LVAD 设备及线缆附近的情况下需有心外科医师在场。

二、计划手术入路

术前应仔细阅读放射学检查以明确 LVAD 各部件的位置，尤其是定位腹膜前的部位（LVAD 腹部囊袋、流入管道和流出管道管路），并且充分了解经皮线缆的走行，以确定手术入路及患者手术体位。如可以选择，腹腔镜手术优于开腹手术，因为前者更能避免手术切口邻近囊袋和线缆或流入管道、流出管道移位。然而，腹膜前植入的 LVAD 囊袋或经皮线缆可能会影响腹腔镜端口的放置。

泵头位于心包腔内的 LVAD 患者更容易获得满意的腹腔镜入路。如既往已经历过开腹手术导致腹腔粘连，外科医师可能仍需转为开腹手术。手术团队必须注意患者术中可能存在的不稳定血流动力学状态，脏器的手术时间及操作方式，可能会影响术中及术后心肺功能和腹腔脏器灌注。

三、LVAD 功能评估

术前应专科评估 LVAD 泵速及功能，如出现血红蛋白和血细胞比容的下降或血红蛋白尿，需进行溶血筛查。筛查包括 LDH、血浆游离血红蛋白。专科医师需在手术室全程监测 LVAD 功能。

四、术前超声评估

术前应进行全面的 TEE 或 TTE，以确定心室和瓣膜功能，估计肺动脉压，排除房间隔缺损、心腔血栓和心包积液的存在。

五、心血管植入式电子设备的管理

对于心血管植入式电子设备（CIED）主要包括起搏器和 ICD，需注意，由于术中使用透热（或电灼），CIED 和电磁干扰之间可能存在相互作用。手术前，手术团队和麻醉医师应与电生理医师沟通，制订 CIED 围手术期处理方案。CIED 围手术期方案包括：①将起搏器或 ICD 调整为异步起搏模式（VOO 或 DOO）。②将 ICD 的心动过速治疗模式关闭。③在 CIED 上使用磁体。

六、麻醉医师评估和患者准备

除了常规考虑全身麻醉的相关问题（对气道、心肺功能、并发症的控制和严重程度，药物治疗和是否存在药物过敏，血液系统，凝血功能和生化指标，既往外科干预情况），麻醉医师应了解 LVAD 的类型及既往治疗情况（如指征、治疗持续时间、参数设置和并发症），注意线缆的出口位置和方向，将 CIED 调整为异步起搏模式，并使 ICD 的心动过速治疗功能关闭。术前麻醉医师必须了解患者的 LVAD 类型及其基本特征。术中密切关注右心室功能，调整适当的泵速在以保证左心室最适前负荷，维持合适的血管阻力。

七、围手术期的药物治疗

LVAD 植入后，患者将继续接受抗心力衰竭药物治疗（ACEI、ARB、β 受体阻滞剂、利尿剂等）。手术当天，患者术前应继续服用必要的药物。需注意，术前给予 ACEI 或 ARB 会增加术中低血压的风险，长期的临床试验结果未能明确术前继续给予 ACEI/ARB 是否获益。如果术前不使用 ACEI/ARB，在术后临床情况允许时应尽快重新使用。

八、围手术期抗凝药物的应用

择期手术前至少 5 天应停用噻诺吡啶类抗血小板药物。如果出血的风险较低，阿司匹林和华法林可在非急诊 NCS 的围手术期继续使用。然而，如果出血的风险高，华法林可以停用，并改为肝素静脉泵入、低分子量肝素（LMWH）皮下注射或可以在手术当日早晨停用的肝素替代药物。对于急诊手术，可以使用新鲜冰冻血浆或凝血酶原复合物拮抗华法林的抗凝作用。可以使用维生素 K，但起效时间相对慢。术后，在出血风险可接受的情况下可恢复华法林抗凝和抗血小板治疗，在 INR 达标前可用 LMWH 重叠。

九、手术和麻醉前通常的禁食指导

患者在麻醉和手术前需禁食，仅可少量饮水。在禁食期间，应给予患者充足的静脉输液，以避免脱水导致心输出量减少。

十、术前讨论

术前应使所有参与手术的人员了解患者的情况和手术方案。外科医师需描述手术计划并详细说明患者体位、预防性抗生素和手术所需的器械；麻醉医师提供术前评估的结果，患者的麻醉方案和注意事项。需强调的是，LVAD 辅助依赖于合适的前负荷。应特别注意，一些手术体位会使静脉回流及前负荷减少，如反向 Trendelenburg 体位（头高足低位）、沙滩椅体位、侧卧位和俯卧位等。如果计划采用腹腔镜手术，重要的是将腹腔内压力限制在 10 ~ 12mmHg，以避免在腹腔镜手术过程中对静脉回流造成很大影响。分步腹腔气体灌注可以保证容量治疗及时调整。在铺无菌手术巾时，应注意保护线缆不受压或弯曲。

十一、麻醉方案的选择

麻醉方案的选择取决于患者的手术类型。如手术可以在局部麻醉或周围神经阻滞下进行，监护麻醉最理想，因为患者可以保持自主呼吸和心血管张力。近一半的 LVAD 患者需要内镜检查，这些操作通常可以在监护麻醉下安全完成。如果需要进行全身麻醉气管插管的手术操作，对于有腹部囊袋的患者，推荐麻醉快速诱导。

十二、术中监测

（一）心律

植入 ICD 的患者，在术前已将心动过速识别和治疗功能关闭，需要在整个关闭状态的过程中进行 5 导联的持续心电监测，以尽早发现心脏事件。

（二）血压和中心静脉压

LVAD 患者可能没有脉搏，特别是在麻醉期间，不利于脉搏血氧饱和度测定和无创动脉血压监测。即使是有搏动性血流的患者，如果术中事件导致患者血容量不足或血管舒张，也可能导致血流搏动性消失。对于小或简短的手术过程，适合麻醉护理监测，可使用多普勒超声血压测量法，结合脉搏血氧饱和度监测可评估收缩压。对于其他操作，建议对平均动脉压（MAP）进行有创动脉血压监测。在没有可触及的脉搏的情况下，使用超声可以辅助动脉导管的放置。可放置中心静脉导管以监测中心静脉压（CVP），并在中高风险的手术过程中给予血管活性药物。

（三）脑灌注

可利用脑近红外光谱（NIRS）监测 LVAD 患者在 NCS 过程中的氧输送。如果术中局部脑氧饱和度（rSO_2）较基线值明显降低，会增加术后认知功能下降、谵妄、ICU 时间延长、住院时间延长和主要器官功能障碍的风险。在 NCS 过程中，rSO_2 的下降通常与失血有关。维持合适的 MAP，确保足够的肺泡通气量，将 rSO_2 保持在基线上下浮动 10%～20%，将有助于减少术中氧债引起的并发症。

（四）TEE

术中 TEE 应由接受过术中心脏结构和功能评估高级培训的医师进行（推荐等级：Ⅰ，证据等级：B）。在非心脏手术期间，术中 TEE 可辅助麻醉医师监测流入和流出导管的通畅性和位置，监测心功能及评估补液和药物支持的效果。

（五）LVAD 功能

术中应由专科护士或医师对 LVAD 参数进行持续监测。泵的各项参数主要包括泵速（转/分），功耗（瓦）、流量（升/分）及脉动指数（PI）。各参数的具体数值及意义详见第四章第一节。

1．**LVAD 的后负荷**　LVAD 的流量对后负荷敏感。对 LVAD 植入后患者的血压要求：维持 MAP ＜ 80mmHg。在喉镜检查和外科手术中，应确保足够的麻醉和镇痛深度，因为轻度麻醉可能导致喉镜检查时体循环外周阻力突然增加，心输出量急剧下降。

2．LVAD 的前负荷　LVAD 的流量依赖于前负荷。前负荷受体循环系统静脉回流、右心室功能和肺血管阻力的影响。在麻醉诱导后静脉回流减少的情况下，宜将患者置于轻微的 Trendelenburg 体位，调整合适的容量治疗，调整呼吸机参数以促进静脉回流。维持足够的心肌灌注，这对维持患者右心室功能很重要。

降低静脉回流的术中因素主要包括正压通气、将患者置于非仰卧位进行手术、妊娠子宫的存在及腹腔镜手术中高于 15mmHg 的腹腔内压。如果手术需要患者保持非仰卧位，可适当保持充足的液体负荷。如果需要反向 Trendelenburg 体位，在患者髋部水平弯曲手术台可以促进四肢的静脉回流。CVP 监测曲线可提示右心房容量。如有必要，应监测患者的尿量和失血量，以调整液体治疗和输血速度。在腹腔镜手术的气腹阶段，对静脉回流的总体影响取决于 Trendelenburg 体位或反向 Trendelenburg 体位是否有效结合。在截石位或侧位放置患者后诱导气腹会增加前负荷，可能是由气腹过程中血液从腹部转移到胸腔而致，当呼气末高正压和气腹同时存在时，前负荷显著降低。在腹腔镜结直肠手术或前列腺手术中，如果患者处于大角度的 Trendelenburg 体位，则应采取限制体积疗法。适当将腹压控制在 10～12mmHg 的较低水平，腹壁肌肉应得到充分放松，这可以通过维持足够的麻醉和镇痛深度及定期监测神经肌肉功能来实现。

在腹腔镜手术中，动脉 PCO_2 与 CO_2 的注入量有直接关系。需要注意维持 PCO_2 水平在正常范围内，因为高碳酸血症会增加肺血管阻力，从而增加右心室后负荷。除通气参数设置和确保酸碱平衡外，还可以采用药物治疗来诱导肺血管舒张，以减少右心室后负荷。

3．术中室性心律失常（VA）的处理　VA 在这些患者中极为常见，尤其是在 LVAD 植入前已存在 VA 的患者。术前应使用外贴除颤垫。应该为所有接受可能涉及电磁干扰手术的 CIED 患者使用磁体。手术室应备用具有经皮起搏功能的体外除颤设备。如必须使用透热，需将其使用限制在短脉冲范围内，并对透热返回电极进行解剖定位，使透热电极和返回电极之间的电流通路尽可能远离 CIED 和导线。使患者尽可能保持正常的窦性心律。

在 NCS 期间发生 VA 的处理原则：①给予容量治疗的同时暂时减低 LVAD 泵速。②行 TEE 检查以除外心室壁的机械刺激。③除外电解质紊乱。④行复律治疗（根据血流动力学情况选择电复律或者药物治疗）。

如果患者对较慢的室性心动过速（VT）耐受性良好，不一定需要治疗。导致泵流量明显下降和 / 或血流动力学障碍的 VT 可用电复律转复。胺碘酮和 β 受体阻滞剂可用于 VT 的治疗。反复发作的 VT 较难治疗，需警惕缺血因素的存在，尤其是缺血性心肌病的患者。维持 MAP 约 80mmHg 以确保冠状动脉灌注。

对于影响泵功能的快速房颤患者，建议进行房颤复律。

心搏骤停时应避免胸外按压，因为存在流入管道脱出和危及生命的出血风险。如果进行了胸外按压，则必须在术后立即用 TEE 检查流入管道的位置。

十三、术后治疗

术后应将 ICD 心动过速识别和治疗功能开启。患者在达到临床标准时拔除气管插管，拔管时应注意避免血流动力学的明显改变，如高血压或心动过速，这可能会对 LVAD 流量产生不利影响。

术后需关注右心功能，保证右心室合适的前负荷，减少右心室后负荷，应避免左心室过度卸负荷而导致的室间隔左移及右心室形态改变。引起右心室后负荷增加的常见原因包括缺氧、高碳酸血症和酸中毒。足够的镇痛有助于降低交感神经兴奋性、避免高血压。

术后出血是 NCS 术后常见的并发症。这与术后抗凝治疗的再建立有关。一般华法林治疗应该在术后出血风险较低时重新开始。同时，使用肝素使 APTT 达到 60 ~ 80 秒，直到 INR 达到 2.0 ~ 3.0 的目标范围，如果认为术后出血风险高，可以不用肝素重叠抗凝，或是抗凝目标延迟达到。

其他需要及时发现的并发症包括伤口感染、肺炎、尿路感染、急性肾衰竭、肺栓塞或深静脉血栓形成、败血症等。

十四、中国医学科学院阜外医院经验

我国 LVAD 植入开展较晚，病例数较少，随访时间尚短，中国医学科学院阜外医院目前仅 1 例 LVAD 植入术后患者接受 NCS 手术，此患者诊断为冠状动脉粥样硬化性心脏病，心肌缺血、扩张型心肌病，心功能Ⅳ级，在接受 LVAD 植入 + 冠状动脉旁路移植术后 3 天出现频发室速、室颤，多次电复律及抗心律失常药物治疗效果欠佳，LVAD 植入术后 47 天出现胆囊穿孔，在超声引导下行胆囊旁积液置管引流术，因患者反复室速、室颤，手术风险高，暂未进一步外科处理，在保守治疗下腹部症状未得到有效缓解，室速、室颤仍频繁发作，考虑胆囊病变对患者病情的严重不良影响，于 LVAD 植入术后第 71 天在腹腔镜下行胆囊切除术。患者入手术室后仍反复室颤，予除颤后恢复窦性心律，麻醉诱导及手术过程顺利，术中在 TEE 观察下谨慎建立人工气腹，设置气腹压力为 10mmHg，对 LVAD 及管路的位置和流量无影响。麻醉及术中 LVAD 转速及流量与术前无明显变化（转速 2700 转 / 分，流量 4L/min），HR 70 ~ 80 次 / 分，窦性心律，未再出现心律失常，MAP 65 ~ 70mmHg，CVP 6 ~ 8mmHg。手术时间 182 分钟，麻醉时间 250 分钟。术毕安返 ICU，6 小时后清醒，术后室速、室颤发作明显减少，患者恢复顺利，后顺利出院。根据国外文献报道及中国医学科学院阜外医院目前经验，LVAD 患者可以安全地接受腹腔镜手术，围手术期需要多学科合作，术中需严密监测泵的位置、流量、功耗等参数，注意维持合适的心律、血压及中心静脉压，保证足够的前负荷。

（张晓倩）

第二十节　术后康复训练

在医护人员的监督陪同下，患者 LVAD 植入术后早期康复训练是安全可行的。研究表明，康复训练益处很多，如防止肌肉萎缩，增加患者外周组织氧供，改善组织灌注，提高远期生活质量等。因此患者术后在 ICU 阶段，就应该安排康复训练，每周可以进行 3 ~ 5 次，依据患者病情状态，锻炼时间可以从最初的几分钟逐渐延长为 30 分钟。

一、评估患者运动强度

确定术后患者适宜的运动强度十分重要。目前可以通过 6 分钟步行试验（6MWT）和心肺运动试验（CPET）评估患者术后康复训练适宜的运动强度。其中 CPET 被认为是金标准，其能获得运动时的最高耗氧量，可提示心输出量的储备能力，但此试验花费昂贵、操作方法复杂，无法常规应用。6MWT 作为心肺运动试验的补充，更广泛应用于心脏术后康复训练领域。有文献指出，当 LVAD 患者在 6MWT 中行走距离大于 300m 时，术后康复训练对其是相对安全的。

6MWT 简单易行，选择患者较为熟悉的室内直线路径（长度为 30 ~ 50m，避免单程长度小于 20m），测试前患者需要先休息 15 分钟，并提前告知患者要测量其在 6 分钟之内的最大步行距离，测试中患者可以休息。试验前后需要测量的数据包括：①6 分钟步行的绝对距离。②试验开始前的心率数值、动脉血压和血氧饱和度。③结束后的心率数值、动脉血压和血氧饱和度。④自觉疲乏程度：使用 Borg 量表（表 4-39）。在试验中要密切关注患者的临床表现，如胸痛、出冷汗、呼吸困难等情况，如出现上述情况，应及时停止试验。

表 4-39　Borg 量表

分数	自觉疲劳程度
6	一点也不费力
7	极度轻松
8	
9	很轻松
10	
11	轻松
12	
13	有点困难
14	
15	
16	
17	很困难
18	
19	极度困难
20	已尽最大力气

二、康复训练开始前准备

医护人员应该充分了解患者病史，术前患者运动能力，心室辅助设备工作情况，患者正在使用的药物及心率、血压的变化情况。安全固定心室辅助装置的套管、传动系统和外部设备，防止患者活动时损坏。目前心室辅助装置的外部控制器和电池具有很高的便携性，不会干扰患者康复训练，但应时刻注意保持患者身体平衡，防止跌倒。同时患者应该对自己充满信心，对所处的环境感到安全。当出现以下情况时，患者进行康复训练被认为是不安全的：①胸痛或心悸。②心电图显示室性心律失常增加或ST段移位＞1mm。③心率＞100次/分。④收缩压＜80mmHg或下降超过20mmHg。⑤LVAD流量＜3L/min。⑥血氧饱和度＜90%。⑦发生神经系统并发生，如卒中、短暂性脑缺血发作。⑧设备报警。⑨发生出血情况。⑩体重在3天内增加1.8kg。⑪存在因设备传动装置引发的感染。降低康复训练不良事件发生率的方法如下：①对患者进行个性化的全方位评估。②延长运动前热身准备时间。③选择低中度的锻炼强度。④运动中避免屏气和Valsalva动作。⑤医护人员在旁监督协助。⑥锻炼后密切观察15分钟。⑦运动中避免过度出汗，防止脱水情况发生。⑧不要迅速地从仰卧位变成直立位，防止血液回流减少。

三、康复训练的选择

当术后患者的血流动力学稳定、临床各项指标合格（如手术切口愈合良好、无室性心律失常等）及排除LVAD可能存在的故障后，就应该考虑开始术后康复训练。早期的康复训练可以包括卧床运动、床旁坐姿运动和逐步过渡到的站立活动（如行走）。随着患者康复治疗的进展，可以加强锻炼强度，增加骑自行车和爬楼梯。选择运动的标准如下：①保证安全性。②可以锻炼身体多处肌肉。③能在床旁进行。④容易学习。⑤适合术后不同阶段。⑥标准化和可重复。⑦在患者携带LVAD控制器和电池时，也能保证患者的平衡性。运动频率应为每周3～5天，每天上下午各一次，每次持续20～50分钟。在患者运动时可以通过Borg量表来评估自觉疲劳感，评价患者运动强度。研究表明，评分小于13/20对于术后早期患者是安全的。

康复训练的早期目标是要让患者习惯于运动，防止肌肉萎缩。心脏术后，患者的臀大肌和股四头肌是最易萎缩的肌肉，因此选择床上仰卧位运动作为最开始的康复训练计划非常合适，并且这样可以避免跌倒风险（图4-42）。随着康复的进展，锻炼可以从仰卧位过渡到床旁坐姿运动，这种训练方式可以让术后患者更好地练习躯干控制（图4-43、图4-44）。当患者运动能力逐渐恢复但还不能轻松的离开床时，可以进行从坐姿到站姿的过渡运动，这种运动可以同时锻炼多个肌群并且增强身体的柔韧性和平衡性（图4-45）。当患者能保持90分钟坐姿或者能够保持站立姿势时，就可以在医护人员的监督下进行骑自行车、爬楼梯等康复训练，运动时间可以从20分钟逐渐提升到40分钟。运动中一定要注意LVAD的安全性，做好设备系统的固定，保证整个装置在无张力的情况下运行。骑自行车、爬楼梯这种康复训练可增强肌肉力量及优化患者的平衡能力。

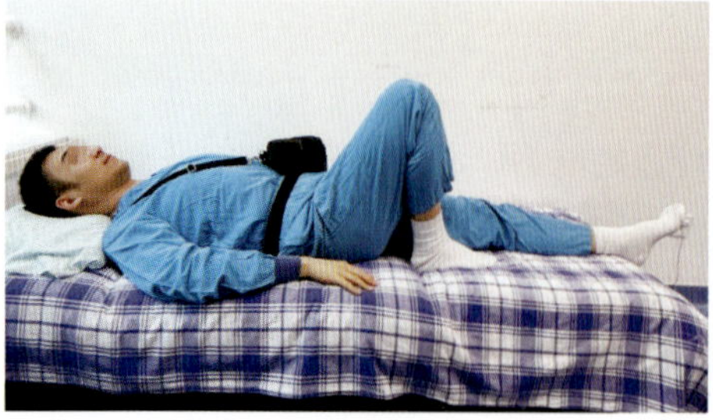

A

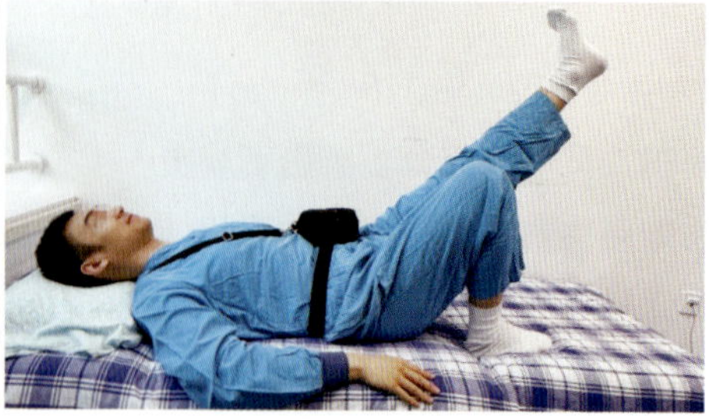

B

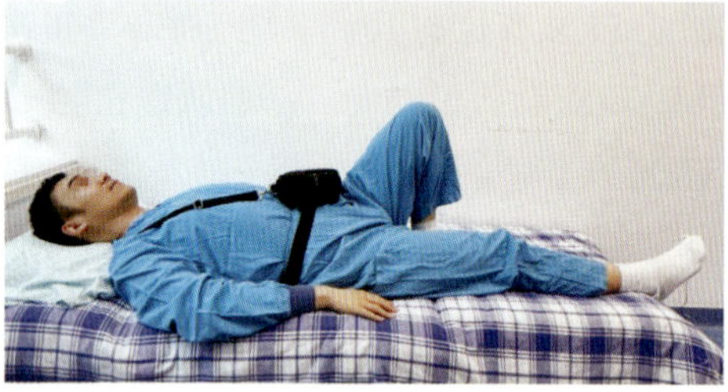

C

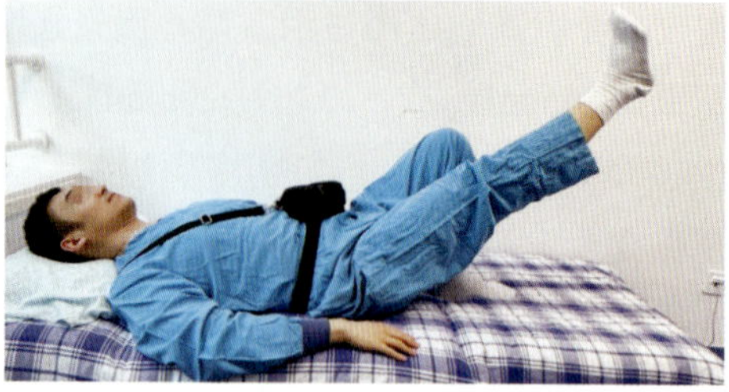

D

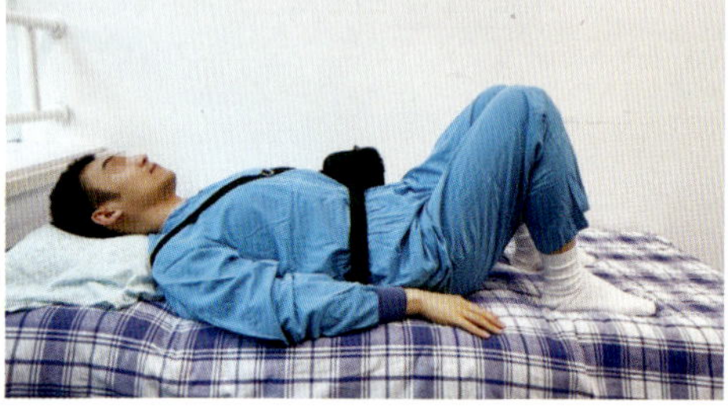

E

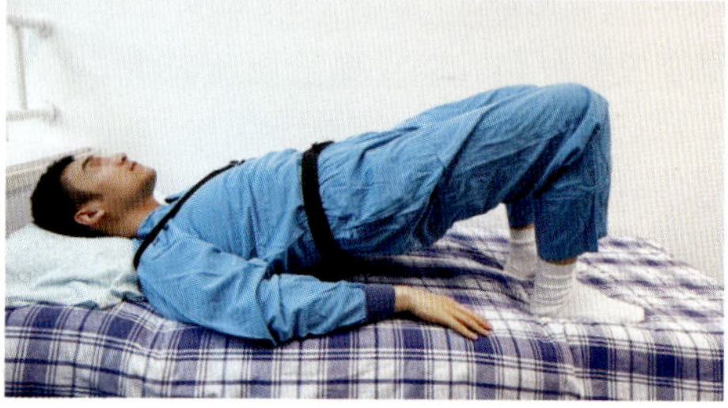

F

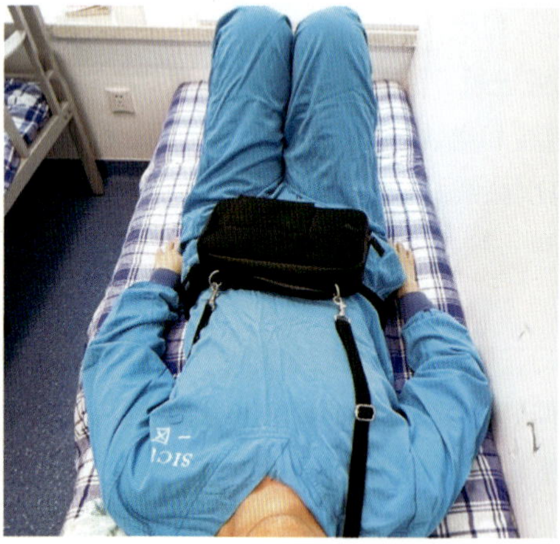

G

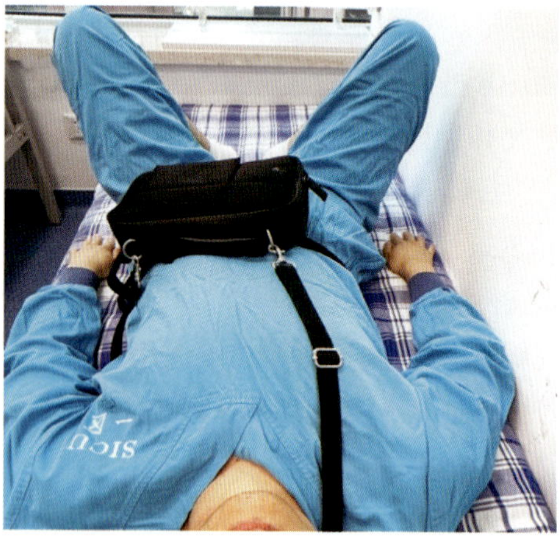

H

图 4-42　仰卧位锻炼动作示意

注：A. 患者仰卧在床中央，右腿弯曲；B. 呼气时，左腿向上伸展，保持姿势约 3 秒，然后在另一侧做同样的动作；C. 患者仰卧在床中央，左腿弯曲；D. 呼气时，左腿向胸前弯曲，臀部和膝盖保持 90° 约 3 秒，然后在另一侧进行相同的运动；E. 患者仰卧在床中央，双腿弯曲，脚底保持在床面上；F. 呼气时，臀部尽量抬离床，保持 3 ~ 5 秒；G. 患者仰卧在床中央，双腿弯曲，脚底保持在床面上；H. 呼气时，膝盖最大限度地分开。

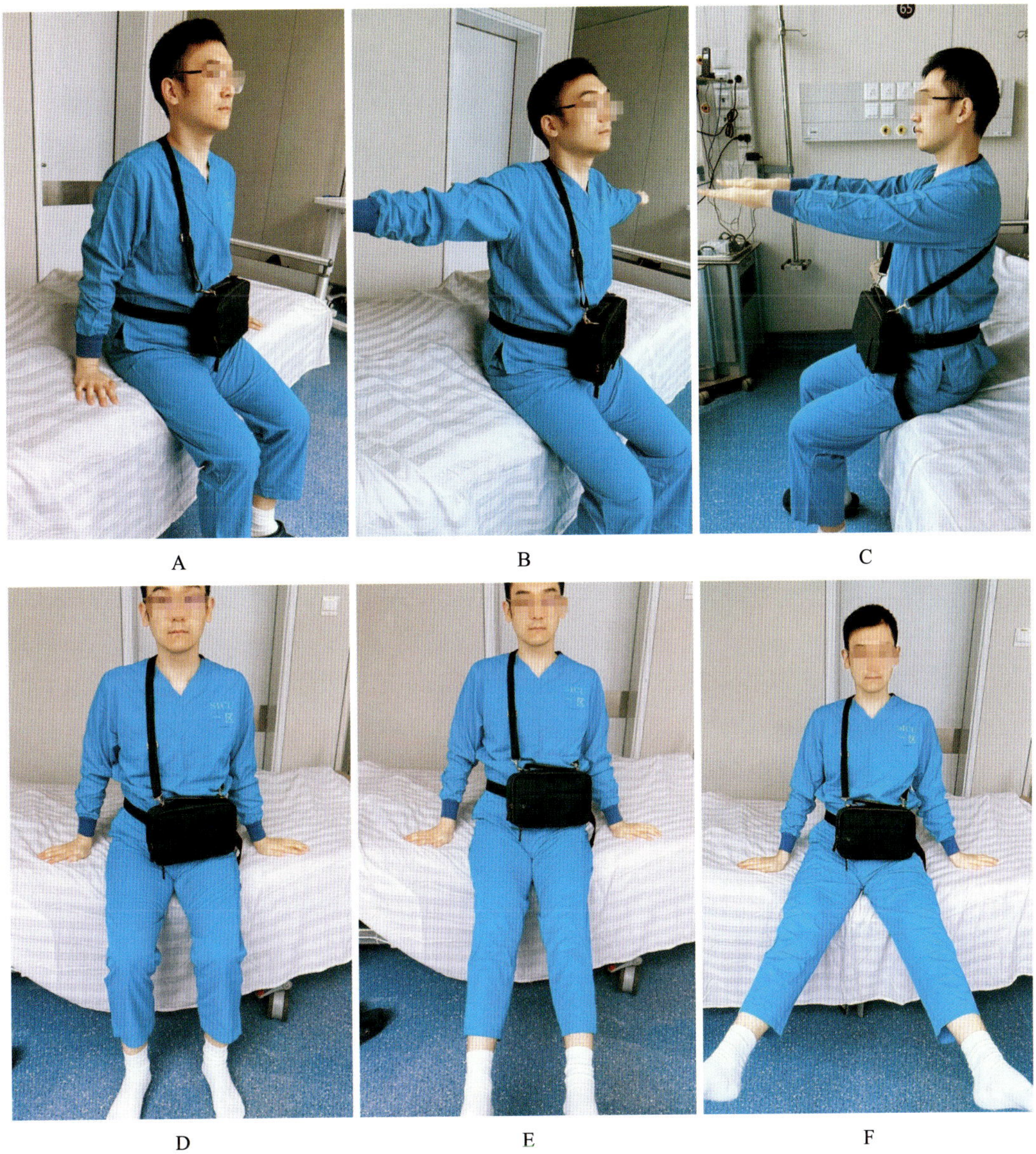

图 4-43　床旁坐姿运动动作示意

注：A. 患者坐在床边，自然地把脚落在地上，保持约 5 秒；B. 双手手臂抬起，保持大约 5 秒；C. 手臂向前伸展，保持大约 5 秒；D ~ F. 患者坐在床的边缘，脚落在在地板上，双膝完全伸展，双腿分开，借助手臂力量保持身体稳定。

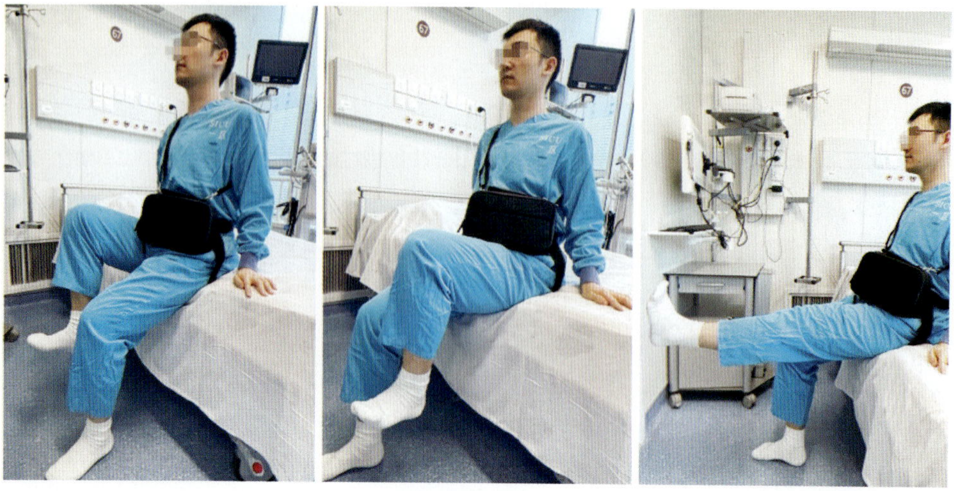

A　　B　　C

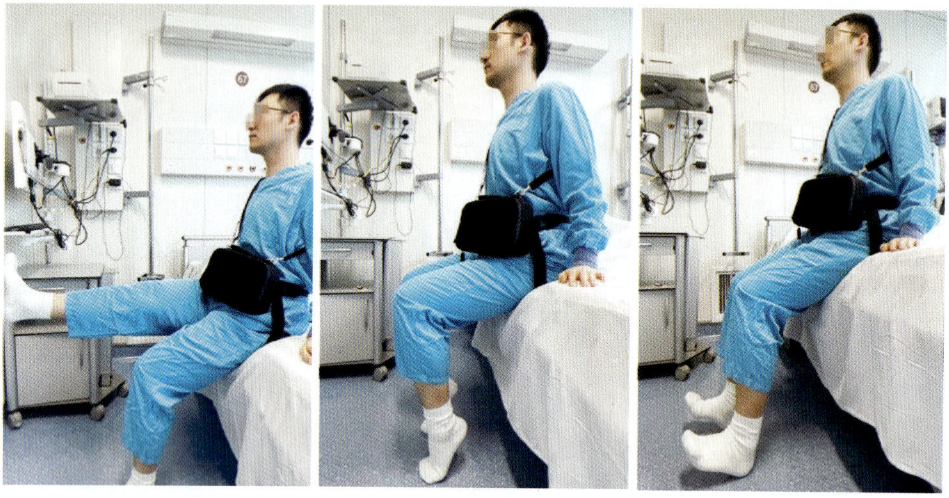

D　　E　　F

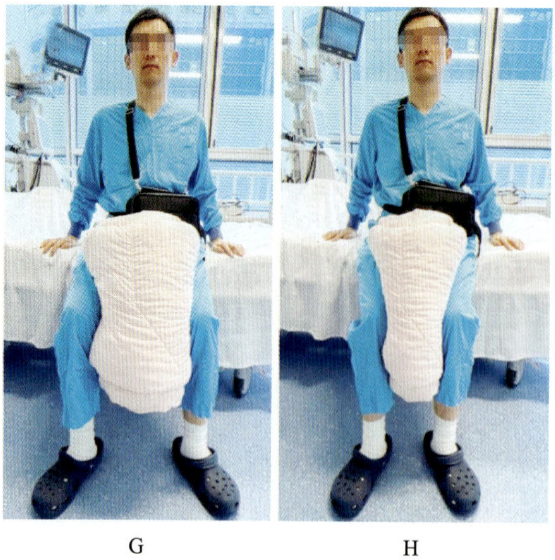

G　　H

图 4-44　床旁坐姿运动动作示意

注：A. 患者坐在床边，双脚落在地板上，手掌支撑在床上，然后将右腿最大限度地向胸部弯曲，保持姿势约 3 秒；B. 在另一侧重复相同的动作；C. 患者坐在床边，双脚落在地板上，手掌支撑在床上，然后完全伸展右膝，脚踝最大限度地弯曲，保持约 3 秒；D. 在另一侧重复相同的动作；E. 患者坐在床边，双脚落在地板上，然后将脚跟抬离地板，保持大约 3 秒；F. 抬起脚跟后，前脚掌向上弯曲，保持约 3 秒；G. 患者坐在床边，双脚落在地板上并挤压膝盖间的枕头；H. 呼气时，将枕头夹在膝盖之间。

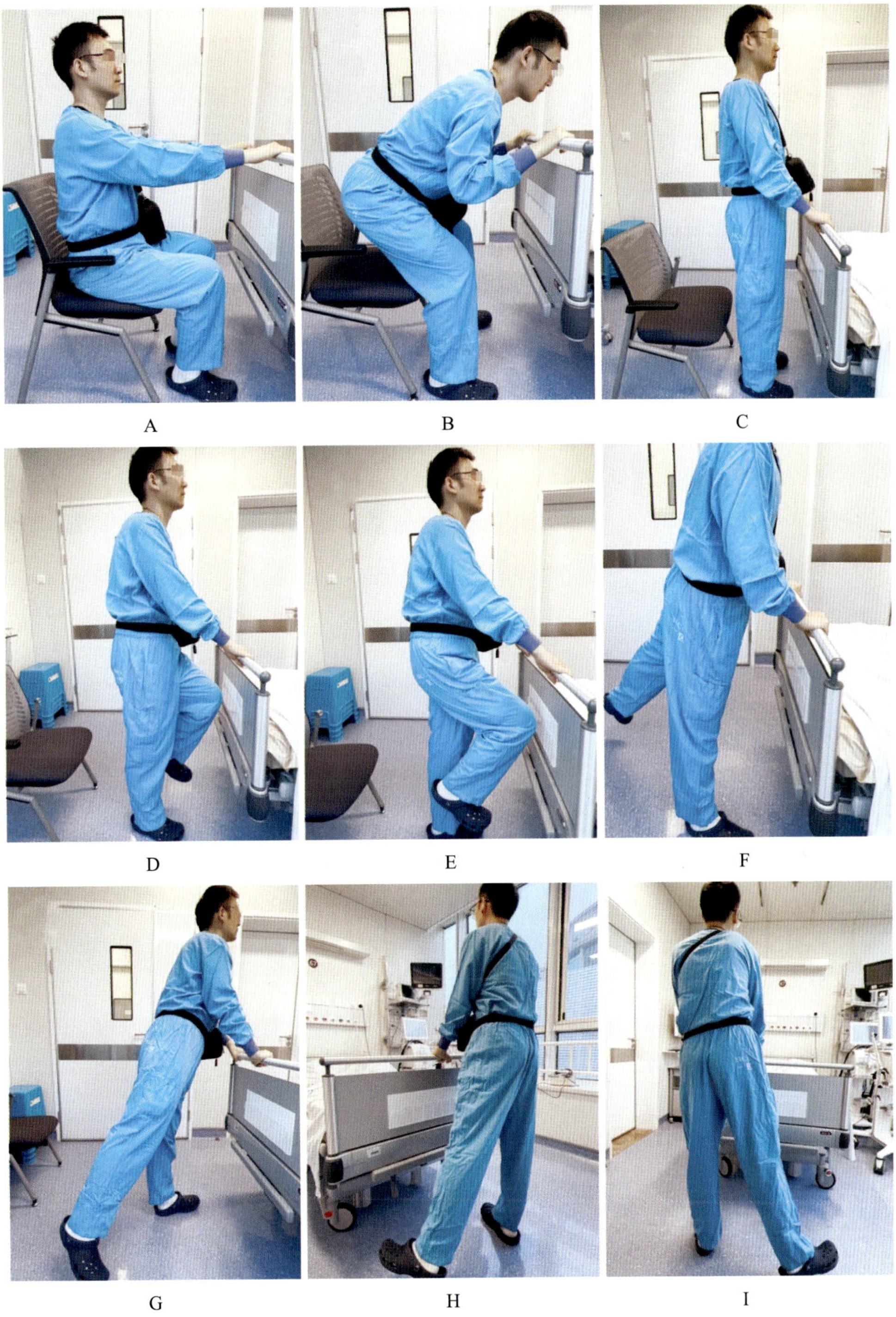

图 4-45　床旁坐姿到站姿过渡运动动作示意

注：A. 患者坐在床边，双脚落在地板上，双手伸向床；B. 面向前方，患者缓慢站起来；C. 膝盖完全伸展，挺胸抬头，完全直立状态；D、E. 首先抬起左脚，然后尽可能长时间地保持原地行走；F. 患者双手扶稳床架，左腿向后伸展；G. 在另一侧重复相同的动作；H. 患者双手扶稳床架，左腿侧向伸展；I. 在另一侧重复相同的动作。

四、康复锻炼之停止

如果出现以下情况，应停止康复训练：①出现晕厥、头痛、呼吸短促、胸痛、发热、室上性或室性心律失常。②LVAD 参数如流量、转速和功率突然异常变化或者装置报警。

（陈　晨）

第二十一节　出院后紧急情况处理

一、出院前准备工作

患者所在医疗中心在患者出院前应该联系患者居住地的急救中心，向当地急救中心医护人员提供 LVAD 的相关信息和临床培训，以支持急救中心对 LVAD 患者出现紧急情况的救治。同时需要向急救中心提供患者的家庭住址、电话号码、主要医疗信息及 LVAD 植入中心的 24 小时热线电话，并且定期追踪更新。

二、急救步骤

LVAD 设备故障、出血、血栓形成和神经系统事件（卒中）都有可能危及患者的生命。当出现紧急情况时，应按照下面 3 个步骤做判断和处理：初步评估患者状态，LVAD 故障诊断，维持患者循环灌注。

（一）初步评估患者状态

首先当地急救中心工作人员，需要联系植入 LVAD 的医疗中心，患者的家人或当时的目击者，获得早期信息。同时评估患者呼吸情况，当患者没有呼吸时可能已经发生心搏骤停，此时需要立刻评估患者循环状况。避免重复无效的触诊脉搏、血压检测，这对于患者是无意义的。需要立刻确定 LVAD 是否停止工作。当 LVAD 已经停止工作几分钟后，重新启动装置可能导致血栓进入血液循环，引起神经系统并发症。但如果患者循环已经完全停止，在充分抗凝的条件下重新启动 LVAD，对患者来说利大于弊，因为全身抗凝可以抵消栓塞的风险。

（二）LVAD 故障诊断

当 LVAD 的控制器发出响亮警报声时，表明其可能已经停止工作，此时可以用听诊器在患者心尖部听诊是否存在 LVAD 运转的嗡嗡声。如果 LVAD 已经停止工作，立刻重新启动是最有效的复苏方法。当不能重新启动时，首先检查外部组件，打开装有控制器和电池的 LVAD 包，第一步检查连接处是否紧密连接，第二步检查电池电量是否充足。当排除以上两点后，需要考虑控制器是否出现问题，立即启用备用控制器。如果备用控制器不能重启 LVAD，则考虑传动系统内线缆断裂，此时应用绷带固定传导系统，可能会帮助重启 LVAD。如果上述步骤都不见效，联系植入 LVAD 的医疗中心，并进行下一步的循环支持。

（三）维持患者循环灌注

无论 LVAD 是否在运行状态下，保证患者循环才是最重要的。当遇到抢救的 LVAD 患者时，首先判断患者是否存在心律失常（如室颤、室性心动过速）和其循环状态。随后，应评估患者是否有卒中、低血糖、出血和感染的迹象。

如果患者发生室颤或室性心动过速，应该立即电除颤或电复律治疗。在治疗心律失常的同时，医师应通过观察毛细血管再灌注时间是否小于 2 秒和患者有无苍白、发绀现象判断患者循环是否恢复。在不延误紧急治疗的前提下，测量患者的动脉血压和血氧饱和度。患者的平均动脉压在 60 ~ 90mmHg 是可以接受的。不过由于 LVAD 的泵产生连续非搏动的血流，患者动脉脉压很小，这导致常规血压和脉搏血氧监测十分困难。

对于呼吸暂停且循环明显不足的患者（在多次尝试重启 LVAD 失败后），应考虑心肺复苏。但由于缺乏高质量的证据，对于 LVAD 患者能否行胸外按压目前存在争议。目前存在的主要担心是胸外按压可能导致 LVAD 的套管移位和吻合口破裂。并且 LVAD 的使用说明书也警告胸外按压存在危险。

当怀疑低血容量时，下肢被动抬高会暂时增加静脉回流，有助于维持循环灌注，同时应给予静脉输液，但需要注意的是，过量的液体可能导致右心衰竭。如果经过适当治疗，LVAD 持续提示流量不足，应怀疑泵血栓形成。

三、转院运输

当与 LVAD 植入医疗中心充分沟通患者病情后，可以确定将患者是送往本地急诊室还是 LVAD 植入中心。在转运过程中，建议受过培训的护理人员全程陪同患者，并且要携带全部的 LVAD 设备（包括备用控制器、可充电电池、电源适配器和电池充电器），进而确保 LVAD 的持续工作。在运输过程中需要持续监测患者的生命体征，防止病情突然恶化。

（陈　晨）

参考文献

[1] SLAUGHTER M S, PAGANI F D, ROGERS J G, et al. Clinical management of continuous-flow left ventricular assist devices in advanced heart failure[J]. J Heart Lung Transplant, 2010, 29(4 Suppl): S1-S39.

[2] MONTALTO A, PIAZZA V, ALBI F, et al. Pump speed optimization in patients implanted with the HeartMate 3 device[J]. Transplant Proc, 2019, 51(1): 206-209.

[3] FELDMAN D, PAMBOUKIAN S V, TEUTEBERG J J, et al. The 2013 International Society for Heart and Lung Transplantation Guidelines for mechanical circulatory support: executive summary[J]. J Heart Lung Transplant, 2013, 32(2): 157-187.

[4] KIRKLIN J K, PAGANI F D, GOLDSTEIN D J, et al. American Association for Thoracic Surgery/International Society for Heart and Lung Transplantation guidelines on selected topics in mechanical circulatory support[J]. J Thorac Cardiovasc Surg, 2020, 159(3): 865-896.

[5] URIEL N, MORRISON K A, GARAN A R, et al. Development of a novel echocardiography ramp test for speed optimization and diagnosis of device thrombosis in continuous-flow left ventricular assist devices: the Columbia ramp study[J]. J Am Coll Cardiol, 2012, 60(18): 1764-1775.

[6] DEVORE A D, MENTZ R J, PATEL C B, et al. Medical management of patients with continuous-flow left ventricular assist devices[J]. Curr Treat Options Cardiovasc Med, 2014, 16(2): 283.

[7] HAYWARD C S, SALAMONSEN R, KEOGH A M, et al. Effect of alteration in pump speed on pump output and left

ventricular filling with continuous-flow left ventricular assist device[J]. ASAIO J, 2011, 57(6): 495-500.
[8] URIEL N, SAYER G, ADDETIA K, et al. Hemodynamic ramp tests in patients with left ventricular assist devices[J]. JACC Heart Fail, 2016, 4(3): 208-217.
[9] SUJINO Y, KURODA K, YOSHITAKE K, et al. Clinical potential of hemodynamic ramp test by simultaneous echocardiography and right heart catheterization for aortic insufficiency in a patient with continuous-flow left ventricular assist device[J]. J Artif Organs, 2021, 24(2): 265-268.
[10] URIEL N, BURKHOFF D, RICH J D, et al. Impact of hemodynamic ramp test-guided HVAD speed and medication adjustments on clinical outcomes[J]. Circ Heart Fail, 2019, 12(4): e006067.
[11] ROSENBAUM A N, FRANTZ R P, KUSHWAHA S S, et al. Novel left heart catheterization ramp protocol to guide hemodynamic optimization in patients supported with left ventricular assist device therapy[J]. J Am Heart Assoc, 2019, 8(4): e010232.
[12] STAINBACK R F, ESTEP J D, AGLER D A, et al. Echocardiography in the management of patients with left ventricular assist devices: recommendations from the American Society of Echocardiography[J]. J Am Soc Echocardiogr, 2015, 28(8): 853-909.
[13] TCHOUKINA I, SMALLFIELD M C, SHAH K B, et al. Device management and flow optimization on left ventricular assist device support[J]. Crit Care Clin, 2018, 34(3): 453-463.
[14] COWGER J, PAGANI F D, HAFT J W, et al. The development of aortic insufficiency in left ventricular assist device-supported patients[J]. Circ Heart Fail, 2010, 3(6): 668-674.
[15] ANDERSON C A, FILSOUFI F, AKLOG L, et al. Liberal use of delayed sternal closure for postcardiotomy hemodynamic instability[J]. Ann Thorac Surg, 2002, 73(5): 1484-1488.
[16] MAY-NEWMAN K, ENRIQUEZ-ALMAGUER L, POSUWATTANAKUL P, et al. Biomechanics of the aortic valve in the continuous flow VAD-assisted heart[J]. ASAIO J, 2010, 56(4): 301-308.
[17] RASALINGAM R, JOHNSON S N, BILHORN K R, et al. Transthoracic echocardiographic assessment of continuous-flow left ventricular assist devices[J]. J Am Soc Echocardiogr, 2011, 24(2): 135-148.
[18] PRATT A K, SHAH N S, BOYCE S W. Left ventricular assist device management in the ICU[J]. Crit Care Med, 2014, 42(1): 158-168.
[19] AARONSON K D, SLAUGHTER M S, MILLER L W, et al. Use of an intrapericardial, continuous-flow, centrifugal pump in patients awaiting heart transplantation[J]. Circulation, 2012, 125(25): 3191-3200.
[20] KORMOS R L, TEUTEBERG J J, PAGANI F D, et al. Right ventricular failure in patients with the HeartMate Ⅱ continuous-flow left ventricular assist device: incidence, risk factors, and effect on outcomes[J]. J Thorac Cardiovasc Surg, 2010, 139(5): 1316-1324.
[21] LEE S, KAMDAR F, MADLON-KAY R, et al. Effects of the HeartMate Ⅱ continuous-flow left ventricular assist device on right ventricular function[J]. J Heart Lung Transplant, 2010, 29(2): 209-215.
[22] BUTLER K C, DOW J J, LITWAK P, et al. Development of the Nimbus/University of Pittsburgh innovative ventricular assist system[J]. Ann Thorac Surg, 1999, 68(2): 790-794.
[23] FRAZIER, O H. Current status of cardiac transplantation and left ventricular assist devices[J]. Tex Heart Inst J, 2010, 37(3): 319-321.
[24] GREEN E M, GIVERTZ M M. Management of acute right ventricular failure in the intensive care unit[J]. Curr Heart Fail Rep, 2012, 9(3): 228-235.
[25] FELDMAN D, PAMBOUKIAN S V, TEUTEBERG J J, et al. The 2013 International Society for Heart and Lung Transplantation Guidelines for mechanical circulatory support: executive summary[J]. J Heart Lung Transplant, 2013, 32(2): 157-187.
[26] SLAUGHTER M S, PAGANI F D, ROGERS J G, et al. Clinical management of continuous-flow left ventricular assist devices in advanced heart failure[J]. J Heart Lung Transplant, 2010, 29(4 Suppl): S1-S39.
[27] SCHERER M, SIRAT A S, MORITZ A, et al. Extracorporeal membrane oxygenation as perioperative right ventricular support in patients with biventricular failure undergoing left ventricular assist device implantation[J]. Eur J Cardiothorac Surg, 2011, 39(6): 939-944; discussion 944.

[28] STRUEBER M, MEYER A L, MALEHSA D, et al. Successful use of the HeartWare HVAD rotary blood pump for biventricular support[J]. J Thorac Cardiovasc Surg, 2010, 140(4): 936-937.
[29] GRIFFITH B P, KORMOS R L, BOROVETZ H S, et al. HeartMate Ⅱ left ventricular assist system: from concept to first clinical use[J]. Ann Thorac Surg, 2001, 71(3 Suppl): S116-S120; discussion S114-S116.
[30] KIHARA S, KAWAI A, FUKUDA T, et al. Effects of milrinone for right ventricular failure after left ventricular assist device implantation[J]. Heart Vessels, 2002, 16(2): 69-71.
[31] ABDELSHAFY M, ELSHERBINI H, ELKOUMY A, et al. Perioperative levosimendan infusion in patients with end-stage heart failure undergoing left ventricular assist device implantation[J]. Front Cardiovasc Med, 2022, 9: 888136.
[32] WU J Y, STOLLINGS J L, WHEELER A P, et al. Efficacy and outcomes after vasopressin guideline implementation in septic shock[J]. Ann Pharmacother, 2017, 51(1): 13-20.
[33] WETZEL R C. Aerosolized prostacyclin. In search of the ideal pulmonary vasodilator[J]. Anesthesiology, 1995, 82(6): 1315-1317.
[34] ICHINOSE F, ROBERTS J D JR, ZAPOL W M. Inhaled nitric oxide: a selective pulmonary vasodilator: current uses and therapeutic potential[J]. Circulation, 2004, 109(25): 3106-3111.
[35] FROSTELL C G, BLOMQVIST H, HEDENSTIERNA G, et al. Inhaled nitric oxide selectively reverses human hypoxic pulmonary vasoconstriction without causing systemic vasodilation[J]. Anesthesiology, 1993, 78(3): 427-435.
[36] KERINS D M, MURRAY R, FITZGERALD G A. Prostacyclin and prostaglandin E1: molecular mechanisms and therapeutic utility[J]. Prog Hemost Thromb, 1991, 10: 307-337.
[37] TEDFORD R J, HEMNES A R, RUSSELL S D, et al. PDE5A inhibitor treatment of persistent pulmonary hypertension after mechanical circulatory support[J]. Circ Heart Fail, 2008, 1(4): 213-219.
[38] LANIER G M, ORLANES K, HAYASHI Y, et al. Validity and reliability of a novel slow cuff-deflation system for noninvasive blood pressure monitoring in patients with continuous-flow left ventricular assist device[J]. Circ Heart Fail, 2013, 6(5): 1005-1012.
[39] BENNETT M K, ROBERTS C A, DORDUNOO D, et al. Ideal methodology to assess systemic blood pressure in patients with continuous-flow left ventricular assist devices[J]. J Heart Lung Transplant, 2010, 29(5): 593-594.
[40] WILSON S R, GIVERTZ M M, STEWART G C, et al. Ventricular assist devices the challenges of outpatient management[J]. J Am Coll Cardiol, 2009, 54(18):1647-1659.
[41] FELDMAN D, PAMBOUKIAN S V, TEUTEBERG J J, et al. The 2013 International Society for Heart and Lung Transplantation Guidelines for mechanical circulatory support: executive summary[J]. J Heart Lung Transplant, 2013, 32(2):157-187.
[42] PINSINO A, CASTAGNA F, ZUVER A M, et al. Prognostic implications of serial outpatient blood pressure measurements in patients with an axial continuous-flow left ventricular assist device[J]. J Heart Lung Transplant, 2019, 38(4): 396-405.
[43] TEUTEBERG J J, SLAUGHTER M S, ROGERS J G, et al. The HVAD left ventricular assist device: risk factors for neurological events and risk mitigation strategies[J]. JACC Heart Fail, 2015, 3(10): 818-828.
[44] FRONTERA J A, STARLING R, CHO S M, et al. Risk factors, mortality, and timing of ischemic and hemorrhagic stroke with left ventricular assist devices[J]. J Heart Lung Transplant, 2017, 36(6): 673-683.
[45] COWGER J A, SHAH P, PAGANI F D, et al. Outcomes based on blood pressure in patients on continuous flow left ventricular assist device support: an interagency registry for mechanically assisted circulatory support analysis[J]. J Heart Lung Transplant, 2020, 39(5): 441-453.
[46] CASTAGNA F, STÖHR E J, PINSINO A, et al. The unique blood pressures and pulsatility of LVAD patients: current challenges and future opportunities[J]. Curr Hypertens Rep, 2017, 19(10): 85.
[47] DHARMASHANKAR K, WIDLANSKY M E. Vascular endothelial function and hypertension: insights and directions[J]. Curr Hypertens Rep, 2010, 12(6): 448-455.
[48] JOHANSSON B B. Hypertension mechanisms causing stroke[J]. Clin Exp Pharmacol Physiol, 1999, 26(7):563-565.
[49] NAJJAR S S, SLAUGHTER M S, PAGANI F D, et al. An analysis of pump thrombus events in patients in the HeartWare ADVANCE bridge to transplant and continued access protocol trial[J]. J Heart Lung Transplant, 2014, 33(1): 23-34.
[50] COWGER J, PAGANI F D, HAFT J W, et al. The development of aortic insufficiency in LVAD supported patients[J]. Circ

Heart Fail, 2010, 3(6): 668-674.

[51] LONATI L, CUSPIDI C, SAMPIERI L, et al. Prevalence of physiological valvular regurgitation in hypertensive patients: echocardiographic and color Doppler study[J]. Cardiology, 1992, 81(6): 365-370.

[52] PATIL N P, MOHITE P N, SABASHNIKOV A, et al. Does postoperative blood pressure influence development of aortic regurgitation following continuous-flow left ventricular assist device implantation?[J]. Eur J Cardiothorac Surg, 2016, 49(3): 788-794.

[53] MOAZAMI N, FUKAMACHI K, KOBAYASHI M, et al. Axial and centrifugal continuous-flow rotary pumps: a translation from pump mechanics to clinical practice[J]. J Heart Lung Transplant, 2013, 32(1): 1-11.

[54] BENNETT M K, ADATYA S. Blood pressure management in mechanical circulatory support[J]. J Thorac Dis, 2015, 7(12): 2125-2128.

[55] KIRKLIN J K, NAFTEL D C, KORMOS R L, et al. Third INTERMACS Annual Report: the evolution of destination therapy in the United States[J]. J Heart Lung Transplant, 2011, 30(2): 115-123. [JOLY J M, EL-DABH A, KIRKLIN J K, et al. High right atrial pressure and low pulse pressure predict gastrointestinal bleeding in patients with left ventricular assist device[J]. J Card Fail, 2018, 24(8): 487-493.

[56] MULLENS W, ABRAHAMS Z, FRANCIS G S, et al. Importance of venous congestion for worsening of renal function in advanced decompensated heart failure[J]. J Am Coll Cardiol, 2009, 53(7): 589-596.

[57] GUINOT P G, ABOU-ARAB O, LONGROIS D, et al. Right ventricular systolic dysfunction and vena cava dilatation precede alteration of renal function in adult patients undergoing cardiac surgery: an observational study[J]. Eur J Anaesthesiol, 2015, 32(8): 535-542.

[58] LEGRAND M, DUPUIS C, SIMON C, et al. Association between systemic hemodynamics and septic acute kidney injury in critically ill patients: a retrospective observational study[J]. Crit Care, 2013, 17(6): R278.

[59] CHEN K P, CAVENDER S, LEE J, et al. Peripheral edema, central venous pressure, and risk of AKI in critical illness[J]. Clin J Am Soc Nephrol, 2016, 11(4):602-608.

[60] SAKR Y, VINCENT J L, REINHART K, et al. High tidal volume and positive fluid balance are associated with worse outcome in acute lung injury[J]. Chest, 2005, 128(5): 3098-3108.

[61] MEINERI M, VAN RENSBURG A E, VEGAS A. Right ventricular failure after LVAD implantation: prevention and treatment[J]. Best Pract Res Clin Anaesthesiol, 2012, 26(2): 217-229.

[62] 中华医学会心血管病学分会，中华心血管病杂志编辑委员会．右心衰竭诊断和治疗中国专家共识 [J]．中华心血管病杂志，2012，40（6）：449-461.

[63] KIRKLIN J K, PAGANI F D, KORMOS R L, et al. Eighth annual INTERMACS report: special focus on framing the impact of adverse events[J]. J Heart Lung Transplant, 2017, 36(10): 1080-1086.

[64] Interagency Registry for Mechanically Assisted Circulatory Support (INTERMACS). Appendix A: adverse event definitions: adult and pediatric patients [EB/OL](2013-). https://www.uab.edu/medicine/intermacs/intermacs-documents.

[65] KIRKLIN J K, PAGANI F D, GOLDSTEIN D J, et al. American Association for Thoracic Surgery/International Society for Heart and Lung Transplantation guidelines on selected topics in mechanical circulatory support[J]. J Heart Lung Transplant, 2020, 39(3): 187-219.

[66] DANDEL M, HETZER R. Temporary assist device support for the right ventricle: pre-implant and post-implant challenges[J]. Heart Fail Rev, 2018, 23(2): 157-171.

[67] RAME J E, PAGANI F D, KIERNAN M S, et al. Evolution of late right heart failure with left ventricular assist devices and association with outcomes[J]. Am Coll Cardiol, 2021, 78(23): 2294-2308.

[68] KORMOS R L, ANTONIDES C J, GOLDSTEIN D J, et al. Updated definitions of adverse events for trials and registries of mechanical circulatory support: a consensus statement of the mechanical circulatory support academic research consortium[J]. J Heart Lung Transplant, 2020, 39(8): 735-750.

[69] LOGSTRUP B B, NEMEC P, SCHOENRATH F, et al. Heart failure etiology and risk of right heart failure in adult left ventricular assist device support: the European Registry for Patients with Mechanical Circulatory Support (EUROMACS)[J]. Scand Cardiovasc J, 2020, 54(5): 306-314.

[70] TAKEDA K, TAKAYAMA H, COLOMBO P C, et al. Late right heart failure during support with continuous-flow left ventricular assist devices adversely affects post-transplant outcome[J]. J Heart Lung Transplant, 2015, 34(5): 667-674.
[71] SHIGA T, KINUGAWA K, IMAMURA T, et al. Combination evaluation of preoperative risk indices predicts requirement of biventricular assist device[J]. Circ J, 2012, 76(12): 2785-2791.
[72] ANAVEKAR N S, GERSON D, SKALI H, et al. Two-dimensional assessment of right ventricular function: an echocardiographic-MRI correlative study[J]. Echocardiography, 2007, 24(5): 452-456.
[73] VIVO R P, CORDERO-REYES A M, QAMAR U, et al. Increased right-to-left ventricle diameter ratio is a strong predictor of right ventricular failure after left ventricular assist device[J]. J Heart Lung Transplant, 2013, 32(8): 792-799.
[74] RAINA A, RAMMOHAN H R, GERTZ Z M, et al. Postoperative right ventricular failure after left ventricular assist device placement is predicted by preoperative echocardiographic structural, hemodynamic, and functional parameters[J]. J Card Fail, 2013, 19(1): 16-24.
[75] BARAC Y D, NICOARA A, BISHAWI M, et al. Durability and efficacy of tricuspid valve repair in patients undergoing left ventricular assist device implantation[J]. JACC Heart Fail, 2020, 8(2): 141-150.
[76] MULLAN C, CARABALLO C, RAVINDRA N G, et al. Clinical impact of concomitant tricuspid valve procedures during left ventricular assist device implantation[J]. J Heart Lung Transplant, 2020, 39(9): 926-933.
[77] OCHIAI Y, MCCARTHY P M, SMEDIRA N G, et al. Predictors of severe right ventricular failure after implantable left ventricular assist device insertion: analysis of 245 patients[J]. Circulation, 2002, 106(12 Suppl 1): I198-I202.
[78] ROSENBAUNM A N, TERNUS B W, STULAK J M, et al. Optimal hemodynamics and risk of severe outcomes post-left ventricular assist device implantation[J]. ASAIO J, 2022, 68(3): 325-332.
[79] MORINE K J, KIERNAN M S, PHAM D T, et al. Pulmonary artery pulsatility index Is associated with right ventricular failure after left ventricular assist device surgery[J]. J Card Fail, 2016, 22(2): 110-116.
[80] KAPELIOS C J, LUND L H, WEVER-PINZON O, et al. Right heart failure following left ventricular device implantation: natural history, risk factors, and outcomes: an analysis of the STS INTERMACS database[J]. Circ Heart Fail, 2022, 15(6): e008706.
[81] MATTHEWS J C, KOELLING T M, PAGANI F D, et al. The right ventricular failure risk score a pre-operative tool for assessing the risk of right ventricular failure in left ventricular assist device candidates[J]. J Am Coll Cardiol, 2008, 51(22): 2163-2172.
[82] FITZPATRICK J R 3RD, FREDERICK J R, HSU V M, et al. Risk score derived from pre-operative data analysis predicts the need for biventricular mechanical circulatory support[J]. J Heart Lung Transplant, 2008, 27(12): 1286-1292.
[83] DRAKOS S G, JANICKI L, HORNE B D, et al. Risk factors predictive of right ventricular failure after left ventricular assist device implantation[J]. Am J Cardiol, 2010, 105(7): 1030-1035.
[84] WANG Y, SIMON MA, BONDE P, et al. Decision tree for adjuvant right ventricular support in patients receiving a left ventricular assist device[J]. J Heart Lung Transplant, 2012, 31(2): 140-149.
[85] ATLURI P, GOLDSTONE A B, FAIRMAN A S, et al. Predicting right ventricular failure in the modern, continuous flow left ventricular assist device era[J]. Ann Thorac Surg, 2013, 96(3): 857-863; discussion 63-64.
[86] BART B A, GOLDSMITH S R, LEE K L, et al. Cardiorenal rescue study in acute decompensated heart failure: rationale and design of CARRESS-HF, for the heart failure clinical research network[J]. J Card Fail, 2012, 18(3): 176-182.
[87] STEGGALL A, MORDI I R, LANG C C, et al. Targeting metabolic modulation and mitochondrial dysfunction in the treatment of heart failure[J]. Diseases, 2017, 5(2): 14.
[88] LILES J T, HOYER K, OLIVER J, et al. Ranolazine reduces cardiac remodeling in PAH rats[J]. J Pharmacol Exp Ther, 2015, 353(3): 480-489.
[89] SZETO H H, BIRK A V. Serendipity and the discovery of novel compounds that restore mitochondrial plasticity[J]. Clin Pharmacol Ther, 2014, 96(6): 672-683.
[90] BHAMA J K, BANSAL U, WINGER D G et al. Clinical experience with temporary right ventricular mechanical circulatory support[J]. J Thorac Cardiovasc Surg, 2018, 156(5): 1885-1891.
[91] KUKUCKA M, POTAPOV E, STEPANENKO A, et al. Acute impact of left ventricular unloading by left ventricular assist device on the right ventricle geometry and function: effect of nitric oxide inhalation[J]. J Thorac Cardiovasc Surg, 2011,

141(4): 1009-1014.

[92] TSIOURIS A, PAONE G, BREWER R J, et al. Outcomes of patients with right ventricular failure on milrinone after left ventricular assist device implantation[J]. ASAIO J, 2015, 61(2): 133-138.

[93] CRITOPH C, GREEN G, HAYES H, et al. Clinical outcomes of patients treated with pulmonary vasodilators early and in high dose after left ventricular assist device implantation[J]. Artif Organs, 2016, 40(1): 106-114.

[94] SCHMACK B, FARAG M, KREMER J, et al. Results of concomitant groin-free percutaneous temporary RVAD support using a centrifugal pump with a double-lumen jugular venous cannula in LVAD patients[J]. J Thorac Dis, 2019, 11(Suppl 6): S913-S920.

[95] RANDHAWA V K, HOFFMAN K, BOCK A, et al. Impella RP as a bridge to cardiac transplant for refractory late right ventricular failure in setting of left ventricular assist device[J]. ESC Heart Fail, 2020, 7(4): 1972-1975.

[96] MORGAN J A, GO P H, XUEREB L et al. Outcomes on continuous flow left ventricular assist devices: a single institutional 9-year experience[J]. Ann Thorac Surg, 2016, 102(4): 1266-1273.

[97] EULERT-GREHN J J, LANMÜLLER P, SCHÖNRATH F, et al. Two implantable continuous-flow ventricular assist devices in a biventricular configuration: technique and results[J]. Interact Cardiovasc Thorac Surg, 2018, 27(6): 938-942.

[98] FELDMAN D, PAMBOUKIAN S V, TEUTEBERG J J, et al. The 2013 International Society for Heart and Lung Transplantation Guidelines for mechanical circulatory support: executive summary[J]. J Heart Lung Transplant, 2013, 32(2): 157-187.

[99] DOHERTY J U, GLUCKMAN T J, HUCKER W J, et al. 2017 ACC expert consensus decision pathway for periprocedural management of anticoagulation in patients With nonvalvular atrial fibrillation: a report of the American College of Cardiology clinical expert consensus document task force[J]. J Am Coll Cardiol, 2017, 69(7):871-898.

[100] KOENE R J, WIN S, NAKSUK N, et al. HAS-BLED and CHA_2DS_2-VASc scores as predictors of bleeding and thrombotic risk after continuous-flow ventricular assist device implantation[J]. J Card Fail, 2014, 20(11): 800-807.

[101] SLAUGHTER M S, PAGANI F D, ROGERS J G, et al. Clinical management of continuous-flow left ventricular assist devices in advanced heart failure[J]. J Heart Lung Transplant, 2010, 29(4 Suppl): S1-S39.

[102] DEVORE A D, MENTZ R J, PATEL C B. Medical management of patients with continuous-flow left ventricular assist devices[J]. Curr Treat Options Cardiovasc Med, 2014, 16(2): 283.

[103] SOUSA-UVA M, HEAD S J, MILOJEVIC M, et al. 2017 EACTS Guidelines on perioperative medication in adult cardiac surgery[J]. Eur J Cardiothorac Surg, 2018, 53 (1): 5-33.

[104] KEELING D, TAIT R C, WATSON H. Peri-operative management of anticoagulation and antiplatelet therapy[J]. Br J Haematol, 2016, 175(4): 602-613.

[105] HORNOR M A, DUANE T M, EHLERS A P, et al. American College of Surgeons' Guidelines for the perioperative management of antithrombotic medication[J]. J Am Coll Surg, 2018, 227(5): 521-536. e1.

[106] 中华医学会心血管病学分会，中国老年学学会心脑血管病专业委员会．华法林抗凝治疗的中国专家共识 [J]．中华内科杂志，2013，52（1）：76-82.

[107] GOLDSTEIN J N, REFAAI M A, MILLING T J JR, et al. Four-factor prothrombin complex concentrate versus plasma for rapid vitamin K antagonist reversal in patients needing urgent surgical or invasive interventions: a phase 3b, open-label, non-inferiority, randomised trial[J]. Lancet, 2015, 385(9982): 2077-2087.

[108] KOZEK-LANGENECKER S A, AFSHARI A, ALBALADEJO P, et al. Management of severe perioperative bleeding: guidelines from the European Society of Anaesthesiology[J]. Eur J Anaesthesiol, 2013, 30(6): 270-382.

[109] ERDOES G, MARTINEZ LOPEZ DE ARROYABE B, BOLLIGER D, et al. International consensus statement on the peri-operative management of direct oral anticoagulants in cardiac surgery[J]. Anaesthesia, 2018, 73(12): 1535-1545.

[110] RADOVANCEVIC R, BRACEY A W, RADOVANCEVIC B, et al. Plasma exchange before surgery for left ventricular assist device implantation[J]. Artif Organs, 2008, 32(6): 427-432.

[111] 李立环．阜外心血管麻醉手册 [M]．北京：人民卫生出版社，2007.

[112] EDITORS, KIRKLIN J K, PAGANI F D, et al. American Association for Thoracic Surgery/International Society for Heart and Lung Transplantation guidelines on selected topics in mechanical circulatory support[J]. J Heart Lung

Transplant, 2020, 39(3): 187-219.

[113] AYERS B, WOOD K, FALVEY J, et al. Safety and efficacy of recombinant factor Ⅶ in HeartMate 3 recipients[J]. J Heart Lung Transplant, 2019, 38(4) : S372.

[114] YAMAZAKI K, KORMOS R L, LITWAK P, et al. Long-term animal experiments with an intraventricular axial flow blood pump[J]. ASAIO J, 1997, 43(5): M696-M700.

[115] SIN D C, KEI H L, MIAO X. Surface coatings for ventricular assist devices[J]. Expert Rev Med Devices, 2009, 6(1): 51-60.

[116] MIKHALOVSKA L I, SANTIN M, DENYER S P, et al. Fibrinogen adsorption and platelet adhesion to metal and carbon coatings[J]. Thromb Haemost, 2004, 92(5): 1032-1039.

[117] KAWAHITO K, MOHARA J, MISAWA Y, et al. Platelet damage caused by the centrifugal pump: in vitro evaluation by measuring the release of α-granule packing proteins[J]. Artif Organs, 1997, 21(10): 1105-1109.

[118] SPANIER T B, CHEN J M, OZ M C, et al. Time-dependent cellular population of textured-surface left ventricular assist devices contributes to the development of a biphasic systemic procoagulant response[J]. J Thorac Cardiovasc Surg, 1999, 118(3): 404-413.

[119] JOHN R, PANCH S, HRABE J, et al. Activation of endothelial and coagulation systems in left ventricular assist device recipients[J]. Ann Thorac Surg, 2009, 88(4): 1171-1179.

[120] MEYER A L, MALEHSA D, BARA C, et al. Acquired von Willebrand syndrome in patients with an axial flow left ventricular assist device[J]. Circ Heart Fail, 2010, 3(6): 675-681.

[121] STEINLECHNER B, DWORSCHAK M, BIRKENBERG B, et al. Platelet dysfunction in outpatients with left ventricular assist devices[J]. Ann Thorac Surg, 2009, 87(1): 131-137.

[122] GEISEN U, HEILMANN C, BEYERSDORF F, et al. Non-surgical bleeding in patients with ventricular assist devices could be explained by acquired von Willebrand disease[J]. Eur J Cardiothorac Surg, 2008, 33(4): 679-684.

[123] CROW S, JOHN R, BOYLE A, et al. Gastrointestinal bleeding rates in recipients of nonpulsatile and pulsatile left ventricular assist devices[J]. J Thorac Cardiovasc Surg, 2009, 137(1): 208-215.

[124] ROSSI M, SERRAINO G F, JIRITANO F, et al. What is the optimal anticoagulation in patients with a left ventricular assist device?[J]. Interact Cardiovasc Thorac Surg, 2012, 15(4): 733-740.

[125] SLAUGHTER M S, SOBIESKI MA 2ND, GRAHAM J D, et al. Platelet activation in heart failure patients supported by the HeartMate Ⅱ ventricular assist device[J]. Int J Artif Organs, 2011, 34(6):461-468.

[126] NETUKA I, KVASNIČKA T, KVASNIČKA J, et al. Evaluation of von Willebrand factor with a fully magnetically levitated centrifugal continuous-flow left ventricular assist device in advanced heart failure[J]. J Heart Lung Transplant, 2016, 35(7): 860-867.

[127] Abbott. Cardiovascular home Available at: http://www.thoratec.com/medical-professionals/resource-library/ifus-manuals/heartmate-lllvad.aspx.

[128] HeartWare Ventricular Assist System instructions for use [EB/OL] (2019-12-23)http://www.heartware.com/sites/default/fifiles/uploads/docs/ifu00001_rev_15.pdf.

[129] SLAUGHTER M S, NAKA Y, JOHN R, et al. Post-operative heparin may not be required for transitioning patients with a HeartMate Ⅱ left ventricular assist system to long-term warfarin therapy[J]. J Heart Lung Transplant, 2010, 29(6): 616-624.

[130] VAN TUYL J S, HOLLIS I B, ALBURIKAN K A, et al. Warfarin and aspirin versus Warfarin alone for prevention of embolic events in patients with a HeartMate Ⅱ? Left ventricular assist device[J]. ASAIO J, 2017, 63(6): 731-735.

[131] TEUTEBERG J J, SLAUGHTER M S, ROGERS J G, et al. The HVAD left ventricular assist device: risk factors for neurological events and risk mitigation strategies[J]. JACC Heart Fail, 2015, 3(10): 818-828.

[132] BOYLE A J, RUSSELL S D, TEUTEBERG J J, et al. Low thromboembolism and pump thrombosis with the HeartMate Ⅱ left ventricular assist device: analysis of outpatient anti-coagulation[J]. J Heart Lung Transplant, 2009, 28(9): 881-887.

[133] MEHRA M R, URIEL N, NAKA Y, et al. A fully magnetically levitated left ventricular assist device - final report[J]. N Engl J Med, 2019, 380(17): 1618-1627.

[134] NETUKA I, IVÁK P, TUČANOVÁ Z, et al. Evaluation of low-intensity anti-coagulation with a fully magnetically levitated centrifugal-flow circulatory pump-the MAGENTUM 1 study[J]. J Heart Lung Transplant, 2018, 37(5): 579-586.

[135] MEHRA M R, CRANDALL D L, GUSTAFSSON F, et al. Aspirin and left ventricular assist devices: rationale and design for the international randomized, placebo-controlled, non-inferiority ARIES HM3 trial[J]. Eur J Heart Fail, 2021, 23(7): 1226-1237.

[136] 徐创业，刘修健，吴广辉，等．CH-VAD 动物实验抗凝管理研究 [J]．中国生物医学工程学报，2014，33（5）：585-592.

[137] 张冬，杨伯清，陈海波，等．CH-VAD 左心辅助装置动物体内实验研究 [J]．中国生物医学工程学报，2016，35（6）：705-711.

[138] 李海洋，吴广辉，徐创业，等．微型可置入式左心室辅助装置动物模型 [J]．中华胸心血管外科杂志，2016，32（9）：546-549.

[139] BAGLIN T, BARROWCLIFFE T W, COHEN A , et al. Guidelines on the use and monitoring of heparin[J]. Br J Haematol, 2006, 133(1): 19-34.

[140] EIKELBOOM J W, HIRSH J. Monitoring unfractionated heparin with the aPTT: time for a fresh look[J]. Thromb Haemost, 2006, 96(5): 547-552.

[141] MCILVENNAN C K, PAGE, R L 2ND, AMBARDEKAR A V, et al. Activated partial thromboplastin time overestimates anti-coagulation in left ventricular assist device patients[J]. J Heart Lung Transplant, 2014, 33(12): 1312-1314.

[142] ADATYA S, URIEL N, YARMOHAMMADI H, et al. Anti-factor Xa and activated partial thromboplastin time measurements for heparin monitoring in mechanical circulatory support[J]. JACC Heart Fail, 2015, 3(4): 314-322.

[143] BAIRD C W, ZURAKOWSKI D, ROBINSON B, et al. Anticoagulation and pediatric extracorporeal membrane oxygenation: impact of activated clotting time and heparin dose on survival[J]. Ann Thorac Surg, 2007, 83(3): 912-919; discussion 919-920.

[144] DE WAELE J J, VAN CAUWENBERGHE S, HOSTE E, et al. The use of the activated clotting time for monitoring heparin therapy in critically ill patients[J]. Intensive Care Med, 2003, 29(2): 325-328.

[145] HIRSH J, FUSTER V, ANSELL J, et al. American Heart Association/American College of Cardiology Foundation Guide to Warfarin Therapy[J]. J Am Coll Cardiol, 2003, 41(9): 1633-1652.

[146] 胡大一，张鹤萍，孙艺红，等．华法林与阿司匹林预防非瓣膜性心房颤动患者血栓栓塞的随机对照研究 [J]．中华心血管病杂志，2006，34（4）：295-298.

[147] HEIDBUCHEL H, VERHAMME P, ALINGS M, et al. Updated European Heart Rhythm Association Practical Guide on the use of non-vitamin K antagonist anticoagulants in patients with non-valvular atrial fibrillation[J]. Eur Heart J, 2017, 38(27): 2137-2149.

[148] 刘婷，汪小华，蒋文平．东亚国家心房颤动华法林抗凝国际标准化比值范围是否有别于西方国家 [J]．中华心血管病杂志，2016，44（11）：984-986.

[149] JCS Joint Working Group. Guidelines for pharmacotherapy of atrial fibrillation (JCS 2013)[J]. Circ J, 2014, 78(8): 1997-2021.

[150] JOUNG B, LEE J M, LEE K H, et al. 2018 Korean Guideline of Atrial Fibrillation Management[J]. Korean Circ J, 2018, 48(12): 1033-1080.

[151] 中华医学会心血管病学分会，中国老年学学会心脑血管病专业委员会．华法林抗凝治疗的中国专家共识 [J]．中华内科杂志，2013，52（1）：76-82.

[152] HYLEK E M, SKATES S J, SHEEHAN M A, et al. An analysis of the lowest effective intensity of prophylactic anticoagulation for patients with nonrheumatic atrial fibrillation[J]. N Engl J Med, 1996, 335(8): 540-546.

[153] BLACKSHEAR J L, BAKER V S, RUBINO F, et al. Adjusted-dose warfarin versus low-intensity, fixed-dose warfarin plus aspirin for high-risk patients with atrial fibrillation: stroke prevention in atrial fibrillation Ⅲ randomised clinical trial[J]. Lancet, 1996, 348(9028): 633-638.

[154] HART R G, AGUILAR M I. Anticoagulation in atrial fibrillation: selected controversies including optimal anticoagulation intensity, treatment of intracerebral hemorrhage[J]. J Thromb Thrombolysis, 2008, 25(1): 26-32.

[155] CHUNG J E, CHOI Y R, SEONG J M, et al. INR optimization based on stroke risk factors in patients with non-valvular atrial fibrillation[J]. Int J Clin Pharm, 2015, 37(6): 1038-1046.

[156] 顾蓉，邹焱，惠杰，等．东亚地区非瓣膜性心房颤动患者低强度华法林抗凝治疗有效性与安全性的 Meta 分

析 [J]. 临床心血管病杂志，2017，33（10）：971-976.
[157] LIU T, HUI J, HOU Y Y, et al. Meta-analysis of efficacy and safety of low intensity warfarin therapy for east Asian patients with nonvalvular atrial fibrillation[J]. Am J Cardiol, 2017, 120(9): 1562-1567.
[158] 心房颤动抗栓研究协作组. 华法林对非瓣膜病心房颤动抗栓的安全性和有效性研究 [J]. 中华内科杂志，2006，45（10）：800-803.
[159] 许建屏，石应康，董力，等. 中国人心脏瓣膜置换术后低强度抗凝治疗 3000 例随访 1 年报告 [J]. 四川大学学报（医学版），2016，47（1）：90-92.
[160] BACKES D, VAN DEN BERGH W M, VAN DUIJN A L, et al. Cerebrovascular complications of left ventricular assist devices[J]. Eur J Cardiothorac Surg, 2012, 42(4): 612-620.
[161] SAEED O, SHAH A, KARGOLI F, et al. Antiplatelet therapy and adverse hematologic events during Heart Mate Ⅱ support[J]. Circ Heart Fail, 2016, 9(1): e002296.
[162] KATZ J N, ADAMSON R M, JOHN R, et al. Safety of reduced anti-thrombotic strategies in HeartMate Ⅱ patients: a one-year analysis of the US-TRACE Study[J]. J Heart Lung Transplant, 2015, 34(12): 1542-1548.
[163] NETUKA I, LITZLER P Y, BERCHTOLD-HERZ M, et al. Outcomes in HeartMate Ⅱ patients with no antiplatelet therapy: 2-year results from the European TRACE study[J]. Ann Thorac Surg, 2017, 103(4): 1262-1268.
[164] LIM H S, RANASINGHE A, MASCARO J, et al. Discontinuation of aspirin in Heartmate 3 left ventricular assist device[J]. ASAIO J, 2019, 65(6): 631-633.
[165] LITZLER P Y, SMAIL H, BARBAY V, et al. Is anti-platelet therapy needed in continuous flow left ventricular assist device patients? A single-centre experience†[J]. Eur J Cardiothoracic Surg, 2014, 45(1): 55-59.
[166] HOUËL R, MAZOYER E, KIRSCH M, et al. Resistance to aspirin after external ventricular assist device implantation[J]. J Thoracic Cardiovasc Surg, 2003, 126(5): 1636-1637.
[167] GALLO M, TRIVEDI J R, MONDAL N K, et al. Management of antiplatelet therapy during continuous-flow left ventricular assist device support after thrombotic hemorrhagic events[J]. ASAIO J, 2018, 65(7): 683-689.
[168] MORGAN E P, PEREZ C, MEADOWS H, et al. Aspirin sensitivity wanes early during left ventricular assist device support[J]. J Heart Lung Transplant, 2020, 39(4): S93-S94.
[169] TILLMAN H, JOHNSTON S C, FARRANT M, et al. Risk for major hemorrhages in patients receiving clopidogrel and aspirin compared with aspirin alone after transient ischemic attack or minor ischemic stroke: a secondary analysis of the POINT randomized clinical trial[J]. JAMA Neurol, 2019, 76(7): 774-782.
[170] HENEGHAN C, ALONSO-COELLO P, GARCIA-ALAMINO J M, et al. Self-monitoring of oral anticoagulation: a systematic review and meta-analysis[J]. Lancet, 2006, 367(9508): 404-411.
[171] PERRY D J, FITZMAURICE D A, KITCHEN S, et al. Point-of-care testing in haemostasis[J]. Br J Haematol, 2010, 150(5): 501-514.
[172] COTT E M V. Point-of-care testing in coagulation[J]. Clin Lab Med, 2009, 29(3): 543-553.
[173] ANDERSON I, WOOL G D, Madden W. The point-of-care INR Test for vitamin K antagonist monitoring[J]. JAMA, 2019, 322(21): 2129-2130.
[174] PRATT A K, SHAH N S, BOYCE S W. Left ventricular assist device management in the ICU[J]. Crit Care Med, 2014, 42(1): 158-168.
[175] SHORE-LESSERSON L, BAKER R A, FERRARIS V A, et al. The Society of Thoracic Surgeons, the Society of Cardiovascular Anesthesiologists, and the American Society of ExtraCorporeal Technology: clinical practice guidelines-anticoagulation during cardiopulmonary bypass[J]. Ann Thorac Surg, 2018, 105(2): 650-662.
[176] BIRATI E Y, RAME J E. Left ventricular assist device management and complications[J]. Crit Care Clin, 2014, 30(3): 607-627.
[177] KIRKLIN J K, NAFTEL D C, KORMOS R L, et al. Second INTERMACS annual report: more than 1000 primary left ventricular assist device implants[J]. J Heart Lung T ransplant, 2010, 29(1): 1-10.
[178] SUAREZ J, PATEL C B, FELKER G M, et al. Mechanisms of bleeding and approach to patients with axial-flow left ventricular assist devices[J]. Circ Heart Fail, 2011, 4(6): 779-784.
[179] PEREIRA N L, CHEN D, KUSHWAHA S S, et al. Discontinuation of antithrombotic therapy for a year or more in patients

with continuous-flow left ventricular assist devices[J]. Interact Cardiovasc Thorac Surg, 2010, 11(4): 503-505.

[180] STULAK J M, DUNLAY S, SHARMA S, et al. Multi-institutional analysis of temporal patterns and nature of neurological events after left ventricular assist device implant[J]. J Heart Lung Transplant, 2016, 35(4): S151.

[181] STULAK J M, LEE D, HAFT J W, et al. Gastrointestinal bleeding and subsequent risk of thromboembolic events during support with a left ventricular assist device[J]. J Heart Lung Transplant, 2014, 33(1): 60-64.

[182] MASOTTI L, DI NAPOLI M, GODOY D A, et al. The practical management of intracerebral hemorrhage associated with oral anticoagulant therpy[J]. Int J Stroke, 2011, 6(3): 228-240.

[183] WILSON T J, STETLER W R, AL-HOLOU W N, et al. Management of intracranial hemorrhage in patients with left ventricular assist devices[J]. J Neurosurg, 2013, 118(5): 1063-1068.

[184] FACTORA F N, BUSTAMANTE S, SPIOTTA A, et al. Intracranial hemorrhage surgery on patients on mechanical circulatory support: a case series[J]. J Neurosurg Anesthesiol, 2011, 23(1): 30-34.

[185] NAJJAR S S, SLAUGHTER M S, PAGANI F D, et al. An analysis of pump thrombus Events in patients in the HeartWare ADVANCE bridge to transplant and continued access protocol trial[J]. J Heart Lung Transplant, 2013, 33(1): 23-34.

[186] GOLDSTEIN D J, JOHN R, SALERNO C, et al. Algorithm for the diagnosis and management of suspected pump thrombus[J]. J Heart Lung Transplant, 2013, 32(7): 667-670.

[187] RAFFA G M, D'ANCONA G, SCIACCA S, et al. Systemic or endoventricular thrombolysis to treat HeartWare left ventricle assist device thrombosis: a clinical dilemma[J]. Artif Organs, 2015, 39(6): 526-529.

[188] BOYLE A J, JORDE U P, SUN B, et al. Pre-operative risk factors of bleeding and stroke during left ventricular assist device support an analysis of more than 900 HeartMate Ⅱ outpatients[J]. J Am Coll Cardiol, 2014, 63(9): 880-888.

[189] MORGAN J A, PAONE G, NEMEH H W, et al. Non-cardiac surgery in patients on long-term left ventricular assist device support[J]. J Heart Lung Transplant, 2012, 31(7): 757-763.

[190] STONE M, HINCHEY J, SATTLER C, et al. Trends in the management of patients with left ventricular assist devices presenting for noncardiac surgery: a 10-year institutional experience[J]. Semin Cardiothorac Vasc Anesth, 2016, 20(3): 199-204.

[191] BHAT G, KUMAR S, AGGARWAL A, et al. Experience with noncardiac surgery in destination therapy left ventricular assist devices patients[J]. ASAIO J, 2012, 58(4): 396-401.

[192] WARKENTIN T E, GREINACHER A, KOSTER A. Heparin-induced thrombocytopenia in patients with ventricular assist devices: are new prevention strategies required?[J]. Ann Thorac Surg, 2009, 87(5): 1633-1640.

[193] 中国医师协会心血管内科医师分会血栓防治专业委员会，《中华医学杂志》编辑委员会．肝素诱导的血小板减少症中国专家共识（2017）[J]．中华医学杂志，2018，98（6）：408-417.

[194] 全军重症医学专业委员会，中华医学会检验医学分会．中国成人重症患者血小板减少诊疗专家共识 [J]．解放军医学杂志，2020，45（5）：457-474.

[195] APOSTOLIDOU I, SWEENEY M F, MISSOV E, et al. Acute left atrial thrombus after recombinant factor Ⅶa administration during left ventricular assist device implantation in a patient with heparin-induced thrombocytopenia[J]. Anesth Analg, 2008, 106(2): 404-408.

[196] GUYATT G H, AKL E A, Crowther M, et al. Executive summary: Antithrombotic Therapy and Prevention of Thrombosis, 9th ed: American College of Chest Physicians Evidence-Based Clinical Practice Guidelines[J]. Chest, 2012, 141(2 Suppl): 7S-47S.

[197] BARTON C A, HOM M, JOHNSON N B, et al. Protocolized warfarin reversal with 4-factor prothrombin complex concentrate versus 3-factor prothrombin complex concentrate with recombinant factor Ⅶa[J]. Am J Surg, 2018, 215(5): 775-779.

[198] HUNT B J, LEVI M. Urgent reversal of vitamin K antagonists[J]. BMJ, 2018, 360: j5424.

[199] GOLDSTEIN D J, JOHN R, SALERNO C, et al. Algorithm for the diagnosis and management of suspected pump thrombus[J]. J Heart Lung Transplant, 2013, 32(7): 667-670.

[200] BARTOLI C R, AILAWADI G, KERN J A. Diagnosis, nonsurgical management, and prevention of LVAD thrombosis[J]. J Card Surg, 2014, 29(1): 83-94.

[201] MALTAIS S, KILIC A, NATHAN S, et al. PREVENtion of HeartMate Ⅱ Pump Thrombosis Through Clinical

Management: the PREVENT multi-center study[J]. J Heart Lung Transplant, 2017, 36(1): 1-12.

[202] GLASS C H, CHRISTAKIS A, FISHBEIN G A, et al. Thrombus on the inflow cannula of the HeartWare HVAD: an update[J]. Cardiovasc Pathol, 2019, 38: 14-20.

[203] BUNGE J, DEN UIL C A, CONSTANTINESCU A C, et al. Acute pump thrombosis in the early postoperative period after HeartMate 3 implantation[J]. ASAIO J, 2019, 65(7): e72-e74.

[204] GURBEL P A, SHAH P, DESAI S, et al. Antithrombotic strategies and device thrombosis[J]. Cardiol Clin, 2018, 36(4): 541-550.

[205] TAN K T, LIP G Y. Red vs white thrombi: treating the right clot is crucial[J]. Arch Intern Med, 2003, 163(20): 2534-2535; author reply 2535.y

[206] STULAK J M, DAVIS M E, HAGLUND N, et al. Adverse events in contemporary continuous-flow left ventricular assist devices: a multi-institutional comparison shows significant differences[J]. J Thorac Cardiovasc Surg, 2016, 151(1): 177-189.

[207] MEHRA M R, GOLDSTEIN D J, URIEL N, et al. Two-year outcomes with a magnetically levitated cardiac pump in heart failure[J]. N Engl J Med, 2018, 378(15): 1386-1395.

[208] EULERT-GREHN J J, KRABATSCH T, POTAPOV E. A case of an obstructive inflow thrombus in a HeartMate 3 from the left ventricle into the pump[J]. J Heart Lung Transplant, 2018, 37(1): 172-173.

[209] ADATYA S, BENNETT M K. Anticoagulation management in mechanical circulatory support[J]. J Thorac Dis, 2015, 7(12): 2129-2138.

[210] SCANDROGLIO A M, KAUFMANN F, PIERI M, et al. Diagnosis and treatment algorithm for blood flow obstructions in patients with Left ventricular assist device[J]. J Am Coll Cardiol, 2016, 67(23): 2758-2768.

[211] BOYLE A J, JORDE U P, SUN B, et al. Pre-operative risk factors of bleeding and stroke during left ventricular assist device support: an analysis of more than 900 HeartMate Ⅱ outpatients[J]. J Am Coll Cardiol, 2014, 63(9): 880-888.

[212] KOENE R J, WIN S, NAKSUK N, et al. HAS-BLED and CHA_2DS_2-VASc scores as predictors of bleeding and thrombotic risk after continuous-flow ventricular assist device implantation[J]. J Card Fail, 2014, 20(11): 800-807.

[213] KIRKLIN J K, NAFTEL D C, KORMOS R L, et al. Interagency Registry for Mechanically Assisted Circulatory Support (INTERMACS) analysis of pump thrombosis in the HeartMate Ⅱ left ventricular assist device[J]. J Heart Lung Transplant, 2014, 33(1): 12-22.

[214] KIRKLIN J K, NAFTEL D C, PAGANI F D, et al. Pump thrombosis in the Thoratec HeartMate Ⅱ device: An update analysis of the INTERMACS Registry[J]. J Heart Lung Transplant, 2015, 34(12): 1515-1526.

[215] SHAH P, BIRK S, MALTAIS S, et al. Left ventricular assist device outcomes based on flow configuration and pre-operative left ventricular dimension: an Interagency Registry for Mechanically Assisted Circulatory Support Analysis[J]. J Heart Lung Transplant, 2017, 36(6): 640-649.

[216] TAGHAVI S, WARD C, JAYARAJAN S N, et al. Surgical technique influences HeartMate Ⅱ left ventricular assist device thrombosis[J]. Ann Thorac Surg, 2013, 96(4): 1259-1265.

[217] URIEL N, HAN J, MORRISON K A, et al. Device thrombosis in HeartMate Ⅱ continuous-flow left ventricular assist devices: a multifactorial phenomenon[J]. J Heart Lung Transplant, 2014, 33(1): 51-59.

[218] NAJJAR S S, SLAUGHTER M S, PAGANI F D, et al. An analysis of pump thrombus events in patients in the HeartWare ADVANCE bridge to transplant and continued access protocol trial[J]. J Heart Lung Transplant, 2014, 33(1):23-34.

[219] STEVENSON L W, PAGANI F D, YOUNG J B, et al. INTERMACS profiles of advanced heart failure: the current picture[J]. J Heart Lung Transplant, 2009, 28(6): 535-541.

[220] MCMURRAY J J, ADAMOPOULOS S, ArNKER S D, et al. ESC guidelines for the diagnosis and treatment of acute and chronic heart failure 2012: the Task Force for the Diagnosis and Treatment of Acute and Chronic Heart Failure 2012 of the European Society of Cardiology. Developed in collaboration with the Heart Failure Association (HFA) of the ESC[J]. Eur J Heart Fail, 2012, 14(8): 803-869.

[221] SELGRADE B P, TRUSKEY G A. Computational fluid dynamics analysis to determine shear stresses and rates in a centrifugal left ventricular assist device[J]. Artif Organs, 2012, 36(4): E89-E96.

[222] YANG N, DEUTSCH S, PATERSON E G, et al. Numerical study of blood flow at the end-to-side anastomosis of a

left ventricular assist device for adult patients[J]. J Biomech Eng, 2009, 131(11): 111005.

[223] LINNEWEBER J, DOHMEN P M, KERTZSCHER U, et al. The effect of surface roughness on activation of the coagulation system and platelet adhesion in rotary blood pumps[J]. Artif Organs, 2007, 31(5): 345-351.

[224] FRASER K H, ZHANG T, TASKIN M E, et al. A quantitative comparison of mechanical blood damage parameters in rotary ventricular assist devices: shear stress, exposure time and hemolysis index[J]. J Biomech Eng, 2012, 134(8): 81002.

[225] SHAH P, TANTRY U S, BLIDEN K P, et al. Bleeding and thrombosis associated with ventricular assist device therapy[J]. J Heart Lung Transplant, 2017, 36(11): 1164-1173.

[226] CHONG A Y, LIP G Y. Viewpoint: the prothrombotic state in heart failure: a maladaptive inflammatory response?[J]. Eur J Heart Fail, 2007, 9(2): 124-128.

[227] GHEORGHIADE M, THYSSEN A, ZOLYNAS R, et al. Pharmacokinetics and pharmacodynamics of rivaroxaban and its effect on biomarkers of hypercoagulability in patients with chronic heart failure[J]. J Heart Lung Transplant, 2011, 30(2): 218-226.

[228] ALVAREZ P, CORDERO-REYES A M, URIBE C, et al. Acquired and hereditary hypercoagulable states in patients with continuous flow left ventricular assist devices: prevalence and thrombotic complications[J]. J Card Fail, 2016, 22(7): 501-511.

[229] RADOVANCEVIC R, MATIJEVIC N, BRACEY A W, et al. Increased leukocyte-platelet interactions during circulatory support with left ventricular assist devices[J]. ASAIO J, 2009, 55(5): 459-464.

[230] JOHN R, PANCH S, HRABE J, et al. Activation of endothelial and coagulation systems in left ventricular assist device recipients[J]. Ann Thorac Surg, 2009, 88(4): 1171-1179.

[231] GORBET M B, SEFTON M V. Biomaterial-associated thrombosis: roles of coagulation factors, complement, platelets and leukocytes[J]. Biomaterials, 2004, 25(26): 5681-5703.

[232] DIEHL P, ALEKER M, HELBING T, et al. Enhanced microparticles in ventricular assist device patients predict platelet, leukocyte and endothelial cell activation[J]. Interact Cardiovasc Thorac Surg, 2010, 11(2): 133-137.

[233] STULAK J M, LEE D, HAFT J W, et al. Gastrointestinal bleeding and subsequent risk of thromboembolic events during support with a left ventricular assist device[J]. J Heart Lung Transplant, 2014, 33(1): 60-64.

[234] WEVER-PINZON O, SELZMAN C H, DRAKOS S G, et al. Pulsatility and the risk of nonsurgical bleeding in patients supported with the continuous-flow left ventricular assist device HeartMate Ⅱ [J]. Circ Heart Fail, 2013, 6(3): 517-526.

[235] SAEED O, MAYBAUM S, ALESSANDRO D D, et al. Aortic valve opening and thrombotic events with continuous-flow left ventricular assist devices[J]. J Heart Lung Transplant, 2014, 33(1): 109-112.

[236] SHAH M R, NAFTEL D C, MILLER M A, et al. Thrombotic complications increase after percutaneous site/pocket infection in patients with left ventricular assist devices: an INTERMACS analysis[J]. J Heart Lung Transplant, 2013, 32(4 Suppl): S84-S85.

[237] KAR B, DELGADO R R, RADOVANCEVIC B, et al. Vascular thrombosis during support with continuous flow ventricular assist devices: correlation with computerized flow simulations[J]. Congest Heart Fail, 2005, 11(4): 182-187.

[238] NASSIF M E, PATEL J S, SHUSTER J E, et al. Clinical outcomes with use of erythropoiesis stimulating agents in patients with the HeartMate Ⅱ left ventricular assist device[J]. JACC Heart Fail, 2015, 3(2): 146-153.

[239] SWEDBERG K, YOUNG J B, ANAND I S, et al. Treatment of anemia with darbepoetin alfa in systolic heart failure[J]. N Engl J Med, 2013, 368(13): 1210-1219.

[240] LIPPI G, FRANCHINI M, FAVALORO E J. Thrombotic complications of erythropoiesis-stimulating agents[J]. Semin Thromb Hemost, 2010, 36(5): 537-549.

[241] BAGOT C N, ARYA R. Virchow and his triad: a question of attribution[J]. Br J Haematol, 2008, 143(2): 180-190.

[242] JAFFER I H, FREDENBURGH J C, HIRSH J, et al. Medical device-induced thrombosis: what causes it and how can we prevent it?[J]. J Thromb Haemost, 2015, 13 (Suppl 1): S72-S81.

[243] WRIGHT S D, WEITZ J I, HUANG A J, et al. Complement receptor type three (CD11b/CD18) of human polymorphonuclear leukocytes recognizes fibrinogen[J]. Proc Natl Acad Sci U S A, 1988, 85(20): 7734-7738.

[244] SHAH P, MEHTA V M, COWGER J A, et al. Diagnosis of hemolysis and device thrombosis with lactate dehydrogenase during left ventricular assist device support[J]. J Heart Lung Transplant, 2014, 33(1): 102-104.

[245] MONTEZANO A C, TOUYZ R M. Reactive oxygen species and endothelial function--role of nitric oxide synthase uncoupling and Nox family nicotinamide adenine dinucleotide phosphate oxidases[J]. Basic Clin Pharmacol Toxicol, 2012, 110(1): 87-94.

[246] NIELSEN V G, SOBIESKI M N, SLAUGHTER M S. Left ventricular assist device-associated carbon monoxide and iron-enhanced hypercoagulation: impact of concurrent disease[J]. ASAIO J, 2015, 61(4): 417-423.

[247] NIELSEN V G, PRETORIUS E. Iron and carbon monoxide enhance coagulation and attenuate fibrinolysis by different mechanisms[J]. Blood Coagul Fibrinolysis, 2014, 25(7): 695-702.

[248] ARKEBAUER M R, KANAPARTHY S S, MALAYAMAN S N, et al. Carbon monoxide and nitric oxide modulate α_2-antiplasmin and plasmin activity: role of heme[J]. Blood Coagul Fibrinolysis, 2011, 22(8): 712-719.

[249] SALTER B S, WEINER M M, TRINH M A, et al. Heparin-induced thrombocytopenia: a comprehensive clinical review[J]. J Am Coll Cardiol, 2016, 67(21): 2519-2532.

[250] POTAPOV E V, STEPANENKO A, KRABATSCH T, et al. Managing long-term complications of left ventricular assist device therapy[J]. Curr Opin Cardiol, 2011, 26(3): 237-244.

[251] ECKMAN P M, JOHN R. Bleeding and thrombosis in patients with continuous-flow ventricular assist devices[J]. Circulation, 2012, 125(24): 3038-3047.

[252] GREENWOOD J C, HERR D L. Mechanical circulatory support[J]. Emerg Med Clin North Am, 2014, 32(4): 851-869.

[253] TCHANTCHALEISHVILI V, SAGEBIN F, ROSS R E, et al. Evaluation and treatment of pump thrombosis and hemolysis[J]. Ann Cardiothorac Surg, 2014, 3(5): 490-495.

[254] AKIN S, SOLIMAN O I, CONSTANTINESCU A A, et al. Haemolysis as a first sign of thromboembolic event and acute pump thrombosis in patients with the continuous-flow left ventricular assist device HeartMate Ⅱ [J]. Neth Heart J, 2016, 24(2): 134-142.

[255] STULAK J M, SHARMA S, MALTAIS S. Management of pump thrombosis in patients with left ventricular assist devices[J]. Am J Cardiovasc Drugs, 2015, 15(2): 89-94.

[256] ALHOSAINI H, JENSEN B C, CHANG P P, et al. A novel link between G6PD deficiency and hemolysis in patients with continuous-flow left ventricular assist devices[J]. J Heart Lung Transplant, 2014, 33(1): 116-117.

[257] TOPKARA V K, GARAN A R, YUZEFPOLSKAYA M, et al. Lactate dehydrogenase isoenzyme monitoring in patients with continuous-flow left ventricular assist devices (CF-LVADs)[J]. J Heart Lung Transplant, 2016, 35(4): S393.

[258] URIEL N, MORRISON K A, GARAN A R, et al. Development of a novel echocardiography ramp test for speed optimization and diagnosis of device thrombosis in continuous-flow left ventricular assist devices: the Columbia ramp study[J]. J Am Coll Cardiol, 2012, 60(18): 1764-1775.

[259] MEHRA M R, URIEL N, NAKA Y, et al. A fully magnetically levitated left ventricular assist device-final report[J]. N Engl J Med, 2019, 380(17): 1618-1627.

[260] BIRSCHMANN I, DITTRICH M, ELLER T, et al. Ambient hemolysis and activation of coagulation is different between HeartMate Ⅱ and HeartWare left ventricular assist devices[J]. J Heart Lung Transplant, 2014, 33(1): 80-87.

[261] STEPANENKO A, KRABATSCH T, HENNIG E, et al. Retrospective hemolysis comparison between patients with centrifugal biventricular assist and left ventricular assist devices[J]. ASAIO J, 2011, 57(5): 382-387.

[262] WIESELTHALER G M, DRISCOLL G O, JANSZ P, et al. Initial clinical experience with a novel left ventricular assist device with a magnetically levitated rotor in a multi-institutional trial[J]. J Heart Lung Transplant, 2010, 29(11): 1218-1225.

[263] HANKE J S, DOGAN G, ZOCH A, et al. One-year outcomes with the HeartMate 3 left ventricular assist device[J]. J Thorac Cardiovasc Surg, 2018, 156(2): 662-669.

[264] KIRKLIN J K, PAGANI F D, GOLDSTEIN D J, et al. American Association for Thoracic Surgery/International Society for Heart and Lung Transplantation guidelines on selected topics in mechanical circulatory support[J]. J Thoracic Cardiovascular Surg, 2020, 159(3): 865-896.

[265] STAINBACK R F, ESTEP J D, AGLER D A, et al. Echocardiography in the management of patients with left ventricular assist devices: recommendations from the American Society of Echocardiography[J]. J Am Soc Echocardiogr, 2015, 28(8): 853-909.

[266] KATO T S, COLOMBO P C, NAHUMI N, et al. Value of serial echo-guided ramp studies in a patient with suspicion of device thrombosis after left ventricular assist device implantation[J]. Echocardiography, 2014, 31(1): E5-E9.
[267] GRINSTEIN J, KRUSE E, COLLINS K, et al. Screening for outflow cannula malfunction of left ventricular assist devices (LVADs) with the use of Doppler echocardiography: new LVAD-specific reference values for contemporary devices[J]. J Card Fail, 2016, 22(10): 808-814.
[268] FINE N M, TOPILSKY Y, OH J K, et al. Role of echocardiography in patients with intravascular hemolysis due to suspected continuous-flow LVAD thrombosis[J]. JACC Cardiovasc Imaging, 2013, 6(11): 1129-1140.
[269] SHEINBERG R, BRADY M B, MITTER N. Intraoperative transesophageal echocardiography and ventricular assist device insertion[J]. Semin Cardiothorac Vasc Anesth, 2011, 15(1-2): 14-24.
[270] ESTEP J D, STAINBACK R F, LITTLE S H, et al. The role of echocardiography and other imaging modalities in patients with left ventricular assist devices[J]. JACC Cardiovasc Imaging, 2010, 3(10):1049-1064.
[271] JACOBS L D, SALGO I S, GOONEWARDENA S, et al. Rapid online quantification of left ventricular volume from real-time three-dimensional echocardiographic data[J]. Eur Heart J, 2006, 27(4): 460-468.
[272] LAZOURA O, ISMAIL T F, PAVITT C, et al. A low-dose, dual-phase cardiovascular CT protocol to assess left atrial appendage anatomy and exclude thrombus prior to left atrial intervention[J]. Int J Cardiovasc Imaging, 2016, 32(2): 347-354.
[273] TEUNISSEN C, HABETS J, VELTHUIS B K, et al. Double-contrast, single-phase computed tomography angiography for ruling out left atrial appendage thrombus prior to atrial fibrillation ablation[J]. Int J Cardiovasc Imaging, 2017, 33(1): 121-128.
[274] TATLI S, LIPTON M J. CT for intracardiac thrombi and tumors[J]. Int J Cardiovasc Imaging, 2005, 21(1): 115-131.
[275] MISHKIN J D, EzNRIQUEZ J R, MEYER D M, et al. Utilization of cardiac computed tomography angiography for the diagnosis of left ventricular assist device thrombosis[J]. Circ Heart Fail, 2012, 5(2): e27-e29.
[276] CHRYSANT G S, PHANCAO A A, HORSTMANSHOF D A, et al. Clinical utility of imaging left vVentricular assist devices with 320 row multidetector computed tomography[J]. ASAIO J, 2018, 64(6): 760-765.
[277] OBI C A, CHAN N, RIZKALLA M G, et al. Assessment of cardiac thrombosis in patients with left ventricular assist device using multidetector cardiac computed tomography[J]. J Cardiovasc Med (Hagerstown), 2018, 19(7): 389-390.
[278] ACHARYA D, HASHIM T, KIRKLIN J K, et al. Use of retrospectively gated CT angiography to diagnose systolic LVAD inflow obstruction[J]. ASAIO J, 2013, 59(5): 542-546.
[279] YU S N, HAN J, TAKEDA K, et al. Role of computed tomography angiography for HeartMate II left ventricular assist device thrombosis[J]. Int J Artif Organs, 2018, 41(6): 325-332.
[280] BIRATI E Y, RAME J E. Left ventricular assist device management and complications[J]. Crit Care Clin, 2014, 30(3): 607-627.
[281] KAUFMANN F, HORMANDINGER C, STEPANENKO A, et al. Acoustic spectral analysis for determining pump thrombosis in rotary blood pumps[J]. ASAIO J, 2014, 60(5): 502-507.
[282] WARKENTIN T E, SHEPPARD J I. No significant improvement in diagnostic specificity of an anti-PF4/polyanion immunoassay with use of high heparin confirmatory procedure[J]. J Thromb Haemost, 2006, 4(1): 281-282.
[283] STARLING R C, MOAZAMI N, SILVESTRY S C, et al. Unexpected abrupt increase in left ventricular assist device thrombosis[J]. N Engl J Med, 2014, 370(1): 33-40.
[284] STULAK J M, DUNLAY S M, SHARMA S, et al. Treatment of device thrombus in the HeartWare HVAD: success and outcomes depend significantly on the initial treatment strategy[J]. J Heart Lung Transplant, 2015, 34(12): 1535-1541.
[285] LUBENOW N, EICHLER P, LIETZ T, et al. Lepirudin in patients with heparin-induced thrombocytopenia-results of the third prospective study (HAT-3) and a combined analysis of HAT-1, HAT-2, and HAT-3[J]. J Thromb Haemost, 2005, 3(11): 2428-2436.
[286] WARKENTIN T E, GREINACHER A, KOSTER A, et al. Treatment and prevention of heparin-induced thrombocytopenia: American College of Chest Physicians Evidence-Based Clinical Practice Guidelines (8th Edition) [J]. Chest, 2008, 133(6 Suppl): 340S-380S.
[287] KOSTER A, BUZ S, HETZER R, et al. Anticoagulation with argatroban in patients with heparin-induced thrombocytopenia antibodies after cardiovascular surgery with cardiopulmonary bypass: first results from the ARG-E03

trial[J]. J Thorac Cardiovasc Surg, 2006, 132(3): 699-700.
[288] HOFFMAN W D, CZYZ Y, MCCOLLUM D A, et al. Reduced argatroban doses after coronary artery bypass graft surgery[J]. Ann Pharmacother, 2008, 42(3): 309-316.
[289] ROBSON R, WHITE H, AYLWARD P, et al. Bivalirudin pharmacokinetics and pharmacodynamics: effect of renal function, dose, and gender[J]. Clin Pharmacol Ther, 2002, 71(6): 433-439.
[290] TEUTEBERG J J, SLAUGHTER M S, ROGERS J G, et al. The HVAD left ventricular assist device: risk factors for neurological events and risk mitigation strategies[J]. JACC Heart Fail, 2015, 3(10): 818-828.
[291] FELDMAN D, PAMBOUKIAN S V, TEUTEBERG J J, et al. The 2013 International Society for Heart and Lung Transplantation Guidelines for mechanical circulatory support: executive summary[J]. J Heart Lung Transplant, 2013, 32(2): 157-187.
[292] LITZLER P Y, SMAIL H, BARBAY V, et al. Is anti-platelet therapy needed in continuous flow left ventricular assist device patients? A single-centre experience[J]. Eur J Cardiothorac Surg, 2014, 45(1): 55-59; discussion 59-60.
[293] BAUMANN K L, KIM B, WIESELTHALER G M. Antithrombotic therapy for left ventricular assist devices in adults: a systematic review[J]. J Thromb Haemost, 2015, 13(6): 946-955.
[294] YEH C H, HOGG K, WEITZ J I. Overview of the new oral anticoagulants: opportunities and challenges[J]. Arterioscler Thromb Vasc Biol, 2015, 35(5): 1056-1065.
[295] KLOTZ S, MEYNS B, SIMON A, et al. Partial mechanical long-term support with the CircuLite Synergy pump as bridge-to-transplant in congestive heart failure[J]. Thorac Cardiovasc Surg, 2010, 58 (Suppl 2): S173-S178.
[296] MEYNS B P, SIMON A, KLOTZ S, et al. Clinical benefits of partial circulatory support in New York Heart Association Class ⅢB and Early Class Ⅳ patients[J]. Eur J Cardiothorac Surg, 2011, 39(5): 693-698.
[297] BARTOLI C R, WILSON G C, GIRIDHARAN G A, et al. A novel subcutaneous counterpulsation device: acute hemodynamic efficacy during pharmacologically induced hypertension, hypotension, and heart failure[J]. Artif Organs, 2010, 34(7): 537-545.
[298] MENCONI M J, POCKWINSE S, OWEN T A, et al. Properties of blood-contacting surfaces of clinically implanted cardiac assist devices: gene expression, matrix composition, and ultrastructural characterization of cellular linings[J]. J Cell Biochem, 1995, 57(3): 557-573.
[299] AOUIFI A, BLANC P, PIRIOU V, et al. Cardiac surgery with cardiopulmonary bypass in patients with type Ⅱ heparin-induced thrombocytopenia[J]. Ann Thorac Surg, 2001, 71(2): 678-683.
[300] MEHRA M R, STEWART G C, UBER P A. The vexing problem of thrombosis in long-term mechanical circulatory support[J]. J Heart Lung Transplant, 2014, 33(1): 1-11.
[301] MEHRA M R, NAKA Y, URIEL N, et al. A fully magnetically levitated circulatory pump for advanced heart failure[J]. N Engl J Med, 2017, 376(5): 440-450.
[302] FRIED J, GARAN A R, SsHAMES S, et al. Aortic root thrombosis in patients supported with continuous-flow left ventricular assist devices[J]. J Heart Lung Transplant, 2018, 37(12): 1425-1432.
[303] MEHRA M R, GOLDSTEIN D J, URIEL N, et al. Two-year outcomes with a magnetically levitated cardiac pump in heart failure[J]. N Engl J Med, 2018, 378(15): 1386-1395.
[304] DEMIROZU Z T, FRAZIER O H. Aortic valve noncoronary cusp thrombosis after implantation of a nonpulsatile, continuous-flow pump[J]. Tex Heart Inst J, 2012, 39(5): 618-620.
[305] CRESTANELLO J A, ORSINELLI D A, FIRSTENBERG M S, et al. Aortic valve thrombosis after implantation of temporary left ventricular assist device[J]. Interact Cardiovasc Thorac Surg, 2009, 8(6): 661-662.
[306] FRIED J, HAN J, NAKA Y, et al. Myocardial infarction after left ventricular assist device implantation: clinical course, role of aortic root thrombus, and outcomes[J]. J Heart Lung Transplant, 2014, 33(1): 112-115.
[307] BARRICK B P, SMELTZ A, GANESH A, et al. Aortic valve thrombus in a patient with an extracorporeal left ventricular assist device: the dilemma of management[J]. J Cardiothorac Vasc Anesth, 2016, 30(1): 196-199.
[308] ROGERS J G, PAGANI F D, TATOOLES A J, et al. Intrapericardial left ventricular assist device for advanced heart failure[J]. N Engl J Med, 2017, 376(5): 451-460.
[309] BAGOT C N, ARYA R. Virchow and his triad: a question of attribution[J]. Br J Haematol, 2008, 143(2): 180-190.

[310] PARA A, BARK D, LIN A, et al. Rapid platelet accumulation leading to thrombotic occlusion[J]. Ann Biomed Eng, 2011, 39(7): 1961-1971.

[311] POULLIS M. Computational fluid dynamic analysis to prevent aortic root and valve clots during left ventricular assist device support[J]. J Extra Corpor Technol, 2012, 44(4): 210-215.

[312] CALLINGTON A, LONG Q, MOHITE P, et al. Computational fluid dynamic study of hemodynamic effects on aortic root blood flow of systematically varied left ventricular assist device graft anastomosis design[J]. J Thorac Cardiovasc Surg, 2015, 150(3): 696-704.

[313] MAHR C, CHIVUKULA V K, MCGAH P, et al. Intermittent aortic valve opening and risk of thrombosis in ventricular assist device patients[J]. ASAIO J, 2017, 63(4): 425-432.

[314] ALISEDA A, CHIVUKULA V K, MCGAH P, et al. LVAD outflow graft angle and thrombosis risk[J]. ASAIO J, 2017, 63(1): 14-23.

[315] FELDMAN D, PAMBOUKIAN S V, TEUTEBERG J J, et al. The 2013 International Society for Heart and Lung Transplantation Guidelines for mechanical circulatory support: executive summary[J]. J Heart Lung Transplant, 2013, 32(2): 157-187.

[316] JOHN R, MANTZ K, ECKMAN P, et al. Aortic valve pathophysiology during left ventricular assist device support[J]. J Heart Lung Transplant, 2010, 29(12): 1321-1329.

[317] RAO V, SLATER J P, EDWARDS N M, et al. Surgical management of valvular disease in patients requiring left ventricular assist device support[J]. Ann Thorac Surg, 2001, 71(5): 1448-1453.

[318] JAHANYAR J, LIAO J M, DEVALERIA P, et al. Early postoperative aortic root thrombus after Heartmate 3[J]. Heart Surg Forum, 2019, 22(5): E372-E374.

[319] ALVAREZ P, CORDERO-RRYES A M, URIBE C, et al. Acquired and hereditary hypercoagulable states in patients with continuous flow left ventricular assist devices: prevalence and thrombotic complications[J]. J Card Fail, 2016, 22(7): 501-511.

[320] CANPOLAT U, SUNMAN H, KAYA E B, et al. Myocardial infarction due to coronary thrombus formation in a postmenopausal woman with breast cancer after initiation of letrozol therapy[J]. Int J Cardiol, 2012, 160(1): e1-e2.

[321] GODISHALA A, NASSIF M E, RAYMER D S, et al. A case series of acute myocardial infarction in left ventricular assist device-supported patients[J]. ASAIO J, 2017, 63(2): e18-e24.

[322] SHAH P, MEHTA V M, COWGER J A, et al. Diagnosis of hemolysis and device thrombosis with lactate dehydrogenase during left ventricular assist device support[J]. J Heart Lung Transplant, 2014, 33(1): 102-104.

[323] MARTINEZ S C, FANSLER D, LAU J, et al. Characteristics of the electrocardiogram in patients with continuous-flow left ventricular assist devices[J]. Ann Noninvasive Electrocardiol, 2015, 20(1): 62-68.

[324] BAROLD S S, HERWEG B, CURTIS A B. Electrocardiographic diagnosis of myocardial infarction and ischemia during cardiac pacing[J]. Cardiol Clin, 2006, 24(3): 387-399.

[325] REFAATt M, MANSOUR M, SINGH J P, et al. Electrocardiographic characteristics in right ventricular vs biventricular pacing in patients with paced right bundle-branch block QRS pattern[J]. J Electrocardiol, 2011, 44(2): 289-295.

[326] TANNA M S, REYENTOVICH A, BALSAM L B, et al. Aortic root thrombus complicated by left main coronary artery occlusion visualized by 3D echocardiography in a patient with continuous-flow left ventricular assist device[J]. Echocardiography, 2017, 34(2): 306-310.

[327] GUPTA S S, POZO E, DE SIQUEIRA M E, et al. Asymptomatic large aortic root thrombus after left ventricular assist device implantation detected by cardiac computed tomography[J]. J Cardiovasc Comput Tomogr, 2017, 11(1): 72-73.

[328] GULOTTA J, MORIN D P, KRIM S R. Letter to the editor: mManagement of aortic root thrombosis after implantation of a continuous-flow left ventricular assist device: a real conundrum[J]. Ochsner J, 2017, 17(4): 307-308.

[329] SLAUGHTER M S, NAKA Y, JOHN R, et al. Post-operative heparin may not be required for transitioning patients with a HeartMate II left ventricular assist system to long-term warfarin therapy[J]. J Heart Lung Transplant, 2010, 29(6): 616-624.

[330] CAMBONI D, LANGE T J, GANSLMEIER P, et al. Left ventricular support adjustment to aortic valve opening with analysis of exercise capacity[J]. J Cardiothorac Surg, 2014, 9: 93.

[331] TOLPEN S, JANMAAT J, REIDER C, et al. Programmed speed reduction enables aortic valve opening and increased pulsatility in the LVAD-assisted heart[J]. ASAIO J, 2015, 61(5): 540-547.
[332] COWGER J A, AnARONSON K D, ROMANO M A, et al. Consequences of aortic insufficiency during long-term axial continuous-flow left ventricular assist device support[J]. J Heart Lung Transplant, 2014, 33(12): 1233-1240.
[333] TUZUN E, GERGORIC I D, CONGER J L, et al. The effect of intermittent low speed mode upon aortic valve opening in calves supported with a Jarvik 2000 axial flow device[J]. ASAIO J, 2005, 51(2): 139-143.
[334] MAY-NEWMAN K, HILLEN B, DEMBITSKY W. Effect of left ventricular assist device outflow conduit anastomosis location on flow patterns in the native aorta[J]. ASAIO J, 2006, 52(2): 132-139.
[335] COHN W E, DEMIROZU Z T, FRAZIER O H. Surgical closure of left ventricular outflow tract after left ventricular assist device implantation in patients with aortic valve pathology[J]. J Heart Lung Transplant, 2011, 30(1): 59-63.
[336] NETUKA I, IVÁK P, TUČANOVÁ Z, et al. Evaluation of low-intensity anti-coagulation with a fully magnetically levitated centrifugal-flow circulatory pump-the MAGENTUM 1 study[J]. J Heart Lung Transplant, 2018, 37(5): 579-586.
[337] KATZ J N, JENSEN B C, CHANG P P, et al. A multicenter analysis of clinical hemolysis in patients supported with durable, long-term left ventricular assist device therapy[J]. J Heart Lung Transplant, 2015, 34(5): 701-709.
[338] BIRATI E Y, RAME J E. Left ventricular assist device management and complications[J]. Crit Care Clin, 2014, 30(3): 607-627.
[339] SLAUGHTER M S, ROGERS J G, MILANO C A, et al. Advanced heart failure treated with continuous-flow left ventricular assist device[J]. N Engl J Med, 2009, 361(23): 2241-2251.
[340] YUAN N, ARNAOUTAKIS G J, GEORGE T J, et al. The spectrum of complications following left ventricular assist device placement[J]. J Card Surg, 2012, 27(5): 630-638.
[341] BENNETT M, HORTON S, THUYS C, et al. Pump-induced haemolysis: acomparison of short-term ventricular assist devices[J]. Perfusion, 2004, 19(2): 107-111.
[342] YASUDA T, SHIMOKASA K, FUNAKUBO A, et al. An investigation of blood flow behavior and hemolysis in artificial organs[J]. ASAIO J, 2000, 46(5): 527-531.
[343] TCHANTCHALEISHVILI V, SAGEBIN F, ROSS R, et al. Evaluation and treatment of pump thrombosis and hemolysis[J]. Ann Cardiothorac Surg, 2014, 3(5): 490-495.
[344] ALHOSAINI A, JENSEN B C, CHANG P P, et al. A novel link between G6PD deficiency and hemolysis in patients with continuous-flow left ventricular assist devices[J]. J Heart Lung Transplant, 2013, 33(1): 116-117.
[345] COWGER J A, ROMANO M A, SHAH P, et al. Hemolysis: a harbinger of adverse outcome after left ventricular assist device implant[J]. J Heart Lung Transplant, 2014, 33(1): 35-43.
[346] SHAH P, MEHTA V M, COWGER J A, et al. Diagnosis of hemolysis and device thrombosis with lactate dehydrogenase during left ventricular assist device support[J]. J Heart Lung Transplant, 2014, 33(1): 102-104.
[347] FELDMAN D, PAMBOUKIAN S V, TEUTEBERG J J, et al. The 2013 International Society for Heart and Lung Transplantation Guidelines for mechanical circulatory support: executive summary[J]. J Heart Lung Transplant, 2013, 32(2): 157-187.
[348] BARTOLI C R, ZHANG D, KANG J, et al. Clinical and in vitro evidence that subclinical hemolysis contributes to LVAD thrombosis[J]. Ann Thorac Surg, 2018, 105(3): 807-814.
[349] ZAYAT R, SHOAIB M, KHATTAB M A, et al. Are elevated serum haemolysis markers a harbinger of adverse events in HeartMate II patients?[J]. Interact Cardiovasc Thorac Surg, 2018, 27(1): 5-12.
[350] BOEHME A K, PAMBOUKIAN S V, GEORGE J F, et al. Predictors of thromboembolic events in patients with ventricular assist device[J]. ASAIO J, 2015, 61(6): 640-647.
[351] BARTOLI C R, AILAWADI G, KERN J A. Diagnosis, nonsurgical management, and prevention of LVAD thrombosis[J]. J Card Surg, 2014, 29(1): 83-94.
[352] PAMBOUKIAN S V, TALLAJ J A, BROWN R N, et al. Improvement in 2-year survival for ventricular assist device patients after implementation of an intensive surveillance protocol[J]. J Heart Lung Transplant, 2011, 30(8): 879-887.
[353] FINE N M, TOPILSKY Y, OH J K, et al. Role of echocardiography in patients with intravascular hemolysis due to suspected continuous-flow LVAD thrombosis[J]. JACC Cardiovasc Imaging, 2013, 6(11): 1129-1140.

[354] GAVALAS M V, BRESKIN A, YUZEFPOLSKAYA M, et al. Discriminatory performance of positive urine hemoglobin for detection of significant hemolysis in patients with continuous-flow left ventricular assist devices[J]. J Heart Lung Transplant, 36(1): 59-63.

[355] SLAUGHTER M S. Hematologic effects of continuous flow left ventricular assist devices[J]. J Cardiovasc Transl Res, 2010, 3(6): 618-624.

[356] SUAREZ J, PATEL C B, FELKER G M, et al. Mechanisms of bleeding and approach to patients with axial-flow left ventricular assist devices[J]. Circ Heart Fail, 2011, 4(6): 779-784.

[357] FELDMAN D, PAMBOUKIAN S V, TEUTEBERG J J, et al. The 2013 International Society for Heart and Lung Transplantation Guidelines for mechanical circulatory support: executive summary[J]. J Heart Lung Transplant, 2013, 32(2): 157-187.

[358] ALLEN S J, SIDEBOTHAM D. Postoperative care and complications after ventricular assist device implantation[J]. Best Pract Res Clin Anaesthesiol, 2012, 26(2): 231-246.

[359] LEVY J H, SNIECINSKI R M. Prohemostatic treatment in cardiac surgery[J]. Semin Thromb Hemost, 2012, 38(3): 237-243.

[360] CHENG A, WILLIAMITIS C A, SLAUGHTER M S. Comparison of continuous-flow and pulsatile-flow left ventricular assist devices: is there an advantage to pulsatility?[J]. Ann Cardiothorac Surg, 2014, 3(6): 573-581.

[361] CROW S, JOHN R, BOYLE A, et al. Gastrointestinal bleeding rates in recipients of nonpulsatile and pulsatile left ventricular assist devices[J]. J Thorac Cardiovasc Surg, 2009, 137(1): 208-215.

[362] GUHA A, ESHELBRENNER C L, RICHARDS D M, et al. Gastrointestinal bleeding after continuous-flow left ventricular device implantation: review of pathophysiology and management[J]. Methodist Debakey Cardiovasc J, 2015, 11(1): 24-27.

[363] CUSHING K, KUSHNIR V. Gastrointestinal bleeding following LVAD placement from top to bottom[J]. Dig Dis Sci, 2016, 61(6): 1440-1447.

[364] GURVITS G E, FRADKOV E. Bleeding with the artificial heart: gastrointestinal hemorrhage in CF-LVAD patients[J]. World J Gastroenterol, 2017, 23(22): 3945-3953.

[365] MARSANO J, DESAI J, CHANG S, et al. Characteristics of gastrointestinal bleeding after placement of continuous-flow left ventricular assist device: a case series[J]. Dig Dis Sci, 2015, 60(6): 1859-1867.

[366] MEYER A L, MALEHSA D, BUDDE U, et al. Acquired von Willebrand syndrome in patients with a centrifugal or axial continuous flow left ventricular assist device[J]. JACC Heart Fail, 2014, 2(2): 141-145.

[367] GEISEN U, BREHM K, TRUMMER G, et al. Platelet secretion defects and acquired von Willebrand syndrome in patients with ventricular assist devices[J]. J Am Heart Assoc, 2018, 7(2): e006519.

[368] WEVER-PINZON O, SELZMAN C H, DRAKOS S G, et al. Pulsatility and the risk of nonsurgical bleeding in patients supported with the continuous-flow left ventricular assist device HeartMate Ⅱ [J]. Circ Heart Fail, 2013, 6(3): 517-526.

[369] AGGARWAL A, PANT R, KUMAR S, et al. Incidence and management of gastrointestinal bleeding with continuous flow assist devices[J]. Ann Thorac Surg, 2012, 93(5): 1534-1540.

[370] CAPPELL M S, LEBWOHL O. Cessation of recurrent bleeding from gastrointestinal angiodysplasias after aortic valve replacement[J]. Ann Intern Med, 1986, 105(1): 54-57.

[371] GROSMAN-RIMON L, TUMIATI L C, FUKS A, et al. Increased cyclic guanosine monophosphate levels and continuous-flow left-ventricular assist devices: implications for gastrointestinal bleeding[J]. J Thorac Cardiovasc Surg, 2016, 151(1): 219-227.

[372] CRESTANELLO J A. Gastrointestinal bleeding after left ventricular assist device implantation: it is all about the platelets[J]. J Thorac Cardiovasc Surg, 2016, 151(1): 228-229.

[373] ISLAM S, CEVIK C, MADONNA R, et al. Left ventricular assist devices and gastrointestinal bleeding: a narrative review of case reports and case series[J]. Clin Cardiol, 2013, 36(4): 190-200.

[374] GOLDSTEIN D J, AARONSON K D, TATOOLES A J, et al. Gastrointestinal bleeding in recipients of the HeartWare Ventricular Assist System[J]. JACC Heart Fail, 2015, 3(4): 303-313.

[375] HAYES H M, DEMBO L G, LARBALESTIER R, et al. Management options to treat gastrointestinal bleeding in

patients supported on rotary left ventricular assist devices: a single-center experience[J]. Artif Organs, 2010, 34(9): 703-706.

[376] DANG G, GRAYBURN R, LAMB G, et al. Octreotide for the management of gastrointestinal bleeding in a patient with a HeartWare left ventricular assist device[J]. Case Rep Cardiol, 2014, 2014: 826453.

[377] LOYAGA-RENDON RY, JANI M, FERMIN D, et al. Prevention and treatment of thrombotic and hemorrhagic complications in patients supported by continuous-flow left ventricular assist devices[J]. Curr Heart Fail Rep, 2017, 14(6): 465-477.

[378] PRATT A K, SHAH N S, BOYCE S W. Left ventricular assist device management in the ICU[J]. Crit Care Med, 2014, 42(1): 158-168.

[379] MEHRA M R, SALERNO C, NAKA Y, et al. A tale of the twist in the outflow graft: an analysis from the MOMENTUM 3 trial[J]. J Heart Lung Transplant, 2018, 37(11): 1281-1284.

[380] GROSS C, SCHIMA H, SCHLOGLHÖFER T, et al. Continuous LVAD monitoring reveals high suction rates in clinically stable outpatients[J]. Artif Organs, 2020, 44(7): E251-E262.

[381] BARAC Y D, NEVO A, SCHRODER J N, et al. LVAD outflow graft role in pump thrombosis[J]. ASAIO J, 2020, 66(2): 128-131.

[382] SCANDROGLIO A M, KAUFMANN F, PIERI M, et al. Diagnosis and treatment algorithm for blood flow obstructions in patients with left ventricular assist device[J]. J Am Coll Cardiol, 2016, 67(23): 2758-2768.

[383] NING J, GAGLIANELLO N. A rare complication of HVAD outflow thrombosis and the importance of HVAD waveform analysis[J]. Case Rep Cardiol, 2019, 2019: 6905397.

[384] TRANKLE C R, GRIZZARD J D, SHAH K B, et al. Left ventricular assist device outflow graft compression: incidence, clinical associations and potential etiologies[J]. J Card Fail, 2019, 25(7): 545-552.

[385] TRANKLE C R, QUADER M A, GRIZZARD J D, et al. Internal versus external compression of a left ventricular assist device outflow graft: diagnosis with intravascular ultrasound and treatment with stenting[J]. Circ Hear Fail, 2018, 11(5): e004959.

[386] MULLER MORAN H R, KASS M, RAVANDI A, et al. Diagnosis of left ventricular assist device outflow graft obstruction using intravascular ultrasound[J]. Circ Hear Fail, 2016, 9(12): e003472.

[387] TERZIC D, NESTOROVIC E, PUTNIK S, et al. Kinking of the outflow graft, consequent ventricular Tachycardia, and the need for reoperation in a patient with left ventricular assist device[J]. Heart Surg Forum, 2017, 20(4): E139-E141.

[388] IIZUKA K, NISHINAKA T, AKIYAMA D, et al. The angle of the outflow graft to the aorta can affect recirculation due to aortic insufficiency under left ventricular assist device support[J]. J Artif Organs, 2018, 21(4): 399-404.

[389] FELDMAN D, PAMBOUKIAN S V, TEUTEBERG J J, et al. The 2013 International Society for Heart and Lung Transplantation Guidelines for mechanical circulatory support: executive summary[J]. J Heart Lung Transplant, 2013, 32(2): 157-187.

[390] BIRATI E Y, RAME J E. Left ventricular assist device management and complications[J]. Crit Care Clin, 2014, 30(3): 607-627.

[391] SWETZ K M, FREEMAN M R, MUELLER P S, et al. Clinical management of continuous-flow left ventricular assist devices in advanced heart failure[J]. J Heart Lung Transplant, 2010, 29(9): 1081.

[392] PEDRETTI S, CIPRIANI M, BONACINA E, et al. Refractory ventricular tachycardia caused by inflow cannula mechanical injury in a patient with left ventricular assist device: catheter ablation and pathological findings[J]. J Arrhythm, 2017, 33(5): 494-496.

[393] AGRAWAL A, ALEXY T, KAMIOKA N, et al. Outflow graft obstruction after left ventricular assist device implantation: a retrospective, single-centre case series[J]. ESC Heart Fail, 2021, 8(3): 2349-2353.

[394] BARAC Y D, NEVO A, SCHRODER J N, et al. LVAD outflow graft role in pump thrombosis[J]. ASAIO J, 2020, 66(2): 128-131.

[395] KASSI M, ROSENBAUM A N, EL SABBAGH A, et al. Hemodynamic assessment of dual obstructive left ventricular assist device lesions[J]. Cureus, 2021, 13(8): e17180.

[396] HE G, HAN L, ZHANG J, et al. Numerical study of the effect of LVAD inflow cannula positioning on thrombosis risk[J].

Comput Methods Biomech Biomed Engin, 2022, 25(8): 852-860.
[397] PEREDA D, CONTE J V. Left ventricular assist device driveline infections[J]. Cardiol Clin, 2011, 29(4): 515-527.
[398] ZIERER A, MELBY S J, VOELLER R K, et al. Late-onset driveline infections: the Achilles' heel of prolonged left ventricular assist device support[J]. Ann Thorac Surg, 2007, 84(2): 515-520.
[399] HANNAN M M, HUSAIN S, MATTNER F, et al. Working formulation for the standardization of definitions of infections in patients using ventricular assist devices[J]. J Heart Lung Transplant, 2011, 30(4): 375-384.
[400] GOLDSTEIN D J, NAFTEL D, HOLMAN W, et al. Continuousflow devices and percutaneous site infections: clinical outcomes[J]. J Heart Lung Transplant, 2012, 31(11): 1151-1157.
[401] PAVLOVIC N V, RANDELL T, MADEIRA T, et al. Risk of left ventricular assist device driveline infection: a systematic literature review[J]. Heart Lung, 2019, 48(2): 90-104.
[402] LUSHAJ E B, BADAMI A, OSAKI S, et al. Impact of age on outcomes following continuous-flow left ventricular assist device implantation[J]. Interact Cardiovasc Thorac Surg, 2015, 20(6): 743-748.
[403] NIENABER J, WILHELM M P, SOHAIL M R. Current concepts in the diagnosis and management of left ventricular assist device infections[J]. Expert Rev Anti Infect Ther, 2013, 11(2): 201-210.
[404] NIENABER J J, KUSNE S, RIAZ T, et al. Clinical manifestations and management of left ventricular assist device-associated infections[J]. Clin Infect Dis, 2013, 57(10): 1438-1448.
[405] LANDER M, KUNZ N, DUNN E, et al. Substantial reduction in driveline infection rates with the modification of driveline dressing protocols[J]. J Card Fail, 2018, 24(11): 746-752.
[406] KOVAL C E, THUITA L, MOAZAMI N, et al. Evolution and impact of drive-line infection in a large cohort of continuous-flow ventricular assist device recipients[J]. J Heart Lung Transplant, 2014, 33(11): 1164-1172.
[407] LEVY D T, MINAMOTO G Y, DA SILVA R, et al. Role of gallium SPECT-CT in the diagnosis of left ventricular assist device infections[J]. ASAIO J, 2015, 61(1): e5-e10.
[408] WICKLINE S A, FISCHER K C. Can infections be imaged in implanted devices?[J]. ASAIO J, 2000, 46(6): S80-S81.
[409] DELL'AQUILA A M, MASTROBUONI S, ALLES S, et al. Contributory role of fluorine 18-Fluorodeoxyglucose positron emission tomography/computed tomography in the diagnosis and clinical management of infections in patients supported with a continuous-flow left ventricular assist device[J]. Ann Thorac Surg, 2016, 101(1): 87-94.
[410] FUJINO T, HIGO T, TANOUE Y, et al. FDG-PET/CT for driveline infection in a patient with implantable left ventricular assist device[J]. Eur Heart J Cardiovasc Imaging, 2016, 17(1): 23.
[411] BARADARIAN S, STAHOVICH M, KRAUSE S, et al. Case series: clinical management of persistent mechanical assist device driveline drainage using vacuum-assisted closure therapy[J]. ASAIO J, 2006, 52(3): 354-356.
[412] HAGLUND N A, DAVIS M E, TRICARICO N M, et al. Readmissions after continuous flow left ventricular assist device implantation: differences observed between two contemporary device types[J]. ASAIO J, 2015, 61(4): 410-416.
[413] COIFFIER G, ALBERT J D, ARVIEUX C, et al. Optimizing combination rifampin therapy for staphylococcal osteoarticular infections[J]. Joint Bone Spine, 2013, 80(1): 11-17.
[414] TANG H J, CHEN C C, CHENG K C, et al. In vitro efficacies and resistance profiles of rifampin-based combination regimens for biofilm-embedded methicillin-resistant Staphylococcus aureus[J]. Antimicrob Agents Chemother, 2013, 57(11): 5717-5720.
[415] FORREST G N, TAMURA K. Rifampin combination therapy for nonmycobacterial infections[J]. Clin Microbiol Rev, 2010, 23(1): 14-34.
[416] LOPILATO A C, DOLIGALSKI C T, CALDEIRA C. Incidence and risk factor analysis for gastrointestinal bleeding and pump thrombosis in left ventricular assist device recipients[J]. Artif Organs, 2015, 39(11): 939-944.
[417] TRACHTENBERG B H, CORDERO-REYES A M, ALDEIRI M, et al. Persistent blood stream infection in patients supported with a continuous-flow left ventricular assist device is associated with an increased risk of cerebrovascular accidents[J]. J Card Fail, 2015, 21(2): 119-125.
[418] MOAZAMI N, MILANO C A, JOHN R, et al. Pump replacement for left ventricular assist device failure can be done safely and is associated with low mortality[J]. Ann Thorac Surg, 2013, 95(2): 500-505.

[419] ANAND J, SINGH S K, HERNÁNDEZ R, et al. Continuous-flow ventricular assist device exchange is safe and effective in prolonging support time in patients with end-stage heart failure[J]. J Thorac Cardiovasc Surg, 2015, 149(1): 267-275, 278. e1.

[420] LEVY D T, GUO Y, SIMKINS J, et al. Left ventricular assist device exchange for persistent infection: a case series and review of the literature[J]. Transpl Infect Dis, 2014, 16(3): 453-460.

[421] YARBORO L T, BERGIN J D, KENNEDY J L, et al. Technique for minimizing and treating driveline infections[J]. Ann Cardiothorac Surg, 2014, 3(6): 557-562.

[422] BHATIA N, VOELKEL A J, HUSSAIN Z, et al. Safety and feasibility of induction immunosuppression when driveline infection is an indication for cardiac transplantation[J]. Thorac Cardiovasc Surg, 2015, 63(8): 675-683.

[423] SWARTZ T H, HUPRIKAR S, LABOMBARDI V, et al. Heart transplantation in a patient with heteroresistant vancomycin-intermediate Staphylococcus aureus ventricular assist device mediastinitis and bacteremia[J]. Transpl Infect Dis, 2013, 15(5): E177-E181.

[424] EDITORS, KIRKLIN J K, PAGANI F D, et al. American Association for Thoracic Surgery/International Society for Heart and Lung Transplantation guidelines on selected topics in mechanical circulatory support[J]. J Heart Lung Transplant, 2020, 39(3): 187-219.

[425] ARRECUBIETA C, TOBA F A, VON BAYERN M, et al. SdrF, a Staphylococcus epidermidis surface protein, contributes to the initiation of ventricular assist device driveline-related infections[J]. PLoS Pathog, 2009, 5(5): e1000411.

[426] BERNHARDT A M, SCHLÖGLHOFER T, LAUENROTH V, et al. Prevention and early treatment of driveline infections in ventricular assist device patients–The DESTINE staging proposal and the first standard of care protocol[J]. J Crit Care, 2020, 56: 106-112.

[427] IMAMURA T, KINUGAWA K, NITTA D, et al. Readmission due to driveline infection can be predicted by new score by using serum albumin and body mass index during longterm left ventricular assist device support[J]. J Artif Organs, 2015, 18(2): 120-127.

[428] FOREST S J, XIE R, KIRKLIN J K, et al. Impact of body mass index on adverse events after implantation of left ventricular assist devices: an IMACS registry analysis[J]. J Heart Lung Transplant, 2018, 37(10): 1207-1217.

[429] WUS L, MANNING M, ENTWISTLE J W 3RD. Left ventricular assist device driveline infection and the frequency of dressing change in hospitalized patients[J]. Heart Lung, 2015, 44(3): 225-229.

[430] SLAUGHTER M S, MEYER A L, BIRKS E J. Destination therapy with left ventricular assist devices: patient selection and outcomes[J]. Curr Opin Cardiol, 2011, 26(3): 232-236.

[431] MILLER L W, PAGANI F D, RUSSELL S D, et al. Use of a continuous-flow device in patients awaiting heart transplantation[J]. N Engl J Med, 2007, 357(9): 885-896.

[432] MEHRA M R, NAKA Y, URIEL N, et al. A fully magnetically levitated circulatory pump for advanced heart failure[J]. N Engl J Med, 2017, 376(5): 440-450.

[433] SLAUGHTER M S, ROGERS J G, MILANO C A, et al. Advanced heart failure treated with continuous-flow left ventricular assist device[J]. N Engl J Med, 2009, 361(23): 2241-2251.

[434] DRAKOS S G, KFOURY A G, SELZMAN C H, et al. Left ventricular assist device unloading effects on myocardial structure and function: current status of the field and call for action[J]. Curr Opin Cardiol, 2011, 26(3): 245-255.

[435] KIRKLIN J K, NAFTEL D C, PAGANI F D, et al. Seventh INTERMACS annual report: 15000 patients and counting[J]. J Heart Lung Transplant, 2015, 34(12): 1495-1504.

[436] GOPINATHANNAIR R, BIRKS E J, TRIVEDI J R, et al. Impact of cardiac resynchronization therapy on clinical outcomes in patients with continuous-flow left ventricular assist devices[J]. J Card Fail, 2015, 21(3): 226-232.

[437] CANTILLON D J, TARAKJI K G, KUMBHANI D J, et al. Improved survival among ventricular assist device recipients with a concomitant implantable cardioverter-defibrillator[J]. Heart Rhythm, 2010, 7(4): 466-471.

[438] PETTIT S J, PETRIE M C, CONNELLY D T, et al. Use of implantable cardioverter defibrillators in patients with left ventricular assist devices[J]. Eur J Heart Fail, 2012, 14(7): 696-702.

[439] RAASCH H, JENSEN B C, CHANG P P, et al. Epidemiology, management, and outcomes of sustained ventricular arrhythmias after continuous-flow left ventricular assist device implantation[J]. Am Heart J, 2012, 164(3): 373-378.

[440] HICKEY K T, GARAN H, MANCINI D M, et al. Atrial fibrillation in patients with left ventricular assist devices: incidence, predictors, and clinical outcomes[J]. JACC Clin Electrophysiol, 2016, 2(7): 793-798.

[441] SACHER F, REICHLIN T, ZADO E S, et al. Characteristics of ventricular tachycardia ablation in patients with continuous flow left ventricular assist devices[J]. Circ Arrhythm Electrophysiol, 2015, 8(3): 592-597.

[442] HOTTIGOUDAR R U, DEAM A G, SLAUGHTER M S. Ventricular tachycardia ablation in patients with HeartMate Ⅱ left ventricular assist devices: rhythm still matters in the bionic age[J]. J Innovations Cardiac Rhythm Manage, 2011, 2: 537-547.

[443] VAKIL K, KAZMIRCZAK F, SATHNUR N, et al. Implantable cardioverter-defibrillator use in patients with left ventricular assist devices: a systematic review and meta-analysis[J]. JACC Heart Fail, 2016, 4(10): 772-779.

[444] ENRIQUEZ A D, CALENDA B, MILLER M A, et al. The role of implantable cardioverter-defibrillators in patients with continuous flow left ventricular assist devices[J]. Circ Arrhythm Electrophysiol, 2013, 6(4): 668-674.

[445] CORNWELL W K 3RD, TARUMI T, STICKFORD A, et al. Restoration of pulsatile flow reduces sympathetic nerve activity among individuals with continuous-flow left ventricular assist devices[J]. Circulation, 2015, 132(24): 2316-2322.

[446] JOYNER M J, CHARKOUDIAN N, WallinALLIN B G. Sympathetic nervous system and blood pressure in humans: individualized patterns of regulation and their implications[J]. Hypertension, 2010, 56(1): 10-16.

[447] STARLING R C, NAKA Y, BOYLE A J, et al. Results of the post-U.S. Food and Drug Administration-approval study with a continuous flow left ventricular assist device as a bridge to heart transplantation: a prospective study using the INTERMACS (Interagency Registry for Mechanically Assisted Circulatory Support)[J]. J Am Coll Cardiol, 2011, 57(19): 1890-1898.

[448] MARKHAM D W, FU Q, PALMER M D, et al. Sympathetic neural and hemodynamic responses to upright tilt in patients with pulsatile and nonpulsatile left ventricular assist devices[J]. Circ Heart Fail, 2013, 6(2): 293-299.

[449] HASIN T, MATSUZAWA Y, GUDDETI R R, et al. Attenuation in peripheral endothelial function after continuous flow left ventricular assist device therapy is associated with cardiovascular adverse events[J]. Circ J, 2015, 79(4): 770-777.

[450] SLAUGHTER M S, PAGANI F D, ROGERS J G, et al. HeartMate Ⅱ Clinical Investigators. Clinical management of continuousflow left ventricular assist devices in advanced heart failure[J]. J Heart Lung Transplant, 2010, 29(4 Suppl): S1-S39.

[451] URIEL N, SAYER G, ADDETIA K, et al. Hemodynamic ramp tests in patients with left ventricular assist devices[J]. JACC Heart Fail, 2016, 4(3): 208-217.

[452] HAYWARD C S, SALAMONSEN R, KEOGH A M, et al. Effect of alteration in pump speed on pump output and left ventricular filling with continuous-flow left ventricular assist device[J]. ASAIO J, 2011, 57(6): 495-500.

[453] NAKAHARA S, CHIEN C, GELOW J, et al. Ventricular arrhythmias after left ventricular assist device[J]. Circ Arrhythm Electrophysiol, 2013, 6(3): 648-654.

[454] ZIV O, DIZON J, THOSANI A, et al. Effects of left ventricular assist device therapy on ventricular arrhythmias[J]. J Am Coll Cardiol, 2005, 45(9): 1428-1434.

[455] BEDI M, KORMOS R, WINOWICH S, et al. Ventricular arrhythmias during left ventricular assist device support[J]. Am J Cardiol, 2007, 99(8): 1151-1153.

[456] GARAN A R, LEVIN A P, TOPKARA V, et al. Early postoperative ventricular arrhythmias in patients with continuous-flow left ventricular assist devices[J]. J Heart Lung Transplant, 2015, 34(12): 1611-1616.

[457] GARAN A R, YUZEFPOLSKAYA M, COLOMBO P C, et al. Ventricular arrhythmias and implantable cardioverter-defibrillator therapy in patients with continuous-flow left ventricular assist devices: need for primary prevention?[J]. J Am Coll Cardiol, 2013, 61(25): 2542-2550.

[458] REFAAT M, CHEMALY E, LEBECHE D, et al. Ventricular arrhythmias after left ventricular assist device implantation[J]. Pacing Clin Electrophysiol, 2008, 31(10): 1246-1252.

[459] OSWALD H, SCHULTZ-WILDELAU C, GARDIWAL A, et al. Implantable defibrillator therapy for ventricular tachyarrhythmia in left ventricular assist device patients[J]. Eur J Heart Fail, 2010, 12(6): 593-599.

[460] ANDERSEN M, VIDEBAEK R, BOESGAARD S, et al. Incidence of ventricular arrhythmias in patients on long-term

support with a continuous-flow assist device (HeartMate Ⅱ)[J]. J Heart Lung Transplant, 2009, 28(7): 733-735.
[461] AMBARDEKAR A V, ALLEN L A, LINDENFELD J, et al. Implantable cardioverter-defibrillator shocks in patients with a left ventricular assist device[J]. J Heart Lung Transplant, 2010, 29(7): 771-776.
[462] KÜHNE M, SAKUMURA M, REICH S S, et al. Simultaneous use of implantable cardioverter-defibrillators and left ventricular assist devices in patients with severe heart failure[J]. Am J Cardiol, 2010, 105(3): 378-382.
[463] REFAAT M M, TANAKA T, KORMOS R L, et al. Survival benefit of implantable cardioverter-defibrillators in left ventricular assist device-supported heart failure patients[J]. J Card Fail, 2012, 18(2): 140-145.
[464] LEE W, TAY A, SUBBIAH RN, et al. Impact of implantable cardioverter defibrillators on survival of patients with centrifugal left ventricular assist devices[J]. Pacing Clin Electrophysiol, 2015, 38(8): 925-933.
[465] HARDING J D, PIACENTINO V 3RD, ROTHMAN S, et al. Prolonged repolarization after ventricular assist device support is associated with arrhythmias in humans with congestive heart failure[J]. J Card Fail, 2005, 11(3): 227-232.
[466] GENOVESE E A, DEW M A, TEUTEBERG J J, et al. Incidence and patterns of adverse event onset during the first 60 days after ventricular assist device implantation[J]. Ann Thorac Surg, 2009, 88(4): 1162-1170.
[467] EFIMOVA E, FISCHER J, BERTAGNOLLI L, et al. Predictors of ventricular arrhythmia after left ventricular assist device implantation:a large single-center observational study[J]. Heart Rhythm, 2017, 14(12): 1812-1819.
[468] CANTILLON D J, BIANCO C, WAZNI O M, et al. Electrophysiologic characteristics and catheter ablation of ventricular tachyarrhythmias among patients with heart failure on ventricular assist device support[J]. Heart Rhythm, 2012, 9(6): 859-864.
[469] VOLLKRON M, VOITL P, TA J. Suction events during left ventricular support and ventricular arrhythmias[J]. J Heart Lung Transplant, 2007, 26(8): 819-825.
[470] HARDING J D, PIACENTINO V 3RD, GAUGHAN J P, et al. Electrophysiological alterations after mechanical circulatory support in patients with advanced cardiac failure[J]. Circulation, 2001, 104(11): 1241-1247.
[471] MONREAL G, GERHARDT M A. Left ventricular assist device support induces acute changes in myocardial electrolytes in heart failure[J]. ASAIO J, 2007, 53(2): 152-158.
[472] GRIFFIN J M, KATZ J N. The burden of ventricular arrhythmias following left ventricular assist device implantation[J]. Arrhythm Electrophysiol Rev, 2014, 3(3): 145-148.
[473] OZ M C, ROSE E A, SLATER J, et al. Malignant ventricular arrhythmias are well tolerated in patients receiving long-term left ventricular assist devices[J]. J Am Coll Cardiol, 1994, 24(7): 1688-1691.
[474] HOLMAN W L, ROYE G D, BOURGE R C, et al. Circulatory support for myocardial infarction with ventricular arrhythmias[J]. Ann Thorac Surg, 1995, 59(5): 1230-1231.
[475] SIMS D B, ROSNER G, URIEL N, et al. Twelve hours of sustained ventricular fibrillation supported by a continuous-flow left ventricular assist device[J]. Pacing Clin Electrophysiol, 2012, 35(5): e144-e148.
[476] KADADO A J, AKAR J G, HUMMEL J P. Arrhythmias after left ventricular assist device implantation: incidence and management[J]. Trends Cardiovasc Med, 2018, 28(1): 41-50.
[477] BALDWIN A C, GEMMATO C J, SANDOVAL E, et al. Tolerance of sustained ventricular fibrillation during continuous-flow left ventricular assist device support[J]. Tex Heart Inst J, 2017, 44(5): 357-360.
[478] CLERKIN K J, TOPKARA V K, MANCINI D M, et al. The role of implantable cardioverter defibrillators in patients bridged to transplantation with a continuous-flow left ventricular assist device: a propensity score matched analysis[J]. J Heart Lung Transplant, 2017, 36(6): 633-639.
[479] GREET B D, PUJARA D, BURKLAND D, et al. Incidence, predictors, and significance of ventricular arrhythmias in patients with continuous-flow left ventricular assist devices: a 15-year institutional experience[J]. JACC Clin Electrophysiol, 2018, 4(2): 257-264.
[480] BRENYO A, RAO M, KONERU S, et al. Risk of mortality for ventricular arrhythmia in ambulatory LVAD patients[J]. J Cardiovasc Electrophysiol, 2012, 23(5): 515-520.
[481] MAKKI N, MESUBI O, STEYERS C, et al. Meta-analysis of the relation of ventricular arrhythmias to all-cause mortality after implantation of a left ventricular assist device[J]. Am J Cardiol, 2015, 116(9): 1385-1390.
[482] DESHMUKH A, KIM G, BURKE M, et al. Atrial arrhythmias and electroanatomical remodeling in patients with left

ventricular assist devices[J]. J Am Heart Assoc, 2017, 6(3): e005340.

[483] ENRIQUEZ A D, CALENDA B, GANGHI P U, et al. Clinical impact of atrial fibrillation in patients with the HeartMate Ⅱ left ventricular assist device[J]. J Am Coll Cardiol, 2014, 64(18): 1883-1890.

[484] XIA Y, STERN D, FRIEDMANN P, et al. Preoperative atrial fibrillation may not increase thromboembolic events in left ventricular assist device recipients on midterm follow-up[J]. J Heart Lung Transplant, 2016, 35(7): 906-912.

[485] STULAK J M, DEO S, SCHIRGER J, et al. Preoperative atrial fibrillation increases risk of thromboembolic events after left ventricular assist device implantation[J]. Ann Thorac Surg, 2013, 96(6): 2161-2167.

[486] OEZPEKER C, ZITTERMANN A, PÜHLER T, et al. Permanent atrial fibrillation and 2 year clinical outcomes in patients with a left ventricular assist device implant[J]. ASAIO J, 2017, 63(4): 419-424.

[487] HOTTIGOUDAR R U, DEAM A G, BIRKS E J, et al. Catheter ablation of atrial flutter in patients with left ventricular assist device improves symptoms of right heart failure[J]. Congest Heart Fail, 2013, 19(4): 165-171.

[488] XUEREB L, GO P H, KAUR B, et al. Impact of preoperative atrial fibrillation on postoperative thromboembolic events after left ventricular assist device implantation[J]. Ann Thorac Surg, 2016, 102(5): 1543-1549.

[489] BARDY G H, LEE K L, MARK D B, et al. Amiodarone or an implantable cardioverter-defibrillator for congestive heart failure[J]. N Engl J Med, 2005, 352(3): 225-237.

[490] Antiarrhythmics Versus Implantable Defibrillators Investigators. A comparison of antiarrhythmic-drug therapy with implantable defibrillators in patients resuscitated from near-fatal ventricular arrhythmias[J]. N Engl J Med, 1997, 337(22): 1576-1583.

[491] MOSS A J, ZAREBA W, HALL W J, et al. Prophylactic implantation of a defibrillator in patients with myocardial infarction and reduced ejection fraction[J]. N Engl J Med, 2002, 346(12): 877-883.

[492] YOUNES A, AL-KINDI S G, ALAJAJI W, et al. Presence of implantable cardioverter-defibrillators and wait-list mortality of patients supported with left ventricular assist devices as bridge to heart transplantation[J]. Int J Cardiol, 2017, 231: 211-215.

[493] CLERKIN K J, TOPKARA V K, DEMMER R T, et al. Implantable cardioverter-defibrillators in patients with a continuous-flow left ventricular assist device: an analysis of the INTERMACS Registry[J]. JACC Heart Fail, 2017, 5(12): 916-926.

[494] PRIORI S G, BLOMSTRÖM-LUNDQVIST C, MAZZANTI A, et al. 2015 ESC Guidelines for the management of patients with ventricular arrhythmias and the prevention of sudden cardiac death: the Task Force for the Management of Patients with Ventricular Arrhythmias and the Prevention of Sudden Cardiac Death of the European Society of Cardiology (ESC). Endorsed by: Association for European Paediatric and Congenital Cardiology (AEPC)[J]. Eur Heart J, 2015, 36(41): 2793-2867.

[495] RICHARDSON T D, HALE L, ARTEAGA C, et al. Prospective randomized evaluation of implantable cardioverter-defibrillator programming in patients with a left ventricular assist device[J]. J Am Heart Assoc, 2018, 7(5): e007748.

[496] GOPINATHANNAIR R, ROUKOZ H, BHAN A, et al. Cardiac resynchronization therapy and clinical outcomes in continuous flow left ventricular assist device recipients[J]. J Am Heart Assoc, 2018, 7(12): e009091.

[497] POOLE J E, JOHNSON G W, HELLKAMP A S, et al. Prognostic importance of defibrillator shocks in patients with heart failure[J]. N Engl J Med, 2008, 359(10): 1009-1017.

[498] PAGANI F D, MILLER L W, RUSSELL S D, et al. Extended mechanical circulatory support witha continuous-flow rotary left ventricular assist device[J]. J Am Coll Cardiol, 2009, 54(4): 312-321.

[499] KUSUMOTO F M, SCHOENFELD M H, WILKOFF B L, et al. 2017 HRS expert consensus statement on cardiovascular implantable electronic device lead management and extraction[J]. Heart Rhythm, 2017, 14(12): e503-e551.

[500] GOPINATHANNAIR R, OLSHANSKY B. Advances in the management of atrial fibrillation in congestive heart failure[J]. F1000 Med Rep, 2009, 1: 4.

[501] Hindricks G, Potpara T, Dagres N, et al. 2020 ESC Guidelines for the diagnosis and management of atrial fibrillation developed in collaboration with the European Association for Cardio-Thoracic Surgery (EACTS): the Task Force for the diagnosis and management of atrial fibrillation of the European Society of Cardiology (ESC) Developed with the special contribution of the European Heart Rhythm Association (EHRA) of the ESC[J]. Eur Heart J, 2021, 42(5): 373-498.

[502] YANCY C W, JANUZZI J L JR, ALLEN L A, et al. 2017 ACC expert consensus decision pathway for optimization of heart failure treatment: answers to 10 pivotal issues about heart failure with reduced ejection fraction:a report of the American College of Cardiology Task Force on Expert Consensus Decision Pathways[J]. J Am Coll Cardiol, 2018, 71(2): 201-230.
[503] FAUCHIER L, GRIMARD C, PIERRE B, et al. Comparison of beta blocker and digoxin alone and in combination for management of patients with atrial fibrillation and heart failure[J]. Am J Cardiol, 2009, 103(2): 248-254.
[504] KHAND A U, RANKIN A C, MARTIN W, et al. Carvedilol alone or in combination with digoxin for the management of atrial fibrillation in patients with heart failure?[J]. J Am Coll Cardiol, 2003, 42(11): 1944-1951.
[505] KHAZANIE P, HAMMILL B G, PATEL C B, et al. Use of heart failure medical therapies among patients with left ventricular assist devices:insights from INTERMACS[J]. J Card Fail, 2016, 22(9): 672-679.
[506] HOHNLOSER S H, DORIAN P, ROBERTS R, et al. Effect of amiodarone and sotalol on ventricular defibrillation threshold: the Optimal Pharmacological Therapy in Cardioverter Defibrillator Patients (OPTIC) trial[J]. Circulation, 2006, 114(2): 104-109.
[507] CONNOLLY S J, HALLSTROM A P, CAPPATO R, et al. Meta-analysis of the implantable cardioverter defibrillator secondary prevention trials. AVID, CASH and CIDS studies. Antiarrhythmics vs Implantable Defibrillator study. Cardiac Arrest Study Hamburg. Canadian Implantable Defibrillator Study[J]. Eur Heart J, 2000, 21(24): 2071-2078.
[508] CONNOLLY S J, DORIAN P, ROBERTS R S, et al. Comparison of beta-blockers, amiodarone plus betablockers,or sotalol for prevention of shocks from implantable cardioverter defibrillators: the OPTIC study: a randomized trial[J]. JAMA, 2006, 295(2): 165-171.
[509] KUCK K H, CAPPATO R, SIEBELS J, et al. Randomized comparison of antiarrhythmic drug therapy with implantable defibrillators in patients resuscitated from cardiac arrest: the Cardiac Arrest Study Hamburg (CASH)[J]. Circulation, 2000, 102(7): 748-754.
[510] SANTANGELI P, MUSER D, MAEDA S, et al. Comparative effectiveness of antiarrhythmic drugs and catheter ablation for the prevention of recurrent ventricular tachycardia in patients with implantable cardioverterdefibrillators: a systematic review and meta-analysis of randomized controlled trials[J]. Heart Rhythm, 2016, 13(7): 1552-1559.
[511] TOIVONEN L, KADISH A, MORADY F. A prospective comparison of class Ⅰ A,B, and C antiarrhythmic agents in combination with amiodarone in patients with inducible, sustained ventricular tachycardia[J]. Circulation, 1991, 84(1): 101-108.
[512] DORIAN P, BORGGREFE M, AL-KHALIDI H R, et al. Placebo-controlled, randomized clinical trial of azimilide for prevention of ventricular tachyarrhythmias in patients with an implantable cardioverter defibrillator[J]. Circulation, 2004, 110(24): 3646-3654.
[513] KOWEY P R, CRIJNS H J, ALIOT E M, et al. Efficacy and safety of celivarone, with amiodarone as calibrator, in patients with an implantable cardioverter-defibrillator for prevention of implantable cardioverter-defibrillator interventions or death: the ALPHEE study[J]. Circulation, 2011, 124(24): 2649-2660.
[514] BUNCH T J, MAHAPATRA S, MURDOCK D, et al. Ranolazine reduces ventricular tachycardia burden and ICD shocks in patients with drug-refractory ICD shocks[J]. Pacing Clin Electrophysiol, 2011, 34(12): 1600-1606.
[515] PAGE R L, JOGLAR J A, CALDWELL M A, et al. 2015 ACC/AHA/HRS guideline for the management of adult patients with supraventricular tachycardia: executive summary: a report of the American College of Cardiology/American Heart Association Task Force on Clinical Practice Guidelines and the Heart Rhythm Society[J]. Circulation, 2016, 133: e471-e505.
[516] PATEL P, WILLIAMS J G, BRICE J H. Sustained ventricular fibrillation in an alert patient: preserved hemodynamics with a left ventricular assist device[J]. Prehosp Emerg Care, 2011, 15(4): 533-536.
[517] BOUCHEZ S, DE SOMER F, HERCK I, et al. Shock-refractory ventricular fibrillation in a patient implanted with a left ventricular assist device[J]. Resuscitation, 2016, 107: e1-e2.
[518] JAVED W, CHAGGAR P S, VENKATESWARAN R, et al. Prolonged asystole in a patient with an isolated left ventricular assist device[J]. Future Cardiol, 2016, 12(5): 533-538.
[519] NAITO N, KINOSHITA O, ONO M. Prolonged left ventricular assist device support (18 months) in refractory

ventricular fibrillation[J]. J Heart Lung Transplant, 2014, 33(7): 772-773.

[520] SISTI N, MANDOLI G E, SCIACCALUGA C, et al. Insight into atrial fibrillation in LVAD patients: from clinical implications to prognosis[J]. Pulse(Basel), 2020, 8(1-2): 2-14.

[521] CASTRODEZA J, ORTIZ-BAUTISTA C, FERNÁNDEZ-AVILÉS F. Continuous-flow left ventricular assist device:Current knowledge, complications,and future directions[J]. Cardiol J, 2022, 29(2): 293-304.

[522] Glikson M, Nielsen J C, Kronborg M B, et al. Corrigendum to: 2021 ESC Guidelines on cardiac pacing and cardiac resynchronization therapy: Developed by the Task Force on cardiac pacing and cardiac resynchronization therapy of the European Society of Cardiology (ESC): With the special contribution of the European Heart Rhythm Association (EHRA)[J]. Europace, 2022, 24(4): 699.

[523] MIGLIORE F, LEONI L, BOTTIO T, et al. Subcutaneous implantable cardioverter-defibrillator and left ventricular assist device: a safe and effective approach for refractory heart failure[J]. JACC Clin Electrophysiol, 2016, 2(2): 246-247.

[524] SAEED D, ALBERT A, WESTENFELDR, et al. Left ventricular assist device in a patient with a concomitant subcutaneous implantable cardioverter defibrillator[J]. Circ Arrhythm Electrophysiol, 2013, 6(3): e32-e33.

[525] GUPTA A, SUBZPOSH F, HANKINS S R, et al. Subcutaneous implantable cardioverter-defibrillator implantation in a patient with a left ventricular assist device already in place[J]. Tex Heart Inst J, 2015, 42(2): 140-143.

[526] SAINI H, SAINI A, LEFFLER J, et al. Subcutaneous implantable cardioverter defibrillator (S-ICD) shocks in a patient with a left ventricular assist device[J]. Pacing Clin Electrophysiol, 2018, 41(3): 309-311.

[527] PEFFLER T J, KÖNIG T, DUNCKER D, et al. Subcutaneous implantable cardioverter-defibril-lator shocks after left ventricular assist device implantation[J]. Circ Arrhythm Electrophysiol, 2016, 9(11): e004633.

[528] BHAGRA S, BHAGRA C, ÖZALP F, et al. Development of de novo aortic valve incompetence in patients with the continuous-flow HeartWare ventricular assist device[J]. J Heart Lung Transplant. 2016, 35(3): 312-319.

[529] BOUABDALLAOUI N, EL-HAMAMSY I, PHAM M, et al. Aortic regurgitation in patients with a left ventricular assist device: a contemporary review[J]. J Heart Lung Transplant, 2018, 37(11): 1289-1297.

[530] TRUBY L K, GARAN A R, GIVENS R C, et al. Aortic insufficiency during contemporary left ventricular assist device support: analysis of the INTERMACS registry[J]. JACC Heart Fail, 2018, 6(11): 951-960.

[531] SAITO T, WASSILEW K, GORODETSKI B, et al. Aortic valve pathology in patients supported by continuous-flow left ventricular assist device[J]. Circ J, 2016, 80(6): 1371-1377.

[532] AMBARDEKAR V A, HUNTER K S, BABU A N, et al. Changes in aortic wall structure, composition, and stiffness with continuous-flow left ventricular assist devices: a pilot study[J]. Circ Heart Fail, 2015, 8(5): 944-952.

[533] SAEED O, JERMYN R, KARGOLI F, et al. Blood pressure and adverse events during continuous flow left ventricular assist device support[J]. Circ Heart Fail, 2015, 8(3): 551-556.

[534] NOLY P E, PAGANI F D, NOISEUX N, et al. Continuous-flow left ventricular assist devices and valvular heart disease: a comprehensive review[J]. Can J Cardiol, 2020, 36(2): 244-260.

[535] GASPAROVIC H, KOPJAR T, SAEED D, et al. De novo aortic regurgitation after continuous-flow left ventricular assist device implantation[J]. Ann Thorac Surg, 2017, 104(2): 704-711.

[536] DA ROCHA E SILVA J G, MEYER A L, EIFERT S, et al. Influence of aortic valve opening in patients with aortic insufficiency after left ventricular assist device implantation[J]. Eur J Cardiothora Surg, 2016, 49(3): 784-787.

[537] CALLINGTON A, LONG Q, MOHITE P, et al. Computational fluid dynamic study of hemodynamic effects on aortic root blood flow of systematically varied left ventricular assist device graft anastomosis design[J]. J Thorac Cardiovasc Surg, 2015, 150(3): 696-704.

[538] IIZUKA K, NISHINAKA T, ICHIHARA Y, et al. Outflow graft anastomosis site design could be correlated to aortic valve regurgitation under left ventricular assist device support[J]. J Artif Organs, 2018, 21(2): 150-155.

[539] INCI G, SORGÜVEN E. Effect of LVAD outlet graft anastomosis angle on the aortic valve, wall, and flow[J]. ASAIO J, 2012, 58(4): 373-381.

[540] COWGER J. Aortic regurgitation during continuous-flow left ventricular assist device support: an insufficient understanding of an insufficient lesion[J]. J Heart LungTransplant, 2016, 35(8): 973-975.

[541] COWGER J, RAO V, MASSEY T, et al. Comprehensive review and suggested strategies for the detection and

management of aortic insufficiency in patients with a continuous-flow left ventricular assist device[J]. J Heart Lung Transplant, 2015, 34(2): 149-157.

[542] SAYER G, SARSWAT N, KIM G H, et al. The hemodynamic effects of aortic insufficiency in patients supported with continuous-flow left ventricular assist devices[J]. J Card Fail, 2017, 23(7): 545-551.

[543] SCHRODER J N, MILANO C A. Is it time to get more aggressive with aortic valve insufficiency during LVAD implantation?[J]. JACC Heart Fail, 2018, 6(11): 961-963.

[544] DEO S V, SHARMA V, CHO Y H, et al. De novo aortic insufficiency during long-term support on a left ventricular assist device: a systematic review and meta-analysis[J]. ASAIO J, 2014, 60(2):183-188.

[545] STAINBACK R F, ESTEP J D, AGLER D A, et al. Echocardiography in the management of patients with left ventricular assist devices: recommendations from the American Society of Echocardiography[J]. J Am Soc Echocardiogr, 2015, 28(8): 853-909.

[546] NISHIMURA R A, OTTO G M, BONOW R O, et al. 2017 AHA/ACC Focused Update of the 2014 AHA/ACC Guideline for the Management of Patients With Valvular Heart Disease: A Report of the American College of Cardiology/American Heart Association Task Force on Clinical Practice Guidelines[J]. J Am Coll Cardiol, 2017, 70(2): 252-289.

[547] GRINSTEIN J, KRUSE E, SAYER G, et al. Novel echocardiographic parameters of aortic insufficiency in continuous-flow left ventricular assist devices and clinical outcome[J]. J Heart Lung Transplant, 2016, 35(8): 976-985.

[548] TAKEDA K, AHMAD U, MALAISRIE S C, et al. Successful implantation of HeartWare HVAD left ventricular assist device with concomitant ascending and sinus of valsalva aneurysms repair[J]. J Artif Organs, 2012, 15(2):204-206

[549] JUNG M H, GUSTAFSSON F, HOUSTON B, et al. Ramp study hemodynamics, functional capacity, and outcome in heart failure patients with continuous-flow left ventricular assist devices[J]. ASAIO J, 2016, 62(4): 442-446.

[550] ROBERTSON J O, NAFTEL D C, MYERS S L, et al. Concomitant aortic valve procedures in patients undergoing implantation of continuous-flow LVADs: an INTERMACS database analysis[J]. J Heart Lung Transplant, 2015, 34(6): 797-805.

[551] PHAN K, HASWELL J M, XU J, et al. Percutaneous transcatheter interventions for aortic insufficiency in continuous-flow left ventricular assist device patients: a systematic review and meta-analysis[J]. ASAIO J, 2017, 63(2): 117-122.

[552] ALKHOULI M, MELITO B, LING F S. Percutaneous aortic valve closure for patients with left ventricular assist device - associated aortic insufficiency[J]. Catheter Cardiovasc Interv, 2016, 88(7): 1170-1173.

[553] OKOH A, YANAGIDA R, SCHULTHEIS M, et al. Impact of baseline mitral regurgitation on postoperative outcomes after left ventricular assist device implantation as destination therapy[J]. Transplant Proc, 2019, 51(3): 859-864.

[554] MORGAN J A, BREWER R J, NEMEH H W, et al. Left ventricular reverse remodeling with a continuous flow left ventricular assist device measured by left ventricular end-diastolic dimensions and severity of mitral regurgitation[J]. ASAIO J, 2012, 58(6): 574-577.

[555] ROBERTSON J O, NAFTEL D C, MYERS S L, et al. Concomitant mitral valve procedures in patients undergoing implantation of continuous-flow left ventricular assist devices: an INTERMACS database analysis[J]. J Heart Lung Transplant, 2018, 37(1): 79-88.

[556] KASSIS H, CHERUKURI K, AGARWAL R, et al. Significance of residual mitral regurgitation after continuous flow left ventricular assist device implantation[J]. JACC Heart Fail, 2017, 5(2): 81-88.

[557] ERTUGAY S, KEMAL H S, KAHRAMAN U, et al. Impact of residual mitral regurgitation on right ventricular systolic function after left ventricular assist device implantation[J]. Artif Organs, 2017, 41(7): 622-627.

[558] KITADA S, KATO T S, THOMAS S S, et al. Pre-operative echocardiographic features associated with persistent mitral regurgitation after left ventricular assist device implantation[J]. J Heart Lung Transplant, 2013, 32(9): 897-904.

[559] KAWABORI M, KURIHARA C, CONYER R T, et al. Effect of concomitant mitral valve procedures for severe mitral regurgitation during left ventricular assist device implantation[J]. J Artif Organs, 2019, 22(2): 91-97.

[560] JOHN R, NAKA Y, PARK S J, et al. Impact of concurrent surgical valve procedures in patients receiving continuous-flow devices[J]. J Thorac Cardiovasc Surg, 2014, 147(2): 581-589.
[561] NAKANISHI K, HOMMA S, HAN J, et al. Usefulness of tricuspid annular diameter to predict late right sided heart failure in patients with left ventricular assist device[J]. Am J Cardiol, 2018, 122(1): 115-120.
[562] SONG H K, GELOW J M, MUDD J, et al. Limited utility of tricuspid valve repair at the time of left ventricular assist device implantation[J]. Ann Thorac Surg, 2016, 101(6): 2168-2174.
[563] ATLURI P, FAIRMAN A S, MACARTHUR J W, et al. Continuous flow left ventricular assist device implant significantly improves pulmonary hypertension, right ventricular contractility, and tricuspid valve competence[J]. J Card Surg, 2013, 28(6): 770-775.
[564] KUKUCKA M, STEPANENKO A, POTAPOV E, et al. Impact of tricuspid valve annulus dilation on mid-term survival after implantation of a left ventricular assist device[J]. J Heart Lung Transplant, 2012, 31(9): 967-971.
[565] PIACENTINO V 3RD, WILLIAMS M L, DEPP T, et al. Impact of tricuspid valve regurgitation in patients treated with implantable left ventricular assist devices[J]. Ann Thorac Surg, 2011, 91(5): 1342-1346.
[566] ZHIGALOV K, SZCZECHOWICZ M, MASHHOUR A, et al. Left ventricular assist device implantation with concomitant tricuspid valve repair: is there really a benefit?[J]. J Thorac Dis, 2019, 11(Suppl 6): S902-S912.
[567] ROBERTSON J O, GRAU-SEPULVEDA M V, OKADA S, et al. Concomitant tricuspid valve surgery during implantation of continuous-flow left ventricular assist devices: a Society of Thoracic Surgeons database analysis[J]. J Heart Lung Transplant, 2014, 33(6): 609-617.
[568] HAN J, TAKEDA K, TAKAYAMA H, et al. Durability and clinical impact of tricuspid valve procedures in patients receiving a continuous-flow left ventricular assist device[J]. J Thorac Cardiovasc Surg, 2016, 151(2): 520-527. e1.
[569] VEEN K M, MUSLEM R, SOLIMAN O I, et al. Left ventricular assist device implantation with and without concomitant tricuspid valve surgery: a systematic review and meta-analysis[J]. Eur J Cardiothorac Surg, 2018, 54(4): 644-651.
[570] JOHN R, PANCH S, HRABE J, et al. Activation of endothelial and coagulation systems in left ventricular assist device recipients[J]. Ann Thorac Surg, 2009, 88 (4): 1171-1179.
[571] KATO T S, SCHULZE P C, YANG J, et al. Pre-operative and post-operative risk factors associated with neurologic complications in patients with advanced heart failure supported by a left ventricular assist device[J]. J Heart Lung Transplant, 2012, 31(1): 1-8.
[572] TSUKUI H, ABLA A, TEUTEBERG J J, et al. Cerebrovascular accidents in patients with a ventricular assist device[J]. J Thorac Cardiovasc Surg, 2007, 134(1): 114-123.
[573] ACHARYA D, LOYAGA-RENDON R, MORGAN C J, et al. INTERMACS analysis of stroke during support with continuous-flow left ventricular assist devices: risk factors and outcomes[J]. JACC Heart Fail, 2017, 5(10): 703-711.
[574] FRONTERA J A, STARLING R, CHO S M, et al. Risk factors, mortality, and timing of ischemic and hemorrhagic stroke with left ventricular assist devices[J]. J Heart Lung Transplant, 2017, 36(6): 673-683.
[575] HARVEY L, HOLLEY C, ROY S S, et al. Stroke after left ventricular assist device implantation: outcomes in the continuous-flow era[J]. Ann Thorac Surg, 2015, 100(2): 535-541.
[576] STRUEBER M, O'DRISCOLL G, JANSZ P, et al. Multicenter evaluation of an intrapericardial left ventricular assist system[J]. J Am Coll Cardiol, 2011, 57(12): 1375-1382.
[577] PAGANI F D, MILLER L W, RUSSELL S D, et al. Extended mechanical circulatory support with a continuous-flow rotary left ventricular assist device[J]. J Am Coll Cardiol, 2009, 54(4): 312-321.
[578] SLAUGHTER M S, ROGERS J G, MILANo C A, et al. Advanced heart failure treated with continuous-flow left ventricular assist device[J]. N Engl J Med, 2009, 361(23): 2241-2251.
[579] SLAUGHTER M S, PAGANI F D, MCGEE E C, et al. HeartWare ventricular assist system for bridge to transplant: combined results of the bridge to transplant and continued access protocol trial[J]. J Heart Lung Transplant, 2013, 32(7): 675-683.
[580] STARLING R C, NAKA Y, BOYLE A J, et al. Results of the post-U.S. Food and Drug Administration-approval study with a continuous flow left ventricular assist device as a bridge to heart transplantation: a prospective study

using the INTERMACS (Interagency Registry for Mechanically Assisted Circulatory Support)[J]. J Am Coll Cardiol, 2011, 57(19): 1890-1898.
[581] TSUKUI H, ABLA A, TEUTEBERG J J, et al. Cerebrovascular accidents in patients with a ventricular assist device[J]. J Thorac Cardiovasc Surg, 2007, 134(1): 114-123.
[582] BOYLE A J, JORDE U P, SUN B, et al. Pre-operative risk factors of bleeding and stroke during left ventricular assist device support: an analysis of more than 900 HeartMate Ⅱ outpatients[J]. J Am Coll Cardiol, 2014, 63(9): 880-888.
[583] JOHN R, KAMDAR F, LIAO K, et al. Improved survival and decreasing incidence of adverse events with the HeartMate Ⅱ left ventricular assist device as bridge-to-transplant therapy[J]. Ann Thorac Surg, 2008, 86(4): 1227-1234.
[584] MORGAN J A, BREWER R J, NEMEH H W, et al. Stroke while on long-term left ventricular assist device support: incidence, outcome, and predictors[J]. ASAIO J, 2014, 60(3): 284-289.
[585] KAWABORI M, CONYER R T, KURIHARA C, et al. Fatal neurologic dysfunction during continuous-flow left ventricular assist device support[J]. Ann Thorac Surg, 2019, 107(4): 1132-1138.
[586] HSICH E M, NAFTEL D C, MYERS S L, et al. Should women receive left ventricular assist device support?: findings from INTERMACS[J]. Circ Heart Fail, 2012, 5(2): 234-240.
[587] MORRIS A A, PEKAREK A, WITTERSHEIM K, et al. Gender differences in the risk of stroke during support with continuous-flow left ventricular assist device[J]. J Heart Lung Transplant, 2015, 34(12): 1570-1577.
[588] BOGAEV R C, PAMBOUKIAN S V, MOORE S A, et al. Comparison of outcomes in women versus men using a continuous-flow left ventricular assist device as a bridge to transplantation[J]. J Heart Lung Transplant, 2011, 30(5): 515-522.
[589] SHERAZI S, KUTYIFA V, MCNITT S, et al. Effect of gender on the risk of neurologic events and subsequent outcomes in patients with left ventricular assist devices[J]. Am J Cardiol, 2017, 119(2): 297-301.
[590] BUSHNELL C, MCCULLOUGH L D, AWAD I A, et al. Guidelines for the prevention of stroke in women: a statement for healthcare professionals from the American Heart Association/American Stroke Association[J]. Stroke, 2014, 45(5): 1545-1588.
[591] COFFIN S T, HAGLUND N A, DAVIS M E, et al. Adverse neurologic events in patients bridged with long-term mechanical circulatory support: a device-specific comparative analysis[J]. J Heart Lung Transplant, 2015, 34 (12): 1578-1585.
[592] LIU M, WU B, WANG W Z, et al. Stroke in China: epidemiology, prevention, and management strategies[J]. Lancet Neurol, 2007, 6(5): 45-64.
[593] WILLEY J Z, GAVALAS M V, TRINH P N, et al. Outcomes after stroke complicating left ventricular assist device[J]. J Heart Lung Transplant, 2016, 35(8): 1003-1009.
[594] TEUTEBERG J J, SLAUGHTER M S, ROGERS J G, et al. The HVAD left ventricular assist device: risk factors for neurological events and risk mitigation strategies[J]. JACC Heart Fail, 2015, 3(10): 818-828.
[595] BHAT S, MATHEW J, BALAKRISHNAN K R, et al. Effect of outflow graft size on flow in the aortic arch and cerebral blood flow in continuous flow pumps: possible relevance to strokes[J]. ASAIO J, 2017, 63(2): 144-149.
[596] WHITSON B A, ECKMAN P, KAMDAR F, et al. Hemolysis, pump thrombus, and neurologic events in continuous-flow left ventricular assist device recipients[J]. Ann Thorac Surg, 2014, 97(6): 2097-2103.
[597] AGGARWAL A, GUPTA A, KUMAR S, et al. Are blood stream infections associated with an increased risk of hemorrhagic stroke in patients with a left ventricular assist device?[J]. ASAIO J, 2012, 58(5): 509-513.
[598] TRACHTENBERG B H, CORDERO-REYES A M, ALDEIRI M, et al. Persistent blood stream infection in patients supported with a continuous-flow left ventricular assist device is associated with an increased risk of cerebrovascular accidents[J]. J Card Fail, 2015, 21(2): 119-125.
[599] WILLEY J Z, DEMMER R T, TAKAYAMA H, et al. Cerebrovascular disease in the era of left ventricular assist devices with continuous flow: risk factors, diagnosis, and treatment[J]. J Heart Lung Transplant, 2014, 33(9): 878-887.
[600] ELKIND M S. Inflammatory mechanisms of stroke[J]. Stroke, 2010, 41(10 Suppl): S3-S8.
[601] DHARMASHANKAR K, WIDLANSKY M E. Vascular endothelial function and hypertension: insights and directions[J]. Curr Hypertens Rep, 2010, 12(6): 448-455.

[602] WARDLAW J M. What causes lacunar stroke?[J]. J Neurol Neurosurg Psychiatry, 2005, 76(5): 617-619.

[603] JOHANSSON B B. Hypertension mechanisms causing stroke[J]. Clin Exp Pharmacol Physiol, 1999, 26(7): 563-565.

[604] YEW K S, CHENG E M. Diagnosis of acute stroke[J]. Am Fam Physician, 2015, 91(8): 528-536.

[605] FELDMAN D, PAMBOUKIAN S V, TEUTEBERG J J, et al. The 2013 International Society for Heart and Lung Transplantation Guidelines for mechanical circulatory support: executive summary[J]. J Heart Lung Transplant, 2013, 32(2): 157-187.

[606] DEMCHUK A M, DOWLATSHAHI D, RODRIGUEZ-LUNA D, et al. Prediction of haematoma growth and outcome in patients with intracerebral haemorrhage using the CT-angiography spot sign (PREDICT): a prospective observational study[J]. Lancet Neurol, 2012, 11(4): 307-314.

[607] ALEXANDROV A V. Ultrasound enhancement of fibrinolysis[J]. Stroke, 2009, 40(3 Suppl): S107-S110.

[608] KIRKLIN J K, PAGANI F D, GOLDSTEIN D J, et al. American Association for Thoracic Surgery/International Society for Heart and Lung Transplantation guidelines on selected topics in mechanical circulatory support[J]. J Thorac Cardiovasc Surg, 2020, 159(3): 865-896.

[609] SLAUGHTER M S, PAGANI F D, ROGERS J G, et al. Clinical management of continuous-flow left ventricular assist devices in advanced heart failure[J]. J Heart Lung Transplant, 2010, 29(4 Suppl): S1-S39.

[610] POTAPOV E V, STEPANENKO A, KRABATSCH T, et al. Managing long-term complications of left ventricular assist device therapy[J]. Curr Opin Cardiol, 2011, 26(3): 237-244.

[611] POWERS W J, DERDEYN C P, BILLER J, et al. 2015 American Heart Association/American Stroke Association Focused Update of the 2013 Guidelines for the Early Management of Patients With Acute Ischemic Stroke Regarding Endovascular Treatment: a Guideline for Healthcare Professionals From the American Heart Association/American Stroke Association[J]. Stroke, 2015, 46(10): 3020-3035.

[612] LAMPERT B C, ECKERT C, WEAVER S, et al. Blood pressure control in continuous flow left ventricular assist devices: efficacy and impact on adverse events[J]. Ann Thorac Surg, 2014, 97(1): 139-146.

[613] MORGENSTERN L B, HEMPHILL J C 3RD, ANDERSON C, et al. Guidelines for the management of spontaneous intracerebral hemorrhage: a guideline for healthcare professionals from the American Heart Association/ American Stroke Association[J]. Stroke, 2010, 41(9): 2108-2129.

[614] SARODE R, MILLING T J JR, REFAAI M A, et al. Efficacy and safety of a 4-factor prothrombin complex concentrate in patients on vitamin K antagonists presenting with major bleeding: a randomized, plasma-controlled, phase Ⅲb study[J]. Circulation, 2013, 128(11): 1234-1243.

[615] PRATT A K, SHAH N S, BOYCE S W. Left ventricular assist device management in the ICU[J]. Crit Care Med, 2014, 42(1): 158-168.

[616] KIRKLIN J K, NAFTEL D C, KORMOS R L, et al. Second INTERMACS annual report: more than 1000 primary left ventricular assist device implants[J]. J Heart Lung Transplant, 2010, 29(1): 1-10.

[617] TAL S, HADANNY A, SASSON E, et al. Hyperbaric oxygen therapy can induce angiogenesis and regeneration of nerve fibers in traumatic brain injury patients[J]. Front Hum Neurosci, 2017, 11: 508.

[618] KOT J, SIONDALSKI P, LENKIEWICZ E. The hyperbaric protective tube: a housing for a left ventricular assist device (LVAD) in a multiplace hyperbaric chamber[J]. Diving Hyperb Med, 2019, 49(2): 137-140.

[619] GREGORIC I D, MYERS T J, KAR B, et al. Management of air embolism during HeartMate XVE exchange[J]. Tex Heart Inst J, 2007, 34(1): 19-22.

[620] TANDLER R, WEYAND M, SCHMID C, et al. Long-term anticoagulation with recombinant hirudin in a patient on left ventricular assist device support[J]. ASAIO J, 2000, 46(6): 792-794.

[621] CHRISTIANSEN S, JAHN U R, MEFER J, et al. Anticoagulative management of patients requiring left ventricular assist device implantation and suffering from heparin-induced thrombocytopenia type Ⅱ[J]. Ann Thorac Surg, 2000, 69(3): 774-777.

[622] PARK S J, MILANO C A, TATOOLES A J, et al. Outcomes in advanced heart failure patients with left ventricular assist devices for destination therapy[J]. Circ Heart Fail, 2012, 5(2): 241-248.

[623] CHO S M, MOAZAMI N, FRONTERA J A. Stroke and intracranial hemorrhage in HeartMate Ⅱ and HeartWare left ventricular assist devices: a systematic review[J]. Neurocrit Care, 2017, 27(1): 17-25.

[624] LEPIC T, LONCAR G, BOZIC B, et al. Cerebral blood flow in the chronic heart failure patients[J]. Perspect Med, 2012, 1(1-12): 304-308.

[625] CORNWELL W K 3RD, TARUMI T, AENGEVAEREN V L, et al. Effect of pulsatile and nonpulsatile flow on cerebral perfusion in patients with left ventricular assist devices[J]. J Heart Lung Transplant, 2014, 33(12): 1295-1303.

[626] LIETZ K, BROWN K, ALI S S, et al. The role of cerebral hyper-perfusion in postoperative neurologic dysfunction after left ventricular assist device implantation for end-stage heart failure[J]. J Thorac Cardiovasc Surg, 2009, 137(4):1012-1019.

[627] BELLAPART J, CHAN G S, TZENG Y C, et al. The effect of ventricular assist devices on cerebral autoregulation: a preliminary study[J]. BMC Anesthesiol, 2011, 11: 4.

[628] SMITH K J, SUAREZ I M, SCHEER A, et al. Cerebral blood flow during exercise in heart failure: effect of ventricular assist devices[J]. Med Sci Sports Exerc, 2019, 51(7): 1372-1379.

[629] BRASSARD P, JENSEN A S, NORDSBORG N, et al. Central and peripheral blood flow during exercise with a continuous-flow left ventricular assist device: constant versus increasing pump speed: a pilot study[J]. Circ Heart Fail, 2011, 4(5): 554-560.

[630] BRASSARD P, GUSTAFSSON F. Exercise intolerance in heart failure: did we forget the brain?[J]. Can J Cardiol, 2016, 32(4): 475-484.

[631] BOZKURT S. Effect of cerebral flow autoregulation function on cerebral flow rate under continuous flow left ventricular assist device support[J]. Artif Organs, 2018, 42(8): 800-813.

[632] KORN-LUBETZKI I, OREN A, ASHER E, et al. Strokes after cardiac surgery: mostly right hemispheric ischemic with mild residual damage[J]. J Neurol, 2007, 254(12): 1708-1713.

[633] BOIVIE P, EDSTRÖM C, ENGSTRÖM K G. Side differences in cerebrovascular accidents after cardiac surgery: a statistical analysis of neurologic symptoms and possible implication for anatomic mechanisms of aortic particle embolization[J]. J Thorac Cardiovasc Surg, 2005, 129(3): 591-598.

[634] KATO T S, OTA T, SCHULZE P C, et al. Asymmetric pattern of cerebrovascular lesions in patients after left ventricular assist device implantation[J]. Stroke, 2012, 43(3): 872-874.

[635] KIM H J, SONG J M, KWON S U, et al. Right-left propensity and lesion patterns between cardiogenic and aortogenic cerebral embolisms[J]. Stroke, 2011, 42(8): 2323-2325.

[636] 嵌入式辅助人工心脏永仁心说明书

[637] FELDMAN D, PAMBOUKIAN S V, TEUTEBERG J J, et al. The 2013 International Society for Heart and Lung Transplantation Guidelines for mechanical circulatory support: executive summary[J]. J Heart Lung Transplant, 32(2): 157-187.

[638] KIRKLIN J K, PAGANI F D, GOLDSTEIN D J, et al. American Association for Thoracic Surgery/International Society for Heart and Lung Transplantation guidelines on selected topics in mechanical circulatory support[J]. J Thorac Cardiovasc Surg, 2020, 159(3): 865-896.

[639] ESTEP J D, STARLING R C, HORSTMANSHOF D A, et al. Risk assessment and comparative effectiveness of left ventricular assist device and medical management in ambulatory heart failure patients: results from the ROADMAP study[J]. J Am Coll Cardiol, 2015, 66(16): 1747-1761.

[640] KORMOS R L, TEUTEBERG J J, PAGANI F D, et al. Right ventricular failure in patients with the HeartMate Ⅱ continuous-flow left ventricular assist device: incidence, risk factors, and effect on outcomes[J]. J Thorac Cardiovasc Surg, 2010, 139(5): 1316-1324.

[641] MANCINI D M, BENIAMINOVITZ A, LEVIN H, et al. Low incidence of myocardial recovery after left ventricular assist device implantation in patients with chronic heart failure[J]. Circulation, 1998, 98(22): 2383-2389.

[642] GOLDSTEIN D J, MAYBAUM S, MACGILLIVRAY T E, et al. Young patients with nonischemic cardiomyopathy have higher likelihood of left ventricular recovery during left ventricular assist device support[J]. J Card Fail, 2012, 18(5): 392-395.

[643] BIRKS E J, TANSLEY P D, HARDY J, et al. Left ventricular assist device and drug therapy for the reversal of heart failure[J]. N Engl J Med, 2006, 355(18): 1873-1884.

[644] PAN S, AKSUT B, WEVER-PINZON O E, et al. Incidence and predictors of myocardial recovery on long-term left ventricular assist device support: results from the United Network for Organ Sharing database[J]. J Heart Lung Transplant, 2015, 34(12): 1624-1629.

[645] WEVER-PINZON O, DRAKOS S G, MCKELLAR S H, et al. Cardiac recovery during long-term left ventricular assist device support[J]. J Am Coll Cardiol, 2016, 68(14): 1540-1553.

[646] MAYBAUM S, MANCINI D, XYDAS S, et al. Cardiac improvement during mechanical circulatory support: a prospective multicenter study of the LVAD working group[J]. Circulation, 2007, 115(19): 2497-2505.

[647] DANDEL M, WENG Y, SINIAWSKI H, et al. Prediction of cardiac stability after weaning from left ventricular assist devices in patients with idiopathic dilated cardiomyopathy[J]. Circulation, 2008, 118(14 Suppl): S94-S105.

[648] DRAKOS S G, PAGANI F D, LUNDBERG M S, et al. Advancing the science of myocardial recovery with mechanical circulatory support: a working group of the National, Heart, Lung and Blood Institute[J]. J Card Fail, 2017, 23(5): 416-421.

[649] WEVER-PINZON, SELZMAN C H, STODDARD G, et al. Impact of ischemic heart failure etiology on cardiac recovery during mechanical unloading[J]. J Am Coll Cardiol, 2016, 68(16): 1741-1752.

[650] PATEL S R, SAEED O, MURTHY S, et al. Combining neurohormonal blockade with continuous-flow left ventricular assist device support for myocardial recovery: a single-arm prospective study[J]. J Heart Lung Transplant, 2013, 32(3): 305-312.

[651] LIDEN H, KARASON K, BERGH C H, et al. The feasibility of left ventricular mechanical support as a bridge to cardiac recovery[J]. Eur J Heart Fail, 2007, 9(5): 525-530.

[652] LAMARCHE Y, KEARNS M, JOSAN K, et al. Successful weaning and explantation of the Heartmate Ⅱ left ventricular assist device[J]. Can J Cardiol, 2011, 27(3): 358-362.

[653] GORCSAN J 3RD, SEVERYN D, MURALI S, et al. Non-invasive assessment of myocardial recovery on chronic left ventricular assist device: results associated with successful device removal[J]. J Heart Lung Transplant, 2003, 22(12): 1304-1313.

[654] KHAN T, DELGADO R M, RADOVANCEVIC B, et al. Dobutamine stress echocardiography predicts myocardial improvement in patients supported by left ventricular assist devices (LVADs): hemodynamic and histologic evidence of improvement before LVAD explantation[J]. J Heart Lung Transplant, 2003, 22(2): 137-146.

[655] BOEHMER J P, STARLING R C, COOPER L T, et al. Left ventricular assist device support and myocardial recovery in recent onset cardiomyopathy[J]. J Card Fail, 2012, 18(10): 755-761.

[656] BIRKS E J, GEORGE R S, HEDGER M, et al. Reversal of severe heart failure With a continuous-flow left ventricular assist device and pharmacological therapy: a prospective study[J]. Circulation, 2011, 123(4): 381-390.

[657] DRAKOS S G, TERROVITIS J V, ANASTASIOU-NANA M I, et al. Reverse remodeling during long-term mechanical unloading of the left ventricle[J]. J Mol Cell Cardiol, 2007, 43(3): 231-242.

[658] DRAKOS S G, KFOURY A G, STEHLIK J, et al. Bridge to recovery: understanding the disconnect between clinical and biological outcomes[J]. Circulation, 2012, 126(2): 230-241.

[659] SIMON M A, KORMOS R L, MURALI S, et al. Myocardial recovery using ventricular assist devices prevalence, clinical characteristics, and outcomes[J]. Circulation, 2005, 112(9 Suppl): I32-I36.

[660] MCCULLOUGH M, CARABALLO C, RAVINDRA N G, et al. Neurohormonal blockade and clinical outcomes in patients with heart failure supported by left ventricular assist devices[J]. JAMA Cardiol, 2020, 5(2): 175-182.

[661] CATINO A B, AL-SARI M, MCCUBREY R, et al. What is the role of standard heart failure drug therapy in the context of VAD-induced unloading of the failing human heart?[J]. J Heart Lung Transplant, 2015, 34(4 Suppl): S64.

[662] BIRKS E J, DRAKOS S G, LOWES B D, et al. Outcome and primary endpoint results from a prospective multi-center study of myocardial recovery using LVADs: remission from stage D heart failure (RESTAGE-HF)[J]. J Heart Lung Transplant, 2018, 37(4 Suppl): S142.

[663] CHATTERJEE S, BIONDI-ZOCCAI G, ABBATE A, et al. Benefits of β blockers in patients with heart failure and

reduced ejection fraction: network meta-analysis[J]. BMJ, 2013, 346: f55.

[664] CHIMENTI I, PAGANO F, CAVARRETTA E, et al. B-blockers treatment of cardiac surgery patients enhances isolation and improves phenotype of cardiosphere-derived cells[J]. Sci Rep, 2016, 6: 36774.

[665] KLOTZ S, DANSER A H, FORONJY R F, et al. The impact of angiotensin-converting enzyme inhibitor therapy on the extracellular collagen matrix during left ventricular assist device support in patients with end-stage heart failure[J]. J Am Coll Cardiol, 2007, 49(11): 1166-1174.

[666] BRUGGINK A H, VAN OOSTERHOUT M F, DE JONGE N, et al. Reverse remodeling of the myocardial extracellular matrix after prolonged left ventricular assist device support follows a biphasic pattern[J]. J Heart Lung Transplant, 2006, 25(9): 1091-1098.

[667] KIM G H, URIEL N, BURKHOFF D. Reverse remodelling and myocardial recovery in heart failure[J]. Nat Rev Cardiol, 2018, 15(2): 83-96.

[668] SPINALE F G, COKER M L, HEUNG L J, et al. A matrix metalloproteinase induction/activation system exists in the human left ventricular myocardium and is upregulated in heart failure[J]. Circulation, 2000, 102(16): 1944-1949.

[669] KLOTZ S, FORONJY R F, DICKSTEIN M L, et al. Mechanical unloading during left ventricular assist device support increases left ventricular collagen cross-linking and myocardial stiffness[J]. Circulation, 2005, 112(3): 364-374.

[670] SAKAMURI S S V P, TAKAWALE A, BASU R, et al. Differential impact of mechanical unloading on structural and nonstructural components of the extracellular matrix in advanced human heart failure[J]. Transl Res, 2016, 172: 30-44.

[671] SOLOFF L A. Atrophy of myocardium and its myocytes by left ventricular assist device[J]. Circulation, 1999, 100(9): 1012.

[672] YOUNG J B. Healing the heart with ventricular assist device therapy: Mechanisms of cardiac recovery[J]. Ann Thorac Surg, 2001, 71(3 Suppl): S210-S219.

[673] YACOUB M H. A novel strategy to maximize the efficacy of left ventricular assist devices as a bridge to recovery[J]. Eur Heart J, 2001, 22(7): 534-540.

[674] YACOUB M H, TANSLEY P, BIRKS E J, et al. A novel combination therapy to reverse end-stage heart failure[J]. Transplant Proc, 2001, 33(5): 2762-2764.

[675] PETROU M, WYNNE D, BOHELER K R, et al. Clenbuterol induces hypertrophy of the latissimus dorsi muscle and heart in the rat with molecular and phenotypic changes[J]. Circulation, 1995, 92(9 Suppl): II483-II489.

[676] PETROU M, CLARKE S, MORRISON K, et al. Clenbuterol increases stroke power and contractile speed of skeletal muscle for cardiac assist[J]. Circulation, 1999, 99(5): 713-720.

[677] GULDNER N W, KLAPPROTH P, GROSSHERR M, et al. Clenbuterol-supported dynamic training of skeletal muscle ventricles against systemic load: a key for powerful circulatory assist[J]. Circulation, 2000, 101(18): 2213-2219.

[678] AWEDE B L, THISSEN J P, LEBACQ J. Role of IGF-I and IGFBPs in the changes of mass and phenotype induced in rat soleus muscle by clenbuterol[J]. Am J Physiol Endocrinol Metab, 2002, 282(1): E31-E37.

[679] MUSARÒ A, MCCULLAGH K, PAUL A, et al. Localized Igf-1 transgene expression sustains hypertrophy and regeneration in senescent skeletal muscle[J]. Nat Genet, 2001, 27(2): 195-200.

[680] WONG K, BOHELER K R, BISHOP J, et al. Clenbuterol induces cardiac hypertrophy with normal functional, morphological and molecular features[J]. Cardiovasc Res, 1998, 37(1): 115-122.

[681] WONG K, BOHELER K R, PETROU M, et al. Pharmacological modulation of pressure-overload cardiac hypertrophy: changes in ventricular function, extracellular matrix, and gene expression[J]. Circulation, 1997, 96(7): 2239-2246.

[682] HON J K, STEENDIJK P, PETROU M, et al. Influence of clenbuterol treatment during six weeks of chronic right ventricular pressure overload as studied with pressure-volume analysis[J]. J Thorac Cardiovasc Surg, 2001, 122(4): 767-774.

[683] MILANO C A, ALLEN L F, ROCKMAN H A, et al. Enhanced myocardial function in transgenic mice overexpressing the beta 2-adrenergic receptor[J]. Science, 1994, 264(5158): 582-586.

[684] TURKI J, LORENZ J N, GREEN S A, et al. Myocardial signaling defects and impaired cardiac function of a human beta 2-adrenergic receptor polymorphism expressed in transgenic mice[J]. Proc Natl Acad Sci U S A, 1996, 93(19):

10483-10488.

[685] LIGGETT S, TEPE N J, LORENZ J N, et al. Early and delayed consequences of beta(2)-adrenergic receptor overexpression in mouse hearts: critical role for expression level (see comments)[J]. Circulation, 2000, 101(14): 1707-1714.

[686] ZAUGG M, XU W, LUCCHINETTI E, et al. Beta-adrenergic receptor subtypes differentially affect apoptosis in adult rat ventricular myocytes[J]. Circulation, 2000, 102(3): 344-350.

[687] Tevaearai H T, ECKHART A D, WALTON G B, et al. Myocardial gene transfer and overexpression of beta2-adrenergic receptors potentiates the functional recovery of unloaded failing hearts[J]. Circulation, 2002, 106(1): 124-129.

[688] HON J K F, YACOUB M H. Bridge to recovery with the use of left ventricular assist device and clenbuterol[J]. Ann Thorac Surg, 2003, 75(6 Suppl): S36-S41.

[689] REICH H J, CZER L S C, RAMZY D, et al. Combining stem cell therapy for advanced heart failure and ventricular assist devices: a review[J]. ASAIO J, 2018, 64(5): e80-e87.

[690] JANSEN OF LORKEER S J, EDING J E, VESTERINEN H M, et al. Similar effect of autologous and allogeneic cell therapy for ischemic heart disease: systematic review and meta-analysis of large animal studies[J]. Circ Res, 2015, 116(1): 80-86.

[691] SANGANALMATH S K, BOLLI R. Cell therapy for heart failure: a comprehensive overview of experimental and clinical studies, current challenges, and future directions[J]. Circ Res, 2013, 113(6): 810-834.

[692] FISHER S A, DOREE C, MATHUR A, et al. Meta-analysis of cell therapy trials for patients with heart failure[J]. Circ Res, 2015, 116(8): 1361-1377.

[693] PAGANI F D, DERSIMONIAN H, ZAWADZKA A , et al. Autologous skeletal myoblasts transplanted to ischemia-damaged myocardium in humans. Histological analysis of cell survival and differentiation[J]. J Am Coll Cardiol, 2003, 41(5): 879-888.

[694] DIB N, MCCARTHY P, CAMPBELL A, et al. Feasibility and safety of autologous myoblast transplantation in patients with ischemic cardiomyopathy[J]. Cell Transplant, 2005, 14(1): 11-19.

[695] FUJITA T, SAKAGUCHI T, MIYAGAWA S, et al. Clinical impact of combined transplantation of autologous skeletal myoblasts and bone marrow mononuclear cells in patients with severely deteriorated ischemic cardiomyopathy[J]. Surg Today, 2011, 41(8): 1029-1036.

[696] SAWA Y, MIYAGAWA S, SAKAGUCHI T, et al. Tissue engineered myoblast sheets improved cardiac function sufficiently to discontinue LVAS in a patient with DCM: report of a case[J]. Surg Today, 2012, 42(2): 181-184.

[697] MIYAGAWA S, MATSUMIYA G, FUNATSU T, et al. Combined autologous cellular cardiomyoplasty using skeletal myoblasts and bone marrow cells for human ischemic cardiomyopathy with left ventricular assist system implantation: report of a case[J]. Surg Today, 2009, 39(2): 133-136.

[698] NASSERI B A, KUKUCKA M, DANDEL M, et al. Intramyocardial delivery of bone marrow mononuclear cells and mechanical assist device implantation in patients with end-stage cardiomyopathy[J]. Cell Transplant, 2007, 16(9): 941-949.

[699] GOJO S, KYO S, NISHIMURA S, et al. Cardiac resurrection after bone-marrow-derived mononuclear cell transplantation during left ventricular assist device support[J]. Ann Thorac Surg, 2007, 83(2): 661-662.

[700] ANASTASIADIS K, ANTONITSIS P, ARGIRIADOU H, et al. Hybrid approach of ventricular assist device and autologous bone marrow stem cells implantation in end-stage ischemic heart failure enhances myocardial reperfusion[J]. J Transl Med, 2011, 19(1): 12.

[701] ANASTASIADIS K, ANTONITSIS P, DOUMAS A, et al. Stem cells transplantation combined with long-term mechanical circulatory support enhances myocardial viability in end-stage ischemic cardiomyopathy[J]. Int J Cardiol, 2012, 155(3): e51-e53.

[702] ASCHEIM D D, GELIJNS A C, GOLDSTEIN D, et al. Mesenchymal precursor cells as adjunctive therapy in recipients of contemporary left ventricular assist devices[J]. Circulation, 2016, 129(22): 2287-2296.

[703] STEMPIEN-OTERO A, HELTERLINE D, PLUMMER T, et al. Mechanisms of bone marrow derived cell therapy in ischemic cardiomyopathy with left ventricular assist device bridge to transplant[J]. J Am Coll Cardiol, 2015, 65(14):

1424-1434.

[704] MAKKI N, MESUBI O, STEYERS C, et al. Meta-analysis of the relation of ventricular arrhythmias to all-cause mortality after implantation of a left ventricular assist device[J]. Am J Cardiol, 2015, 116(9): 1385-1390.

[705] EDITORS, KIRKLIN J K, PAGANI F D, et al. American Association for Thoracic Surgery/International Society for Heart and Lung Transplantation guidelines on selected topics in mechanical circulatory support[J]. J Heart Lung Transplant, 2020, 39(3): 187-219.

[706] SELZMAN C H, MADDEN J L, HEALY A H, et al. Bridge to removal: a paradigm shift for left ventricular assist device therapy[J]. Ann Thorac Surg, 2015, 99(1): 360-367.

[707] DANDEL M, WENG Y, SINIAWSKI H, et al. Pre-explant stability of unloading-promoted cardiac improvement predicts outcome after weaning from ventricular assist devices[J]. Circulation, 2012, 126(11 Suppl 1): S9-S19.

[708] FRAZIER O H, BALDWIN A C W, DEMIROZU Z T, et al. Ventricular reconditioning and pump explantation in patients supported by continuous-flow left ventricular assist devices[J]. J Heart Lung Transplant, 2015, 34(6): 766-772.

[709] FORMICA P, MURTHY S, EDWARDS P, et al. A structured 3-step approach to evaluate cardiac recovery with continuous flow circulatory support[J]. J Heart Lung Transplant, 2010, 29(12): 1440-1442.

[710] IBRAHIM M, YACOUB M H. Bridge to recovery and weaning protocols[J]. Heart Fail Clin, 2014, 10(1 Suppl): S47-S55.

[711] GEORGE R S, SABHARWAL N K, WEBB C, et al. Echocardiographic assessment of flow across continuous-flow ventricular assist devices at low speeds[J]. J Heart Lung Transplant, 2010, 29(11): 1245-1252.

[712] POTAPOV E V, SCHWEIGER M, KRABATSCH T. Percutaneous balloon occlusion of a left ventricular assist device outflow cannula to facilitate evaluation of myocardial recovery[J]. J Heart Lung Transplant, 2011, 30(11): 1300-1301.

[713] KITAHARA H, OTA T. Left ventricular assist device explant versus decommission for myocardial recovery[J]. J Thorac Cardiovasc Surg, 2017, 154(1): 171-172.

[714] MACGOWAN G A, WRIGHTSON N, ROBINSON-SMITH N, et al. Myocardial recovery strategy with decommissioning for the HeartWare left ventricular assist device[J]. ASAIO J, 2017, 63(3): 299-304.

[715] PETTIT S J, SHAPIRO L M, LEWIS C, et al. Percutaneous withdrawal of HeartWare HVAD left ventricular assist device support[J]. J Heart Lung Transplant, 2015, 34(7): 990-992.

[716] PFEFFER J M, PFEFFER M A, FLETCHER P J, et al. Progressive ventricular remodeling in rat with myocardial infarction[J]. Am J Physiol, 1991, 260(5 Pt 2): H1406-H1414.

[717] BURKHOFF D, FLAHERTY J T, YUE D T, et al. In vitro studies of isolated supported human hearts[J]. Heart Vessels, 1988, 4(4): 185-196.

[718] COHN J N, FERRARI R, SHARPE N. Cardiac remodeling-concepts and clinical implications: a consensus paper from an international forum on cardiac remodeling[J]. J Am Coll Cardiol, 2000, 35(3): 569-582.

[719] SARAON T, KATZ S D. Reverse remodeling in systolic heart failure[J]. Cardiol Rev, 2015, 23(4): 173-181.

[720] LEVIN H R, OZ M C, CHEN J M, et al. Reversal of chronic ventricular dilation in patients with end-stage cardiomyopathy by prolonged mechanical unloading[J]. Circulation, 1995, 91(11): 2717-2720.

[721] RAJABI M, KASSIOTIS C, RAZEGHI P, et al. Return to the fetal gene program protects the stressed heart: a strong hypothesis[J]. Heart Fail Rev, 2007, 12(3-4): 331-343.

[722] HALL J L, FERMIN D R, BIRKS E J, et al. Clinical, molecular, and genomic changes in response to a left ventricular assist device[J]. J Am Coll Cardiol, 2011, 57(6): 641-652.

[723] MARGULIES K B, MATIWALA S, CORNEJO C, et al. Mixed messages: transcription patterns in failing and recovering human myocardium[J]. Circ Res, 2005, 96(5): 592-599.

[724] HALL J L, GRINDLE S, HAN X, et al. Genomic profiling of the human heart before and after mechanical support with a ventricular assist device reveals alterations in vascular signaling networks[J]. Physiol Genomics, 2004, 17(3): 283-291.

[725] BIRKS E J, HALL J L, BARTON P J, et al. Gene profiling changes in cytoskeletal proteins during clinical recovery after left ventricular-assist device support[J]. Circulation, 2005, 112(9 Suppl): I57-I64.

[726] TON V K, VUNJAK-NOVAKOVIC G, TOPKARA V K. Transcriptional patterns of reverse remodeling with left ventricular assist devices: a consistent signature[J]. Expert Rev Med Devices, 2016, 13(11): 1029-1034.

[727] EPELMAN S, LIU P P, MANN D L. Role of innate and adaptive immune mechanisms in cardiac injury and repair[J]. Nat Rev Immunol, 2015, 15(2): 117-129.

[728] TOPKARA V K, CHAMBERS K T, YANG K C, et al. Functional significance of the discordance between transcriptional profile and left ventricular structure/function during reverse remodeling[J]. JCI Insight, 2016, 1(4): e86038.

[729] MOVASSAGH M, CHOY M-K, KNOWLES D A, et al. Distinct epigenomic features in end-stage failing human hearts[J]. Circulation, 2011, 124(22): 2411-2422.

[730] MATKOVICH S J, VAN BOOVEN D J, YOUKER K A, et al. Reciprocal regulation of myocardial microRNAs and messenger RNA in human cardiomyopathy and reversal of the microRNA signature by biomechanical support[J]. Circulation, 2009, 119(9): 1263-1271.

[731] HEERDT P M, HOLMS J W, CAI B, et al. Chronic unloading by left ventricular assist device reverses contractile dysfunction and alters gene expression in end-stage heart failure[J]. Circulation, 2000, 102(22): 2713-2719.

[732] YANG K C, YAMADA K A, PATEL A Y, et al. Deep RNA sequencing reveals dynamic regulation of myocardial noncoding RNAs in failing human heart and remodeling with mechanical circulatory support clinical perspective[J]. Circulation, 2014, 129(9): 1009-1021.

[733] RAMANI R, VELA D, SEGURA A, et al. A micro-ribonucleic acid signature associated with recovery from assist device support in 2 groups of patients with severe heart failure[J]. J Am Coll Cardiol, 2011, 58(22): 2270-2278.

[734] AKAT K M, MOORE-MCGRIFF D, MOROZOV P, et al. Comparative RNA-sequencing analysis of myocardial and circulating small RNAs in human heart failure and their utility as biomarkers[J]. Proc Natl Acad Sci U S A, 2014, 111(30): 11151-11156.

[735] BÄR C, CHATTERJEE S, THUM T. Long noncoding RNAs in cardiovascular pathology, diagnosis, and therapy[J]. Circulation, 2016, 134(19): 1484-1499.

[736] KUMARSWAMY R, BAUTERS C, VOLKMANN I, et al. Circulating long noncoding RNA, LIPCAR, predicts survival in patients with heart failure[J]. Circ Res, 2014, 114(10): 1569-1575.

[737] LEE J H, GAO C, PENG G, et al. Analysis of transcriptome complexity through RNA sequencing in normal and failing murine hearts[J]. Circ Res, 2011, 109(12): 1332-1341.

[738] VIERECK J, THUM T. Long noncoding RNAs in pathological cardiac remodeling[J]. Circ Res, 2017, 120(2): 262-264.

[739] ASHRAFIAN H, FRENNEAUX M P, OPIE L H. Metabolic mechanisms in heart failure[J]. Circulation, 2007, 116(4): 434-448.

[740] WALLHAUS T R, TAYLOR M, DEGRADO T R, et al. Myocardial free fatty acid and glucose use after carvedilol treatment in patients with congestive heart failure[J]. Circulation, 2001, 103(20): 2441-2446.

[741] KODDE I F, VAN DER STOK J, SMOLENSKI RT, et al. Metabolic and genetic regulation of cardiac energy substrate preference[J]. Comp Biochem Physiol A Mol Integr Physiol, 2007, 146(1): 26-39.

[742] AUBERT G, MARTIN O J, HORTON J L, et al. The failing heart relies on ketone bodies as a fuel[J]. Circulation, 2016, 133(8): 698-705.

[743] BEDI K C JR, SNYDER N W, BRANDIMARTO J, et al. Evidence for intramyocardial disruption of lipid metabolism and increased myocardial ketone utilization in advanced human heart failure[J]. Circulation, 2011, 133(8): 706-716.

[744] DIAKOS N A, NAVANKASATTUSAS S, ABEL E D, et al. Evidence of glycolysis up-regulation and pyruvate mitochondrial oxidation mismatch during mechanical unloading of the failing human heart[J]. JACC Basic Transl Sci, 2016, 1(6): 432-444.

[745] SPINALE F G. Myocardial matrix remodeling and the matrix metalloproteinases: influence on cardiac form and function[J]. Physiol Rev, 2007, 87(4): 1285-1342.

[746] BORG T K, CAULFIELD J B. The collagen matrix of the heart[J]. Fed Proc, 1981, 40(7): 2037-2041.

[747] VALIENTE-ALANDI, I, SCHAFER A E, BLAXALL B C. Extracellular matrix-mediated cellular communication in

the heart[J]. J Mol Cell Cardiol, 2016, 91: 228-237.

[748] RIENKS M, PAPAGEORGIOU A-P. Novel regulators of cardiac inflammation: matricellular proteins expand their repertoire[J]. J Mol Cell Cardiol, 2016, 91: 172-178.

[749] SLAUGHTER M S, ROGERS J G, MILANO C A, et al. Advanced heart failure treated with continuous-flow left ventricular assist device[J]. N Engl J Med, 2009, 361(23): 2241-2251.

[750] KIRKLIN J K, NAFTEL D C, KORMOS R L, et al. Second INTERMACS annual report: more than 1000 primary left ventricular assist device implants[J]. J Heart Lung Transplant, 2010, 29(1): 1-10.

[751] HWANG K Y, HWANG N C. Facilitating noncardiac surgery for the patient with left ventricular assist device: a guide for the anesthesiologist[J]. Ann Card Anaesth, 2018, 21(4): 351-362.

[752] TAGHAVI S, JAYARAJAN S N, AMBUR V, et al. Noncardiac surgical procedures after left ventricular assist device implantation[J]. ASAIO J, 2016, 62(4): 370-374.

[753] NELSON E W, HEINKE T, FINLEY A, et al. Management of LVAD patients for noncardiac surgery: a single-institution study[J]. J Cardiothorac Vasc Anesth, 2015, 29(4): 898-900.

[754] SLININGER K A, HADDADIN A S, MANGI A A. Perioperative management of patients with left ventricular assist devices undergoing noncardiac surgery[J]. J Cardiothorac Vasc Anesth, 2013, 27(4): 752-759.

[755] FELDMAN D, PaAMBOUKIAN S V, TEUTEBERG J J, et al. The 2013 International Society for Heart and Lung Transplantation Guidelines for mechanical circulatory support: executive summary[J]. J Heart Lung Transplant, 32(2): 157-187.

[756] EVANS A S, STONE M E. A patient safety model for patients with ventricular assist devices undergoing noncardiac procedures[J]. Am J Med Qual, 2014, 29(2): 173-174.

[757] STONE M, HINCHEY J, SATTLER C, et al. Trends in the management of patients with left ventricular assist devices presenting for noncardiac surgery: a 10 year institutional experience[J]. Semin Cardiothorac Vasc Anesth, 2016, 20(3): 197-204.

[758] BROWN J B, HALLINAN W M, MASSEY H T, et al. Does the need for noncardiac surgery during ventricular assist device therapy impact clinical outcome?[J]. Surgery, 2009, 146(4): 627-633.

[759] ASHFAQ A, CHAPITAL A B, JOHNSON D J, et al. Safety and feasibility of laparoscopic abdominal surgery in patients with mechanical circulatory assist devices[J]. Surg Innov, 2016, 23(5): 469-473.

[760] ROSENMAN D J, MCDONALD F S, EBBERT J O, et al. Clinical consequences of withholding versus administering renin-angiotensin-aldosterone system antagonists in the preoperative period[J]. J Hosp Med, 2008, 3(4): 319-325.

[761] FLEISHER L A, FLEISCHMANN K E, AUERBACH A D, et al. 2014 ACC/AHA guideline on perioperative cardiovascular evaluation and management of patients undergoing noncardiac surgery: a report of the American College of Cardiology/American Heart Association Task Force on practice guidelines[J]. J Am Coll Cardiol, 2014, 64(22): e77-e137.

[762] LJUNGQVIST O, SØREIDE E. Preoperative fasting[J]. Br J Surg, 2003, 90(4): 400-406.

[763] JORIS J L, NOIROT D P, LEGRAND M J, et al. Hemodynamic changes during laparoscopic cholecystectomy[J]. Anesth Analg, 1993, 76(5): 1067-1071.

[764] JO Y Y , JUNG W S, KIM H S, et al. Prediction of hypotension in the beach chair position during shoulder arthroscopy using pre-operative hemodynamic variables[J]. J Clin Monit Comput, 2014, 28(2): 173-178.

[765] BEIN T, METZ C, KEYL C, et al. Effects of extreme lateral posture on hemodynamics and plasma atrial natriuretic peptide levels in critically ill patients[J]. Intensive Care Med, 1996, 22(7): 651-655.

[766] CONNORS C W, POLTAK J M, CHRISTIE A A. Noncardiac surgery in the prone position in patients with ventricular assist devices[J]. J Cardiothorac Vasc Anesth, 2012, 26(1): e6-e7.

[767] LIVI U, GUZZI G, TURSI V, et al. Laparoscopic approach for urgent abdominal surgery in patients with left ventricular assist devices[J]. J Cardiovasc Med (Hagerstown), 2009, 10(9): 741-744.

[768] DEGNAN M, BRODT J, RODRIGUEZ-BLANCO Y. Perioperative management of patients with left ventricular assist devices undergoing noncardiac surgery[J]. Ann Card Anaesth, 2016, 19(4): 676-686.

[769] EL-MAGHARBEL I. Ventricular assist devices and anesthesia[J]. Semin Cardiothorac Vasc Anesth, 2005, 9(3): 241-249.

[770] JOHN R, KANDAR F, ECKMAN P, et al. Lessons learned from experience with over 100 consecutive HeartMate Ⅱ left ventricular assist devices[J]. Ann Thorac Surg, 2011, 92(5): 1593-1599.

[771] MYERS T J, BOLMERS M, GREGORIC I D, et al. Assessment of arterial blood pressure during support with an axial flow left ventricular assist device[J]. J Heart Lung Transplant, 2009, 28(5): 423-427.

[772] WOLDENDORP K, GUPTA S, LAI J, et al. A novel method of blood pressure measurement in patients with continuous-flow left ventricular assist devices[J]. J Heart Lung Transplant, 2014, 33(11): 1183-1186.

[773] BENNETT M K, ROBERTS C A, DORDUNOO D, et al. Ideal methodology to assess systemic blood pressure in patients with continuous-flow left ventricular assist devices[J]. J Heart Lung Transplant, 2010, 29(5): 593-594.

[774] DE TOURNAY-JETTÉ E, DUPUIS G, BHERER L, et al. The relationship between cerebral oxygen saturation changes and postoperative cognitive dysfunction in elderly patients after coronary artery bypass graft surgery[J]. J Cardiothorac Vasc Anesth, 2011, 25(1): 95-104.

[775] SLATER J P, GUARINO T, STACK J, et al. Cerebral oxygen desaturation predicts cognitive decline and longer hospital stay after cardiac surgery[J]. Ann Thorac Surg, 2009, 87(1): 36-44; discussion 44-45.

[776] SCHOEN J, MEYERROSE J, PAARMANN H, et al. Preoperative regional cerebral oxygen saturation is a predictor of postoperative delirium in on-pump cardiac surgery patients: a prospective observational trial[J]. Crit Care, 2011, 15(5): R218.

[777] VRETZAKIS G, GEORGOPOULOU S, STAMOULIS K, et al. Cerebral oximetry in cardiac anesthesia[J]. J Thorac Dis, 2014, 6(Suppl 1): S60-S69.

[778] DESCHAMPS A, HALL R, GROCOTT H, et al. Cerebral oximetry monitoring to maintain normal cerebral oxygen saturation during high-risk cardiac surgery: a randomized controlled feasibility trial[J]. Anesthesiology, 2016, 124(4): 826-836.

[779] CASATI A, FANELLI G, PIETROPAOLI P, et al. Continuous monitoring of cerebral oxygen saturation in elderly patients undergoing major abdominal surgery minimizes brain exposure to potential hypoxia[J]. Anesth Analg, 2005, 101(3): 740-747.

[780] MURKIN J M, ARANGO M. Near-infrared spectroscopy as an index of brain and tissue oxygenation[J]. Br J Anaesth, 2009, 103 Suppl 1: i3-i13.

[781] CATENA E, MILAZZO F, MONTORSI E, et al. Left ventricular support by axial flow pump: the echocardiographic approach to device malfunction[J]. J Am Soc Echocardiogr, 2005, 18(12): 1422.

[782] FICKE D J, LEE J, CHANEY M A, et al. Case 6-2010: noncardiac surgery in patients with a left ventricular assistd evice[J]. J Cardiothorac Vasc Anesth, 2010, 24(6): 1002-1009.

[783] MAKDISI G, JAN M Y, DUNGY-POYTHRESS L, et al. Successful delivery in a patient with left ventricular assist device and unplanned pregnancy[J]. Ann Thorac Surg, 2017, 104(1): e31-e33.

[784] RIST M, HEMMERLING T M, RAUH R, et al. Influence of pneumoperitoneum and patient positioning on preload and splanchnic blood volume in laparoscopic surgery of the lower abdomen[J]. J Clin Anesth, 2001, 13(4): 244-249.

[785] FELDMAN L S, ANIDJAR M, METRAKOS P, et al. Optimization of cardiac preload during laparoscopic donor nephrectomy: a preliminary study of central venous pressure versus esophageal Doppler monitoring[J]. Surg Endosc, 2004, 18(3): 412-416.

[786] KRAUT E J, ANDERSON J T, SAFWAT A, et al. Impairment of cardiac performance by laparoscopy in patients receiving positive end-expiratory pressure[J]. Arch Surg, 1999, 134(1): 76-80.

[787] RIHA H, NETUKA I, KOTULAK T, et al. Anesthesia management of a patient with a ventricular assist device for noncardiac surgery[J]. Semin Cardiothorac Vasc Anesth, 2010, 14(1): 29-31.

[788] KOCABAS S, ASKAR F Z, YAGDI T, et al. Anesthesia for ventricular assist device placement: experience from a single center[J]. Transplant Proc, 2013, 45(3): 1005-1008.

[789] HEALY C, VILES-GONZALEZ J F, Sacher F, et al. Management of ventricular arrhythmias in patients with mechanical ventricular support devices[J]. Curr Cardiol Rep, 2015, 17(8): 59.

[790] BARBARA D W, WETZEL D R, PULIDO J N, et al. The perioperative management of patients with left ventricular assist devices undergoing noncardiac surgery[J]. Mayo Clin Proc, 2013, 88(7): 674-682.

[791] SHEU R, JOSHI B, HIGH K, et al. Perioperative management of patients with left ventricular assist devices undergoing noncardiac procedures: a survey of current practices[J]. J Cardiothorac Vasc Anesth, 2015, 29(1): 17-26.

[792] FACTORA F N, BUSTAMANTE S, SPIOTTA A, et al. Intracranial hemorrhage surgery on patients on mechanical circulatory support: a case series[J]. J Neurosurg Anesthesiol, 2011, 23(1): 30-34.

[793] SCHMID C, WILHELM M, DIETL K H, et al. Noncardiac surgery in patients with left ventricular assist devices[J]. Surgery, 2001, 129(4): 440-444.

[794] 陈琳琳，李立环，吕红，等. 左心室辅助装置植入后恶性心律失常患者腹腔镜胆囊切除术麻醉处理 1 例 [J]. 中华麻醉学杂志，2021，41（7）：886-887.

[795] COMPOSTELLA L, RUSSO N, SETZU T, et al. A practical review for cardiac rehabilitation professionals of continuous-flow left ventricular assist devices: historical and current perspectives[J]. J Cardiopulm Rehabil Prev, 2015, 35(5): 301-311.

[796] SCHEIDERER R, BELDEN C, SCHWAB D, et al. Exercise guidelines for inpatients following ventricular assist device placement: a systematic review of the literature[J]. Cardiopulm Phys Ther J, 2013, 24(2): 35-42.

[797] ATS Committee on Proficiency Standards for Clinical Pulmonary Function Laboratories. ATS statement: guidelines for the six-minute walk test[J]. Am J Respir Crit Care Med, 2002, 166(1): 111-117.

[798] ARSLAN S, EROL M K, GUNDOGDU F, et al. Prognostic value of 6-minute walk test in stable outpatients with heart failure[J]. Tex Heart Inst J, 2007, 34(2): 166-169.

[799] ADAMOPOULOS S, CORRÀ U, LAOUTARIS I D, et al. Exercise training in patients with ventricular assist devices: a review of the evidence and practical advice. A position paper from the Committee on Exercise Physiology and Training and the Committee of Advanced Heart Failure of the Heart Failure Associat[J]. Eur J Heart Fail, 2019, 21(1): 3-13.

[800] CHEN Y-L, CHEN C C, HSIA P Y, et al. Relationships of Borg's RPE 6-20 scale and heart rate in dynamic and static exercises among a sample of young Taiwanese men[J]. Percept Mot Skills, 2013, 117(3): 971-982.

[801] Erratum: ATS statement: guidelines for the six-minute walk test[J]. Am J Respir Crit Care Med, 2016, 193(10): 1185.

[802] WELLS C L. Physical therapist management of patients with ventricular assist devices: key considerations for the acute care physical therapist[J]. Phys Ther, 2013, 93(2): 266-278.

[803] RACCA V, CASTIGLIONI P, PANZARINO C, et al. End-stage heart failure: two surgical approaches with different rehabilitative outcomes[J]. PLoS One, 2017, 12(10): e0185717.

[804] KOHLI H S, CANADA J, ARENA R, et al. Exercise blood pressure response during assisted circulatory support: comparison of the total artificial [corrected] heart with a left ventricular assist device during rehabilitation[J]. J Heart Lung Transplant, 2011, 30(11): 1207-1213.

[805] LAMOTTE MX, CHIMENTI S, DEBOECK G, et al. Left ventricular assist device: exercise capacity evolution and rehabilitation added value[J]. Acta Cardiol, 2018, 73(3): 248-255.

[806] KIRKLIN J K, NAFTEL D C, KORMOS R L, et al. Fifth INTERMACS annual report: risk factor analysis from more than 6,000 mechanical circulatory support patients[J]. J Heart Lung Transplant, 2013, 32(2): 141-156.

[807] BEN GAL T, BEN AVRAHAM B, MILICIC D, et al. Guidance on the management of left ventricular assist device (LVAD) supported patients for the non-LVAD specialist healthcare provider: executive summary[J]. Eur J Heart Fail, 2021, 23(10): 1597-1609.

[808] BOELES C T, HARDS R, WRIGHTSON N, et al. Algorithms to guide ambulance clinicians in the management of emergencies in patients with implanted rotary left ventricular assist devices[J]. Emerg Med J, 2017, 34(12): 842-850.

[809] D'ANTONIO N D, MAYNES E J, TATUM R T, et al. Driveline damage and repair in continuous-flow left ventricular assist devices: a systematic review[J]. Artif Organs, 2021, 45(8): 819-826.

[810] LONG B, ROBERTSON J, KOYFMAN A, et al. Left ventricular assist devices and their complications: a review for emergency clinicians[J]. Am J Emerg Med, 2019, 37(8): 1562-1570.

[811] ROBERTSON J, LONG B, KOYFMAN A. The emergency management of ventricular assist devices[J]. Am J Emerg Med, 2016, 34(7): 1294-1301.

[812] SINGHVI A, TRACHTENBERG B. Trachtenberg, left ventricular assist devices 101: shared care for general cardiologists and primary care[J]. J Clin Med, 2019, 8(10): 1720.
[813] Interagency Registry for Mechanically Assisted Circulatory Support/University of Alabama Birmingham [EB/OL]. https://www.uab.edu/medicine/ intermacs/. 2017.
[814] European Registry for Patients with Mechanical Circulatory Support [EB/OL]. www.euromacs.org/. 2017.
[815] ISHLT. Registry for Mechanically Assisted Circulatory Support [EB/OL]. https://www.ishlt.org/boardsAndCommittees/mcsdDatabase.asp/. 2017.
[816] DE BY T M, MOHACSI P, GUMMERT J, et al. The European Registry for Patients with Mechanical Circulatory Support (EUROMACS): first annual report[J]. Eur J Cardiothorac Surg, 2015, 47(5): 770-776.
[817] KIRKLIN J K, NAFTEL D C, KORMOS R L, et al. Fifth INTERMACS annual report: risk factor analysis from more than 6000 mechanical circulatory support patients[J]. J Heart Lung Transplant, 2013, 32(2): 141-156.
[818] KIRKLIN J K, NAFTEL D C, PAGANI F D, et al. Seventh INTERMACS annual report: 15 000 patients and counting[J]. J Heart Lung Transplant, 2015, 34(12): 1495-1504.
[819] SynCardia Systems I. Press Release: FDA approves the SynCardia Total Artificial Heart for Destination Therapy Study [EB/OL]. http://www. syncardia.com.
[820] COPELAND J G, COPELAND H, GUSTAFSON M, et al. Experience with more than 100 total artificial heart implants[J]. J Thorac Cardiovasc Surg, 2012, 143(3): 727-734.
[821] TORREGROSSA G, MORSHUIS M, VARGHESE R, et al. Results with Syn Cardia total artificial heart beyond 1 year[J]. ASAIO J, 2014, 60(6): 626-634.
[822] HOLMAN W L. Microbiology of infection in mechanical circulatory support[J]. Int J Artif Organs, 2007, 30(9): 764-770.
[823] KIRKLIN J K, NAFTEL D C, PAGANI F D, et al. Sixth INTERMACS annual report: a 10,000-patient database[J]. J Heart Lung Transplant, 2014, 33(6): 555-564.
[824] FELDMAN D, PAMBOUKIAN S V, TEUTEBERG J J, et al. The 2013 International Society for Heart and Lung Transplantation guidelines for mechanical circulatory support: executive summary[J]. J Heart Lung Transplant, 2013, 32(2): 157-187.
[825] HANNAN M M, HUSAIN S, MATTNER F, et al. Working formulation for the standardization of definitions of infections in patients using ventricular assist devices[J]. J Heart Lung Transplant, 2011, 30(4): 375-384.
[826] KUSNE S, MOONEY M, DANZIGER-ISAKOV L, et al. An ISHLT consensus document for prevention and management strategies for mechanical circulatory support infection[J]. J Heart Lung Transplant, 2017, 36(10): 1137-1153.
[827] CHINN R, DEMBITSKY W, EATON L, et al. Multicenter experience: prevention and management of left ventricular assist device infections[J]. ASAIO J, 2005, 51(4): 461-470.
[828] SCHAFFER J M, ALLEN J G, WEISS E S, et al. Infectious complications after pulsatile-flow and continuous-flow left ventricular assist device implantation[J]. J Heart Lung Transplant, 2011, 30: 164-174.
[829] GORDON R J, WEINBERG A D, PAGANI F D, et al. Prospective, multicenter study of ventricular assist device infections[J]. Circulation, 2013, 127(6): 691-702.
[830] NIENABER J J, KUSNE S, RIAZ T, et al. Clinical manifestations and management of left ventricular assist device-associated infections[J]. Clin Infect Dis, 2013, 57(10): 1438-1448.
[831] SIEVERT D M, RICKS P, EDWARDS J R, et al. Antimicrobial-resistant pathogens associated with healthcare-associated infections: summary of data reported to the National Healthcare Safety Network at the Centers for Disease Control and Prevention, 2009-2010[J]. Infect Control Hosp Epidemiol, 2013, 34(1): 1-14.
[832] SHOHAM S, SHAFFER R, SWEET L, et al. Candidemia in patients with ventricular assist devices[J]. Clin Infect Dis, 2007, 44(2): e9-e12.
[833] BAGDASARIAN N G, MALANI A N, PAGANI F D, et al. Fungemia associated with left ventricular assist device support[J]. J Card Surg, 2009, 24(6): 763-765.
[834] MALY J, SZARSZOI O, NETUKA I, et al. Fungal infections associated with long-term mechanical circulatory support-diagnosis and management[J]. J Card Surg, 2014, 29(1): 95-100.

[835] KUSNE S, DANZIGER-ISAKOV L, MOONEY M, et al. Infection control and prevention practices for mechanical circulatory support: an international survey[J]. J Heart Lung Transplant, 2013, 32(4): S182.
[836] KALLEN A J, WILSON C T, LARSON R J. Perioperative intranasal mupirocin for the prevention of surgical-site infections: systematic review of the literature and meta-analysis[J]. Infect Control Hosp Epidemiol, 2005, 26(12): 916-922.
[837] CLIMO M W, YOKOE D S, WARREN D K, et al. Effect of daily chlorhexidine bathing on hospital-acquired infection[J]. N Engl J Med, 2013, 368(6): 533-542.
[838] LAZAR H L, SALM T V, ENGELMAN R, et al. Prevention and management of sternal wound infections[J]. J Thorac Cardiovasc Surg, 2016, 152(4): 962-972.
[839] ANDERSON D J, PODGORNY K, BERRÍOS-TORRES S I, et al. Strategies to prevent surgical site infections in acute care hospitals: 2014 update[J]. Infect Control Hosp Epidemiol, 2014, 35(Suppl 2): S66-S88.
[840] BERRÍOS-TORRES S I, UMSCHEID C A, BRATZLER D W, et al. Centers for disease control and prevention guideline for the prevention of surgical site infection, 2017[J]. JAMA Surg, 2017, 152(8): 784-791.
[841] FLEISSNER F, AVSAR M, MALEHSA D, et al. Reduction of driveline infections through doubled driveline tunneling of left ventricular assist devices[J]. Artif Organs, 2013, 37(1): 102-107.
[842] ARRECUBIETA C, TOBA F A, VON BAYERN M, et al. SdrF, a Staphylococcus epidermidis surface protein, contributes to the initiation of ventricular assist device driveline-related infections[J]. PLoS Pathog, 2009, 5(5): e1000411.
[843] HOZAYEN S M, SOLIMAN A M, ECKMAN P M. Comparison of two ventricular assist device dressing change protocols[J]. J Heart Lung Transplant, 2012, 31(1): 108-109.
[844] MOAZAMI N, MILANO C A, JOHN R, et al. HeartMate Ⅱ Investigators. Pump replacement for left ventricular assist device failure can be done safely and is associated with low mortality[J]. Ann Thorac Surg, 2013, 95(2): 500-505.
[845] HOOTON T M, BRADLEY S F, CARDENAS D D, et al. Diagnosis, prevention, and treatment of catheter-associated urinary tract infection in adults: 2009 International Clinical Practice Guidelines from the Infectious Diseases Society of America[J]. Clin Infect Dis, 2010, 50(5): 625-663.
[846] PLATT R, POLK B F, MURDOCK B, et al. Mortality associated with nosocomial urinary-tract infection[J]. N Engl J Med, 1982, 307(11): 637-642.
[847] MAKI D G, TAMBYAH P A. Engineering out the risk for infection with urinary catheters[J]. Emerg Infect Dis, 2001, 7(2): 342-347.
[848] KREGER B E, CRAVEN D E, CARLING P C, et al. Gram-negative bacteremia. Ⅲ. Reassessment of etiology, epidemiology and ecology in 612 patients[J]. Am J Med, 1980, 68(3): 332-343.
[849] LEVY D T, GUO Y, SIMKINS J, et al. Left ventricular assist device exchange for persistent infection: a case series and review of the literature[J]. Transpl Infect Dis, 2014, 16(3): 453-460.
[850] ABICHT T, GORDON R, MEEHAN K, et al. Complex HeartMate Ⅱ infection treated with pump exchange to HeartWare HVAD[J]. ASAIO J, 2013, 59(2): 188-192.
[851] JIRITANO F, SERRAINO G F, ROSSI M, et al. Ventricular assist device driveline infection: treatment with platelet-rich plasma[J]. Ann Thorac Surg, 2013, 96(2): e37-e38.
[852] KAMDAR F, JOHN R, ECKMAN P, et al. Post cardiac transplant survival in the current era in patients receiving continuous-flow left ventricular assist devices[J]. J Thorac Cardiovasc Surg, 2013, 145(2): 575-581.
[853] URBAN M, PIRK J, DORAZILOVA Z, et al. How does successful bridging with ventricular assist device affect cardiac transplantation outcome?[J]. Interact Cardiovasc Thorac Surg, 2011, 13(4): 405-409.
[854] KOVAL C E, THUITA L, MOAZAMI N, et al. Evolution and impact of drive-line infection in a large cohort of continuous-flow ventricular assist device recipients[J]. J Heart Lung Transplant, 2014, 33(11): 1164-1172.
[855] SCHULMAN A R, MARTENS T P, RUSSO M J, et al. Effect of left ventricular assist device infection on post-transplant outcomes[J]. J Heart Lung Transplant, 2009, 28(3): 237-242.
[856] JOHN R, AARONSON K D, PAE W E, et al. Drive-line infections and sepsis in patients receiving the HVAD system as a left ventricular assist device[J]. J Heart Lung Transplant, 2014, 33(10): 1066-1073.

[857] GOLDSTEIN D J, NAFTEL D, HOLMAN W, et al. Continuous-flow devices and percutaneous site infections: clinical outcomes[J]. J Heart Lung Transplant, 2012, 31(11): 1151-1157.

[858] ZIERER A, MELBY S J, VOELLER R K, et al. Late onset driveline infections: the Achilles' heel of prolonged left ventricular assist device support[J]. Ann Thorac Surg, 2007, 84(2): 515-520.

[859] QUADER M A, WOLFE L G, KASIRAJAN V. Heart transplantation outcomes in patients with continuous-flow left ventricular assist device-related complications[J]. J Heart Lung Transplant, 2015, 34(1): 75-81.

[860] COPELAND J G, SMITH R G, ARABIA F A, et al. Total artificial heart bridge to transplantation: a 9-year experience with 62 patients[J]. J Heart Lung Transplant, 2004, 23(7): 823-831.

[861] MEHRA M R, CANTER C E, HANNAN M M, et al. The 2016 International Society for Heart Lung Transplantation listing criteria for heart transplantation: a 10-year update[J]. J Heart Lung Transplant, 2016, 35(1): 1-23.

LVAD

第五章

左心室辅助装置植入术后患者长期管理

第一节　出院前康复训练、装置培训和考核

LVAD 植入患者的生活质量可能由于潜在的致命并发症而显著降低，包括血栓栓塞性神经事件（卒中 13%）、传动系统出口部位的感染（20%）和重大出血事件（5%）。为保障出院后 LVAD 系统的平稳运行，预防各种并发症的发生，患者及患者家属在出院前必须经过培训，熟练掌握 LVAD 体外控制器固定和经皮线缆固定方法，经皮线缆伤口护理方法、自测 INR 方法等知识，经医务人员考核合格后方可出院。

一、转回普通病房的护理路径

（一）转回病房的条件

（1）患者意识清醒。

（2）循环稳定，所需血管活性药剂量不大。

（3）无需其他机械辅助（呼吸机、IABP、ECMO 等）。

（4）无感染征象。

（5）已初步学习使用 LVAD。

（二）转运流程

（1）接到患者转回病房通知后，确定患者转出时间和路线，联系转运师傅和专用转运电梯。

（2）整理患者管路（如深静脉导管、动脉测压管、胸腔引流管、尿管、起搏导线等）、用物，必要时备氧气瓶，遵医嘱拔除动脉测压管，LVAD 专用置物桌应一齐转运至病房，待病房交接后推回。

（3）整理护理记录，填写转出交接单。

（4）向患者做好解释工作。

（5）用干净被单盖住患者（上至双肩、下至足背），必要时加盖干净褥子保暖，给患者戴帽子、口罩（双层）。

（6）转送患者途中使用专用电梯，避免与其他人员同乘电梯。

（7）转运途中密切观察患者反应，询问患者有无不适，保证患者安全。

（8）认真与病房护士交接班（患者病情、手术日期、生命体征、药物应用、各项检查结果、护理措施、饮食、物品等）。

（9）将 SICU 物品带回，包括起搏器、起搏导线、微量泵、压力包、电动床及床上用品、病号服。

（10）终末消毒。

（三）注意事项

（1）转运前应充分评估患者是否符合转运条件，若患者病情发生变化应立即通知医师，及时与病房沟通。

（2）病情危重患者转运前应请领班和医师评估，由医师陪同进行转运。
（3）保证转运过程中使用的药品剩余药量充足（可用时间≥ 2 小时）。
（4）转运时使用有蓄电的微量泵，保证电量充足。
（5）转运途中密切观察患者反应，询问患者有无不适，保证患者安全。
（6）注意保护患者隐私。

表 5-1　LVAD 植入患者活动期护理路径

以患者作息时间为路径的护理（左心室辅助活动期）			
时间	行为	护理要求	备注
6:00~8:00	起床	苏醒、慢坐、再起（预防直立性低血压）	
		离床前：检查充电设备、切换电池，放置稳妥	
		更换电池见流程	
	晨间护理	称体重：扣除按标准携带装置重量（1 泵 +2 电池 =1.5kg）	
		洗漱：预防牙龈出血，推荐漱口、鼻腔清洁后莫匹罗星（百多邦）/ 红霉素涂抹	
		二便：注意颜色观察，尿呈浓茶色、便带红色通报	
	抽化验	抗凝指标，游离血红蛋白，血常规、血生化	
		遵医嘱查 BNP、cTnI	
	吃早餐	精确用餐量（称重），餐后漱口	
		观察进食情况：食欲好 / 差，有无恶心 / 食欲减退	
	活动	脚踏车、步行训练	
		观察：是否头晕 / 下肢无力 / 全身无力（记录活动量）	
8:00	交班	注意隐私	交班查对单
9:00~11:00	治疗	根据化验结果调整口服药用量：利尿、抗心律失常药	检查
	自由活动	看电视、手机、床旁活动、家属访视	换药
		加餐	
11:00~12:00	称体重	扣除按标准携带装置重量（1 泵 +2 电池 =1.5kg）	
	午餐	精确用餐量（称重），餐后漱口	
		观察进食情况：食欲好 / 差，有无恶心 / 食欲减退	
		餐后坐位 15 分钟，预防食管反流	
12:00~14:00	查化验	血气	

续表

12:00～14:00	午休	观察生命体征，设备电池电量 / 注意电量报警 更换电池见流程
14:00～15:00	午间护理	每日泡脚 /3 天擦浴 /7 天洗头（注意室温） 检查换药
15:00	治疗	根据抗凝结果调整抗凝药用量：华法林
15:00～17:00	自由活动	脚踏车、步行训练 看电视、手机、床旁活动、家属访视 加餐
17:00	称体重	扣除按标准携带装置重量（1 泵 +2 电池 =1.5kg）
	治疗	按时用药
	晚餐	精确用餐量（称重），餐后漱口 观察进食情况：食欲好 / 差，有无恶心 / 食欲减退
18:00～19:00	查化验 自由活动	血常规、血气分析，必要时查 PT
20:00	交班	注意隐私
21:00	治疗	按时用药（睡眠辅助用药请示医师）
21:00～次日 6:00	夜间休息	保证充足睡眠、避免打扰、预防鼻腔干燥
重点：抗凝、抗感染、辅助泵安全、按时准确用药、准确记录与交接		
注意事项		
意外事件	严禁胸外按压 遇突发情况立即平卧	遇突发情况立即平卧
辅助泵	严密监测 LVAD：转速、流量、功率，三者同步一致 LVAD 连接导线避免牵拉、拖拽、打折 夜间 LVAD 使用交流电，翻身时避免打折	
给药	服用华法林小剂量时要整片溶于水取用药量，保证用量精准 注意随时遵医嘱调整剂量并观察疗效	

续表

阳性指标	重点观察阳性指标：INR、游离 Hb、PLT、BNP、培养等
并发症	观察有无出血情况：口、鼻腔，消化道，尿液及大便颜色，必要时急查血常规、游离 Hb
	观察 LVAD 连接处伤口有无分泌物以及性质、颜色、量，及时通报医师
操作	看护人员熟练掌握“平流血压测量方法”
	配合医师按流程换药，换药时严格无菌操作

二、左心室辅助康复期培训与考核

LVAD 支持下的生活质量可能由于潜在的致命并发症而显著降低，包括血栓栓塞性神经事件（卒中 13%）、传动系统出口部位的伤口感染（20%）和重大出血事件（5%）。随着设备使用时间的增加，高达 64% 的患者缺乏体育活动、超重和精神障碍。焦虑、抑郁和创伤后应激的症状可能由 LVAD 植入程序、相关的住院护理、不良事件等引起。对于长期辅助设备治疗，社会重新融合减少，经济和社会限制已被报道。因此，根据最近的两项共识声明，强烈建议对患者术后长期进行社会心理评估和标准化自我管理支持。为保障出院后 LVAD 系统的平稳运行，预防各种并发症的发生，患者及患者家属在出院前必须经过培训，熟练掌握 LVAD 体外控制器固定和经皮线缆固定方法，经皮线缆伤口护理方法、自测 INR 方法等知识，经医务人员考核合格后方可出院。

指导患者根据习惯制作日常生活提示单，按提示进行日常活动（表 5-2）。

表 5-2　日常生活提示单示例

行为	护理要求
起床	慢起慢坐：预防直立性低血压
	离床前：检查体外控制器充电设备、切换电池，妥善放置体外控制器
	称体重：注意扣除体外控制器和电池重量
	洗漱：预防牙龈出血
	二便：观察尿便颜色并记录

续表

行为	护理要求
测量	测指尖 INR、血压、体温、心率并记录
早餐	餐前：精确用餐量（称重） 餐后：漱口；坐位 15 分钟，预防胃食管反流
日常	活动：妥善固定驱动线缆和体外控制器，避免驱动线缆受牵拉、扭曲和损坏 外出：保证电池有充足电量，携带充满电的备用电池，应急处理指导卡片
夜间休息	电源适配器和电池供电；保证充足睡眠、预防鼻腔干燥

（1）坐起训练：双手抱住体外控制器后慢慢坐起，确保体外控制器、经皮线缆与患者之间的连接安全，同时避免发生直立性低血压（图 5-1）。

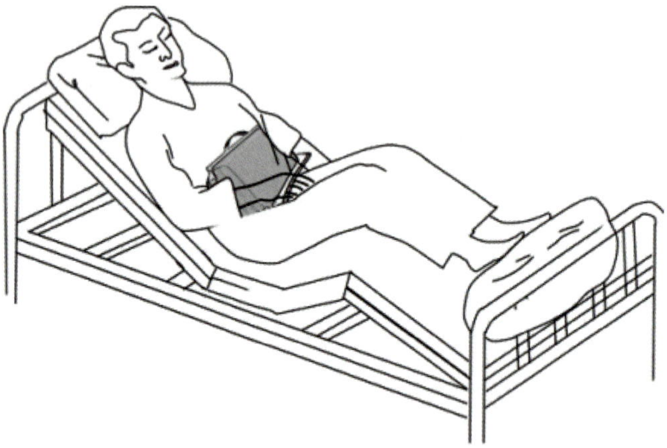

图 5-1　LVAD 植入患者坐起训练示意

（2）经皮线缆和体外控制器打包与固定：患者活动之前，先固定好经皮线缆，再按流程打包好体外控制器和经皮线缆（图 5-2）。

（3）活动训练：指导患者活动时保持上身直立，不能做双手上举、上半身大幅度左右旋转、弯腰、含胸、双手提重物等动作（图 5-3）。外出活动时随身携带应急处理指导卡（图 5-4）。

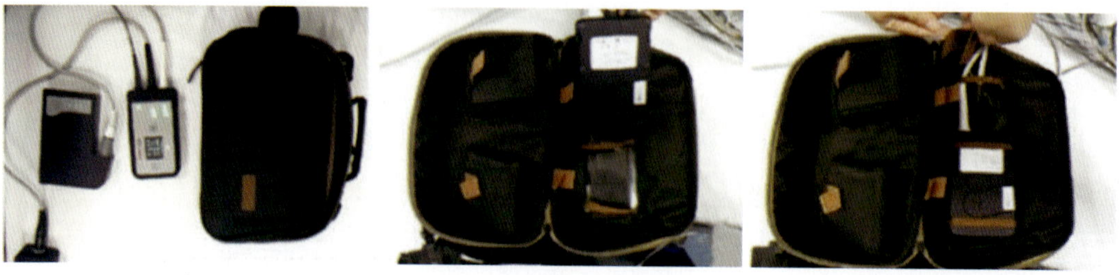

A　　B　　C

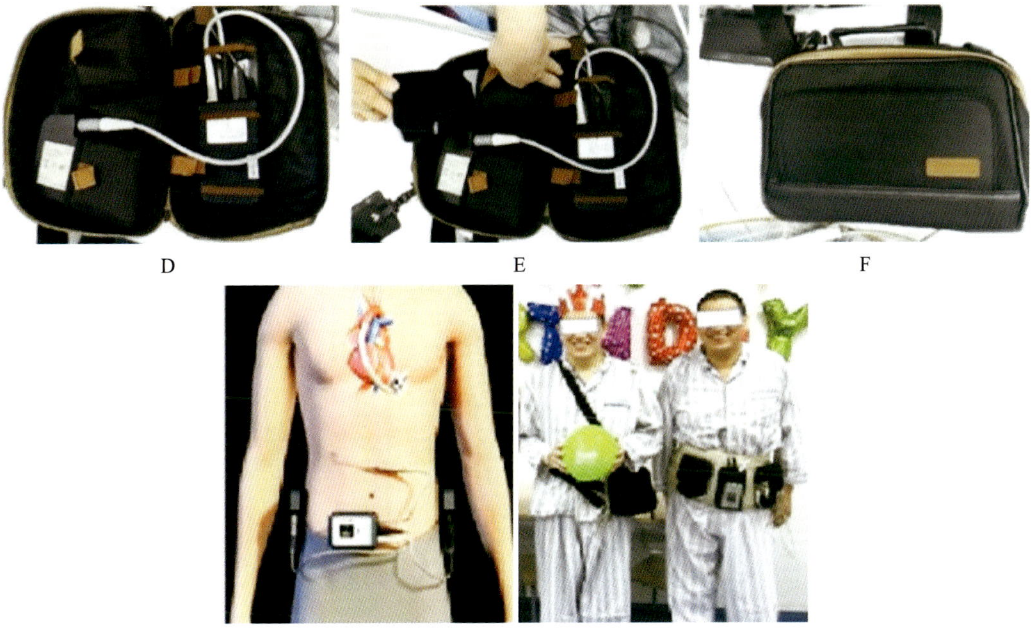

图 5-2　CH-VAD 体外控制器和经皮线缆的打包、固定

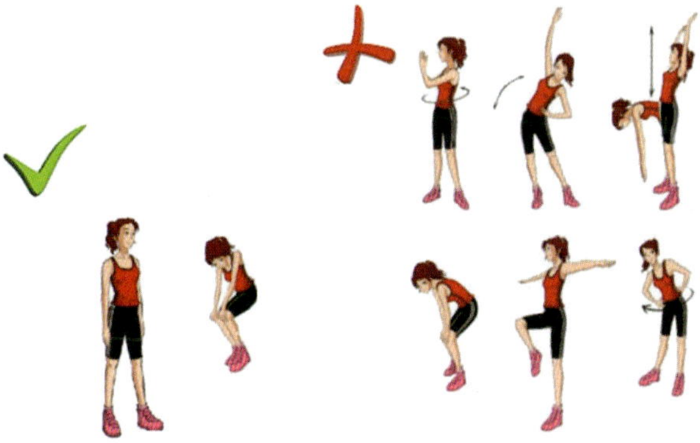

图 5-3　LVAD 植入患者活动训练示意

注：A. 保持上身直立，正确姿势示意；B. 错误姿势示意。

我植入了左心室辅助装置（LVAD）
请注意背面的注意事项

姓名:__________　植入日期:__________

血泵系列号:____________________

医院名称:________　住院号:__________

主治医生:________　电　话:__________

技术支持:________　电　话:__________

注意事项:

1. 禁止磁共振成像检查（MRI）!
2. 请勿断开经皮线缆连线!
3. 请勿同时断开体外控制器的两个电源!
4. 胸外按压（CPR）须由有经验的医师执行，执行后对血泵位置和功能进行确认。
5. 用普通血压计可能无法测量血压，可以使用有创血压监测或多普勒血压计。
6. 保持体外控制器远离水或其他液体。

图 5-4　LVAD 植入患者应急处理指导卡示例

（4）入厕训练：指导患者大便时保持上半身直立，避免含胸驼背；外出自备坐便器，禁止使用蹲便器（图 5-5）。

（5）洗澡训练：患者禁止泡澡，仅可淋浴（图 5-6）。淋浴前应使用防水敷料保护伤口，使用两个可充电锂电池供电（禁止使用适配器供电），将体外控制器装入专用的防水包中。淋浴过程中，应避免水流直接冲洗伤口及周边，将体外控制器放在合适的位置（注意避免放置过远造成牵拉），避免体外控制器、电池和接头处接触水，同时要防止水沿经皮线缆延长线进入体外控制器里。淋浴结束后，及时进行伤口换药。

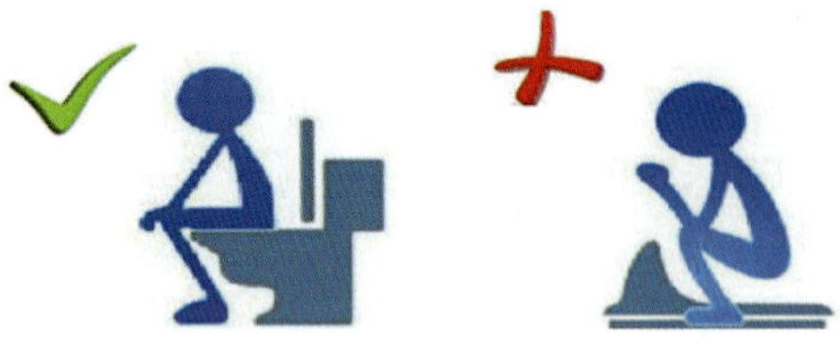

图 5-5　入厕示意

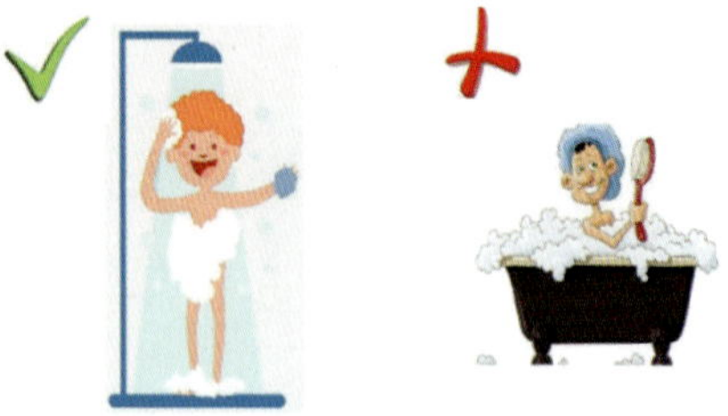

图 5-6　洗澡示意

三、伤口换药和装置培训

（一）驱动线缆伤口换药培训

指导患者及患者家属按照流程进行伤口评估和换药（表 5-3），并填写伤口评估结果（表 5-4）。

表 5-3　LVAD 植入患者伤口换药标准流程

步骤	注意事项
第一步：清洁换药环境、准备换药物品、洗手、戴口罩	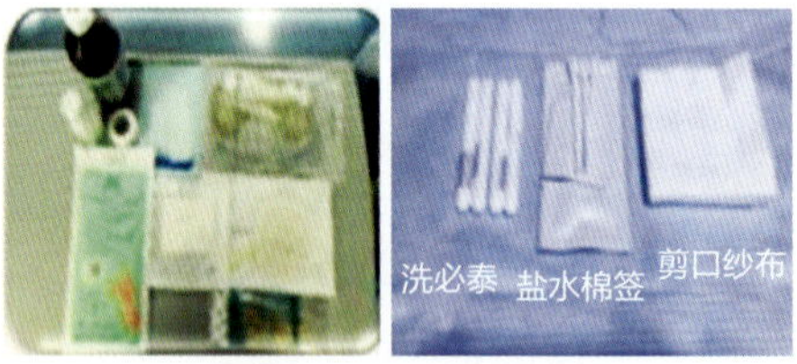 推荐使用 12cm 的长棉签消毒
第二步：观察经皮线缆出口伤口	有无臭味、出血、渗出、肿胀、肉芽、发红、溃疡、发痒和疼痛程度
第三步：观察经皮线缆出口处皮肤，按要求拍照	有无发红、发痒和出血 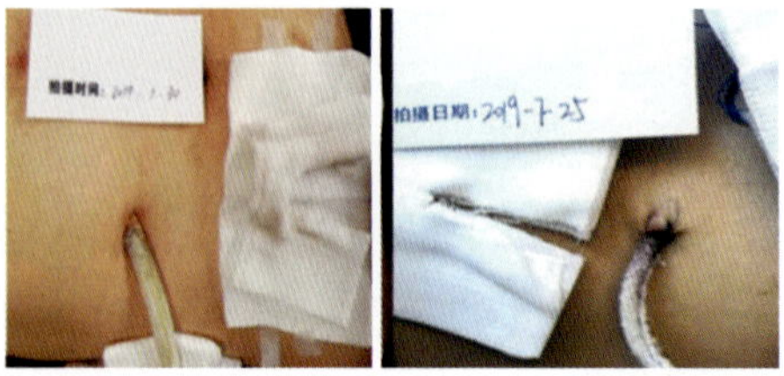

续表

步骤	注意事项
第四步：按流程换药 1. 戴无菌手套，洗必泰由内向外消毒经皮线缆贯穿伤口 2. 使用酒精由内向外消毒经皮线缆贯穿伤口 3. 干棉签擦拭经皮线缆上的酒精，待干 4. 氯己定再次消毒经皮线缆贯穿部位皮肤，待干 5. 用Y形口纱布覆盖伤口，纱布包裹线缆，完成操作，整理用物	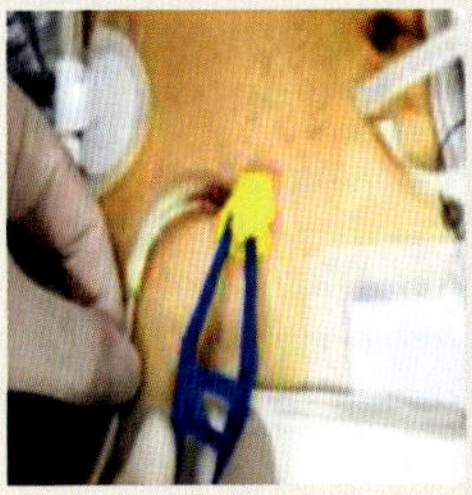 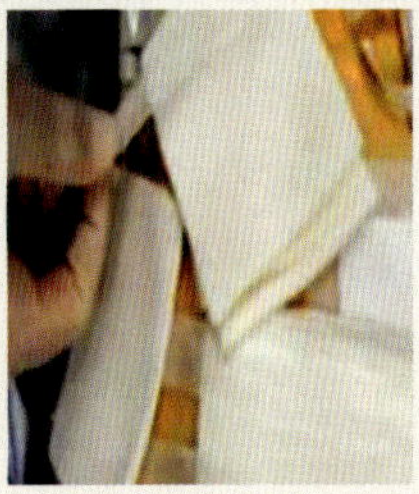

表 5-4　LVAD 植入患者经皮线缆伤口评估填报表

日期	时间	经皮线缆出口处伤口									经皮线缆出口处皮肤			发热（＞37℃）
		臭味	出血	渗出	肿胀	肉芽	发红	溃疡	发痒	疼痛程度	发红	发痒	出血	

注：请根据自身感觉及伤口肉眼观察情况，对表中每一项指标进行评分。0 分表示无症状、征兆及肉眼可见变化；1 分表示有症状 / 征兆 / 肉眼可见变化（无恶化，需要观察）；2 分表示有症状 / 征兆 / 肉眼可见变化（轻度恶化，需关注、报告）；3 分表示有症状 / 征兆 / 肉眼可见变化（重度恶化，需报告、紧急应对、前往医院）

（二）体外控制器管理训练

（1）电源管理：LVAD 系统采取两种方式进行常规、长时间供电：2 个可充电锂电池供电；1 个可充电锂电池和适配电源同时供电。对患者进行电源安全使用、电池电量观察、正确充电更换电池、电池报警识别、电池维护及保养的相关知识培训，如避免电池处于过热或过冷环境中；将电池做好标记，合理使用电池；随时保证没有供电的电池处于满电量状态等。指导患者休息时，选择连接电源适配器和插入锂电池同时供电，以便突发停电时锂电池能及时供电；活动时，体外控制器插入锂电池供电，并注意观察电池电量，同时随身携带电源适配器、带线缆的电池夹和充满电的备用电池。

（2）报警识别与处理：按 LVAD 体外控制器报警级别和报警处理优先级制作报警处理清单，指导患者根据清单所示处理报警（表 5-5）。告知患者及患者家属 LVAD 报警，尤其是红色报警，应立即让患者躺平，观察患者意识，并第一时间联系医师评估，并拨打急救电话前往医院。

表 5-5　LVAD 体外控制器报警清单

指示灯颜色	报警级别	紧急程度	原因
红色	高危，持续报警	最紧急，必须快速识别、紧急处理、不能静音 在处理报警的同时观察患者意识、报告医师	血泵停止、血泵重启、血泵经皮线缆断裂破损、血泵无供电等（注意：紧急状态，医师未到场时，均可通过电话或网络视频在医师或工程师指导下实现血泵重启功能）
黄色	中危，间断报警	紧急，应尽快识别、尽快处理 让患者躺平、观察意识，尽快联系医师	血泵功耗过高、血泵流量过低、体外控制器系统报警、体外控制器内部通讯异常、体外控制器温度上升
绿色	低危	非紧急事件，但需尽快处理	使用中电池电量低、使用中电池未连接或电量耗尽、紧急备用电池未接通等

四、病情、抗凝治疗自我监测和记录

（一）抗凝仪培训

出院后，患者需遵医嘱服用华法林钠和阿司匹林等抗凝药物，将 INR 维持在 2.0 ~ 3.0，以防止血泵形成血栓。因此，指导患者及其家属学习测量指尖 INR 检测方法，每日固定时间用相同仪器设备进行检测，保证结果的准确性（图 5-7）。

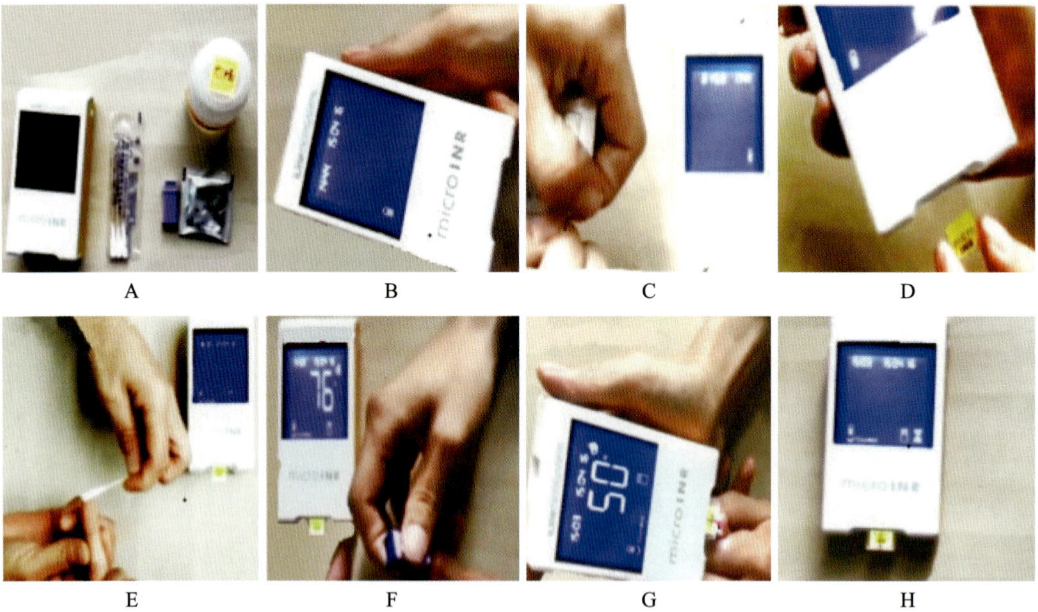

图 5-7　指尖 INR 测量流程

A. 准备采血物品和仪器；B. 按仪器右边开关按钮，打开仪器；C. 撕开测试卡片包装，取出测试卡片（注意卡片的有效期）；D. 测试卡片插入仪器（注意要插到底）；E. 消毒；F. 轻按点刺，刺破皮肤；G. 用棉签擦拭掉第一滴血，待血液形成球状后开始测量；H. 用棉签按压采取部位，等待测量结果

（二）病情监测、记录

指导患者及其家属每日定时监测体重、血压、体温、血泵转速和功耗等，填入表 5-6。

表 5-6　植入 LVAD 患者病情监测表

日期	时间	体重（kg）	体温（℃）	血压（mmHg）	心率（次/分）	线缆出口部位有无异常（有/无）	血泵转速（rpm）	消耗电力（W）	满电电池数量（个）	1 小时以上的外出（有/无）	INR	华法林（mg）

五、信息上报与紧急事件处理流程

（一）紧急事件处理流程

指导患者及其家属与居住地急救站、医疗机构心内科或心外科医师建立联系，向居住地的医疗机构工作人员提供自己植入 LVAD 的病史及相关医疗和护理资料，协助当地相关医务人员熟悉 LVAD 常见紧急事件（如血泵停转、卒中、消化道出血和感染等）的处理方法。指导患者及其家属与居住地急救中心商议好紧急情况时的应急搬送路线，知晓居住地医疗机构入院流程与紧急绿色通道流程。当 LVAD 血泵停止工作或患者有不明原因的意识丧失时，应该让患者平躺，禁止胸外按压，并与辖区救护站（120 或 999）商议紧急情况时的应对及搬送路线等。遇到紧急情况时，若患者居住地距离左心辅助团队车程大于 3 小时，最好先前往居住地医疗机构，通过绿色通道实施头 CT 和超声心动图检查等。如当地无法处理，及时前往其 LVAD 团队所在医疗机构。患者与左心辅助团队之间的联络方法、应急事件处理流程如下（图 5-8）。

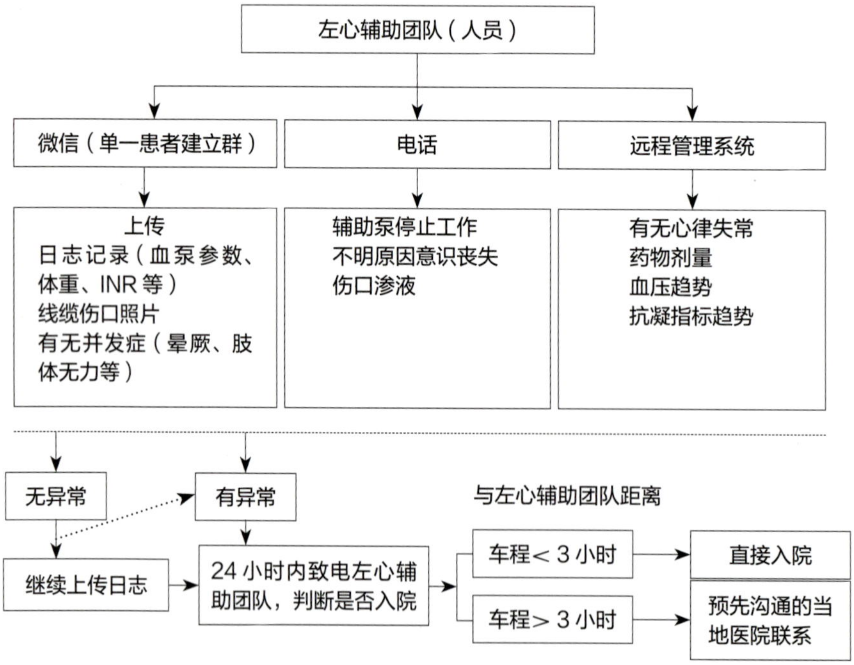

图 5-8　信息上报与紧急事件处理流程

（二）复诊指导

指导患者及其家属按要求进行复诊，知晓复诊流程与紧急绿色通道流程（表 5-7）。

表 5-7　LVAD 植入患者出院复诊表

项目	内容
设备维护	数据上传：医师和工程师 检查提示：体外控制器显示和报警、线缆完好度、电池、连接扣等 报警检查：专人检查和操作
换药	结合换药日志，进行伤口检查和换药，发现异常现象及时处理
化验检查	医师结合病情选择： 采血□、多普勒仪测血压□、ECG □、X 线片□、超声□、心肺运动试验□
医师诊疗	诊疗：日志检查，患者体检、听诊、问诊，有无感觉不适 用药：结合病情，对原有用药评价并调整 重点：抗凝药物（华法林、阿司匹林）用药依从性、异常出血询问 康复：日常生活自理能力、运动量及范围、心理咨询、社会回归等
物品补充	换药用物：消毒剂、敷料、胶布、棉签 线缆固定：固定扣 其他：设备包、便携带、淋浴包等

注：复诊时间为 3 个月□、半年□、1 年□、1 年半□。

六、出院前培训结果考核

（1）患者及其家属会识别体外控制器上显示的血泵循环辅助参数（血泵转速、流量和功耗）、报警指示灯有无异常报警提示等，有报警时及时与医师沟通，并做好记录。

（2）患者及其家属会管理经皮线缆、经皮线缆伤口、体外控制器及其电源等；掌握自我抗凝管理、自我感染管理、如厕与洗浴管理、线缆口换药、信息上传畅通及报警和紧急事件的应对。

（3）患者出院前，按照要求所示进行考核（表 5-8），患者及其家属达到表中各项要求后，才有能力在出院后完成 LVAD 的自我护理。

表 5-8　植入 LVAD 患者出院前培训、考核确认单

日期:______　患者姓名:________　培训护士:________　LVAD 类型:________　考核确认单:__________

编号	项目	内容	考核形式		考核结果		签字
			问答	操作	合格	不合格	
1	随身携带体外控制器	看参数（转速、流量、功耗），识别并处理报警					
2	经皮线缆	连接完好、无破损和脱口、固定扣、随身固定					
3	经皮线缆伤口换药	按流程换药、拍照记录、上传信息					

续表

日期:______ 患者姓名:________ 培训护士:________ LVAD 类型:________ 考核确认单:__________							
编号	项目	内容	考核形式		考核结果		签字
			问答	操作	合格	不合格	
4	洗澡	淋浴、防水膜覆盖伤口、LVAD 体外控制器装入防水包、妥善放置、淋浴后换药					
5	电池	居家休息、睡觉带电方法，外出活动带电方法，LVAD 电池个数，每块电池带电时间，低电量报警更换电池方法 长时间外出带几块电池？到达目的地后首要检查的内容 禁止去极热、极寒地带					
6	抗凝	INR 目标值：2.0～3.0 自测 INR 方法：固定时间，按流程测量 抗凝药物：华法林（固定时间服用） 填报方法、上报方式、异常出血上报					
7	日志上报单	基础监测填报、经皮线缆出口观察填报					
8	基本作息时间指导	规律作息，重点观察大小便、饮食、活动、睡眠 按时吃药，测指尖 INR，做好经皮线缆伤口换药，按要求上传病情监测日志 紧急情况应对：体外控制器报警；患者不舒服、晕厥					
9	复诊流程	知晓复诊预约流程、检查项目					
10	紧急入院绿色通道	是否知晓具体流程					
11	急救卡	随身携带急救卡，用于急救联系					

（陈海波　张艳明　吴　荣　赵　玲　金　琰）

第二节　长期管理期间的并发症防治与随访监测

近 10 年来，LVAD 的性能和耐久性取得显著进步，第三代磁悬浮泵植入后患者 1 年和 2 年生存率分别为 84% 和 79%，因此其应用目的已从晚期心力衰竭患者的桥接移植转扩展为终点治疗。尤其是在美国器官分配政策的最新变化中，LVAD 终点治疗所占比例越来越高。尽管有这些改进，这些装置的不良并发症仍然是长期广泛使用的重要障碍，其中感染、出血及卒中是最严重的并发症之一。

一、感染的诊疗对策

LVAD 患者感染，尤其是经皮驱动线缆感染，是 LVAD 植入后常见并发症，发生率为 20%～30%，且影响患者，包括降低生活质量、导致其他植入相关并发症（如严重败血症和出血性或缺血性卒中）及移植后并发症（如伤口感染、周围感染和手术出血），导致长期住院或频繁再次入院，而造成的高经济负担也是 LVAD 长期治疗应用的主要障碍。

（一）感染分类

基于国际心肺移植学会（ISHLT）传染病委员会引入的 LVAD 患者感染的标准定义。感染可分为以下几种。

1．**LVAD 特异性感染**　与 LVAD 系统的组成部分直接相关的感染，包括驱动线缆、驱动线缆隧道、泵袋、泵和进出流管。这些感染可能在植入术中引入，或在植入后通过驱动线缆出口部位获得，或较少情况下，通过血行传播从其他感染源获得。LVAD 特异性感染可进一步分为浅表感染和深部感染。浅表感染涉及筋膜和肌肉层外的软组织，而深部感染涉及这些结构之外的区域。

2．**驱动线缆感染**　是最常见的 VAD 特异性感染，通常涉及驱动线缆周围的软组织，表现为皮肤出口处的红肿、温热和脓性分泌。

3．**LVAD 相关感染**　受 LVAD 植入影响的感染，包括感染性心内膜炎、血流感染和纵隔炎。LVAD 相关感染不仅限于 LVAD 患者。然而，LVAD 的存在使其临床诊断和管理变得复杂，并可能增加其在比非 LVAD 患者中的发生率。在 LVAD 患者中发生的肺炎和尿路感染被归类为非 LVAD 感染，因其与 LVAD 无关。

根据感染发病的时间，LVAD 特异性感染可以进一步分为早期发病感染（植入术后＜1 个月）和延迟发病感染（植入术后＞1 个月）。早期发病感染通常是由于手术期或术后操作部位的污染，而延迟发病感染，特别是与驱动线缆相关的感染，可能是由于对驱动线缆出口部位的不当护理。

（二）流行病学

根据北美的机械辅助循环支持跨机构登记系统（INTERMACS）、欧洲机械循环支持注册登记系统（EUROMACS）、跨大西洋 VAD 和移植登记处（TRAViATA）及 ISHLT 机械辅助循环支持登记处（IMACS）报告，驱动线缆感染的发生率为每患者年 9%～11.2%。其他大规模非登记处研究也报告了在 LVAD 植入术后 12 个月内驱动线缆感染相当普遍，为 10%～20%。通常表现为迟发发病感染，发生在植入术后 2～6 个月。驱动线缆感染时间相关风险累积 Sharma 等（2012 年）报告，每月设备支持的患者发生驱动线缆感染的概率上升 4%。Stulak 及其同事还发现，1 年、3 年和 5 年时，驱动线缆感染的时间相关风险累积风险分别为 7%、20% 和 25%。

LVAD 特异性感染的危险因素包括设备支持时间长、驱动线缆因受到剪切牵引或扭曲损伤而导致的重复出口部受伤、患者的 BMI 和糖尿病、年轻年龄和相关的较高活动率、患者的抑郁状况、肾功能障碍 / 血清肌酐水平升高、营养不良、T 细胞功能障碍、输血、丙种球蛋白缺乏等，但缺乏必要临床证据。

革兰阳性细菌（包括金黄色葡萄球菌和链球菌）占 50% 驱动线缆感染病因。革兰阴性细菌占所有驱动线缆感染的 1/4。真菌不常引起驱动线缆感染，更常见于深层的组织感染，如 LVAD 泵袋或血流感染。10% ~ 20% 的 LVAD 特异性感染是多微生物感染，涉及来自相同或不同属种的多种微生物（细菌多微生物感染或真菌 - 细菌多微生物感染）。设备相关感染中的多微生物生长和相互作用可能导致更复杂的病理过程，对治疗构成更大的挑战。

（三）诊断依据

1．**临床证据** 驱动线缆感染的典型临床症状包括出口部位的化脓排液、周围组织的变色 / 硬化和过度红肿、局部组织的疼痛及脓肿形成。根据临床表现和疾病严重程度，将驱动线缆感染分为 5 个阶段。

2．**微生物学证据** 在临床出口部感染的情况下，可以获得微生物学拭子，并且阳性培养可能确定导致出口部感染的病原体。从驱动线缆出口部位以外的深层组织（如隧道、袋和泵）分离和鉴定病原体是临床上的挑战。

3．**影像学表现** 当怀疑驱动线缆隧道或泵袋感染时，可以进行影像学调查。尽管 ISHLT 共识文件建议使用 CT 或超声来确认或排除深层驱动线缆或其他 LVAD 特异性感染，但这些传统影像学技术的敏感性和特异性较低。

4．**核辐射学技术** 如 ^{18}F- 脱氧葡萄糖正电子发射断层成像结合 CT（^{18}F-FDG-PET/CT）和镓 -67（^{67}Ga）和铟 -111（^{111}In）标记的白细胞单光子发射计算机断层成像 -CT（SPECT/CT），在量化深层 LVAD 特异性感染的程度方面表现出巨大的潜力。^{18}F-FDG-PET/CT 在诊断 LVAD 相关感染方面表现出色，其敏感性和特异性较高，但仍需谨慎使用，特别是在检测生物膜相关驱动线感染时。手术后炎症和 FDG 在绒布上的病理性累积也可能影响 ^{18}F-FDG-PET/CT 在检测早期感染方面的特异性。

（四）治疗策略

1．**浅表驱动线缆感染的治疗** 早期介入对于浅表驱动线缆感染的治疗至关重要，以降低发展为深层感染的风险。对于没有全身症状或血流感染证据的浅表驱动线缆感染，可以使用经验性或微生物特异性的口服或静脉抗生素治疗，建议治疗时间至少为 2 周。也有一些局部抗菌策略，如使用结晶紫溶液和冷等离子体局部治疗，以及负压伤口疗法，取得了一定成功。但这些策略的临床疗效是基于样本量很小的研究，需要通过大规模临床试验进一步验证。

2．**深层 LVAD 特定感染的治疗** 深层 LVAD 特定感染的治疗更具挑战性，通常需要积极的治疗方法。

对于具有深层驱动线缆或槽感染的患者，ISHLT 共识建议进行 6 ~ 8 周的静脉抗生素治疗，随后需长期口服抗生素抑制治疗，以针对病原菌。生物膜活性抗菌剂如利福平，可能是对抗深层 LVAD 特定感染的更好选择，但需注意其与华法林抗凝疗法的相互作用，可能导致 LVAD 严重威胁患者生命的泵血凝血或卒中。外科手术干预是深层 LVAD 特定感染管理的另一个重要措施，特别是对于进展到驱动线缆隧道的 4 级和 5 级感染。手术方法包括打开和引流隧道、清创、重新引导感染的驱动线、采用负压封闭等。

局部抗生素也可作为手术治疗的补充措施，如放置含有抗生素的珠子，使抗生素缓慢释放到周围组织，以根除微生物生物膜。然而，学者对局部使用抗生素珠子的疗效、毒性和过敏反应等问题提出了担忧。

3．严重感染并发症的治疗 对于严重感染并发症，如反复发生的泵细菌感染或真菌驱动线感染，可能需要拆除泵和进行心脏移植，或者对于作为目的疗法患者，进行更换泵。

在为发展真菌驱动线缆或槽感染的 LVAD 患者寻找合适的供体之前，应进行有针对性的抗真菌治疗。由于新植入设备的复杂性和对重新感染的担忧，通常不鼓励更换 LVAD 以进行源控制。

需注意，治疗策略应根据具体情况制订，必须考虑患者的整体健康状况、感染严重程度和感染类型等多方面因素。

（五）预防策略

1．外科预防 严格的无菌技术对 LVAD 的准备和测试至关重要。锚定驱动线缆到出口部位的手术可以降低感染风险，避免驱动线缆牵拉损伤，促进驱动线缆隧道内组织的整合。在皮肤出口部位的次皮下层立即放置提包样缝线，以促进皮肤密封，防止外部微生物进入驱动线缆隧道。防止驱动线缆的绒布部分外伸出出口部位，可减少驱动线缆感染。其他手术策略可能包括使用节育腹直肌技术以预防上行驱动线缆感染，使用更水平而非垂直的通道路径以提高驱动线缆稳定性并减少牵引损伤，或使用双隧道技术（将驱动线缆隧道进入腹直肌筋膜中，然后沿皮下路径）以更好地抵御上行感染。

2．驱动线缆护理和患者教育

（1）驱动线缆出口部位微小创伤的避免：重要的预防策略之一是避免驱动线缆出口部位的微小创伤，这是微生物进入的脆弱入口，并在植入后最小化微生物污染风险。

（2）卫生和消毒：手部和皮肤的消毒、出口部位的准备、使用最大无菌屏障预防及限制驱动线缆操作次数等都是预防驱动线缆感染的关键措施。

（3）驱动线缆护理策略：驱动线缆护理通常包括每日或每两日使用4%氯己定进行清洁，然后用自粘敷料覆盖出口部位。学者们研究了各种敷料，旨在抑制出口部位周围的微生物生长或促进出口部位的组织再生。

（4）固定驱动线缆：使用锚定装置固定驱动线缆在出口部位，可显著减少出口部位的反复微创和随后的驱动线缆感染。

（5）患者和护理者教育：由 LVAD 协调员进行的患者和护理者教育及对标准护理程序的严格遵守，也是决定出院后驱动线缆感染发生的关键因素。

患者教育主要侧重于预防驱动线缆创伤、家庭驱动线缆出口部位敷料的无菌技术及与出口部位护理相关的日常活动，如淋浴和驾驶。

（6）患者活动：对于恢复中的 LVAD 患者，患者对驱动线缆的不慎处理或对驱动线缆施加过多压力可能导致驱动线缆感染发生率升高。

二、血栓形成与出血的防治

在过去的10年里，应用 LVAD 后显著改善了晚期收缩性心力衰竭患者的生存率。然而，出血和血栓仍然是 LVAD 疗法的"软肋"。患者与泵之间存在动态而复杂的相互作用。各种血液学异常，如溶血、高分子量 vWF 降解、血小板活化和脉动减弱，其综合效应尚不明了。这些因素的组合介导了消化道出血、装置血栓和卒中等常见不良事件。装置血栓、消化道出血和重大卒中的年发病率分别为 8%～11%、25%～40% 和 13%～29%。泵、患者和管理相关因素都是 LVAD 治疗出血和血栓并发症的原因。

LVAD 支持下的泵设计与血栓形成并发症之间的关系如下。旋转泵类型，机械、电磁或水动力力量推动血液，可为轴向流或离心流能损伤血细胞，导致溶血，并与血小板激活相关。影响因素包括转子速度、剪切应力、暴露时间、叶轮－外壳间隙和表面质地、前后负荷、流动模式及某些泵类型中的热产生，可在轴承处沉淀蛋白质，诱发血栓形成。

（1）LVAD 材料：钛、聚四氟乙烯和丙烯等血液相容性生物材料，钛合金生成惰性氧化层，防止血小板附着，但并非完全抗凝血栓。已证明纤维蛋白原吸附到钛表面，可导致血小板附着和激活。

（2）血小板激活：剪切应力和连续血流进一步激活血小板，导致血小板 α 颗粒、β- 血小板球蛋白和血小板因子 4 的释放。

（3）激活的血小板结合于纤维蛋白原、纤维连接蛋白或 vWF 等促凝蛋白。

（4）微粒子释放：白细胞和内皮细胞通过 LVAD 疗法分泌微粒子，引发血管炎症并增强凝血。早期有限数据表明 LVAD 患者中微粒子水平升高与不良事件的发生有关。

消化道出血影响了 15%～30% 的 LVAD 患者。小肠动静脉畸形（AVM）约占 1/3 的消化道出血事件。消化道出血显著影响 LVAD 疗法的发病率，占所有再入院情况的 33%。与重度主动脉狭窄类似，人们认为连续血流 LVAD 减小了肠腔内压力并使黏膜静脉扩张，导致 AVM 形成。已经证明，窄脉搏压可能触发交感神经张力增加，引起平滑肌松弛、动静脉扩张和 AVM 形成。许多研究人员提出通过降低 LVAD 速度、允许间歇性主动脉瓣开放来恢复脉动性，可能会降低消化道出血发生率。在回顾性分析中发现，脉搏指数［脉搏性的计算指标，即（最大流量－最小流量）÷ 平均流量 ×10］较低与出血风险增加相关。较高的脉搏性与 vWF 促使血小板聚集的能力受损较小，且消化道出血风险趋于降低相关。

三、神经系统并发症的诊疗策略

在 2001 年的具有里程碑意义的"机械辅助治疗心力衰竭的随机评估"（REMATCH）试验中，HeartMate XVE（脉冲流技术）显示与最佳药物治疗相比，心力衰竭末期（D 级）患者的 1 年生存率翻倍。然而，这些益处被神经系统并发症的高发生率所抵消，超过口服内科药物患者的 4 倍，并对生存率和生活质量产生显著负面影响。

（一）血泵设计与卒中

为改善 LVAD 的耐久性和减少并发症，发展出两种具有不同设计的连续流泵：HeartMate Ⅱ（轴向）和 HVAD（离心）。然而，HVAD 在临床试验中的早期使用就显现出较高的并发症率，尤其是各类型卒中。在比较 HeartMate Ⅱ和 HVAD 的 ENDURANCE 试验中，尽管总体生存率相似，但 HVAD 设备的卒中风险明显较高（29.7% *vs.* 12.1%）。对该试验的分析表明，控制血压对于降低卒中风险至关重要，在 ENDURANCE 附加试验中，增强的血压控制与 HVAD 组相比，HVAD 的 1 年短暂性脑缺血发作或带有残余缺陷的卒中风险为 14.7%，而 HeartMate Ⅱ组为 12.1%。尽管有了这一改善，但在该研究中定义的主要终点未达到，其置信区间上限（预先指定的方法）为 10.7%，高于预先指定的非劣效性边际 6%（*P*=0.14）。INTERMACS 最新数据分析中，HVAD 与 HeartMate Ⅲ相比，卒中发生率仍然明显较高（缺血性卒中 7.7% *vs*. 3.4%，出血性卒中 7.2% *vs*. 2.0%）。

MOMENTUM 3 试验：MagLev 技术多中心研究（MOMENTUM 3）试验将 366 例患者随机分配到使用第二代轴向流 HeartMate Ⅱ或第三代 HeartMate Ⅲ治疗，后者具有新的磁悬浮离心流技术。HeartMate Ⅲ通过无机械轴承和间歇性人工脉动设计，旨在减少泵内淤积，因此降低血栓性事件的风险。在 2 年的随访中，与 HeartMate Ⅱ相比，HeartMate Ⅲ在再次手术由于设备故障或致残性卒中的综合终点上的绝对风险降低 19.2%。然而，这一结果主要是由于设备故障减少 15.4% 驱动的，值得注意的是，尽管总体卒中率确实有 9.1% 的绝对降低，但致残性卒中和死亡率在两组中相似。

尽管技术进步迅速，卒中仍然是 LVAD 治疗的主要局限，第二代 LVAD 的缺血性卒中和出血性卒中的发生时间呈双峰性，最高发生在术后期，随后在植入后 9 ~ 12 个月再次出现高峰。但第二个高峰在第三代 HM Ⅲ装置中消失。

（二）卒中危险因素

1．术前 / 术中　早期术后卒中的危险因素已经得到很好的表征，包括传统危险因素如高血压、糖尿病和高脂血症，以及非传统因素，如肝素诱导的血小板减少症、静脉血栓栓塞和术前使用 IABP 等。女性和年龄较大等不可改变的危险因素也与围手术期缺血性卒中的风险增加相关，而年龄较轻则增加早期出血性卒中的风险。手术特定因素，如主动脉夹闭伴随心肌阻滞、长时间的体外循环时间和伴发心脏手术，也被认为与围手术期卒中的风险有关。

2．术后　在 LVAD 植入术后，与抗血栓治疗、血压管理和感染相关的因素在卒中的发病机制中起重要作用。由于 LVAD 的先天血栓形成倾向，患者通常接受抗凝和抗血小板药物，以降低血栓性事件的风险。在这种情况下，过高或过低的 INR 值都与卒中相关，并且与使用双抗血小板药物相比，使用抗血小板药物的患者出现颅内出血的风险增加，而对缺血性卒中的风险减少不显著。

在大型单中心研究和临床试验中，血压已被证明是至少在第二代 LVAD 患者中的一种重要可改变的卒中危险因素。血压升高与这些患者的缺血性和出血性脑血管事件的风险均存在关联，但这些患者的缺血性卒中发病机制尚不完全了解。此外，除长期使用抗血栓药物外，其他导致颅内出血的机制还包括失去脉动流动导致的内皮和血脑屏障功能障碍，加速小脑动脉病变过程，以及颅内动脉瘤形成和随后破裂。

感染似乎也是卒中的危险因素。在 2017 年的一项涉及 7000 多例 LVAD 患者的 INTERMACS 分析中，感染的存在显著增加了卒中风险。多项回顾性研究显示，血流感染使缺血性和出血性卒中的风险增加 8 倍。一项对克利夫兰诊所经验的回顾性分析发现，LVAD 感染相关卒中在 158

例患者中发生了20例（13%），距离感染确诊的中位时间为4天（0～36天）。多变量分析显示，缺血性卒中与切口感染（*OR* 9.0，95%*CI* 2.4～34.0）和血流感染（*OR* 7.7，95%*CI* 0.9～66.0）相关，而出血性卒中与100%病例中的血流感染相关。

（三）预防策略

1．术前/术中 由于LVAD患者的独特危险因素，降低卒中风险的策略应多层次，并且在植入手术之前就应该开始。LVAD评估时进行的术前摄入评估包括完整的病史、体格检查和例行血液检查，以及彻底的心肺评估。有报道将糖尿病、高血压、高脂血症和吸烟等术前植入条件与LVAD后卒中的危险因素联系在一起，从而提供了一个早期识别已知可改变的危险因素并在必要时进行干预的机会，包括加强血压和血糖控制、降脂策略及戒烟辅导。减少主动脉夹闭和体外循环时间及减少伴随心脏手术次数的策略也可能有助于降低围手术期卒中的风险。

2．术后 手术后，定期检查患者以确保遵循抗凝和抗血小板协议，进行有关设备自我管理的教育，并频繁评估感染的迹象和症状，可能有助于降低缺血性和出血性神经系统事件的发生率。

在术后阶段，严格遵守抗血栓协议和血压控制是降低卒中风险的主要策略，尽管基于当前证据，后一建议可能仅适用于使用HVAD和HeartMate Ⅱ LVAD患者。如前所述，在ENDURANCE补充临床试验中，HVAD参与者被指示遵循严格的血压控制方案，每天测量两次血压。目标血压为平均动脉压（MAP）≤85mmHg（使用多普勒袖带时＜90mmHg），如果连续4次测量血压超出范围，则需调整药物。这些血压目标的选择是基于多项观察性和回顾性研究在CF-LVAD中显示MAP和收缩压较高与后续卒中风险之间存在关联。这些干预措施显著降低了卒中/短暂性脑缺血发作的风险，以及死亡、残疾和泵体血栓的复合结局的改善。关于HeartMate Ⅱ，前瞻性多中心PREVENT（PREVENtion of HeartMate Ⅱ Pump Thrombosis Through Clinical Management）研究调查了采用一系列降低血栓形成率的建议性做法后风险减少的程度。研究人员发现，完全遵循方案建议，包括长期使用华法林（目标INR为2.0～2.5）和维持MAP＜90mmHg的单抗血小板药物，导致6个月内泵体血栓、溶血和缺血性卒中的复合风险显著降低（5.7% *vs.* 17.7%，$P < 0.01$）。HeartMate Ⅲ仍然与明显的出血并发症相关，包括消化道出血和颅内出血，正如前述，一项正在进行的随机试验正在研究使用华法林（无抗血小板疗法）的治疗策略是否与减少出血风险并保持类似的安全性相关。

3．抗血栓药物 关于抗血栓药物对缺血性卒中和出血性卒中风险的影响受到广泛关注。系统评价发现，与单一抗血小板药物联合华法林治疗相比，使用双抗血小板药物的治疗在缺血性卒中（每人年发生0.07 *vs.* 0.06事件）或出血方面没有差异。在一些研究中，卒中时INR的中位数为2.1，对于HeartMate Ⅱ的目标INR存在变异性，范围为2.0～3.0和1.5～2.5。在MOMENTUM 3试验中，抗血栓药物的使用强度与缺血性和出血性卒中的差异风险之间也没有明确的关联。至于血压的作用，高血压特别是在使用HVAD装置的患者中，出血性卒中的发病率较高。

四、LVAD 植入术后应急预案

（一）出血

1．**皮肤黏膜出血**　急查 INR，根据结果调整华法林用量，超过 3.0 者停用一次，次日复查，根据复查结果决定用药量。皮肤出血点、瘀斑可暂观察，黏膜出血量大者可压迫止血，止血困难者与上级医师讨论停用阿司匹林。

2．**消化道出血**　急查 INR，根据结果调整华法林用量，超过 3.0 者停用一次，次日复查，根据复查结果决定用药量。上消化道出血可用胃黏膜保护剂、抑酸药，止血困难者与上级医师讨论停用阿司匹林。下消化道出血予通便药，消化道出血如持续不能缓解者，可请消化科医师行内镜止血。如鼻腔、痔疮出血可分别请耳鼻喉科、肛肠科医师会诊，局部处理。

3．**颅内出血**　见“（三）卒中”部分内容。

（二）晕厥

多种原因可致晕厥，出现后应立即就地放平患者，切勿盲目行胸外按压复苏，首先检查基本生命体征，如出现心脏停搏或恶性心律失常参考“（四）心律失常”部分处理。如仅低血压，则抬高双下肢，同时吸氧、补液，同时可用血管活性药维持循环。急查超声、胸片，如为停泵，参考“（五）停泵”部分处理。

如非循环系统问题，首先考虑颅内出血可能，CT 证实后参考“（三）卒中”部分内容处理。

（三）卒中

脑梗死的危险因素包括：脱水状态，严重负平衡，无经口摄入足够水分时，尿量过多时转速下降；血小板数的恢复期；纤维蛋白原急剧上升；心律不齐。

脑出血的危险因素包括：肝功能差、心力衰竭、食欲减退、药物影响会引起 INR 过度延长；感染、发热、菌血症会引起全身炎症反应综合征、凝血系统异常，最终导致出血；高血压。

术后卒中的处理流程见图 5-9。

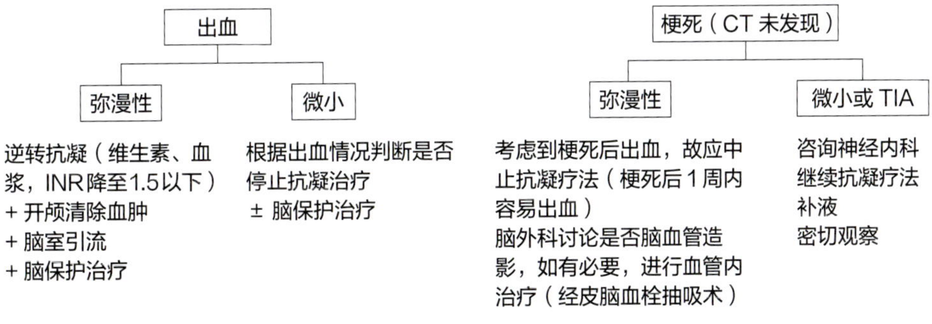

图 5-9　术后卒中的处理流程

应注意以下情况：①需密切关注患者瞳孔的变化，若有变化立即再次行 CT 检查。②和脑外科讨论重新使用抗血小板药、抗凝药的时间。③如果没有出血问题，通常 48 ~ 72 小时后可重新使用抗凝药。

（四）心律失常

1．**窦性停搏**　如患者无意识障碍，说明泵功能正常，请示上级医师再行处理。如患者有意识障碍，说明机械泵功能也有问题，应立即用阿托品或山莨菪碱恢复自主心律，同时予血管活性药物维持循环。

2．**恶性心律失常**　室速、室颤在 LVAD 植入后发生，意识不丧失，可清醒动作；也存在保持室颤状态慢性病程的病例。可将电击设定为 OFF，加用抗心律失常药（如胺碘酮、β 受体阻滞剂）。

如果需要实施电除颤，在进行除颤时，不要停止血泵、控制器，也不要断开连接。

胸外按压会使胸腔内出血及体内组件受到损坏，实施前应慎重。

（五）停泵

LVAD 泵一旦停止，会引起血液逆流，可能导致肺水肿。由于停泵后容易形成血栓，是否再次启动应慎重。当血泵再次运行时，对是否追加抗凝血治疗进行讨论。

（六）低心排

1．**主要原因**　循环血容量不足、抽吸现象（CVP、PAP 低值，左心室内腔小）、右心衰竭（原发病引起、肺血管阻力上升、呼吸衰竭、肺功能障碍）、泵的问题（流入管道位置、流出管道梗阻、泵血栓等）、心脏压塞、其他（包括心律失常、高血压等）。

2．**处理流程**　见图 5-10。

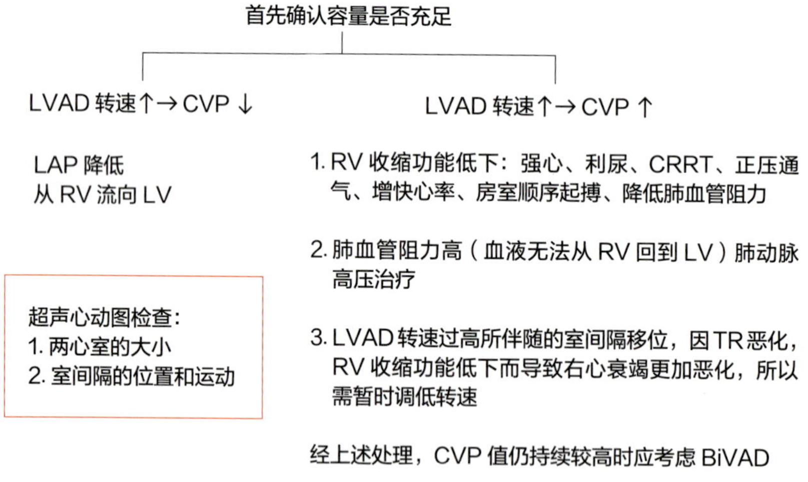

图 5-10　停泵的处理流程

注：RV，右心室；LV，左心室；CRRT，连续性肾脏替代治疗；TR，三尖瓣反流。

五、LVAD 的随访与监测

（一）随访团队构成及内容

（1）随访团队应由多学科团队构成，包括外科医师、心脏病专家、护士、心理学家、社会工作者、营养师和物理治疗师等。

（2）社区卫生服务机构可以为患者提供饮食、营养、运动与康复和居家护理等随访服务，前提是必须符合心脏移植中心的要求。

（3）随访团队应确保其他相关医疗工作者知道其电话号码、电子邮件、地址等联系方式，以便随时保持联系，能保证对患者的相关询问及时做出回应。

（二）随访频率

（1）患者的随访频率应根据术后时间和临床表现决定。

（2）如果术后恢复顺利，第1个月每7～10天安排1次随访，第2个月每14天安排1次，随后每月随访1次。术后第2年开始每3～6个月随访1次。

（3）如果发生并发症，应增加随访的频率，特别是存在医疗和心理问题的患者。

（4）除常规门诊随访外，应每1～2年对患者进行1次更详细的临床评估。

（三）随访内容

（1）完整的病史采集及体格检查。

（2）血液和尿液等体液检查。

（3）心电图、超声心动图。

（4）根据检查结果，对用药情况进行调整。

（5）冠状动脉造影（每1～2年）。

（6）根据各移植中心的安排进行心内膜活检。

（7）健康教育和/或与多学科团队成员的互动。

（四）病情监测

患者如出现以下情况，当地医师应告知移植中心。

（1）任何原因住院。

（2）更改药物，包括确诊或怀疑感染而抗细菌、抗真菌或抗病毒治疗。

（3）低血压，或与基础血压相比，收缩压下降超过20mmHg（1mmHg=0.133kPa）。

（4）静息状态下，心率上升高于基线心率10次/分。

（5）发热，体温＞38℃或不明原因的发热，体温＞38℃超过48小时。

（6）1周内体重增加超过2kg。

（7）不明原因的体重下降（≥2.3kg）。

（8）择期手术。

（9）呼吸困难。

（10）肺部或呼吸系统感染。

（11）晕厥。

（12）排除骨骼肌症状外的胸痛。

（13）用力呼气量下降≥10%。

（14）腹痛。

（15）恶心、呕吐和腹泻。

（16）脑血管事件、癫痫发作或精神状态改变。

（五）评估和提高治疗的依从性

（1）多学科小组应在可能的情况下调整免疫抑制药物的时机和剂量，建议每天摄入1剂。

（2）每次门诊随访时，应常规评估患者是否遵循既定治疗方案。

（3）随访人员应以开放、无威胁方式与患者讨论遵守治疗方案的问题，并综合使用多种方法提高评估的准确性（自我报告、照顾者报告和医务人员判断等）。

（4）评估患者除遵守既定的治疗方案外，是否采取其他有利于健康的措施。

（5）随访人员应与患者及其家属合作，共同制订个性化的治疗方案，并评估治疗方案的有效性。

（6）可能最有效的策略包括反复提供健康教育、降低用药方案的复杂性、根据患者的反馈进行调整等。

（7）心脏移植中心都应与可以筛查和监测患者从医行为的机构密切合作。

（六）评估和改善心理状况

（1）将心理健康状况及是否用药干预作为标准随访的一部分。

（2）有精神症状或药物成瘾的患者，应进行进一步评估和治疗。

（3）随访人员和患者家属等为患者提供心理、社会支持，使其保持自信、乐观、健康的日常生活态度。

（4）在常规随访中，用仪器筛查代替自我报告对患者是否有心理问题进行系统筛查。

（七）运动与康复

运动与康复训练的短期益处包括改善运动能力，降低心血管病的危险因素，如肥胖、高血压和糖耐量受损。建议患者进行常规的有氧运动和心脏康复训练。

（八）并发症的预防和管理

（1）强烈建议患者进行抗阻训练。抗阻训练可以增加骨密度，防止激素和免疫抑制剂治疗对骨骼肌的影响；抗阻训练可以作为其他治疗骨矿物质流失和肌肉萎缩方法的补充。

（2）建议积极管理心血管疾病危险因素，包括高血压、糖尿病、高脂血症及戒烟、戒酒。

（3）无论血脂水平如何，建议遵医嘱使用他汀类药物控制血脂水平。

（4）进行密切的皮肤癌监测，包括健康教育、预防措施和每年进行皮肤病学检查；常规进行乳腺癌、宫颈癌、结肠癌和前列腺癌的筛查。

（5）及早预防、发现和治疗糖尿病。向患有糖尿病者提供有关体重控制、饮食和营养方面的建议；患糖尿病的患者应每年筛查糖尿病并发症（眼科疾病、糖尿病足和外周血管疾病）。

（6）有高血压的患者，应跟普通人群一样积极进行抗高血压治疗，并通过改善生活方式（减肥、低钠饮食和运动等）协助控制血压。

（陈海波　张艳明　吴　荣　赵　玲　金　琰）

LVAD

第六章

左心室辅助装置植入患者的超声心动图评估

超声心动图作为首选的影像学方法，在 LVAD 植入治疗的不同时期均发挥重要作用，包括植入术前患者的选择，围手术期指导外科手术方案的制订，帮助建立设备的初始设置，术后监测，远期随访中评估患者自体心脏和设备的功能状况，以及 LVAD 功能的优化、LVAD 故障的排除和患者自体心肌恢复的评估。

第一节　连续血流左心室辅助装置血流动力学

LVAD 与自体左、右心室的功能结合在一起，形成一个复杂而又独特的血流动力学状态。在对植入 LVAD 的患者进行全面的超声评估前，需要对此特殊的病理生理状态有所了解。下面从 3 个方面对此进行简单介绍，包括 LVAD 泵流量与血流搏动性、左心房和左心室卸负荷及 LVAD 对右心血流动力学的影响。

一、LVAD 泵流量与血流搏动性

LVAD 的治疗目标是增加总的心输出量，降低左心室（LV）和左心房（LA）的压力，并在向器官供血时保持部分血流搏动性。尽管是连续血流辅助装置，但其产生的流量由左心室的残存收缩力、泵的转速及装置上存在的压差这 3 个变量共同决定。

在一定的转速下，LVAD 的流量与流出（LVAD 后负荷）和流入（LVAD 前负荷）道之间的压差成反比。与自体心脏一样，LVAD 的收缩期流量随着 LVAD 前负荷（LV 压力）的增加或 LVAD 后负荷（主动脉压力）的降低而增加。决定泵压差的动态参数是左心室压力，而左心室压力又取决于心动周期（收缩期与舒张期）、泵转速、泵的良好功能及左心室收缩功能储备。

在泵速较低时，泵产生的流量较低，即使是功能严重受损的左心室也有可能产生一些收缩，此时左心室收缩压高于主动脉压，使主动脉瓣在每个心动周期都能打开。同时，LVAD 前负荷的增加降低了泵的压差，这反过来又增加了收缩期泵的流量，并保持了血流的搏动性。

在高转速下，当泵的流量增加到最大时，左心室舒张末期容积显著减小。根据 Starling 机制，衰竭的左心室在降低的前负荷下，收缩力进一步下降，左心室收缩压始终低于主动脉压，因此不足以使主动脉瓣开放和射血。在这种状态下，器官供血的搏动性明显降低或丧失。

在适宜的 LVAD 转速下，泵产生的血流足以维持终末器官的正常灌注，同时，每隔几个心动周期左心室收缩压会升至主动脉压以上，使主动脉瓣间歇性开放。留在左心室中的血液通过 Starling 机制增加自体左心室的收缩力，使其能够产生足够的收缩压，在收缩期通过增加 LVAD 的前负荷，降低泵压差，即使主动脉瓣关闭，也可增加收缩期泵的流量，形成搏动性全身血流。

二、左心房和左心室卸负荷

LAVD 植入前，患者的左心房和左心室舒张末期压力增高。LVAD 植入后，评估左心房和左心室是否达到最佳卸负荷状态，可使用以下参数：左心室舒张末期内径（LVEDD）、左心室收缩末期内径（LVESD）、功能性二尖瓣反流量或房间隔的位置。

若左心室卸负荷适当，LVEDD 和 LVESD 可减小 15% ~ 20%。若左心室内径无明显缩

小或存在持续而严重的功能性二尖瓣反流，通常提示 LVAD 功能障碍或泵速过低。由于房间隔是一个薄的膜性结构，其形态会因左、右心房间压力梯度的微小变化而改变。当 LVAD 卸负荷不足时，左心房压高于右心房，房间隔凸向右心房；卸负荷适当时，房间隔位置居中（右心房压低于 10mmHg）。

三、LVAD 对右心血流动力学的影响

在接受 LVAD 植入的患者中，右心功能不全（RHD）的发生率为 10%~40%，它是影响术后转归的重要因素。连续性血流泵与左心室直接相连，而左心室则通过肺循环从右心室（RV）接受前负荷，因此，LVAD 的输出量受到右心室输出量的制约。

左心室的卸负荷对右心室功能的影响比较复杂。理想的卸负荷状态可降低平均左心房压和平均肺动脉压，使右心室后负荷降低，进而增加右心室的血液回流，并优化其前负荷，根据 Starling 机制进一步改善右心室功能和总输出量。

然而，过度的卸负荷可导致室间隔从右心室向减压的左心室弯曲，并通过破坏左、右心室偶联而降低右心室的收缩效率。此外，右心室的静脉回流量增多，对于在植入前已有 RHD 的患者，将导致右心扩大和严重的三尖瓣反流（TR），继而进一步加重右心室功能障碍。因此，需要维持足够或适当的左心室容积，使室间隔居中。

如果由于 RHD、肺血管阻力增高或明显的 TR 导致左心室充盈不足而使左心输出量下降，此时若提高泵的转速，可导致左心室压和内径进一步下降，加剧室间隔左移。而这将进一步损害右心功能，加重 TR，使左心室内径进一步减小，同时可能出现抽吸现象，导致室间隔被吸入流入管道口，致患者出现室性心律失常。此时需要立即进行干预，以避免恶性循环，甚至导致致命的结果。

（段福建　施怡声　康文英）

第二节　术前经胸超声心动图评估患者

选择合适的患者是获得 LVAD 植入手术成功和良好远期疗效的决定因素之一。LVAD 患者的选择是一个复杂的过程，超声心动图在其中起重要作用。术前筛选 LVAD 治疗入选患者需要由具备终末期心力衰竭评估经验并熟悉机械循环支持的心脏超声医师进行。

TTE 是筛选 LVAD 入选患者的一线影像学检查方法，可评价患者的心脏结构和功能异常，明确是否存在装置植入的绝对或相对禁忌证（表 6-1）。若 LVAD 植入术前 TTE 探查发现不甚明确的问题或图像不够清晰，可行 TEE 进一步明确。

术前需要对患者进行全面而详细的超声心动图评价，包括美国超声心动图学会（ASE）推荐的所有参数和超声新技术可提供的相关参数。此外，术前患者如出现临床症状变化，或需观察治疗后的变化，则可重复多次进行超声心电图随访检查。

准备工作：①测量血压、记录身高、体重、检查日期。②连接心电图线，至少留 3 个心动周期的图，必要时按需留图（多于 3 个心动周期）。

表 6-1 LVAD 植入前 TTE 检查

切面	动态图	静态图	指标及观察要点	高危所见
胸骨旁左心室长轴切面	2D 左心室长轴	收缩末期 2D	左心房前后径、左心室收缩末径	LVEDD < 63mm，左心室腔内肌小梁增多
		舒张末期 2D	右心室前后径、室间隔、左心室舒张末期前后径、左心室后壁	
		主动脉瓣 M 型		人工瓣膜
		二尖瓣 M 型		人工瓣膜
		左心室 M 型		
		主动脉根部	左心室流出道、主动脉瓣环、窦部、窦管交界、升主动脉内径	斑块、瘤样扩张、主动脉夹层
	2D+ 彩色多普勒放大左心室流出道、主动脉瓣		观察 AR 程度、有无 VSD	轻度以上 AR，VSD
	2D+ 彩色多普勒放大二尖瓣		观察 MR 程度	
胸骨旁高位主动脉长轴	2D 放大采集主动脉窦部、窦管交界、升主动脉内径		注意观察主动脉根部及升主动脉	升主动脉斑块、瘤样扩张、夹层
胸骨旁右心室流入道长轴	2D+ 彩色多普勒	TR 的 CW 频谱	观察 TR 程度，留取血流频谱	右心室前壁、下壁运动减低
胸骨旁右心室流出道切面	2D	舒张期 2D	RVOT 近心段内径	右心室前壁运动减低，PV：中度或以上 PS 或 PR
	2D+ 彩色多普勒	RVOT 的 PW 频谱	RVOT 峰值流速、VTI	
		肺动脉的 PW 频谱	肺动脉峰值流速、VTI	
		PR 的 CW 频谱	PR 程度、MPAP	
胸骨旁肺动脉长轴切面	2D	收缩期 2D	RVOT 近心段、远心段内径、肺动脉内径	PDA PV：中度或以上 PS 或 PR
	2D+ 彩色多普勒	PV 前向血流频谱	PV 峰值流速	

续表

切面	动态图	静态图	指标及观察要点	高危所见
胸骨旁大动脉短轴切面	2D+ 彩色多普勒放大显示主动脉瓣，观察瓣叶形态、反流		观察 AR 程度、有无 VSD	轻度以上 AR，VSD
	2D+ 彩色多普勒窄角显示右心室流出道、肺动脉瓣、肺动脉及血流	RVOT 的 PW 频谱 肺动脉的 CW 频谱	RVOT 峰值流速、VTI 肺动脉峰值流速、VTI	VSD
胸骨旁大动脉短轴聚焦于三尖瓣切面	2D+ 彩色多普勒主动脉瓣水平大扇角观察右心房、三尖瓣、右心室流出道、主动脉瓣	TR 的 CW 频谱	TR 血流频谱	中量或以上 TR
	2D+ 彩色多普勒窄角显示三尖瓣、右心房、右心室流入道			
左心室短轴切面	二尖瓣水平 2D		观察室壁形态及运动、有无血栓	左心室心肌和 / 或二尖瓣器纤维化，心腔内血栓
	二尖瓣瓣下腱索水平 2D			
	乳头肌水平 2D			
	心尖部 2D			
	彩色多普勒自二尖瓣短轴至心尖部			
聚焦于右心室的心尖四腔切面	2D	M 型	TAPSE	TAPSE ＜ 15mm
		收缩末期 2D、舒张末期 2D	RVA、RVA、FAC、舒张末期右心室上下径、基底段最大横径、中部内径	右心增大，右心室收缩功能不全
	右心室游离壁峰值纵向应变			
	3D		RVEF	
标准心尖四腔心切面	2D	收缩末期 2D、舒张末期 2D	LA、RA 的上下径、左右径，LA 容积、Simpson 法测量 LV 容积，LVEF	

续表

切面	动态图	静态图	指标及观察要点	高危所见
标准心尖四腔心切面	2D+彩色多普勒（二尖瓣、三尖瓣、肺静脉）	MV前向血流频谱（不狭窄时用PW，狭窄时用CW）	E峰、A峰、MV DT、A峰持续时间	中度或以上MS/MR PFO
		MR的CW频谱	MR的反流速度、VTI	
		TV前向血流频谱	E峰	
		TR的CW频谱	TR的反流速度、VTI	
		肺静脉的PW频谱	肺静脉频谱S、D、A峰值流速	
	TDI	MV、TV瓣环侧壁及间隔侧的TDI PW频谱	s′、e′、a′	
	左心室长轴应变			
	3D		LVEF	
心尖三腔心切面	2D+彩色多普勒	AR的CW频谱	AR的压力降半时间	
		MR的CW频谱	MR峰值流速、VTI	
心尖两腔心切面	2D	收缩末期2D、舒张末期2D	Simpson法测量LV容积、LVEF	左心耳血栓
	2D+彩色多普勒	二尖瓣反流		
心尖五腔心切面	2D+彩色多普勒	AV峰值流速、VTI；LVOT峰值流速、VTI AR的CW频谱	AR、AS程度	

续表

切面	动态图	静态图	指标及观察要点	高危所见
剑突下切面	四腔心 2D+ 彩色多普勒			VSD、ASD、PFO
	下腔静脉长轴 2D	2D/M 型	IVC 内径、吸气塌陷率	
	肝静脉 2D+ 彩色多普勒	肝静脉的 PW 频谱	S、D、A 峰值	
胸骨上窝切面	主动脉弓长轴 2D+ 彩色多普勒	主动脉弓及峡部血流的 PW/CW 频谱	主动脉弓部及峡部血流频谱	主动脉弓降部病变，PDA

注：2D，二维超声心动图；3D，三维超声心动图；ASD，房间隔缺损；VSD，室间隔缺损；AV，主动脉瓣；CW，连续多普勒；DT，减速时间；DTI，组织多普勒成像；E，二尖瓣舒张早期血流速度；EF，射血分数；IVC，下腔静脉；LA，左心房；LV，左心室；LVOT，左心室流出道；MV，二尖瓣；PDA，动脉导管未闭；PFO，卵圆孔未闭；PR，肺动脉瓣反流；PS，肺动脉瓣狭窄；PV，肺动脉瓣；RA，右心房；RV，右心室；RVOT，右心室流出道；RVSP，右心室收缩压；SVC，上腔静脉；TAPSE，三尖瓣环收缩期位移；TR，三尖瓣反流；TS，三尖瓣狭窄；TV，三尖瓣。

一、左心房室结构及功能

LVAD 植入前需要准确测量和评估左心系统的各项 TTE 参数，主要包括左心房内径、左心房容积、左心室舒张末期及收缩末期内径和容积、左心室射血分数（LVEF）、平均 E/e′等。采集图像标准及超声参数测量参考 2016 年《中国成年人超声心动图检查测量指南》及 2015 年 ASE 的《超声心动图在 LVAD 植入前后患者管理中的应用指南》。检查时常规连接心动图，以便于判断心动周期。

中国医学科学院阜外医院近年来的 3 组临床试验均将 LVEF ＜ 30% 作为入选标准。推荐使用操作相对简便且准确性和可重复性较高的双平面 Simpson 法测量 LVEF（图 6-1）。在患者图像质量允许的情况下，应常规应用三维超声心动图评价左心室容积及 LVEF（图 6-2）。当心内膜边界显示欠清晰时，强烈推荐使用左心声学造影以提高 LVEF 测量的准确性。

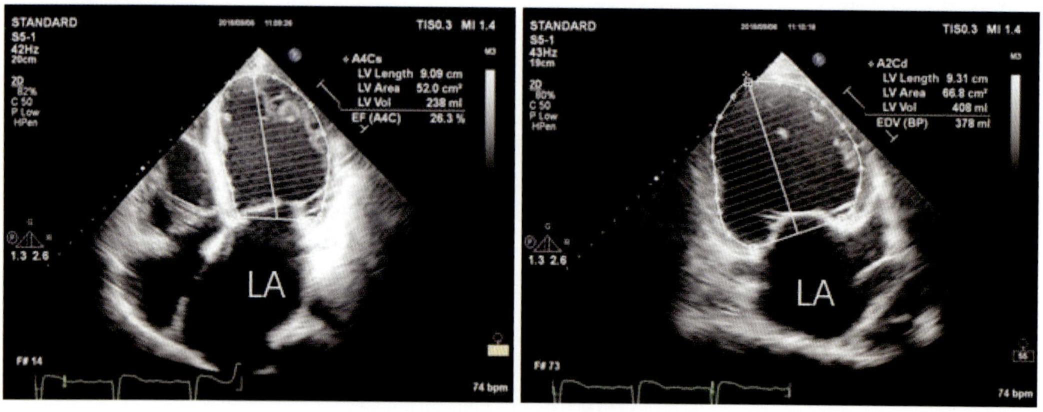

图 6-1　左心室容积及功能的评估

注：双平面 Simpson 法测量 LVEF；LA，左心房。

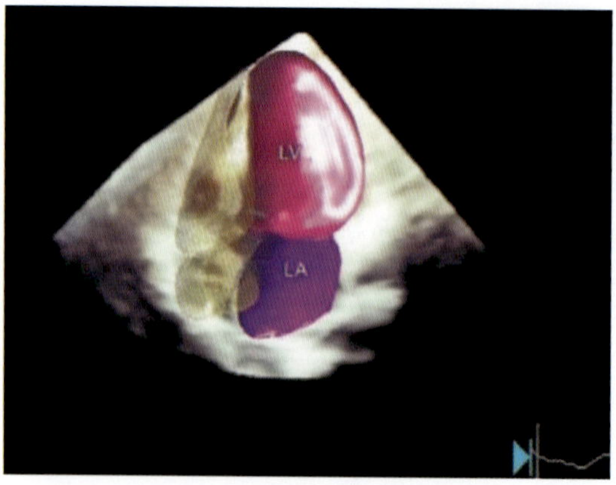

图 6-2　三维心脏模型定量

注：HeartModel 三维心脏模型定量自动计算左心室舒张末期和收缩末期容积及 LVEF。

胸骨旁长轴切面测量的 LVEDD 也是评价 LVAD 的一个重要参数。有临床研究显示，当 LVEDD < 63mm 时，其植入 LVAD 后 30 天内的发病率和死亡率增加。左心室内径偏小的患者，通常为身材较小的女性患者或伴有浸润性心肌病的人群。

此外，还需仔细评估左心房室壁的形态，包括是否存在心肌致密化不全、心肌纤维化或局部室壁的瘤样扩张等。左心室心肌致密化不全的患者，左心室腔内尤其是心尖部肌小梁明显增多，需提示外科医师在心尖泵口植入前对增多的肌小梁尽可能进行修剪（图 6-3）。而在植入后，丰富的肌小梁间隙内易形成微血栓，可造成患者反复出现短暂性脑缺血发作或卒中，因此，术后对此类患者还需要加强抗凝治疗。终末期心力衰竭患者可存在心肌纤维化甚至钙化，需仔细观察左心室心肌的形态，结合二维或三维应变等方法进一步评估心肌病变的程度，由此可对患者术后心肌恢复的可能性做初步判断。

心内血栓不是 LVAD 的绝对禁忌证，但可在植入过程中增加卒中风险。左心腔内血栓较好发于左心耳或左心室心尖部（图 6-4）。如果发现血栓，在术前需明确血栓的位置、大小和形态，并要与外科医师讨论是否需要或可能在 LVAD 植入过程中将其清除。对于 TTE 显示血栓不够清晰时，强烈建议采用左心声学造影进一步评估。

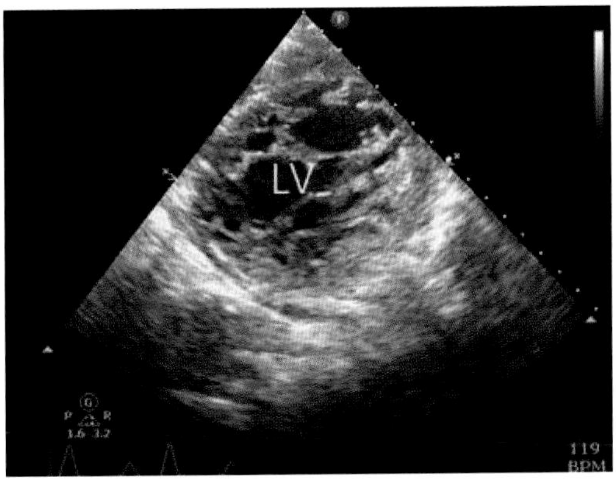

图 6-3 一例左心室心肌致密化不全患者

注：心尖短轴切面显示左心室心尖部大量肌小梁回声；LV，左心室。

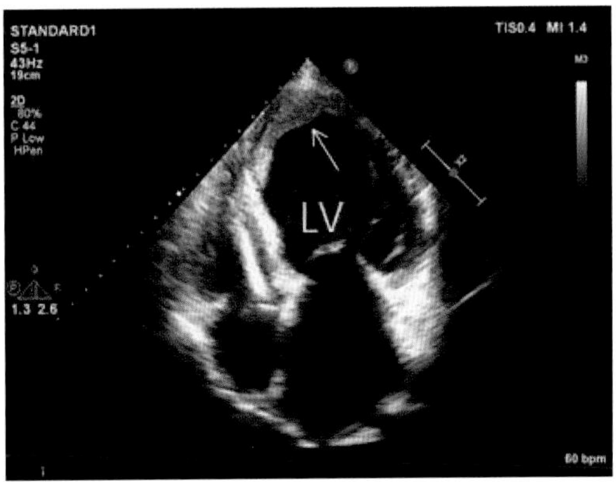

图 6-4 TTE 显示心腔内血栓

注：心尖四腔心切面，白色箭头所指为左心室心尖部血栓。

已行人工瓣置换的患者如符合 LVAD 植入适应证，在做外科决策前，需要用 TTE 和 TEE 对人工瓣进行严格评估。LVAD 植入术后，无论有无机械瓣，均需要进行抗凝治疗，但植入机械瓣的患者，凝血酶原时间（PT）和国际标准化比值（INR）需要维持更高水平。同时由于流经主动脉瓣机械瓣的血流量减少，可使机械瓣或主动脉根部血栓形成及发生栓塞的风险进一步增加。因此，在植入 LVAD 的同时，即使原有的主动脉瓣机械瓣功能良好，也需要将其置换为生物瓣或考虑将其完全缝闭。功能良好的主动脉瓣位生物瓣则无需去除或置换。

由于植入 LVAD 后二尖瓣口血流仍然存在，因此，不建议对功能正常或已出现较为明显反流的二尖瓣位机械瓣进行置换。但如果二尖瓣机械瓣存在中重度狭窄，则需要在 LVAD

植入的同时，将其置换为生物瓣。

三尖瓣或肺动脉瓣位人工瓣的异常较为少见，但可直接影响术后右心室功能，因此需要考虑及时干预。

二、右心室形态及功能

术前超声心动图能够预测术后严重 RHD 的发生。RHD 的超声心动图表现包括右心室扩大和 / 或右心室功能减低、右心房压力增高（下腔静脉内径及塌陷率）、中重度 TR 等。

此前的 ASE 指南，有关于右心室功能及大小的定量评价方法。基于该指南，三维超声心动图通过评价右心室容积，能够更为理想地评价右心室射血分数（图 6-5），但该方法由于受到技术限制，临床上较难广泛应用。可使用三尖瓣环收缩期位移（TAPSE）、右心室面积变化分数（RVFAC）（图 6-6）、组织多普勒三尖瓣环收缩期峰值运动速度 s′、右心室游离壁收缩期峰值应变（图 6-7）等参数评价右心室收缩功能。

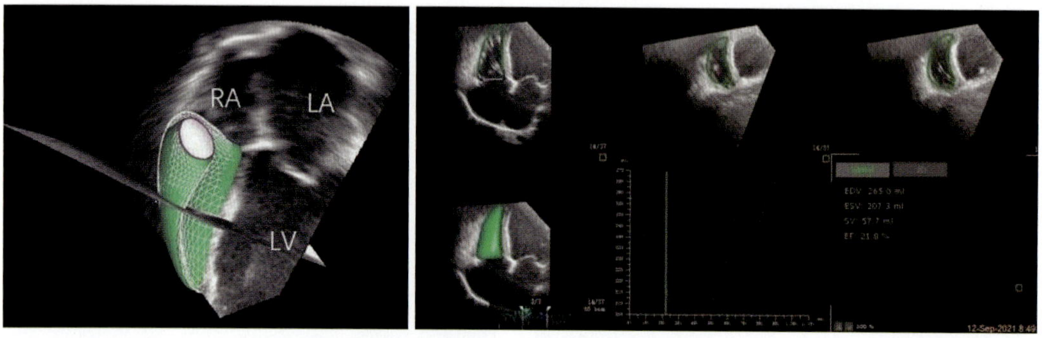

图 6-5　三维超声心动图评估右心功能

注：三维超声心动图评价右心室容积及右心室射血分数等；RA，右心房。

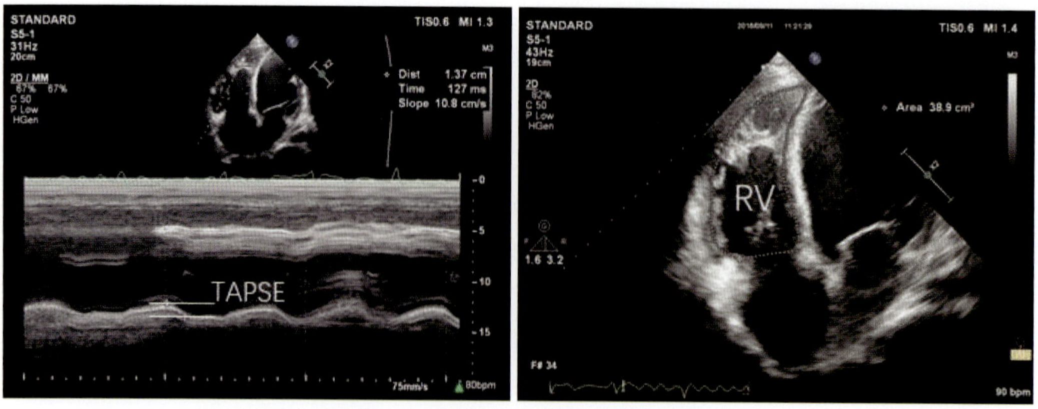

图 6-6　二维超声心动图评估右心功能

注：测量三尖瓣环收缩期位移（TAPSE）及右心室面积变化分数（RVFAC）评估右心功能。

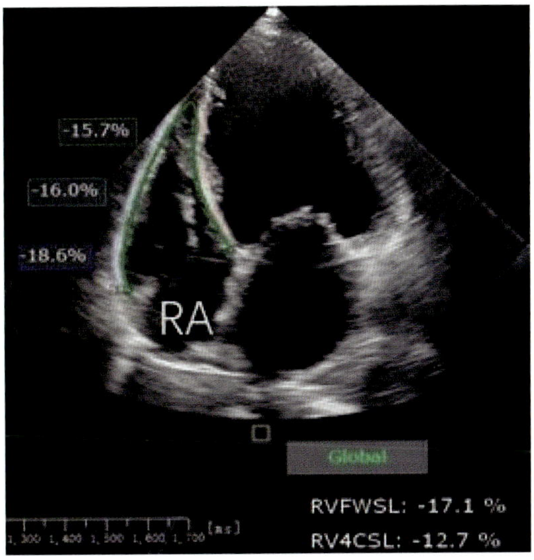

图 6-7　二维斑点追踪技术评价右心室游离壁收缩期峰值应变

目前尚无单一的超声心动图指标可有效评估右心功能。此外，除超声心动图阳性所见以外，还需要结合患者的临床症状、体征和相关的实验室检查进行综合判断。合并严重 RHD 患者，可考虑行双心室辅助治疗。

三、瓣膜狭窄、瓣膜反流及人工瓣膜

（一）瓣膜狭窄

终末期心力衰竭患者的每搏量严重下降，应用频谱多普勒测量跨瓣压差无法准确评价其瓣膜狭窄的真实程度，此时测量其瓣口面积更为准确、可靠。中重度的二尖瓣狭窄可影响舒张期左心室充盈及 LVAD 流入管道的血流。

而对于主动脉瓣，LVAD 避开了左心室流出道（LVOT），因此任何程度的主动脉瓣狭窄（AS）均不影响 LVAD 的功能。但必须注意的是，当患者合并严重的 AS，或为矫治严重的主动脉瓣反流（AR）而外科缝闭主动脉瓣时，LVAD 一旦出现机械故障，左心室将无法完成射血。

（二）瓣膜反流

LVAD 植入术前，准确诊断和量化 AR 至关重要。LVAD 植入后，左心室内的血液由 LVAD 泵入升主动脉，使左心室的收缩压和舒张压均降低，同时，主动脉内的容量和压力增高，从而使逆行的主动脉到左心室的压力梯度增加，进而导致 LVAD 植入后主动脉瓣反流量增加（图 6-8）。AR 使血液逆流回左心室，这又增加了 LVAD 的前负荷，导致泵流量的增高。随着 AR 量的增加，泵的输出量增高，而实际的体循环前向血流量下降，从而最终形成一个“无效循环”。

需要强调的是，终末期心力衰竭患者由于主动脉舒张压低而左心室舒张压较高，导致舒张期跨主动脉瓣的压力梯度降低，因而其 AR 程度可能被低估。此外，患者如存在偏心性

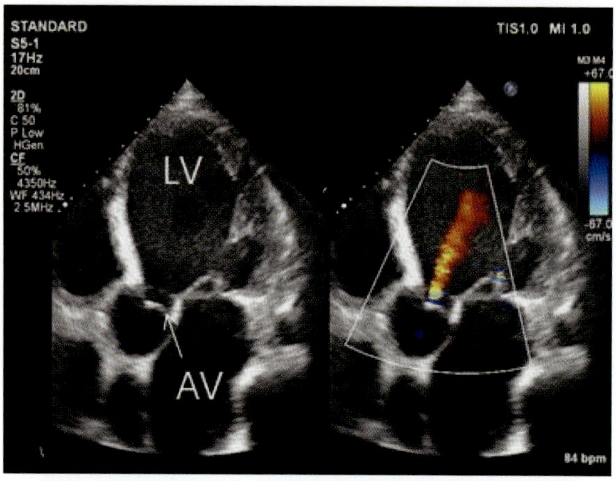

图 6-8 TTE 探查主动脉瓣

注：心尖五腔心切面显示主动脉瓣形态及主动脉瓣反流；AV，主动脉瓣。

AR、主动脉瓣钙化、主动脉根部扩张或主动脉人工血管等情况，更易合并 AR，且其反流量的准确评估也相对更为困难。如怀疑存在主动脉瓣人工瓣异常，强烈建议进行 TEE 检查。

植入前 TTE 应在左心室长轴切面、主动脉短轴切面、心尖五腔心切面等多切面探查主动脉瓣，以明确其形态和结构。并采用胸骨旁长轴切面，通过测量 AR 的缩流颈宽度、AR 反流束宽度与左心室流出道宽度的比值等方法评估 AR 的严重程度。当发现轻度以上 AR 时，需要与外科医师沟通，并通过外科手术处理病变瓣膜。外科处理自体 AR 的术式包括生物瓣置换、瓣膜缝合（缝合所有对合缘）或瓣膜成形。完全缝合主动脉瓣能有效减少反流量，但如前所述，当 LVAD 出现机械故障时，将因左心室无法完成射血而危及患者生命。如果主动脉瓣自身良好，可以进行瓣膜中心对合缝合，不仅能减少中心性反流量，而且当逐步降低左心室辅助支持或 LVAD 发生故障时，左心室仍可通过主动脉瓣口完成泵血。

LVAD 植入后随着左心卸负荷，重度二尖瓣反流（MR）的反流量可明显减少，因此，任何程度的 MR 均不是 LVAD 手术的禁忌证。但由于术后残留的 MR 可加重 RHD，因此，对于中度以上的 MR 是否需要同期行瓣膜成形术，目前仍存在争议。我们的经验是，如患者术前存在瓣叶纤维化、脱垂或瓣下结构异常等器质性病变者，还是应当考虑同时行二尖瓣成形术（图 6-9）。

中重度的 TR 往往提示存在 RHD，因此需要及时与外科医师沟通（图 6-10）。近期的指南建议，对于中量或中量以上的 TR，在 LVAD 植入的同时，须行三尖瓣成形术。

肺动脉瓣反流（PR）在先天性心脏病患者中更为多见。中重度的 PR 多与 RHD 相关，因此，在植入右心室辅助装置（RVAD）时，需要同时修复肺动脉瓣。在植入 LVAD 后，若右心功能良好且左心室充分卸负荷，即使存在 PR，患者同样能够耐受。但当存在获得性肺动脉疾病或左心室卸负荷不足等原因引起的肺血管阻力增加时，明显的 PR 可能导致患者术后 RHD。

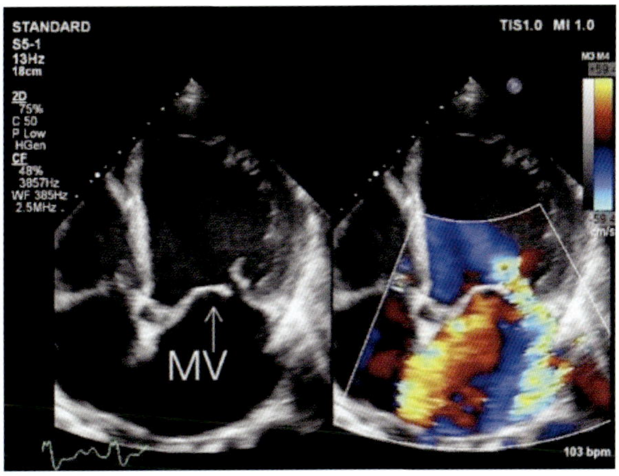

图 6-9　TTE 探查二尖瓣

注：二尖瓣腱索断裂脱垂导致前叶脱垂，二尖瓣大量反流；MV，二尖瓣。

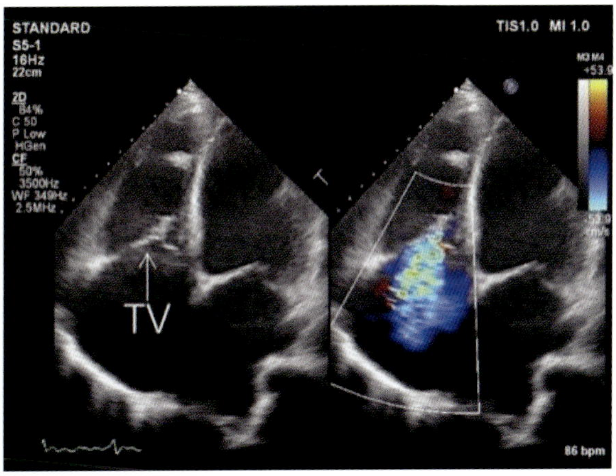

图 6-10　TTE 探查三尖瓣

注：胸骨旁四腔心切面显示三尖瓣反流；TV，三尖瓣。

四、先天性心脏病

对于合并先天性心脏病的入选患者，需要在术前全面评价心脏的解剖异常。近期的临床研究显示，包括复杂先天性心脏病在内的任何外科可以矫治的先天性心脏病，均可以接受 LVAD 作为移植前过渡治疗（BTT）、终点治疗（DT）或恢复前过渡治疗。

卵圆孔未闭（PFO）、房间隔缺损（ASD）、室间隔缺损（VSD）及心肌梗死后室间隔穿孔的患者，在植入 LVAD 后，由于右向左分流，可出现低氧血症，同时增加矛盾性栓塞的风险。因此，在 LVAD 植入术前，需要全面扫查房间隔及室间隔，一旦发现存在心内分流，必须在 LVAD 植入术中同时进行修补。

PFO 是最常见的心内分流，普通人群中发生率为 25%～30%（图 6-11）。生理条件下，左心房压略高于右心房压。而在左心衰竭患者，左心房压增高，左心房与右心房间压力梯度

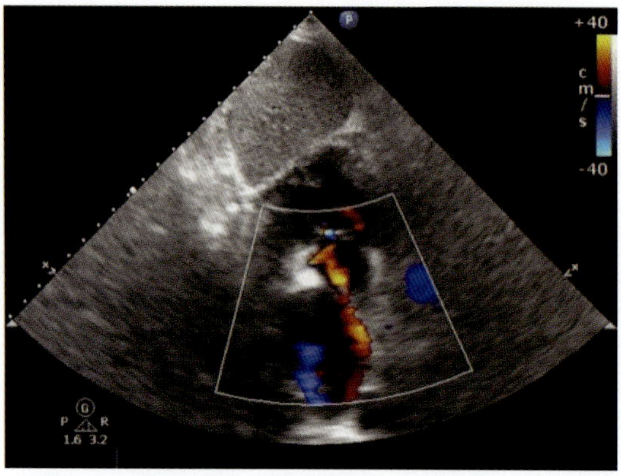

图 6-11　TTE 探查卵圆孔未闭

注：剑突下双心房切面显示卵圆孔处左向右分流。

增高，使得卵圆窝边缘的间隔贴得更紧；若患者同时合并右心功能不全，则右心房压升高，左、右心房间压力梯度减小，使得分流更难以显示；另外，终末期心力衰竭患者病情重，通常难以配合 Valsalva 动作，且部分患者体位受限，声窗较差。以上这些因素均增加了 LVAD 植入前 TTE 诊断 PFO 的难度。中国医学科学院阜外医院的 3 组临床试验中均采用 TTE、TEE，并结合植入前经食管超声心动图声学造影（cTEE）来筛查 PFO。

五、主动脉病变

主动脉病变是 LVAD 植入的相对或绝对禁忌证。因此，植入术前需要行 TTE 以明确主动脉根部、升主动脉及主动脉弓降部有无粥样硬化、狭窄、瘤样扩张或主动脉夹层。需要在胸骨旁长轴切面、胸骨上窝切面和剑下切面全面探查主动脉有无异常（图 6-12）。如果无造影剂或 MRI 禁忌证，推荐进行 CT 或 MRI 检查，以了解主动脉的整体情况。

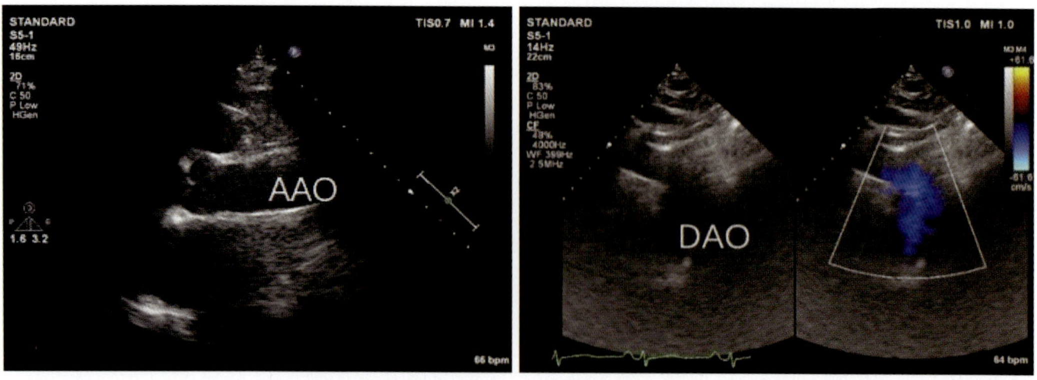

A　　　　B

图 6-12　TTE 探查主动脉

注：A. 高位胸骨旁长轴切面显示升主动脉近中段；B. 胸骨上窝切面显示主动脉弓部及近段降主动脉。AAO，升主动脉；DAO，降主动脉。

六、感染性疾病

LVAD 植入可能为细菌提供生存环境，因此，感染性心内膜炎或任何其他活动性感染是 LVAD 植入的绝对禁忌证。超声心动图发现心内存在异常团块并怀疑为赘生物时，需要结合患者病史、症状、实验室指标及其他影像学检查做进一步评价。

（段福建　施怡声　康文英）

第三节　术中经食管超声心动图评估的安装

TEE 可在术中对患者心内结构进行实时监测，是 LVAD 植入术中最重要的影像学监测手段，在 LAVD 植入术中应常规应用 TEE 监测。利用 TEE 图像高分辨率的优势，可以在术前精准评估患者心内结构情况，指导外科术式选择，并在术中确保 LVAD 的正确植入，实时监测围手术期血流动力学情况，尽早发现和诊断早期并发症。

一、术前 TEE

LVAD 植入前，需要通过 TEE 对患者心脏情况进行有重点的探查，目的主要有两方面：①再次确认术前各项检查的结果，同时明确术中需要处理的心内结构异常。②建立 LVAD 植入前即刻心脏结构和功能的基线资料，作为 LVAD 植入后循环管理的依据（表 6-2）。在安装辅助泵装置之前，TEE 检查需关注以下四方面的问题。

表 6-2　术前 TEE 探查重点

探查内容		说明
左心室形态和功能 左心室收缩末期内径 左心室舒张末期内径 左心室射血分数 左心室心尖部形态		通常使用左心室长轴切面（经食管中段或经胃），亦可使用经食管中段四腔心切面，连续测量需保持测量位置一致性
右心室形态和功能 右心室收缩末期内径 右心室舒张末期内径 右心室 FAC TAPSE		通常使用经食管中段四腔心切面、右心室流入流出管道切面，以及经胃右心室短轴和长轴切面，连续测量需保持测量位置一致性
瓣膜功能		
主动脉瓣反流		评估反流量，大于少量的反流需外科处理
二尖瓣反流		评估反流量，瓣器的结构，明确反流原因
三尖瓣反流		评估反流量，瓣器的结构，明确反流原因
心内分流	卵圆孔	使用屏气、声学造影可提高检出率
心内血栓	左心房、左心室血栓	显示不佳时，可行超声造影检查

（一）左心室形态和功能的评估

在 LVAD 植入术中，应以麻醉后心脏功能状态作为植入后即刻循环调整的参照基线。需要测量的内容包括左心室收缩末期内径、左心室舒张末期内径、左心室射血分数，还应关注左心室心尖部结构改变、协助外科判断最佳植入部位。为与术前数据保持平行，一般采用经食管中段或胃左心室长轴切面测量左心室径线，亦可选择经食管中段四腔心切面，或进行三维左心室功能和形态的评估。

（二）右心室形态和功能的评估

LVAD 植入患者常存在不同程度的 RHD，而 LVAD 植入后持续 RHD 是增加患者围手术期死亡率、降低远期生存率的重要危险因素。尽管 TEE 对右心功能评估的切面相对受限，测量数据与 TTE 不能完全等同，但在术中通过 TEE 连续动态观察右心功能情况，对比不同循环状态下右心室的形态和功能，对围手术期循环管理仍具有重要意义。TEE 检查右心室的最佳切面包括食管中段四腔心切面、食管中段右心室流入－流出管道切面、经胃底右心室流入管道切面、经胃底心室短轴切面。需要分别记录并评估右心室腔大小、右心室壁运动幅度、FAC、TAPSE、三尖瓣反流情况，亦可使用三维超声评价右心室射血分数。

（三）瓣膜功能的评估

瓣膜功能情况是 LVAD 植入前需重点评估的内容，TEE 利用声窗优势，可比术前能更精准地评估瓣膜结构和功能，并对手术决策提供重要帮助。

1．主动脉瓣的评估　术前 TEE 细评估主动脉瓣是否存在少量以上的反流。因为一旦 LVAD 启动，AR 可使 LVAD 输送到升主动脉的血流通过功能不全的主动脉瓣返回到左心室，形成无效循环，导致预后不良。一般通过测量 AR 的缩流颈宽度、AR 宽度与左心室流出道宽度的比值等方法，可较为准确地评估 AR 严重程度。少量以上的 AR 应考虑同期行主动脉瓣成形术或生物瓣置换术。

2．二尖瓣的评估　绝大多数患者术前由于严重的左心功能不全，导致二尖瓣瓣环扩张、瓣叶对合不良，存在中度以上的反流。这种功能性 MR 通常随着术后左心室内径缩小而有所减少。目前对中量以上的功能性 MR 是否需要同期处理尚存在争议。术前 TEE 应仔细评估二尖瓣的功能情况，除需要再次明确反流量外，还应仔细探查二尖瓣瓣环、瓣叶、瓣下器情况，除外原发性二尖瓣病变，协助外科医师判断是否需要同期行二尖瓣修复术。

3．三尖瓣的评估　由于左心衰竭、肺动脉压升高、右心功能不全等情况，患者术前常合并中量以上的功能性三尖瓣关闭不全（40%～50%）。尽管术后左心室减压可降低肺动脉压从而改善右心功能，但仍有部分患者 TR 不能缓解。对于中量以上的功能性 TR，是否应同期行三尖瓣修复尚存争议。术前 TEE 应结合右心功能情况，仔细评估三尖瓣的瓣环形态、瓣叶牵拉情况，明确反流原因，评估三尖瓣反流量，协助外科医师判断是否需要同期行三尖瓣修复术。

（四）心内分流和心内血栓的评估

如果存在心内分流，在 LVAD 启动后，由于左心腔内压力显著下降，可出现右向左分流，严重者可导致患者低氧血症，一旦合并反常栓塞，则可造成 LVAD 装置堵塞。植入前

TEE 应重点评估是否存在 PFO。由于患者术前左心房压升高，房间隔通常向右侧偏移，常导致 PFO 的判断较为困难，在术中使用二维超声及彩色多普勒探查房间隔时，可结合右心声学造影，同时配合使用球囊通气使胸腔内压力大于 30cmH_2O（1cmH_2O=0.098kPa）后再释放，可以提高 PFO 检出率（图 6-13）。然而，由于患者术前存在严重左心衰竭、左心房压升高，即使使用正压屏气动作，仍有可能不能检测到右向左分流，因此需要术后再次明确 PFO 情况。如确认存在 PFO，应于术中进行修补。

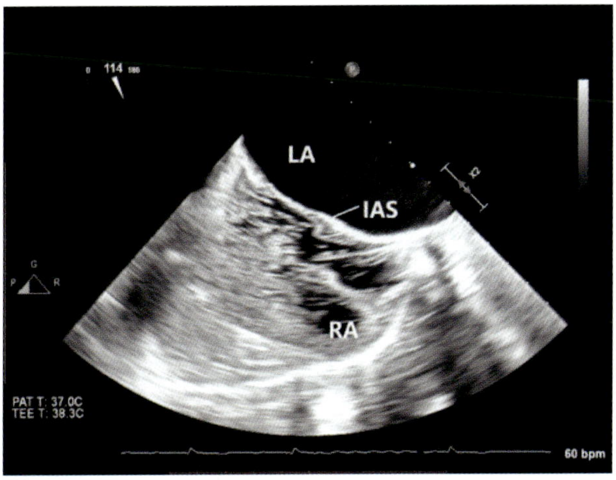

图 6-13 LVAD 植入前术中 TEE 结合右心声学造影检查 PFO

注：术中使用右心声学造影，结合 Valsalva 动作，探查卵圆孔分流。需注意，尽管使用了 Valsalva 动作，房间隔仍然向右心房侧偏移，提示左心房压仍然较高，有可能无法有效检出 PFO，需要 LVAD 植入后再次探查。LA，左心房；RA，右心房；IAS，房间隔。

终末期心力衰竭患者由于房室腔显著扩大，心腔内血流缓慢，易形成心内血栓。心腔内血栓可增加患者术中和术后卒中的发生风险，一旦脱落堵塞 LVAD，则造成泵功能不良。LVAD 植入前使用 TEE 在食管上段及中段各切面仔细探查各心腔，尤其要重点排除左心耳和左心室心尖部的血栓。如确诊血栓，应向术者详细描述血栓的大小和位置，以便于术中探查及清除。如果图像欠清晰，可以考虑使用超声对比显像来进一步诊断。

二、术后 TEE

LVAD 植入后，随着泵装置启动、泵速逐渐增加，左心容量负荷相对减低，而右心容量负荷逐渐增大，心脏形态和功能将发生明显改变，利用 TEE 对心内情况进行持续、实时监测，有助于患者从体外循环平稳过渡到左心室辅助循环状态，并在整个术中维持血流动力学稳定（表 6-3）。

表 6-3 术后 TEE 探查重点

探查内容	说明
LVAD 的正确植入	
流入管道的评估	流入口位于心尖中位，正对二尖瓣口 流入血流应呈连续低速层流，无反流
流出管道的评估	流入血流应呈连续低速层流，无反流
心内残余气体	
左心、右心内积气	在停止体外循环前确保心内无残余气体
左心室评估	左心室内径较术前减低，二尖瓣反流减少，房室间隔位置居中
LVAD 泵功能的优化	
右心室评估	右心室较术前无明显扩张，三尖瓣反流少于中量
主动脉瓣	主动脉瓣间断开放，少量以下反流
心内分流	
再次探查卵圆孔	

首先应关注装置是否正确的植入，主要观察的内容包括 LVAD 流入及流出套管的位置和功能情况。

理想的左心室心尖部流入套管应位于心尖部中位，与室间隔保持适当的距离，其开口方向应正对二尖瓣瓣口。一般通过经食管中段四腔心切面、经食管中段两腔心切面完成判断（图 6-14），亦可通过三维 TEE 进行评估（图 6-15）。正常的流入管道血流频谱形态呈连续、低速、低搏动性，流速通常≤1.5m/s，且无反流。如出现湍流、血流速度明显增高或降低，或发生反流，则提示可能存在流入口阻塞，常见的原因包括血栓、二尖瓣瓣下组织遮挡或 LVAD 泵抽吸室壁而导致的引流障碍，需要仔细鉴别诊断。在多数患者中，TEE 可观察到与升主动脉吻合的部分流出管道情况（食管上段升主动脉长轴切面），将取样线置于主动脉吻合口近端约 1cm 处寻找并测量频谱。

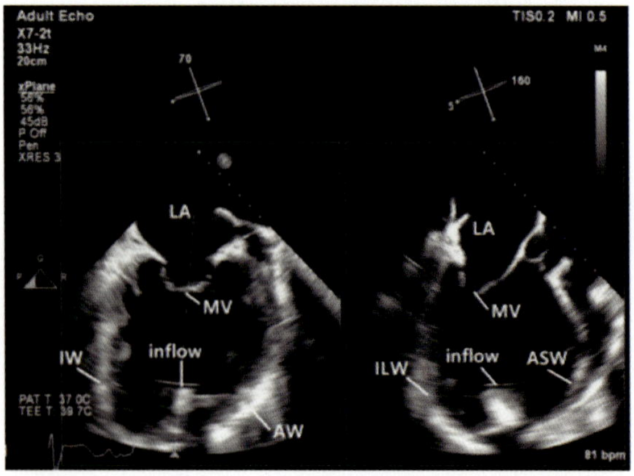

图 6-14 LVAD 植入后术中 TEE 检查流入套管位置

注：TEE 利用实时双平面功能，可显示流入套管与二尖瓣口、周围室壁之间的位置关系，确保 LVAD 的正确植入。流入套管方向应与二尖瓣瓣环方向垂直、正对二尖瓣瓣口，同时与周围室壁均保持一定距离，尤其应关注其与室间隔之间的距离。LA，左心房；MV，二尖瓣；inflow，流入套管；AW，前壁；IW，下壁；ASW，前间隔壁；ILW，下侧壁。

流出管道的血流频谱形态同流入套

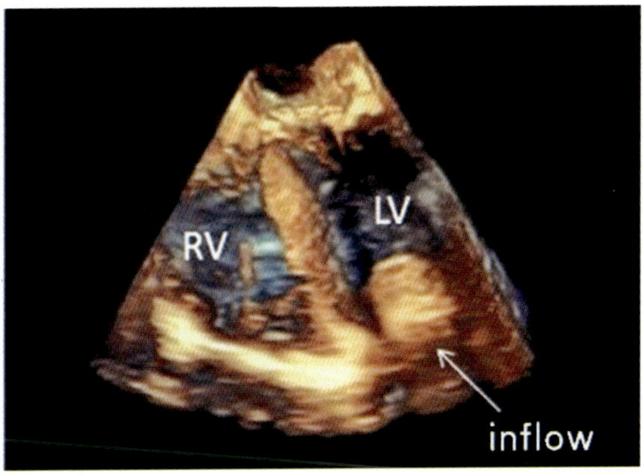

图 6-15　LVAD 植入后实时三维 TEE

注：显示左心室心尖部流入套管，插管位置与二尖瓣口对位良好。LVAD，左心室辅助装置；LV，左心室；RV，右心室；inflow，流入套管。

管，峰值速度通常为 1.0 ~ 2.0m/s（图 6-16）。如出现血流状态及速度的改变，应检查流出管道是否存在扭曲或与升主动脉间的角度是否存在异常。

确认装置植入位置良好后，应利用 TEE 确保在停止体外循环前排空心内气体。TEE 可持续评估心腔内有无残存的气体，并引导外科医师彻底排气，以免术后出现因空气栓塞造成的卒中、冠状动脉缺血等情况。常见的积气部位包括右心室流出道、左心耳、左心室心尖部及前室间隔下方的左心室腔，应重点探查。

在调整停机阶段，需通过 TEE 连续实时监测心脏功能和形态。其间患者将从体外循环逐渐过渡到左心室辅助循环，血液逐渐从体外循环装置回到患者心内，同时 LVAD 泵速逐渐增加，将血液从左心室泵入主动脉，患者心脏的几何形态和功能在短时间内发生急剧

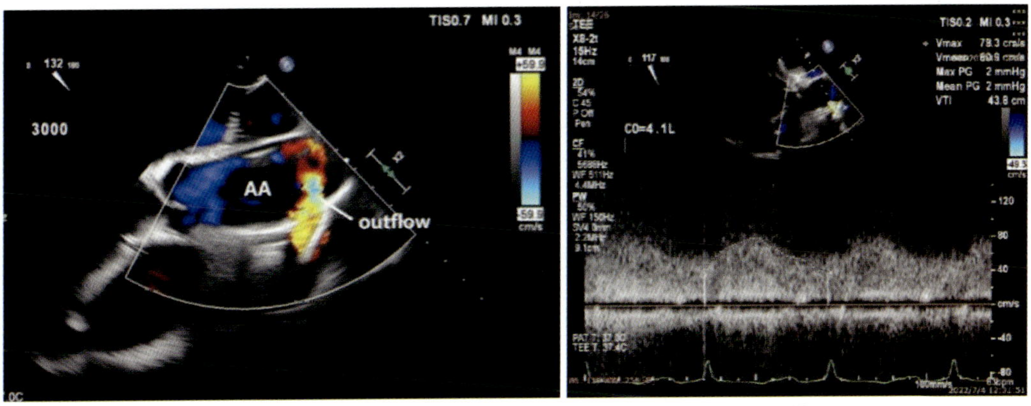

A　　　　B

图 6-16　LVAD 植入后术中 TEE 检查流出套管血流

注：TEE 可清晰显示升主动脉流出管道的血流情况，并测量该处血流速度和流量。A. 经食管上段升主动脉长轴切面，显示吻合到升主动脉的流出套管血流呈层流进入升主动脉；B. 显示流出管道的血流速度和流量。AA，升主动脉；outflow，流出套管。

的变化（图 6-17）。因此，需要 TEE 连续监测不同泵速下的多个指标，实时监测心脏形态变化，同时结合其他循环参数，尽量达到 LVAD 泵功能的最优化。TEE 需持续监测的内容包括：心尖部流入口的位置有无偏移，左心室、右心室径线变化，右心室功能情况，同时关注二尖瓣、三尖瓣反流量，以及主动脉瓣开放情况。LVAD 泵速调整的目标为：尽可能使左心室最大限度卸负荷，同时使右心室功能有一定程度改善或维持植入前的状态，房室间隔位置适中，主动脉瓣流量维持在少量或以下，二尖瓣和三尖瓣反流较术前减少，主动脉瓣间歇开放并维持足够的泵输出量。以永仁心 LVAD 为例，手术室内优化的大致指标为：LVAD 泵速范围为 1700 ~ 1850 转 / 分，平均泵输出量为（3.85 ± 0.43）L/min，一般要求 CI ＞ 2.0L/（min · m^2），并维持循环稳定。

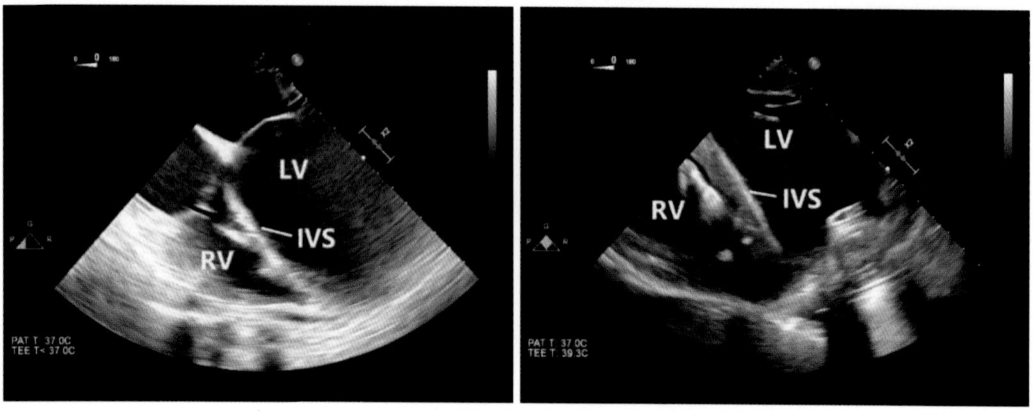

A　　　　　　　　B

图 6-17　LVAD 植入前后左右心室形态变化

注：A．LVAD 植入前食管中段四腔心切面，左心室显著扩张，室间隔凸向右侧；B．LVAD 植入后食管中段四腔心切面，左心室内径较术前减小，由于 LVAD 对左心室的卸负荷使右心容量负荷增加，导致室间隔向左侧偏移，此时需仔细探查泵头位置和室间隔关系，以防出现室间隔抽吸现象。LV，左心室；RV，右心室；IVS，室间隔。

术后 24 小时内患者循环仍处于较不稳定状态，此时由于 TTE 声窗欠佳，常需要 TEE 评估和监测（表 6-3），因此可暂时保留术中食管探头，以免反复置入探头造成损伤。此时 TEE 需根据左心室及右心室的形态和功能、瓣膜功能的动态变化，协助优化 LVAD 泵功能。具体检查方法可参照术前 TEE，但注意尽量使用与术前相同的探查切面，以便客观评价心脏结构变化。需特别指出的是，在 LVAD 植入后，右心室功能的评估是检查的重点。随着 LVAD 启动、左心卸负荷，肺动脉压显著下降，右心室后负荷降低；另外，LVAD 增加了左心输出量，继而右心回流量增加，又导致右心室前负荷增加。此时需要仔细评估右心功能代偿情况，谨慎调节泵速，同时进行容量和药物治疗。超声医师需实时评估右心形态和功能，及时给予反馈，辅助临床决策。需要注意的是，术后持续三尖瓣中量以上反流、右心室持续扩张常提示预后不良，应尽早开始针对右心功能不全的治疗。

（段福建　施怡声　康文英）

第四节　植入后超声心动图监测及远期随访

常规超声心动图可用于 LVAD 植入后的早期监测和远期随访，旨在评价自体心脏对机械循环辅助的反应性，明确 LVAD 功能有无异常及评估自体心功能的恢复情况。

由于接受 LVAD 植入的患者临床情况存在明显的个体差异，因此，超声心动图的评估需要个体化。随访过程中，需要着重分析和对比 LVAD 术前及术后历次超声心动图数据的连续、动态变化，同时，超声心动图检查的数据还应与临床随访结果相结合。这有助于检查者和临床医师全面了解 LVAD 的有效性，早期诊断患者潜在的自体心脏的异常，及时发现与治疗相关的并发症，以便准确评价患者的临床状况并制订合理的诊疗计划，减少患者的再次住院率并改善患者预后。

在中国医学科学院阜外医院，患者接受 LVAD 植入术后当天，需要在回到外科 ICU 并安顿完毕后再次行 TEE 检查。此后，如无明显的并发症，TTE 定期监测的频率为：术后第 1 周每天 1 次，转至普通病房后、出院前、术后第 1 个月、2 个月、3 个月、6 个月各 1 次，此后每 6 个月 1 次。如果患者术后出现心律失常、感染、心力衰竭加重，或需要进一步优化泵功能及出现 LVAD 设备报警等异常情况，应根据患者的实际情况及时行超声心动图检查。

LVAD 植入后的超声心动图检查，不仅涵盖术前 TTE 的所有检查内容，而且还需要包括 LVAD 特殊切面和一定泵速下的血流动力学信息（表 6-4）。

表 6-4　LVAD 植入术后超声心动图监测要点

基本参数记录：血压、心律、心率、术后时间、LVAD 型号及转速、主动脉瓣开放程度、房 / 室间隔位置
LVAD 流入管道 位置（注意选取最佳切面进行观察） 血流状态及方向 PW 记录收缩期峰值血流速度和舒张期流速及频谱形态
LVAD 流出管道 位置（注意选择最佳切面进行观察） 血流状态及方向 PW 记录收缩期峰值血流速度和舒张期流速及频谱形态
LVAD 输出量 流出管道脉冲波速度时间积分（VTI） 通过测量管道直径或已知参数计算管道横截面积
右心输出量 右心室流出道脉冲波 VTI 右心室流出道直径，并计算其横截面积
右心功能不全 右房室增大 右心室收缩超声指标异常 ≥中重度 TR 右心房压力增高

续表

LVAD 植入术后高危超声所见
左心房、室间隔是否存在偏移
心内分流
管道内血流速度增快
管道机械梗阻
抽吸现象
主动脉瓣或二尖瓣反流加重
心内血栓形成
心包血肿、积液、心脏压塞

一、LVAD 植入后超声心动图监测

在进行超声心动图检查之前，超声医师需要在屏幕上注明 LVAD 的类型和转速，以便进行统计分析。如果仪器转速有调整，需要在屏幕上重新注明当时的转速。在超声心动图报告中也要常规记录仪器的类型和转速，是否同时使用其他心脏的机械循环支持（MCS），记录检查时患者的心率、心律和血压。与术前检查相同，检查时需常规连接心电图。

（一）左心室形态及功能

1．左心室内径及容积 LVAD 植入术后患者的二维胸骨旁长轴切面测量的 LVEDD，具有很高的可重复性。既往的临床研究显示，术后 3 个月随访 LVEDD 比植入术前至少可减少 15%。需要结合心电图来对比 LVESD 和 LVEDD，若出现 LVEDD 反而小于 LVESD 的严重情况，提示患者可能存在 LVAD 过度卸负荷和 / 或右心功能不全。

使用双平面 Simpson 法或单平面法测量的左心室容积其准确性高于 M 型超声，但在 LVAD 植入术后，由于心尖部流入管道强回声的影响，用容积法评价左心室大小存在一定的难度。而 LVEDD 便于获取并具有一定的可重复性，在进行泵速优化的过程中，能够快速测量左心室内径用于对比。LVEDD 结合主动脉瓣开放程度可以作为连续血流 LVAD 卸负荷的连续监测指标。

2．左心室收缩及舒张功能 LVAD 植入后，由于辅助装置造成的心尖伪影，使左心室心内膜边界难以识别，左心室收缩功能的评价变得困难。但 LVEF 是反映左心室收缩功能变化的重要指标，因此，LVAD 术后的超声心动图必须测量 LVEF。如果左心室的心内膜，包括左心室心尖部能够充分显示，无论是否进行声学造影，均推荐使用双平面 Simpson 法测量 LVEF。此外，其他参数也可用于评价左心室的收缩功能，即使是定性评价的 LVEF 仍具有参考价值。然而，LVAD 的支持使左心室的前负荷明显降低，而后者是决定 LVEF 的重要参数之一。因此，对于 LVAD 植入术后的患者，其 LVEF 的评估必须与临床实际相结合。

对于胸骨旁图像清晰，而心尖声窗欠佳的患者，虽然以下方法评价 LVAD 患者收缩功能的准确性尚未证实，但仍可起到一定的参考作用。

（1）左心室短轴乳头肌水平二维图像测量 FAC：FAC（%）=（舒张末期面积 − 收缩末期面积）/ 舒张末期面积。

（2）左心室短轴缩短率（FS，%）用于评价 LVAD 患者左心室收缩功能：FS=（LVEDD−

LVESD）/ LVEDD。上述左心室收缩功能的线性和容积测量方法，需根据患者的不同情况而个体化应用。但 LVAD 术后患者，由于存在节段性室壁运动异常、室间隔矛盾运动、室间隔偏移、左心室壁收缩不同步等问题，且还可随泵速不同而改变，因此不建议使用上述方法作为常规评价手段。此外，由于 LVAD 术后患者每个心动周期每搏量不同，故不推荐通过左心室每搏量计算 LVEF。

对于术前存在左心室舒张功能异常的患者，LVAD 术后超声报告中尽管仍记录左心室舒张功能参数的测量，但其在 LVAD 植入后的临床实用性仍有待证实。有些舒张功能参数与前次检查或不同转速时相比，结合患者的临床症状，仍具有一定的用于对比左心室卸负荷状态变化的意义。但是否能够影响植入后的临床决策及转归尚不明确，因此，原则上不评价植入连续血流 LVAD 后患者的左心室舒张功能。

（二）右心室形态及功能

右心室功能的评估包括：右心室的大小及其收缩功能，包括右心室内径测量、FAC、TAPSE、三尖瓣环 S′、右心输出量、下腔静脉内径及塌陷率等。

有研究发现，所有心内直视手术后尽管三维超声提示右心室射血分数正常，但 TAPSE 和 S′ 均降低，直到术后 12 个月仍处于较低水平，其原因可能与术后右心室心肌受损及其几何形态改变有关，这提示 TAPSE 和 S′ 不是心内直视术后右心室功能的准确测量指标。而 FAC 的测量涉及整个右心室侧壁及室间隔，且可同时反映右心室的纵向和径向运动，因此能相对准确地反映右心室收缩功能。

（三）瓣膜形态及功能

1．主动脉瓣　评价主动脉瓣的开放程度至关重要。影响主动脉瓣开放的因素包括 LVAD 的转速、自体左心室收缩功能、有效循环血容量及外周血管阻力。近期的指南建议，调低 LVAD 转速直至主动脉瓣间歇开放，但在自体左心室收缩功能极度受损的患者，即使将泵速调至最低，主动脉瓣仍无法开放。将 M 型扫描速度降低（如 25 ~ 50mm/s），记录多个心动周期，可准确评价主动脉瓣的开放频率（图 6-18）。主动脉瓣可表现为每个心动周期

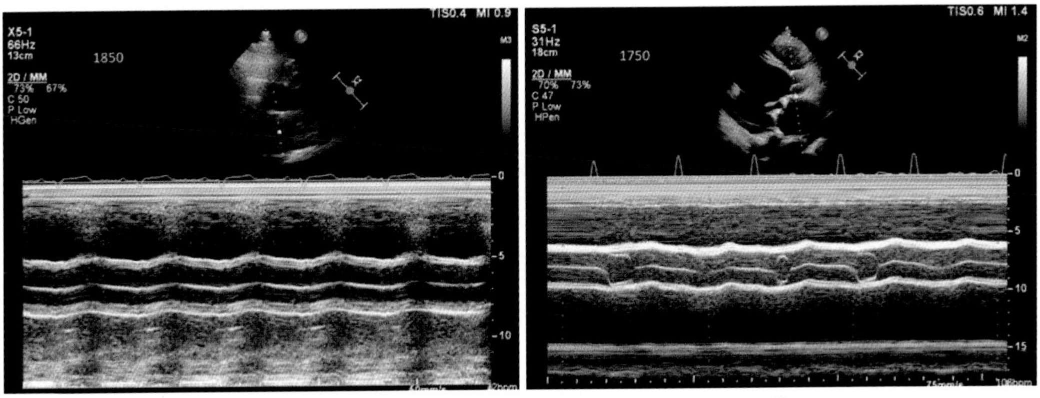

A　　　　　　　　　　B

图 6-18　不同 LVAD 转速下主动脉瓣的开放情况

注：A. M 型超声显示 1850 转 / 分时主动脉瓣完全不开放；B. 1750 转 / 分时主动脉瓣间歇开放。

均开放、间歇性开放或持续性关闭。需注意，M 型记录主动脉瓣开放及持续时间存在一定的缺陷。由于主动脉瓣半月瓣的结构、心脏的牵拉运动等原因，可以造成主动脉瓣开放的假象。此时需要结合彩色多普勒及彩色 M 型以协助诊断。

对于主动脉瓣持续性关闭的患者，需要特别注意主动脉根部有短时间内形成的红细胞沉积或血栓形成（图 6-19）。此时，需要超声医师结合患者的临床症状、抗凝情况及 LVAD 的流量等，仔细识别和确认主动脉根部异常回声的形态和性质。如果是早期的红细胞沉积，可以通过降低泵速使主动脉瓣开放数次起到冲刷的作用，使红细胞沉积消散。对于已经形成的血栓团块，则需避免降低 LVAD 泵速，以免主动脉瓣突然开放而致血栓脱落。

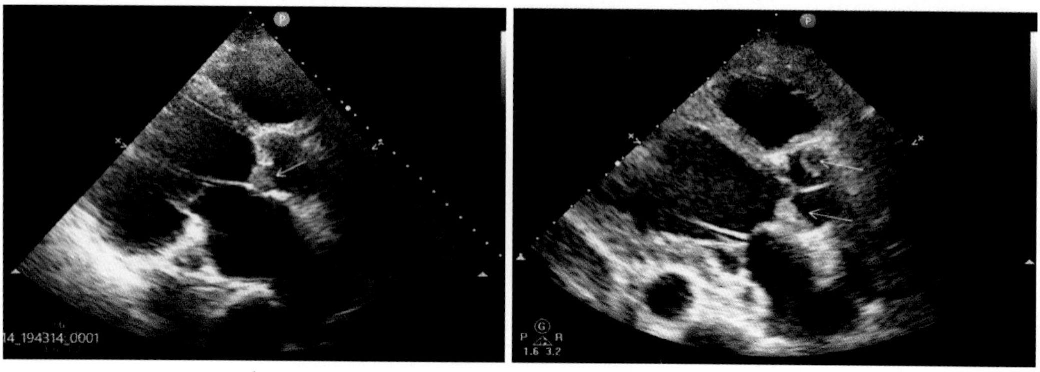

A　　　　　　　　　　B

图 6-19　主动脉窦部红细胞沉积及血栓形成

注：A. 白色箭头所示为主动脉窦部血细胞沉积；B. 两个白色箭头所示为主动脉窦部多发血栓形成。

主动脉瓣的持续性关闭还可导致 LVAD 相关的 AR。LVAD 植入后 12 个月，有 25%～33% 的患者出现新的 AR，这将直接影响 LVAD 的工作效率及患者预后。多项研究显示，LVAD 植入后，主动脉瓣持续性关闭是新发 AR 的危险因素。标准化定量评价 AR 的方法，在 LVAD 植入后可能不适用。如何在这样一个完全不同于生理状态的血液循环中对 AR 的量进行评估，目前仍缺乏金标准。需要对患者的 AR 进行一个总体评价，包括 AR 的时相（以舒张期为主或全心动周期）、AR 的血流汇聚宽度（VC）、反流束占左心室流出道宽度、LVAD 管道和自体心室流出道流量的测量及左心室腔大小（图 6-20）。此外，超声心动图发现明显 AR 时，还需要与装置控制参数和不同转速下心脏的反应相结合进行综合分析。

2．**二尖瓣**　如前所述，左心室卸负荷后可使扩张的二尖瓣环缩小、瓣叶对合改善，继而 MR 程度减轻。如果存在 MR，可用标准化方法进行定量评价。LVAD 启动后，持续的 MR 可能提示左心室卸负荷不足或 LVAD 功能异常，包括流入管道位置异常影响二尖瓣的瓣下装置，或 LVAD 泵的梗阻等，此时需要与临床医师沟通商榷。

3．**三尖瓣和肺动脉瓣**　与 MR 相似，中重度的 TR 可能与左心室卸负荷不足或卸负荷过度导致的室间隔向左偏移、肺动脉收缩压增高和 / 或右心功能不全等有关，上述原因均可应用超声心动图加以鉴别。LVAD 植入后，自体肺动脉瓣通常仍可保持原有的功能状态。如前关于

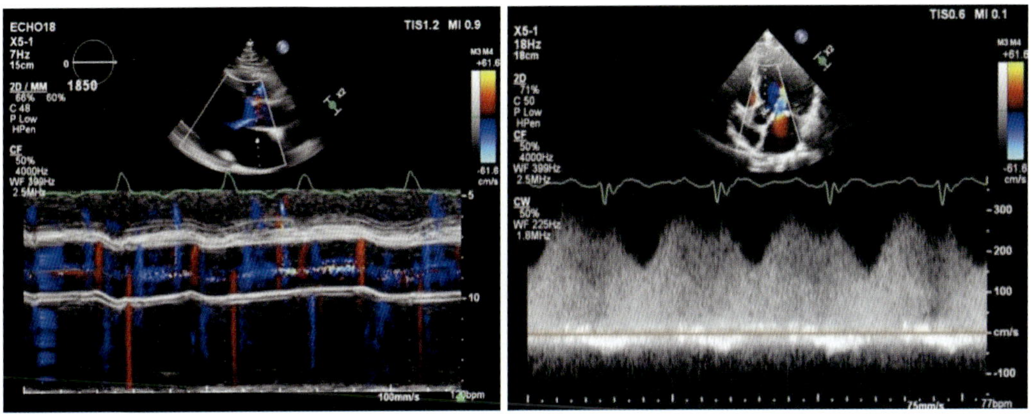

A　　　　　　　　　　B

图 6-20　主动脉瓣连续性反流

注：M 型超声（A）及频谱多普勒（B）显示主动脉瓣关闭时主动脉瓣反流呈连续性（全心动周期）。

围手术期 TEE 所述，术前已存在明显的 PR，或植入术后出现严重的 PR，均可能与右心功能异常有关，提示需要植入 RVAD。LVAD 植入术后，TR 和 PR 均可用标准化方法进行评估。

（四）室间隔位置

舒张末期室间隔的位置往往取决于心室之间的压力梯度，一般可描述为居中、左移或右移。室间隔左移通常由于右心室舒张末期压力增高、左心室前负荷减少、泵速过高所致的左心室过度卸负荷。室间隔右移往往是由于泵速过低、左心室舒张末期压力高、泵功能异常、严重 AR 或左心室后负荷增加。

（五）流入管道和流出管道

1. 流入管道　常位于左心室心尖部，标准或改良的胸骨旁二维图像能够充分显示流入管道（图 6-21）。超声医师需要明确流入管道的位置及其与室间隔和其他心内结构之间的空

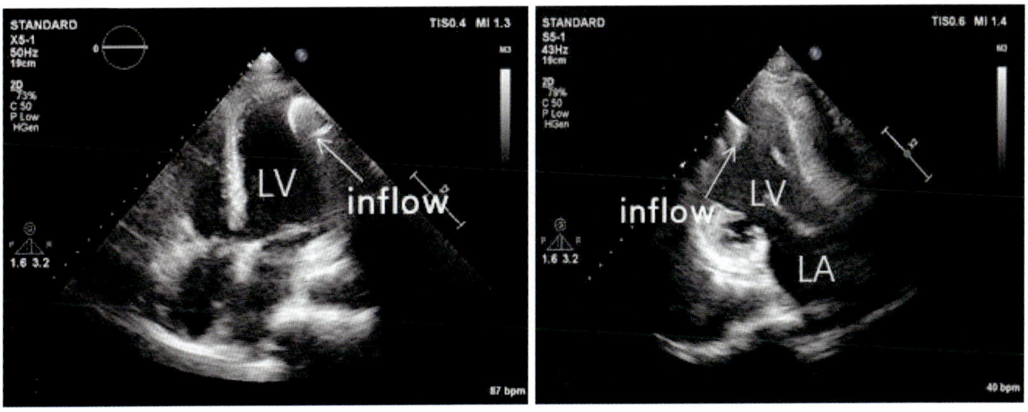

A　　　　　　　　　　B

图 6-21　TTE 显示左心室心尖部 inflow 泵口

注：心尖四腔心切面（A）及心尖长轴心切面（B），白色箭头所指为左心室心尖部 inflow 泵口。

间关系。有经验的超声医师也可使用三维超声心动图显示流入管道，以提供更多的信息。在改良胸骨旁、心尖和短轴切面，尽可能使声束与管道平行，使用脉冲或连续波多普勒成像测量流入管道内的流速，一般低于 1.5m/s。记录至少 3～4 个心动周期的收缩期峰值流速和舒张期最低流速。需注意，AR、二尖瓣舒张期血流及反流都可能干扰流入管道的血流频谱。另外，由于 LVAD 流入插管金属强回声的影响，也可能无论用彩色多普勒还是频谱多普勒均无法评价其流入管道内的流速。

2．**流出管道**　其图像通常需要在非标准切面获取（图 6-22）。左侧高位胸骨旁切面有时可获取流出管道远端及与升主动脉吻合口的图像。嘱患者平卧或右侧卧位，在右侧胸骨旁切面，可以获取流出管道中段的图像，以上切面可以结合彩色或频谱多普勒。流出管道内血流频谱、流速及各个数据的测量和记录方法同流入管道。在个别病例，依据体位不同，可以在剑下或胸骨上窝切面观察流出管道情况。LVAD 流出管道脉冲波多普勒速度时间积分（VTI）可用于估测流出管道流量（图 6-23）。当流出管道任何位置血流速度大于 2.0m/s 时，提示可能存在梗阻。

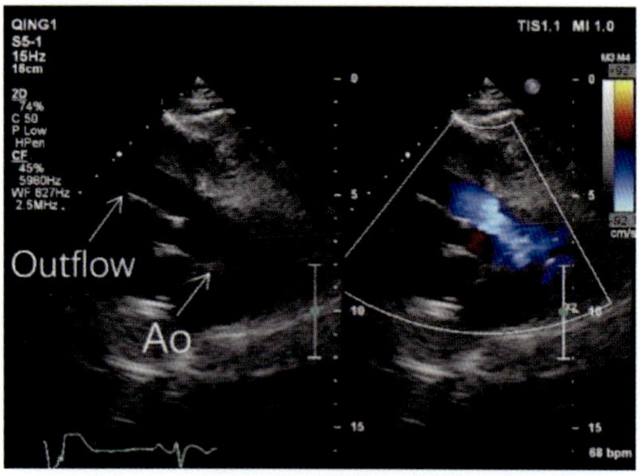

图 6-22　TTE 显示流出管道与主动脉右前壁吻合

注：高位胸骨旁切面显示流出管道与主动脉右前壁吻合口及 LVAD 血流。

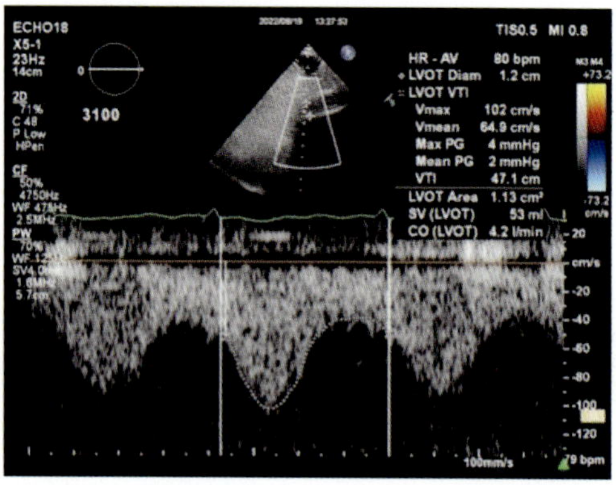

图 6-23　频谱多普勒计算 LVAD 流出管道内流量

（六）自体心脏和 LVAD 血流量评价

主动脉瓣明显开放，且无明显肺动脉瓣反流时，左心室的净输出量（自体左心室流出道输出量和 LVAD 输出量总和）等于右心室流出道输出量。

主动脉瓣关闭且无明显 AR 时，LVAD 输出量等于右心室流出道输出量。

主动脉瓣关闭且主动脉瓣明显反流时，由于存在 LVAD 至主动脉之间的“无效循环”，因此 LVAD 的实际流量大于右心室流出道计算所得心输出量。当患者存在轻度以上 AR 时，理论上可以通过流出管道脉冲波频谱直接计算 LVAD 流量。此时，主动脉瓣反流量 =LVAD 输出量－右心室流出道输出量。

流量计算参考公式如下：左 / 右心室流出道输出量 = 左 / 右心室流出道脉冲波 VTI ×

［3.14 ×（左 / 右心室流出道内径 /2）^{2}× 心率］

LVAD 输出量 =LVAD 流出管道脉冲波 VTI ×［3.14 ×（LVAD 流出管道内径 /2）^{2}× 心率］

二、超声心动图监测 LVAD 功能的优化和故障排除

在进行 LVAD 转速优化调整或需检查装置问题时，要进行转速变化测试。在调整泵速之前，需明确患者已达到理想的抗凝状态，同时除外存在主动脉根部或心内血栓的可能性。

LVAD 转速的调整需要在左心室辅助团队的共同监测下进行，要记录每个患者在基线转速、每一个测试转速及最终优化后转速所对应的心率、血压、超声心动图测量参数与患者的症状变化等。同时还需记录终止转速测试的原因，包括检查完成、抽吸现象、出现症状（包括心悸、头晕、头痛、胸痛、呼吸困难等）、高血压或管道内血液逆流等。需要在调整每一次转速后记录流入管道或流出管道内的彩色和频谱多普勒，随着转速逐渐增高，需随时观察是否存在以下情况：①管道内血流收缩期峰值流速与舒张期最低值流速的比值逐渐下降。②管道内出现血液逆流。③抽吸现象。④在不同的泵速下，由于泵管道内血栓形成、其他机械性梗阻或显著的 AR 等原因，导致血流频谱形态变化程度减小或无变化。

（一）超声心电图监测 LVAD 优化

超声心动图优化 LVAD 功能，通常是在患者无明显临床症状或仅有轻微症状、无装置报警、无其他由于 LVAD 异常或自体心脏功能异常等情况下进行。优化 LVAD 的超声心动图检查包括基线状态下常规全面的 TTE 检查，以及在逐步提高 LVAD 泵速后，每个转速条件下采集预先设定的 LVEDD、室间隔位置、主动脉瓣开放频率、二尖瓣和三尖瓣的反流程度等超声心动图参数，以反映 LVAD 或自体心脏的功能。

关于"理想"LVAD 转速的设定，不同的临床研究中心对其定义不同，但各中心所设理想转速均介于最高和最低转速之间。最低转速被定义为超声心动图测量的 LVEDD 相对于基线状态下略增大，室间隔可略向右侧偏移，MR 略有增多，主动脉瓣间歇性开放或持续性开放，右心房压力或肺动脉收缩压略升高。临床表现上，患者可出现淤血和 / 或终末器官功能恶化。最高转速被定义为室间隔向左偏移和 / 或遮挡流入管道，并由于室间隔左移导致三尖瓣环形变和 / 或右心室扩大，TR 程度加重，主动脉瓣关闭，AR 量增加。超过泵速上限所致的以上部分或全部变化可以引发抽吸现象，导致 LVAD 低流速报警。

为安全起见，一些 LVAD 植入中心通常将达到左心室最大卸负荷状态且略低于最高值的转速定义为理想的 LVAD 转速，此时主动脉瓣可以呈关闭状态。而有些 LVAD 植入中心则以主动脉瓣开放作为目标之一，因此其理想转速比上述定义的理想转速略低。

（二）超声心动图识别 LVAD 功能异常及转速调整策略

如怀疑患者的 LVAD 功能异常，则需要进行有针对性的超声心动图筛查。LVAD 装置功能异常的情况包括：①LVAD 控制器报警。②患者出现新的或持续存在异常的症状。③血清学检查提示溶血或感染。④基线泵速下超声心动图检查结果出现异常。⑤其他影像学检查或监测结果异常（如心律失常、低血压）或其他临床检查提示 LVAD 功能异常。

首先，超声心动图检查应在基线转速下，测量常规超声心动图监测的所有指标。此后，

根据实际问题，在 LVAD 团队参与和指导下调整转速，实时监测超声心动图参数变化，以测试是否存在泵功能异常，并查找超声心动图特异性阳性表现。

转速递增模式的 LVAD 异常超声心动图筛查方法的初衷是评价有无装置内血栓形成，转速递增模式还可用于评价临床其他问题，如可疑右心室功能不全、心包积液、AR 或当装置报警时协助查找问题所在。在每一个速度级别，须测量以下参数：LVEDD、右心室流出道速度时间积分、主动脉瓣开放程度、AR 和 MR 程度、二尖瓣流入管道频谱、室间隔和房间隔位置、TR 程度、估测右心室收缩压及流入 / 流出管道的血流频谱特征等。

（三）LVAD 异常报警的超声心动图评价

无论何种控制器报警都需要患者及临床医师给予高度重视。以下内容概述了控制器异常报警的类型及其鉴别诊断，超声医师需要熟知控制器报警的几种常见类型和控制器的相关参数，从而有针对性地进行相应的超声心动图检查。①转速：代表叶轮每分钟转动的周数，可通过控制器调整泵速。泵速设置过低，可能导致血流缓慢甚至淤滞，涡轮叶片容易形成血栓。当泵速设置过高时，可能引起抽吸现象。②功率：通过泵的电机电压及电流测得，且随速度变化而不同（如泵速越高，功率越高）。在控制器上常规显示为一定时间的平均功率，单位为瓦。③流量：直接通过相应的泵速和功率进行评估。在评估 LVAD 流量时，需要考虑血细胞比容对血液黏滞度的影响。④搏动性：即最高和最低流量之间的差异，类似于动脉波形中的波峰和波谷。搏动性与自体心室收缩力及后负荷呈负相关。

报警通常分为两种，包括低流量报警和高流量 / 高功率报警。泵参数变化及异常报警应与临床情况相结合，当病因不明确时，需要进一步检查证实。

1．低流量报警 鉴别诊断主要包括 LVAD 抽吸现象、右心衰竭、低血容量、心脏压塞、心尖部流入管道或流出管道弯曲或梗阻、恶性高血压及房性或室性心律失常。

（1）抽吸现象：可直接导致流入管道流量降低，并引起心悸、晕厥等相应的临床症状。低血容量、右心衰竭、心脏压塞、泵速设置过高等可引起左心室充盈不足的因素，均可能引发抽吸现象。发生抽吸现象时，左心室被 LVAD 过度排空变小，导致室间隔向左侧偏移，可引起流入管道梗阻或室性心律失常。此时需降低泵速并识别和治疗相关病因。

（2）右心功能不全：超声心动图通过与基线状态比较，测量右心室内径和功能、TR 程度、下腔静脉内径和塌陷率，评价肺动脉压力等，可发现新出现的右心衰竭或原有右心衰竭加重。

（3）心脏压塞：心包或胸腔填塞表现类似于右心衰竭，可导致低流量报警。超声心动图发现心包积液、左心室和右心室容积过小或可疑血肿伴低流量报警时，应高度怀疑心脏压塞。

（4）流入管道梗阻：引起低流量报警的原因包括继发于血栓、巨大赘生物或抽吸现象所致的部分性或间歇性梗阻。超声心动图可通过左心室大小、室间隔偏移及主动脉瓣开放程度来判断。频谱多普勒测得流入管道速度增加，而流出管道流速降低。二维和三维 TTE，尤其是 TEE，可探及管道或心腔内血栓、赘生物或过多肌小梁被牵拉至流入管道。

（5）流出管道梗阻：其原因包括流出管道弯曲、移位、外部挤压或血栓形成等造成机械梗阻，超声心动图所见类似于流入管道梗阻，根据梗阻的部位和程度不同，多普勒成像提示流出管道血流速度增高或降低，流入管道血流速度正常或降低。

2．**高流量、高功率报警**　鉴别诊断主要包括泵内血栓形成、明显而持续的 AR、体循环动脉血管扩张。

血栓造成的泵功能异常，其超声心动图表现为左心室卸负荷程度较前减低，LVEDD 增加，室间隔向右心室侧偏移，主动脉瓣开放增加，流入管道和流出管道舒张期血流速度均降低，并伴有流入管道或流出管道的收缩期与舒张期血流速度比值增高。测试 LVAD 异常的速度递增调整试验可以进一步证实是否存在泵内血栓。同时需结合患者的血清学检查证据。

明显的 AR 可导致 LVAD 流量增高、左心室前负荷增加。AR 使主动脉－左心室 -LVAD 之间形成“无效循环”，LVAD 管道内血流量明显增加，但右心室流出道心输出量降低。由于左心室卸负荷不足，继而二尖瓣反流量增加。当心肌收缩力不足，主动脉瓣不开放时，AR 可发生于全心动周期，此时标准化评估方法显然不适用。在 LVAD 辅助期间 AR 的评估目前仍缺乏金标准。

三、超声心动图评价 LVAD 辅助后心肌恢复

仅少数病例的左心室功能可逐渐恢复并脱离 LVAD 辅助，判断患者是否适合脱离 LVAD 辅助需结合各种复杂因素来决定。目前，关于 LVAD 植入后心肌恢复评估的大型研究仍然很少，目前脱泵经验主要依赖于一些中心的病例报道。当 LVAD 常规超声心动图监测结果提示自体左心室功能明显改善时，可以考虑行进一步的 LVAD 心肌恢复的超声心动图评估。

首先需要在基线状态下进行一次全面的 LVAD 超声心动图检查。此后，在全身充分抗凝的状态下，逐步递减泵速至管道内既无前向血流又无逆流，超声心动图可获取 LVAD 流入管道和流出管道的频谱多普勒，以帮助确定在某一转速下管道内净流量为零（图 6-24）。在确定该转速后，进行运动试验（6 分钟步行试验或其他心肺功能试验），此后再次超声评估左心室功能情况。

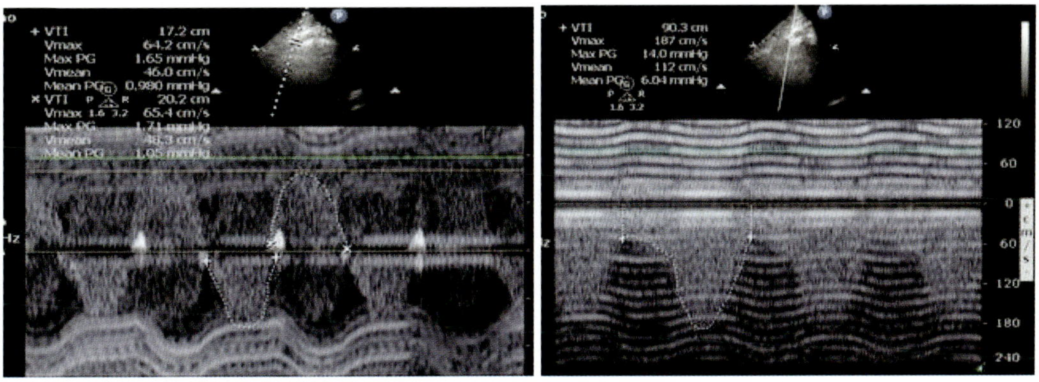

A　　　　B

图 6-24　频谱多普勒评价不同转速下的 LVAD 流量

注：A. 同心 LVAD，3000 转 / 分时 LVAD 流量为 5.1L/min；B. 1300 转 / 分时 LVAD 管道内血流呈双向，净流量接近零。

尽管目前尚无评估 LVAD 辅助后心肌恢复的金标准，但超声心动图结合右心导管参数通常可以很准确地预测患者脱离 LVAD 后病情的稳定性。

四、儿童和青少年患者的 LVAD 治疗选择

重度心力衰竭的儿童及青少年患者可选择的机械辅助设备比成人更少，其主要的治疗手段仍以体外膜氧合（ECMO）为主。对于小体型的患儿目前尚无获批的体内 LVAD，因此关于超声心动图评价儿童 LVAD 的相关报道甚少。较大的儿童和青少年，可以使用成人 LVAD，但患儿左心室腔通常较小，可使流入管道梗阻的风险增加，且其 LVAD 设置的标准化参数目前尚无参考依据。

五、右心室及双心室辅助装置

LVAD 植入术后，超声心动图可有效筛查右心室衰竭的病因。在患者右心功能不全加重，且抗心力衰竭治疗效果不佳的情况下，可考虑在植入 LVAD 的同时植入 RVAD，可明显改善患者的临床转归。如前所述，LVAD 植入术后对右心室衰竭的超声心动图预测指标的建立是临床研究的重点。但目前尚无法通过一个或多个超声心动图参数来可靠预测是否需要进行双心室辅助治疗。可以通过对植入术前及术后右心室功能的超声心动图的变化进行全面动态分析，并结合超声心动图其他参数及临床关于右心室功能的信息，以综合判断并指导临床决策。

综上，常规超声心动图在评价 LVAD 治疗中的重要作用毋庸置疑，但用于评价心脏收缩和舒张功能的很多传统参数都依赖于前后负荷，其用于评价连续血流 LVAD 左心室卸负荷的心脏功能尚有待于进一步论证。

同时，超声新技术的作用也应得到充分的重视。实时三维超声心动图在 LVAD 植入的各个阶段都有重要的诊断和判断预后意义，能够提供更加准确、可靠的左心和右心容积的定量，评估瓣膜的改变，检测左心室或管道内血栓和心内分流。此外，2D 应变测量可用于评价左心室的纵向、轴向和径向心肌功能力学参数，以及右心室壁应变等相关参数，其超声心动图新指标包括心肌位移、速度、应变、应变率、扭转和非同步指数，可为终末期心力衰竭患者和植入后右心室衰竭患者的风险分层提供增量价值，并可作为随访评估左心室功能的有用工具。

随着 LVAD 应用的逐渐推广，超声心动图的新技术可为进一步研究提供丰富的资源。但由于尚欠缺关于新的超声力学参数的大规模研究，因此在目前 LVAD 治疗中，仍然推荐使用常规超声心动图作为主要的评价手段，同时根据各中心的实际条件和临床需要增加方法学指标。

（段福建　施怡声　康文英）

参考文献

[1] FELDMAN D, PAMBOUKIAN S V, TEUTEBERG J J, et al. The 2013 International Society for Heart and Lung Transplantation Guidelines for mechanical circulatory support: executive summary[J]. J Heart Lung Transplant, 2013, 32(2): 157-187.

[2] KIRKLIN J K, PAGANI F D, KORMOS R L, et al. Eighth annual INTERMACS report: special focus on framing the impact of adverse events[J]. J Heart Lung Transplant, 2017, 36(10): 1080-1086.

[3] STAINBACK R F, ESTEP J D, AGLER D A, et al. Echocardiography in the management of patients with left ventricular assist devices: recommendations from the American Society of Echocardiography[J]. J Am Soc Echocardiogr, 2015, 28(8): 853-909.

[4] GREIM C A, TRAUTNER H, KRÄMER K, et al. The detection of interatrial flow patency in awake and anesthetized patients: a comparative study using transnasal transesophageal echocardiography[J]. Anesth Analg, 2001, 92(5): 1111-1116.

[5] PORTER T R, MULVAGH S L, ABDELMONEIM S S, et al. Clinical applications of ultrasonic enhancing agents in echocardiography: 2018 American Society of Echocardiography Guidelines Update[J]. J Am Soc Echocardiogr, 2018, 31(3): 241-274.

[6] KAGAWA H, ARANDA-MICHEL E, KORMOS R L, et al. Aortic insufficiency after left ventricular assist device implantation: predictors and outcomes[J]. Ann Thorac Surg, 2020, 110(3): 836-843.

[7] SINGH A, HUANG X, DAI L, et al. Right ventricular function is reduced during cardiac surgery independent of procedural characteristics, reoperative status, or pericardiotomy[J]. J Thorac Cardiovasc Surg, 2020, 159(4): 1430-1438. e4.

[8] SILVERTON N A, PATEL R, ZIMMERMAN J, et al. Intraoperative transesophageal echocardiography and right ventricular failure after left ventricular assist device implantation[J]. J Cardiothorac Vasc Anesth, 2018, 32(5): 2096-2103.

[9] URIEL N, MEDVEDOFSKY D, IMAMURA T, et al. Echocardiographic changes in patients implanted with a fully magnetically levitated left ventricular assist device (Heartmate 3)[J]. J Card Fail, 2019, 25(1): 36-43.

[10] BAHATYREVICH N, YANG Q, CAVAROCCHI N C, et al. Is hemodynamic transesophageal echocardiography needed for patients with left ventricular assist device?[J]. J Thorac Cardiovasc Surg, 2018, 155(3): 1071-1077.

[11] CHUMNANVEJ S, WOOD M J, MACGILLIVARY T E, et al. Perioperative echocardiographic examination for ventricular assist device implantation[J]. Anesth Analg, 2007, 105(3): 583-601.

[12] COHEN D G, THOMAS J D, FREED B H, et al. Echocardiography and continuous-flow left ventricular assist devices: evidence and limitations[J]. JACC Heart Fail, 2015, 3(7): 554-564.

[13] GOODWIN M, NEMEH H W, BORGI J, et al. Resolution of mitral regurgitation with left ventricular assist device support[J]. Ann Thorac Surg, 2017, 104(3): 811-818.

[14] OKOH A, YANAGIDA R, SCHULTHEIS M, et al. Impact of baseline mitral regurgitation on postoperative outcomes after left ventricular assist device implantation as destination therapy[J]. Transplant Proc, 2019, 51(3): 859-864.

[15] MULLAN C, CARABALLO C, RAVINDRA N G, et al. Clinical impact of concomitant tricuspid valve procedures during left ventricular assist device implantation[J]. J Heart Lung Transplant, 2020, 39(9): 926-933.

[16] BACICH D, FIORENCIS A, BRAGGION G, et al. Patent foramen ovale-related complications in left ventricular assist device patients: a reappraisal for cardiovascular professionals[J]. J Artif Organs, 2020, 23(2): 98-104.

[17] TODARO M C, KHANDHERIA B K, PATERICK T E, et al. The practical role of echocardiography in selection, implantation, and management of patients requiring LVAD therapy[J]. Curr Cardiol Rep, 2014, 16(4): 468.

[18] PALUSZKIEWICZ L, SCHULTE-EISTRUP S, KÖRTKE H, et al. Thrombosis of the LVAD inflow cannula detected by transthoracic echocardiography: 2D and 3D thrombus visualization[J]. Echocardiography, 2011, 28(9): E194-E195.

[19] BARSSOUM K, ALTIBI A M, RAI D, et al. Assessment of right ventricular function following left ventricular assist device (LVAD) implantation-The role of speckle-tracking echocardiography: a meta-analysis[J]. Echocardiography,

2020, 37(12): 2048-2060.

[20] DA ROCHA E SILVA J G, MEYER A L, EIFERT S, et al. Influence of aortic valve opening in patients with aortic insufficiency after left ventricular assist device implantation[J]. Eur J Cardiothorac Surg, 2016, 493(3): 784-787.

[21] GRINSTEIN J, KRUSE E, SAYER G, et al. Accurate quantification methods for aortic insufficiency severity in patients with LVAD: role of diastolic flow acceleration and systolic-to-diastolic peak velocity ratio of outflow cannula[J]. JACC Cardiovasc Imaging, 2016, 9(6): 641-651.

[22] HAYEK S, SIMS D B, MARKHAM D W, et al. Assessment of right ventricular function in left ventricular assist device candidates[J]. Circ Cardiovasc Imaging, 2014, 7(2): 379-389.

[23] THIAGARAJ A K, HUGHES-DOICHEV R, BIEDERMAN R W W. Provocative maneuvers to improve patent foramen ovale detection: a brief review of the literature[J]. Echocardiography, 2019, 36(4): 783-786.

[24] RIGATELLI G, BACICH D, ZUIN M, et al. Cardiac pump-induced platypnea-orthodeoxia[J]. Eur Heart J Cardiovasc Imaging, 2019, 20(5): 603.

[25] NOLY P E, PAGANI F D, NOISEUX N, et al. Continuous-flow left ventricular assist devices and valvular heart disease: a comprehensive review[J]. Can J Cardiol, 2020, 362(2): 244-260.

[26] GOODWIN M L, BOBBA C M, MOKADAM N A, et al. Continuous-flow left ventricular assist devices and the aortic valve-interactions, issues, and surgical therapy[J]. Curr Heart Fail Rep, 2020, 17(4): 97-105.

[27] BOYLE A J, ASCHEIM D D, RUSSO M J, et al. Clinical outcomes for continuous-flow left ventricular assist device patients stratified by pre-operative INTERMACS classification[J]. J Heart Lung Transplant, 2011, 304(4): 402-407.

[28] ZOGHBI W A, ADAMS D, BONOW R O, et al. Recommendations for noninvasive evaluation of native valvular regurgitation: a report from the American Society of Echocardiography Developed in Collaboration with the Society for Cardiovascular Magnetic Resonance[J]. J Am Soc Echocardiogr, 2017, 304(4): 303-371.

[29] LANCELLOTTI P, TRIBOUILLOY C, HAGENDORFF A, et al. Recommendations for the echocardiographic assessment of native valvular regurgitation: an executive summary from the European Association of Cardiovascular Imaging[J]. Eur Heart J Cardiovasc Imaging, 2013, 147(7): 611-644.

[30] YOSHIDA S, TODA K, MIYAGAWA S, et al. Impact of turbulent blood flow in the aortic root on de novo aortic insufficiency during continuous-flow left ventricular-assist device support[J]. Artif Organs, 2020, 44(8): 883-891.

[31] 经食管超声心动图临床应用中国专家共识专家组．经食管超声心动图临床应用中国专家共识 [J]．中国循环杂志，2018，33（1）：11-23.

[32] 中华医学会超声医学分会超声心动图学组．中国成年人超声心动图检查测量指南 [J]．中华超声影像学杂志，2016，25（8）：645-666.

[33] 中华医学会心血管内科分会，中国医师协会心血管内科分会．卵圆孔未闭预防性封堵术中国专家共识 [J]．中国循环杂志，2017，32（3）：209-214.

[34] 经食管超声心动图临床应用的中国专家共识专家组．卵圆孔未闭右心声学造影中国专家共识 [J]．中国循环杂志，2022，37（5）：449-458.

[35] 施怡声，牛丽莉，朱振辉，等．经胸超声心动图在左心室辅助装置置入术围手术期中的应用 [J]．中华心血管病杂志，2021，49（6）：610-614.

[36] 施怡声，朱振辉，王浩，等．左心室辅助装置植入术围术期经食道超声心动图的应用研究 [J]．中国循环杂志，2021，36（6）：574-578.

[37] 施怡声，朱振辉，王浩，等．左室辅助装置植入前后主动脉瓣反流的超声评价和临床预后 [J]．中国胸心血管外科临床杂志，2021，28（6）：670-674.

[38] 牛丽莉，朱振辉，施怡声，等．左室辅助装置植入前超声心动图诊断卵圆孔未闭的经验 [J]．中国分子心脏病学杂志，2021，21（2）：3813-3815.

缩略语表

缩略语	英文全称	中文
AATS	American Association for Thoracis Surgery	美国胸外科协会
ACC	American College of Cardiology	美国心脏病学会
ACEI	angiotensin converting enzyme inhibitor	血管紧张素转换酶抑制剂
ACT	activated clotting time	活化凝血时间
ADHF	acute decompensated heart failure	急性失代偿性心力衰竭
AF	atrial fibrillation	心房颤动
AHA	American Heart Association	美国心脏协会
ALB	albumin	白蛋白
ALT	alanine aminotransferase	丙氨酸转氨酶
AMI	acute myocardial infarction	急性心肌梗死
ANP	atrial natriuretic peptide	心房利尿钠肽
AP	antibiotic protocal	抗生素应用策略
APTT	activated partial thromboplastin time	活化部分凝血活酶时间
AR	aortic regurgitation	主动脉瓣反流
ARB	angiotensin receptor blocker	血管紧张素 II 受体阻滞剂
ARNI	angiotensin receptor-neprilysin inhibitor	血管紧张素受体脑啡肽酶抑制剂
ART	aortic root thrombosis	主动脉根部血栓
AS	aortic valve stenosis	主动脉瓣狭窄
ASE	American Society of Echocardiography	美国超声心动图学会
ASD	atrial septal defect	房间隔缺损
AST	aspartate aminotransferase	天冬氨酸转氨酶
ATP	antitachycardia pacing	抗心动过速起搏
AUC	area under the curve	曲线下面积
AV	aortic valve	主动脉瓣
AVM	arteriovenous malformation	动静脉畸形
AVR	aortic valve replacement	主动脉瓣置换术
AvWD	acquired von Willebrand disease	获得性血管性血友病

续表

缩略语	英文全称	中文
BBs	beta-blockers	β 受体阻滞剂
BiVAD	biventricular assist device	双心室辅助
BMI	body mass index	体重指数
BNP	brain natriuretic peptide	脑利尿钠肽
BSA	body surface area	体表面积
BSI	bloodstream infection	血流感染
BTC	bridge to candidacy	候选前过渡治疗
BTD	bridge to decision	决策前过渡治疗
BTR	bridge to recovery	恢复前过渡治疗
BTT	bridge to transplantation	移植前过渡治疗
BUN	blood urea nitrogen	尿素氮
CABG	coronary artery bypass grafting	冠状动脉旁路移植术
cAMP	cyclic adenosine monophosphate	环磷酸腺苷
CAUTI	catheter-associated urinary tract infection	导管相关性尿路感染
CBF	cerebral blood flow	脑血流量
CDC	cardiosphere-derived cell	心肌球来源细胞
cGMP	cyclic guanosine monophosphate	环磷酸鸟苷
CF-LVAD	continuous-flow left ventricular assist device	连续血流左心室辅助装置
CFS	clinical frailty scale	临床衰弱量表
CHD	coronary heart disease	冠心病
CI	cardiac index	心指数
CIED	cardiovascular implantable electronic device	心血管植入式电子设备
CO	cardiac output	心输出量
COP	colloid osmotic pressure	胶体渗透压
COPD	chronic obstructive pulmonary disease	慢性阻塞性肺疾病
CPB	cardiopulmonary bypass	体外循环
CPET	cardiopulmonary exercise testing	心肺运动试验
CRBSI	catheter related blood stream infection	导管相关性血流感染
CRP	C-reactive protein	C 反应蛋白

续表

缩略语	英文全称	中文
CRRT	continuous renal replacement therapy	连续性肾脏替代治疗
CRT-D	cardiac resynchronization therapy defibrillator	心脏再同步治疗除颤器
CS	cardiogenic shock	心源性休克
CSA	central sleep apnea	中枢性睡眠呼吸暂停
CSs	cardiospheres	心肌球
CTA	CT angiography	CT 血管造影
cTEE	contrast transesophageal echocardiography	经食管超声心动图声学造影
CVC	central venous catheter	中心静脉导管
CVP	central venous pressure	中心静脉压
DBIL	direct bilirubin	直接胆红素
D-D	D-Dimer	D- 二聚体
3DE	three-dimensional echocaediography	3D 超声心动图
DESTINE	driveline expert staging and care	动力缆线专家分期与护理研究组
DLCO	diffusion capacity of carbon monoxide of lung	肺一氧化碳弥散量
DLI	driveline infection	线缆感染
DOAC	direct oral anticoagulant	直接口服抗凝剂
DSA	digital subtraction angiography	数字减影血管造影
DT	destination therapy	终点治疗
DTI	direct thrombin inhibitor	直接凝血酶抑制剂
ECG	electrocardiogram	心电图
ECM	extracellular matrix	细胞外基质
EACTS	European Association for Cardio Thoracic Surgery	欧洲心胸外科学会
ECMO	extracorporeal membrane oxygenation	体外膜氧合
EDPVR	end diastolic pressure-volume relationship	心室舒张末期压力 - 容积关系
eGFR	estimated glomerular filtration rate	肾小球滤过率
EIA	enzyme immunoassay	酶免疫分析
EQ-5D	EuroQol five dimensions questionnaire	欧洲五维健康量表
ERO	effective regurgitation orifice	有效的反流口
ESA	erythropoiesis stimulating agent	红细胞生成刺激剂

续表

缩略语	英文全称	中文
ESC	European Society of Cardiology	欧洲心脏病学会
ESR	erythrocyte sedimentation rate	红细胞沉降率
EUROMACS	European Registry for Patients with Mechanically Circulatory Support	欧洲机械循环支持注册登记系统
FAC	fractional area change	面积变化分数
FDA	Food and Drug Administration	食品药品监督管理局
FDP	fibrin degradation product	纤维蛋白降解产物
FEV_1	forced expiratory volume in first second	第 1 秒用力呼气容积
FFP	fresh frozen plasma	新鲜冰冻血浆
Fg	fipinogen	纤维蛋白原
FI	frailty index	衰弱指数
FS	fractional shortening	短轴缩短率
FVC	forced vital capacity	用力肺活量
GCS	Glasgow coma scale	格拉斯哥昏迷评分
GIB	gastrointestinal bleeding	消化道出血
Hb	hemoglobin	血红蛋白
HBOT	hyperbaric oxygen therapy	高压氧疗法
HCT	hematocrit	血细胞比容
HF	heart failure	心力衰竭
HFrEF	heart failure with reduced ejection fraction	射血分数减低的心力衰竭
HIT	heparin induced thrombocytopenia	肝素诱导的血小板减少症
HRAE	haemocompatibility-related adverse event	血液相容性不良事件
HT	heart transplantation	心脏移植
IABP	intra-aortic ballon pump	主动脉内球囊反搏
IAS	interatrial septum	房间隔
ICAM	intercellular adhesion molecule	细胞间黏附分子
I-CARS	INTERMACS Cardiac Recovery Score	INTERMACS 心脏恢复评分
ICD	implantable cardioverter defibrillator	植入型心律转复除颤器
ICM	ischemic cardiomyopathy	缺血性心肌病
ICU	intensive care unit	重症监护病房

续表

缩略语	英文全称	中文
IGF-1	insulin-like growth factor	胰岛素样生长因子 -1
INR	international normalized ratio	国际标准化比值
INTERMACS	interagency registry for mechanically assisted circulatory support	机械辅助循环支持跨机构登记系统
ISHLT	International Society for Heart and Lung Transpl-antation	国际心肺移植学会
ITP	immune thrombocytopenia	血小板减少性紫癜
KCCQ	Kansas city cardiomyopathy questionnaire	堪萨斯城心肌病问卷
KCL	Kihon check list	衰弱指数清单
IVUS	intravenous ultrasound	血管内超声
LA	left atrium	左心房
LAC	lupus anticoagulant	狼疮抗凝物
LDH	lactate dehydrogenase	乳酸脱氢酶
LMWH	low molecular weight heparin	低分子量肝素
LT-MCS	long-term mechanical circulatory support	长期机械循环支持
LV	left ventricle	左心室
LVAD	left ventricular assist device	左心室辅助装置
LVEDD	left ventricular end diastolic diameter	左心室舒张末期内径
LVEDP	left ventricular end diastolic pressure	左心室舒张末期压力
LVEF	left ventricular ejection fraction	左心室射血分数
LVESD	left ventricular end systolic diameter	左心室收缩末期内径
LVOT	left ventricular outflow tract	左心室流出道
MCA	middle cerebral artery	大脑中动脉
MCS	mechanical circulatory support	机械循环支持
MCS-ARC	mechanical circulation support academic research consortium	机械循环支持学术研究联盟
MELD	chronic model for end-stage liver disease	终末期慢性肝病模型
MMAS-8	8-item morisky medication adherence scale	Morisky 用药依从性问卷
MMP	matrix metalloproteinase	基质金属蛋白酶
MMSE	mini-mental state examination	简易精神状态检查量表
MOF	multiple organ failure	多器官衰竭

续表

缩略语	英文全称	中文
MPAP	mean pulmonary artery pressure	平均肺动脉压
MPC	methacryloyloxyethyl phosphorylcholine	甲基丙烯酰氧乙基磷酰胆碱
MR	mitral regurgitation	二尖瓣反流
MRA	mineralocorticoid receptor antagonist	盐皮质激素受体拮抗剂
MRI	magnetic resonance imaging	磁共振成像
mRS	modified Rankin scale	改良 Rankin 量表
MRSA	methicillin resistant Staphylococcus aureus	耐甲氧西林金黄色葡萄球菌
MV	mitral valve	二尖瓣
6MWT	6 minute walking test	6 分钟步行试验
NCS	noncardiac surgery	非心脏手术
NHB	neurohormonal blockade	神经激素阻滞
NHLBI	National Heart, Lung, and Blood Institute	国家心肺血液研究所
NICM	nonischemic cardiomyopathy	非缺血性心肌病
NIH	National Institute of Health	美国国立卫生研究院
NIHSS	National Institutes of health stroke scale	美国国立卫生研究院卒中量表
NIRS	near infrared spectrum	近红外光谱
NO	nitric oxide	一氧化氮
NT-proBNP	N-terminal pro-brain natriuretic peptide	N 末端脑利尿钠肽前体
NVAF	nonvalvular atrial fibrillation	非瓣膜性心房颤动
NYHA	New York Heart Association	纽约心脏协会
OSA	obstructive sleep apnea	阻塞性睡眠呼吸暂停
PA	prealbumin	前白蛋白
PAC	pulmonary artery catheter	肺动脉导管
PADP	pulmonary artery diastolic pressure	肺动脉舒张压
PAOP	pulmonary artery obstruction pressure	肺动脉阻塞压
PAP	pulmonary artery pressure	肺动脉压
PAPi	pulmonary artery pulsitility index	肺动脉搏动指数
PASP	pulmonary artery systolic pressure	肺动脉收缩压
PAWP	pulmonary artery wedge pressure	肺动脉楔压
PCC	prothrombin complex concentrate	凝血酶原复合物

续表

缩略语	英文全称	中文
PCI	percutaneous coronary intervention	经皮冠状动脉介入治疗
PCT	procalcitonin	降钙素原
PCWP	pulmonary capillary wedge pressure	肺毛细血管楔压
PDGF	platelet-derived growth factor	血小板衍生生长因子
PEEP	positive end-expiratory pressure	呼气末正压
PET	positron emission tomography	正电子发射体层成像
PF4	platelet factor-4	血小板第 4 因子
PFA	platelet function assay	血小板功能检测
PFO	patent foramen ovale	卵圆孔未闭
PI	pulsatility index	脉动指数
PICC	peripherally inserted central venous catheter	经外周置入中心静脉导管
POCT	point-of-care testing	即时检测
PR	pulmonary regurgitation	肺动脉瓣反流
PSI	percutaneous site infection	经皮感染
PSQI	Pittsburgh sleep quality index	匹兹堡睡眠质量指数
PT	prothrombin time	凝血酶原时间
PT	pump thrombus	泵血栓形成
PVC	peripheral venous catheter	外周静脉导管
PVR	pulmonary vascular resistance	肺血管阻力
RAAS	renin-angiotensin-aldosterone system	肾素 - 血管紧张素 - 醛固酮系统
RAP	right atrial pressure	右心房压
RASi	renin-angiotensin system inhibitor	肾素 - 血管紧张素系统抑制剂
RBC	red blood cell	红细胞
rFVIIa	recombinant factor VIIa	重组活化凝血因子 VII
RHC	right heart catheterization	右心导管检查
rt-PA	recombinant tissue plasminogen activator	重组组织型纤溶酶原激活剂
RHD	right heart dysfunction	右心功能不全
RHF	right heart failure	右心衰竭
RV	right ventricle	右心室
RVAD	right ventricular assist device	右心室辅助装置

续表

缩略语	英文全称	中文
RVF	right ventricular failure	右心室衰竭
RVOT	right ventricular outflow tract	右心室流出道
RVSP	right ventricle systolic pressure	右心室收缩压
RVSWI	right ventricular stroke work index	右心室每搏功指数
SAS	self-rating anxiety scale	焦虑自评量表
SCIP	surgical care improvement project	外科疗效改进项目
SCr	serum creatinine	血清肌酐
SDB	sleep-disordered breathing	睡眠呼吸障碍
SDS	self-rating depression scale	抑郁自评量表
sGC	soluble guanylate cyclase	可溶性鸟苷酸环化酶
SGLT-2	sodium-dependent glucose transporter 2	钠－葡萄糖共转运蛋白 2
SIPAT	Stanford integrated psychosocial assessment for transplant	斯坦福大学移植综合心理社会评估
SOF	study of osteoporotic fracture	骨质疏松性骨折
SPECT	singlephoton emission computed tomography	单光子发射计算机断层成像
SSI	surgical site infection	手术部位感染
STS	Society of Thoracic Surgeons	胸外科医师协会
SvO_2	oxygen saturation in mixed venous blood	混合静脉含氧血红蛋白饱和度
SVR	systemic vasvular resistance	体循环阻力
TAH	total artificial heart	全人工心脏
TAPSE	tricuspid annular plane systolic excursion	三尖瓣环收缩期位移
TAT	thrombin-antithrombin III	凝血酶－抗凝血酶 III 复合物
TAVI	transcatheter aortic valve implantation	经导管主动脉瓣植入术
TBil	total bilirubin	总胆红素
TCS	temporary circulatory support	短期机械辅助支持
TEE	transesophageal echocardiography	经食管超声心动图
TEG	thrombelastogram	血栓弹力图
TF	tissue factor	组织因子
TIA	transient ischemic attack	短暂性脑缺血发作
TIMP	tissue inhibitor of matrix metalloproteinase	基质金属蛋白酶组织抑制剂

续表

缩略语	英文全称	中文
TPG	transpulmonary pressure gradient	跨肺动脉压梯度
TR	tricuspid regurgitation	三尖瓣反流
TSH	thyroid-stimulating hormone	促甲状腺激素
TT	thrombin time	凝血酶时间
TTE	transthoracic echocardiography	经胸超声心动图
TTR	time in therapeutic range	治疗窗内时间
UA	uric acid	尿酸
UFH	unfractionated heparin	普通肝素
UNOS	United Network for Organ Sharing	器官共享联合网络
VA	ventricular arrhythmia	室性心律失常
VAC	vacuum-assisted closure	真空闭合辅助装置
VAD	ventricular assist device	心室辅助装置
VC	vena contracta	血流汇聚宽度
VCAM-1	vascular cell adhesion molecule-1	血管细胞黏附分子 -1
VES-13	vulnerable elders survey-13	脆弱老人 13 项调查
VHD	valvular heart disease	心脏瓣膜病
VKA	vitamin K antagonist	维生素 K 拮抗剂
VSD	ventricular septal defect	室间隔缺损
VT	ventricular tachycardia	室性心动过速
VTI	velocity time integral	速度时间积分
vWD	von Willebrand disease	血管性血友病
vWF	von Willebrand factor	血管性血友病因子
WHO	World Health Organization	世界卫生组织

附　录

附录 A　EVAHEART 制造商推荐抗凝方案

给药时机	方法
术后导管的出血量持续 10 小时以上为 50ml/h 以下	以 APTT 1.5～2.0 倍为目标给予肝素（未分级Ⅳ）
植入手术后 3～5 天	以 INR 2.5～3.5 为目标给予华法林 如果 INR ＞ 2.5，中止肝素给药
胸腔导管量为 200ml/d 以下或植入手术后 7 天	从 100mg/d 剂量开始给予阿司匹林 根据患者状态和检查结果，讨论阿司匹林剂量的调整或使用氯吡格雷等抗血小板药物

附录 B　CH-VAD 制造商推荐抗凝方案

给药时机 / 种类	方法
植入术后	在患者离开手术室之前，可以应用鱼精蛋白全量中和肝素，便于关胸和减少引流量
术后早期	术后 2 天内要密切监测 PLT 计数（每 8 小时 1 次），必要时输注血小板，使其维持在 50×10^9/L 以上，必要时还可输注 FFP、PCC、冷沉淀改善凝血功能。但是运行期间慎用凝血酶等止血药物
肝素桥接	围手术期确认无活动性出血，HCT 稳定，且引流管总引流量 3 小时内均少于 40ml/h，开始 UFH 抗凝（一般在术后 12～24 小时）。UFH 持续输注（500～1000U/h），维持 APPT 在 45～55 秒。逐渐增加 UFH 剂量，APPT 保持在 50～65 秒，维持 ACT 在 175～200 秒